Conoscere l'ischemia e l'infarto

L'ischemia NON è un infarto!

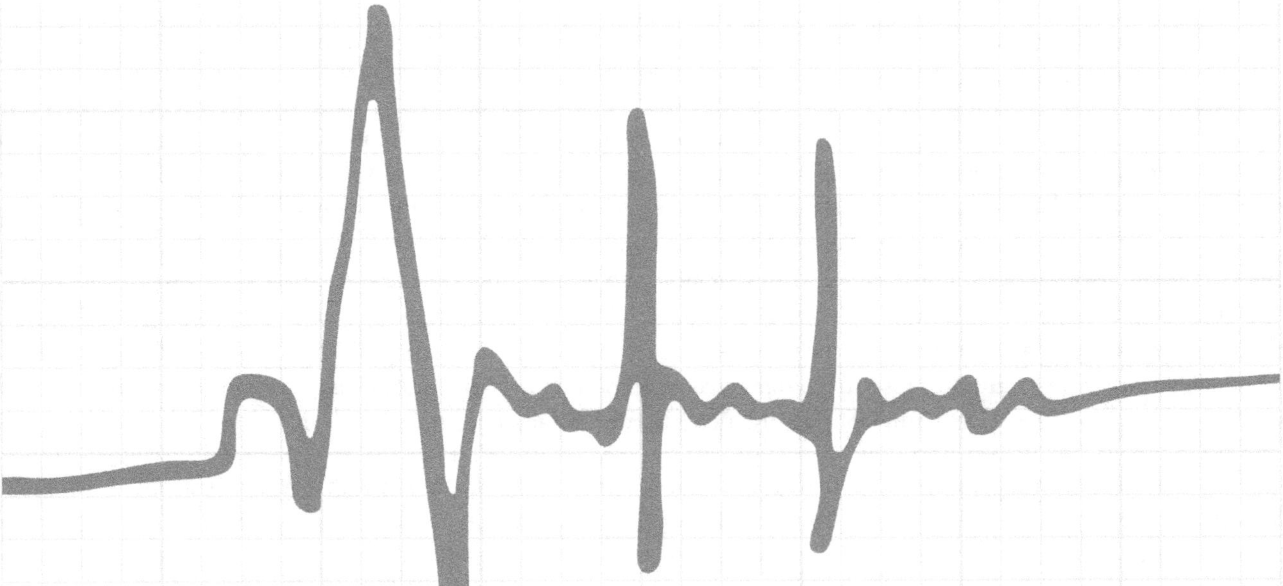

Jerry W. Jones, MD FACEP FAAEM

Copertina di Daniel O.

ISBN: 979-8-9942317-2-2

Stampato negli Stati Uniti d'America

Sommario

Introduzione

Ho scritto questo libro per TE!

Sono le 3:20 del mattino e stai per addormentarti alla scrivania quando senti un trambusto in sala rianimazione e un tecnico ECG ti mostra improvvisamente un elettrocardiogramma orribile. In alto, la macchina ha scritto "Ritmo sinusale normale. ECG normale". Per qualche ragione, non ci credi!

Ho scritto questo libro per TE!

Stai trasportando un uomo di 71 anni al pronto soccorso. Lamenta ancora dolore toracico nonostante lo spray nitro. Guardi l'ECG. Ci sono molte deviazioni del tratto ST dappertutto. La macchina ha scritto "Ischemia subendocardica inferiore". Per qualche ragione, non ci credi!

Ho scritto questo libro per TE!

Il cardiologo ti ha mandato al pronto soccorso per visitare il paziente con dolore toracico per cui è stato chiamato. È pallido, molto vasocostrittore, geme ancora per il dolore. Guardi il suo ECG. V1 sembra normale, ma c'è un po' di sottoslivellamento del tratto ST in V2 e un po' in V3. Forse un po' di sottoslivellamento del tratto ST in aVL, ma nessun sopraslivellamento del tratto ST da nessuna parte. Il suo ECG dice "ischemia subendocardica anteriore". Per qualche ragione, non la pensi proprio così!

Ora è il momento di capire esattamente perché hai messo in dubbio quelle interpretazioni, e avresti dovuto farlo!

Ho scritto questo libro non come un riferimento accademico, ma come un manuale d'uso. Immagina che io sia lì con te, a ricordarti di fare questo, a metterti in guardia dal fare quello, a spiegarti perché sta succedendo questo o quello. Se capisci il ragionamento alla base di un concetto, non dovrai memorizzarlo. Quando è stata l'ultima volta che hai dimenticato che il fuoco ti brucerà?

Ti presenterò il nuovo paradigma dell'infarto miocardico da occlusione (OMI). Ti sei reso conto che seguire l'attuale protocollo STEMI porta alla diagnosi errata del 25-30% di tutte le occlusioni coronariche complete?

Leggete i primi cinque capitoli prima di iniziare a saltare da un capitolo all'altro. Sono essenziali.

Imparate la Griglia di Riferimento Esassiale (HRG). È assolutamente fondamentale! Credetemi quando vi dico che se non la imparate, tanto vale che mettiate giù il libro. È così essenziale. Non riesco a guardare un ECG senza visualizzarlo mentalmente. Non capirete mai i concetti fondamentali di reciprocità o annullamento delle forze senza una conoscenza approfondita di quel diagramma. È persino stampato sul retro di tutti i miei biglietti da visita!

Studia i capitoli sull'anatomia delle arterie coronarie. Sono conoscenze che userete frequentemente per decidere, ad esempio, come un'occlusione possa portare a infarti basolaterali e inferolaterali senza coinvolgere la parete inferiore. Oppure, come un'occlusione della discendente anteriore (LAD) possa causare un sopraslivellamento del tratto ST nelle derivazioni V3R e V4R?

Preparatevi a iniziare a migliorare notevolmente le vostre capacità di interpretazione dell'ECG.

Beh... cosa aspettate? Iniziate!

Dott. Jerry W. Jones, FACEP FAAEM

Houston, Texas

2024

Ringraziamenti

Desidero esprimere i miei più sinceri ringraziamenti a due grandi docenti nell'interpretazione dell'ECG:

Stephen W. Smith, MD

e

Dawn Altman, RN, EMT-P.

Mi hanno gentilmente e generosamente concesso di utilizzare gli ECG delle loro raccolte in questo libro. Sono in debito con entrambi.

E c'è un'altra persona senza la quale non avrei potuto scrivere questo libro.

Sapete chi siete.

1

Cose che DEVI sapere prima di iniziare...

Chiunque gestisca pazienti che necessitano di un elettrocardiogramma (ECG) come parte del loro iter diagnostico deve possedere più di semplici conoscenze e competenze di livello introduttivo. L'obiettivo dei libri "Getting Acquainted With..." è proprio quello di farvi progredire. Comprendere e diagnosticare l'ischemia e l'infarto non significa solo memorizzare quali derivazioni presentano sopraslivellamenti del tratto ST durante un dato episodio ischemico. (Attenzione spoiler! Non sempre funziona!) Non vi chiederò di memorizzare schemi o elenchi. Vi insegnerò le basi di tutto ciò che vedete su un ECG a 12 derivazioni. Se capite qualcosa, non c'è bisogno di memorizzarla! Quando è stata l'ultima volta che avete dimenticato che il fuoco vi brucerà?

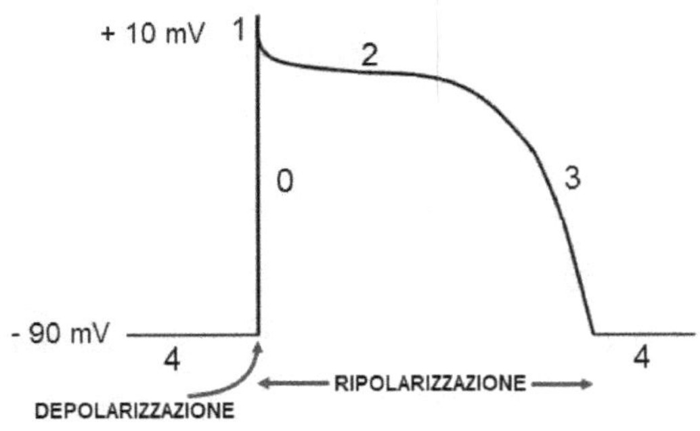

Figura 1-1

Non inizieremo ancora a esaminare gli ECG con sopraslivellamento del tratto ST. Ci sono cose che dovete sapere prima di tutto! Ci sono concetti che dovete apprendere e strumenti che dovete padroneggiare per diagnosticare in modo competente ischemia, lesione e infarto. Iniziamo!

Il potenziale d'azione *durante l'ischemia*

Un potenziale d'azione è un ECG di una singola cellula. Utilizza la stessa griglia: tensione in mV sull'asse verticale (Y) e tempo in msec sull'asse orizzontale (X), proprio come un normale tracciato ECG. Esistono tre tipi di potenziali d'azione: miociti attivi, nodali e fibre di Purkinje. Esamineremo i miociti attivi (Figura 1-1).

Il potenziale d'azione si divide in cinque fasi:

La fase 0 rappresenta la depolarizzazione. La maggior parte delle illustrazioni la mostra come una linea retta verticale, ma non può essere perfettamente verticale; ciò implicherebbe che si sia verificata in 0 msec. Questa singola linea verticale include le onde q, R, S e R'. Esatto... una sola linea per tutte quelle deflessioni!

La fase 1 rappresenta la prima parte del segmento ST e l'inizio della ripolarizzazione, o quello che viene comunemente chiamato "punto J". La ripolarizzazione inizia rapidamente durante questa fase, ma rallenta rapidamente in circostanze normali.

La fase 2 si stabilizza leggermente ed è spesso chiamata "plateau" e occasionalmente, quando si include la flessione durante la fase 1, "cupola". È rappresentata sull'ECG dal segmento ST. Ecco cosa è significativo del plateau: in circostanze normali, questo è il momento in cui entrambi i ventricoli sono completamente depolarizzati. A questo punto, la tensione si aggira più o meno intorno a 0 mV. Ricordate: il potenziale d'azione misura il potenziale transmembrana in ogni istante. Poiché entrambi i ventricoli sono completamente depolarizzati, non c'è scambio ionico netto. E lasciatemelo ripetere: questo avviene solo in circostanze normali! La fase 3 rappresenta la fase più rapida della ripolarizzazione, poiché il potenziale d'azione scende nuovamente fino al potenziale di membrana a riposo (RMP) a -90 mV. La fase 3 è rappresentata sull'ECG dall'onda T. Sì... quella linea discendente rappresenta l'intera onda T! La perdita degli ioni Ca++ in ingresso attraverso i canali del calcio di tipo L accelera l'insorgenza dell'onda T. L'aumento dell'uscita del potassio accelera la fase 3 grazie ai canali del potassio rettificatori ritardati (IK), di cui parleremo più avanti in questo capitolo. I canali del potassio rettificatori ritardati conducono il K+ verso l'esterno rapidamente all'inizio; poi, la conduzione rallenta significativamente man mano che il potenziale di membrana si avvicina a -90 mV (RMP). (I = corrente)

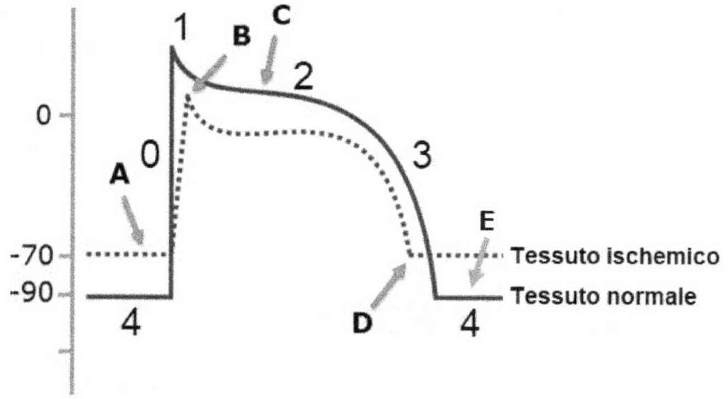

Figura 1-2

La fase 4 rappresenta la diastole, il segmento T-Q, dalla fine dell'onda T all'inizio dell'intervallo QRS. Ignoreremo l'onda P e l'intervallo PR poiché sono fenomeni atriali. Come nella fase 2, anche qui si verifica un evento molto significativo: in circostanze normali, questo è il momento in cui entrambi i ventricoli sono completamente ripolarizzati. A questo punto, la tensione si aggira più o meno intorno a -90 mV. Sebbene entrambi i ventricoli siano completamente ripolarizzati, gli scambi ionici continuano a verificarsi, ma senza scambio ionico NET. E ripeto: questo avviene solo in circostanze normali!

Ricordiamo che questo potenziale d'azione (Figura 1-1) si riferisce a un miocita funzionante in condizioni normali. Ora vediamo come si presenta il potenziale d'azione per un miocita ischemico funzionante:

PERLA| Un modo semplice per ricordare tutto questo è che se un potenziale d'azione ischemico si sovrappone a un potenziale d'azione normale, il potenziale d'azione ischemico sarebbe contenuto completamente all'interno del potenziale d'azione normale. Non può ripolarizzarsi verso il basso come una cellula normale (A ed E), non può depolarizzarsi verso l'alto come una cellula normale (B e C) e non può durare a lungo come una cellula normale (D). E il fatto che ci sia una pendenza minore verso la Fase 0 significa che non può condurre alla stessa velocità di una cellula normale. Osserva di nuovo la Figura 1-2. Nota che il potenziale d'azione ischemico non può scendere, salire o spostarsi a destra come il potenziale d'azione normale, e la sua Fase 0 è inclinata verso destra.

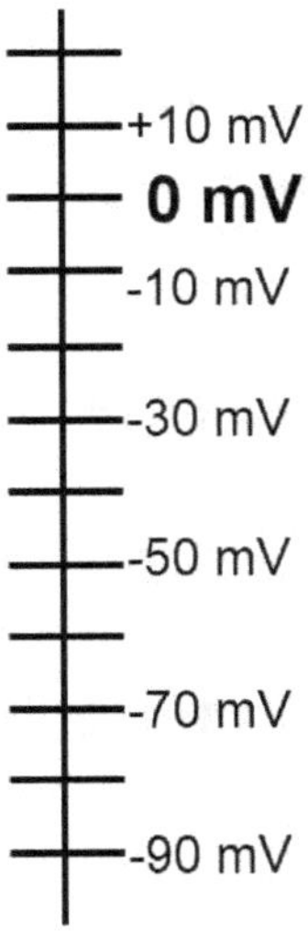

Figura 1-3

Osservando la Figura 1-2, si può facilmente vedere, dalla separazione tra le linee continue (normali) e tratteggiate (ischemiche), che la carica sulle cellule (o tessuti) normali è diversa da quella sulle cellule (o tessuti) ischemiche. Quando il tessuto ischemico e quello normale sono a diretto contatto, la differenza di carica provoca lo sviluppo di una corrente. Questa corrente è distinta dalle correnti create dalla depolarizzazione e dalla ripolarizzazione. Chiamiamo questa corrente (quando è coinvolta l'ischemia) corrente di lesione o corrente di lesione.

Prima di proseguire, vorrei discutere la scala di tensione, che deve essere chiarita sia tra i principianti che tra gli interpreti ECG più esperti. Osservate la scala qui a sinistra (Figura 1-3):

Quando diciamo che il potenziale di membrana a riposo è DIMINUITO, intendiamo che la sua tensione si è spostata più in alto sulla scala ed è diventata meno negativa. Questo concetto è controintuitivo per molte persone: se qualcosa diminuisce, dovrebbe spostarsi verso il basso; se qualcosa aumenta, dovrebbe spostarsi verso l'alto. Sfortunatamente, non è possibile pensare ai potenziali di membrana a riposo in questo modo.

PERLA | Quando si pensa alle variazioni del potenziale di membrana a riposo (RMP), bisogna considerare se la variazione è un avvicinamento a "0" (zero) o un allontanamento da zero. ***Non fa differenza se il RMP è positivo o negativo: se si muove VERSO lo zero, sta diminuendo; se si allontana da zero, sta aumentando***. Non è la tensione transmembrana specifica che ci interessa, ma la differenza tra la tensione transmembrana e "0" (zero).

PERLA | Quando un potenziale di membrana a riposo si sposta verso l'alto o verso il basso lungo la scala, ma rimane nell'intervallo negativo, descriviamo la variazione di tensione come "meno negativa" o "più negativa". Quando la tensione cambia ma rimane nell'intervallo positivo, diciamo che è diventata "meno positiva" o "più positiva". Non usiamo il termine "più positiva" per descrivere una variazione di tensione, ad esempio da -70 mV a -50 mV: diciamo che è diventata meno negativa, non più positiva.

Pertanto, per valori inferiori a zero, il RMP DIMINUISCE man mano che i valori salgono sulla scala, e AUMENTA man mano che i valori scendono sulla scala; un potenziale di membrana ridotto significa che il RMP è MENO NEGATIVO e più vicino allo zero, mentre un potenziale di membrana a riposo aumentato significa che il RMP è PIÙ NEGATIVO e più lontano dallo zero. Non importa da che parte dello ZERO ci si trovi; se i valori si avvicinano allo zero, si tratta di depolarizzazione. Se i valori si allontanano ulteriormente dallo zero, si tratta di ripolarizzazione. Ci vuole un po' di tempo per abituarsi a pensare al RMP in questo modo, perché è molto controintuitivo.

Ora, dobbiamo lasciare brevemente la discussione sui potenziali d'azione normali e ischemici per introdurre un altro aspetto dell'ischemia, che potreste non aver previsto: l'iperkaliemia!

Iperkaliemia localizzata e alterazioni ischemiche dell'ECG

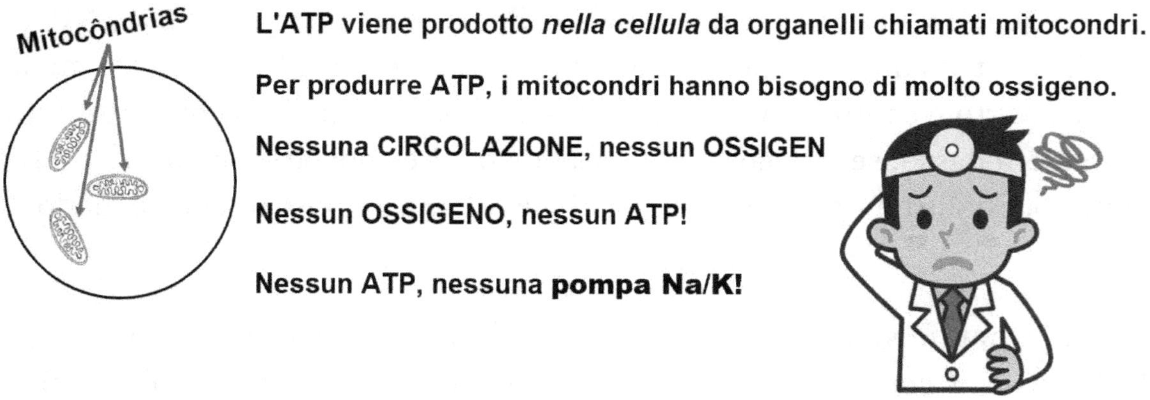

Figura 1-4

L'ischemia localizzata danneggia sempre alcune cellule. L'iperkaliemia localizzata durante l'ischemia è dovuta meno a cause anatomiche (lisi delle membrane cellulari) che a ragioni elettrofisiologiche (interruzione dei meccanismi di trasferimento ionico). La perdita di circolazione in un'area del miocardio provoca ipossia cellulare. I mitocondri dei miociti sono la fonte di energia per la cellula, utilizzando l'O_2 per produrre ATP (adenosina trifosfatasi), il combustibile del miocita. L'ipossia porta a una riduzione dei livelli di ATP nelle cellule colpite. Esistono sistemi di trasporto ionico nella membrana cellulare che dipendono dall'ATP per l'energia, e la pompa Na^+/K^+ è uno di questi. Ma cos'è la pompa Na^+/K^+?

Ripensate alla fase 0 del potenziale d'azione. Un numero enorme di ioni Na^+ si riversa nella cellula attraverso i canali del Na^+, quasi istantaneamente (1-2 msec). Cosa succede a questi canali del Na^+ dopo che il Na^+ entra nella cellula? Si chiudono... quasi istantaneamente, intrappolando il Na^+ all'interno della cellula. Il Na^+ non può tornare nello spazio extracellulare attraverso quegli stessi canali. E cos'altro è successo subito dopo la Fase 0? Il K^+ ha iniziato a uscire dalle cellule in grandi quantità per ridurre la carica positiva interna della cellula e riportarla a un potenziale di membrana a riposo di -90 mV (ovvero, ripolarizzazione). Alla fine della ripolarizzazione (la fine della Fase 3), la cellula ha ripristinato il suo equilibrio elettrico, ma con gli ioni sbagliati! Abbiamo troppo Na^+ all'interno della cellula e troppo K^+ all'esterno. Se questo continua, alla fine la depolarizzazione non potrà più verificarsi! È qui che entra in gioco la pompa Na^+/K^+.

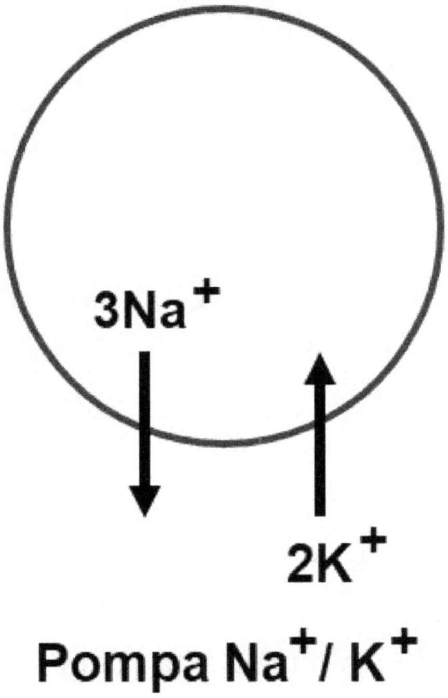

Figura 1-5

La pompa Na^+/K^+ scambia tre (3) ioni Na+ intracellulari con due (2) ioni K^+ extracellulari.

PERLA | Quando il Na^+ è coinvolto in uno scambio con un altro ione (tipicamente K^+ o Ca^{++}), lo scambio avverrà sempre in un rapporto di 3 Na^+ per due cariche positive; in altre parole, 3 Na^+ per 2 K^+ o 3 Na^+ per 1 Ca^{++}.

La pompa Na^+/K^+ è attiva durante tutte le fasi del potenziale d'azione, ma il suo impatto maggiore si verifica durante la Fase 4. Si noti che ci sono più ioni Na^+ in uscita dalla cellula rispetto agli ioni K^+ in entrata. Quando si verifica uno scambio di ioni e il flusso in una direzione è maggiore rispetto all'altra, si sviluppa una corrente. Chiamiamo questo scambio ionico elettrogenico, che significa "creazione di una corrente". In quale direzione viaggia questa corrente? Viaggia nella direzione in cui viaggiano gli ioni Na^+; Si tratta quindi di una corrente ripolarizzante durante le fasi 3 e 4. Aiuta i canali del K^+ a ridurre il potenziale di membrana a -90 mV.

Mantenimento dell'equilibrio del K^+ con i canali raddrizzatori

Se la pompa Na^+/K^+ crea una corrente verso l'esterno, perché il potenziale di membrana a riposo (RMP) non continua a diventare sempre più negativo durante la diastole, impedendo di conseguenza la depolarizzazione? In altre parole, perché non continua oltre i 100 mV, oltre i 120 mV o non diventa ancora più negativo?

Il motivo è dovuto a un canale del K^+ denominato IK1. (L'ultimo carattere è il numero "uno" e non una "L" minuscola.) IK1 è un tipo speciale di canale del K^+ chiamato canale raddrizzatore (infatti, questo particolare canale è chiamato canale raddrizzatore interno). Solo i canali del K^+ sono raddrizzatori. Un canale raddrizzatore può regolare il suo flusso – rapido o lento, verso l'interno o verso l'esterno – a seconda della tensione del potenziale di membrana in un punto particolare. I canali del potassio che promuovono la ripolarizzazione dopo la depolarizzazione sono per lo più raddrizzatori, in particolare raddrizzatori ritardati e denominati IK (con solo una "K").

Si pensi a un canale raddrizzatore come alla manopola di una vecchia radio per sintonizzarsi sul canale che si desidera ascoltare. Supponiamo che si voglia ascoltare il canale 1014, ma la manopola è attualmente impostata sul canale 52. Inizialmente si inizia a ruotare la manopola rapidamente, ma man mano che ci si avvicina al canale 1014, si inizia a rallentare. Più ci si avvicina al canale 1014, più si rallenta. Questo è analogo ai canali del potassio raddrizzatori ritardati (IK) durante le fasi 2 e 3, quando si avvicinano al potenziale di membrana a riposo di -90 mV. Conducono solo in una direzione, ma man mano che si avvicinano al potenziale transmembrana bersaglio, la corrente di potassio in uscita diminuisce. OK... Ma supponiamo che poi accidentalmente si passi dal canale 1014 al canale 1026. Quindi si inizia a ruotare la manopola nella direzione opposta, ma ancora una volta si torna un po' indietro, fino al canale 1003. Poi si va di nuovo avanti, fino al canale 1016, poi di nuovo al canale 1012 e infine al canale 1014. Questo è analogo all'azione del canale del potassio raddrizzatore interno (IK1) che regola il potenziale di membrana a riposo verso l'alto o verso il basso durante la Fase 4 per mantenerlo a -90 mV, consentendo la conduzione interna ed esterna di K^+, mentre altri fattori influenzano l'RMP, facendolo salire o scendere sopra o sotto i -90 mV.

Subito dopo la depolarizzazione, quando l'interno della cellula è troppo positivo, si verifica una rapida uscita di ioni K^+. Tuttavia, man mano che il potenziale di membrana diventa più negativo e si avvicina a -90 mV, l'uscita di ioni K^+ rallenta drasticamente. Questa è una delle funzioni di un canale raddrizzatore come IK. Gli ioni K^+ continuano in una sola direzione, ma man mano che il potenziale di membrana diventa sempre più negativo, il flusso verso l'esterno diminuisce di conseguenza.

IK1 è anche noto come canale rettificatore interno (notare ancora una volta il numero "1" dopo la K, che lo distingue da IK, il canale rettificatore ritardato). È attivo principalmente durante la diastole e il suo compito è mantenere il potenziale di membrana a riposo il più vicino possibile a -90 mV. Se la cellula inizia a depolarizzarsi leggermente (cioè, a diventare meno negativa), aumenterà il flusso verso l'esterno di ioni K^+ attraverso i suoi canali quel tanto che basta per riportare il potenziale di membrana a riposo a -90 mV. D'altra parte, se il potenziale di membrana a riposo diventa troppo negativo, ridurrà qualsiasi flusso verso l'esterno di ioni K^+. Può persino invertirsi e consentire il flusso verso l'interno di ioni K^+ attraverso i suoi canali per depolarizzare la cellula quel tanto che basta per riportare il potenziale di membrana a -90 mV. Quindi, IK1 può consentire l'uscita o l'ingresso di K^+. I miociti attivi hanno abbondanti canali IK1, ma le cellule pacemaker ne hanno pochi o nessuno. Capisci perché?

La pompa Na^+/K^+ e l'iperkaliemia localizzata

La pompa Na^+/K^+ (Na^+/K^+ ATPasi) è il meccanismo principale per ristabilire le concentrazioni fisiologiche di ioni intracellulari ed extracellulari. Se ciò non avviene, il cuore inizierà a funzionare in modo inefficace e, alla fine, non funzionerà più!

Ma cosa c'entra questo con l'ischemia?

La perdita di questa pompa impedisce al K^+ di essere pompato nuovamente nella cellula durante la diastole, quindi la concentrazione di K^+ si accumula all'esterno della cellula ischemica, mentre la concentrazione intracellulare di K^+ diminuisce. Ora c'è meno differenza tra le concentrazioni di K^+ all'interno e all'esterno della cellula, il che causa una riduzione del potenziale di membrana a riposo (RMP). La perdita della pompa Na^+/K^+ innesca una lenta depolarizzazione della cellula. Tuttavia, un altro problema durante l'ischemia aumenta anche il K^+ extracellulare: il canale K_{ATP}. Il canale K_{ATP} è un canale del K^+ esterno che si attiva quando c'è un deficit significativo di ATP. Sappiamo che c'è già un accumulo di K^+ nel fluido extracellulare che circonda l'area di ischemia. Questo K_{ATP} causerà l'uscita di ancora più K^+ dalla cellula nonostante l'iperkaliemia localizzata.

PERLA | Il termine corretto per il potenziale di membrana a riposo è differenza di potenziale di membrana a riposo. Il termine "potenziale" implica una differenza di carica tra due punti, mentre il termine "differenza" è più certo. Sfortunatamente, il termine "differenza" viene solitamente omesso. Nel caso dell'RMP, si tratta della differenza di carica tra l'interno e l'esterno del miocita durante la Fase 4, la diastole. Ma che l'RMP diventi più o meno negativo, lo zero rimane zero! Quando l'RMP si avvicina a zero (0) mV – da entrambi i lati, positivo o negativo – l'RMP diminuisce e si verifica la depolarizzazione.

Il danno causato dall'ischemia e la conseguente iperkaliemia sono localizzati: non si riflettono sull'organismo nel suo complesso, ma solo nell'area del miocardio interessata dall'ischemia.

L'effetto del K^+ extracellulare sulla depolarizzazione

L'accumulo di K^+ nello spazio interstiziale extracellulare causa localmente un aumento della concentrazione extracellulare di K^+, con conseguente riduzione della differenza tra le concentrazioni intracellulari ed extracellulari di K^+. Una riduzione della differenza di potenziale di membrana a riposo equivale a una depolarizzazione (la differenza di carica elettrica tra l'interno e l'esterno della cellula è minore), quindi l'ischemia miocardica localizzata provoca iperkaliemia localizzata e depolarizzazione parziale localizzata. Pertanto, il potenziale di membrana a riposo del miocardio ischemico è meno negativo del potenziale di membrana a riposo del miocardio normale. Sebbene il fluido extracellulare intorno all'area ischemica sia iperkaliemico, l'intero corpo non lo è! Un livello sierico di K^+ sarà probabilmente normale. (Figura 1-2, freccia "A")

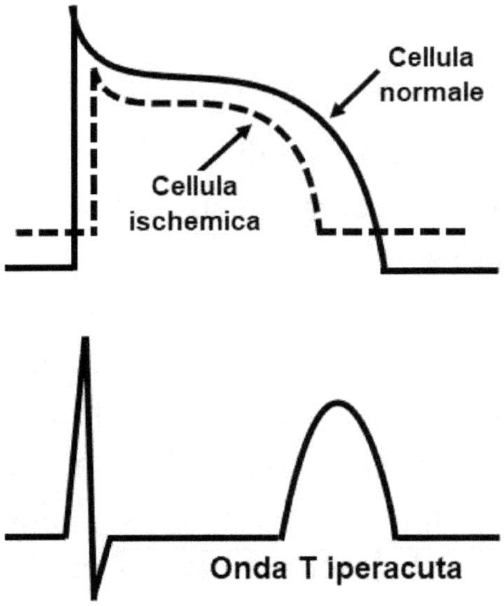

Figura 1-6

PERLA | Il termine potenziale di membrana a riposo si riferisce al potenziale di membrana solo durante la Fase 4 – diastole. Altrimenti, durante le altre fasi, viene chiamato potenziale di membrana o potenziale transmembrana.

Durante l'ischemia, la durata del potenziale d'azione si accorcia (ma solo nell'area ischemica) e la pendenza della Fase 3 aumenta (diventa più ripida) (Figura 1-6). Man mano che il potenziale d'azione ischemico si accorcia sempre di più, aumenta anche la durata tra la fine della Fase 3 ischemica e la fine della Fase 3 normale, determinando un allargamento della base dell'onda T.

Questo fenomeno suggerisce qualcosa? E le onde T iperacute? Vedete una connessione tra le onde T iperkaliemiche e le onde T iperacute? C'è un motivo per cui sono simili!

Allora perché le onde T iperkaliemiche sono tipicamente più strette durante l'iperkaliemia generalizzata rispetto alle onde T iperacute ischemiche? Con l'iperkaliemia, l'intero corpo è iperkaliemico. Tutti i cardiomiociti sono iperkaliemici. Non esistono interfacce cellulari "normali vs. anormali". Supponiamo di confrontare i potenziali d'azione di due cellule in diverse aree del cuore. In tal caso, entrambe subiranno la stessa quantità di iperkaliemia e accorciamento del potenziale d'azione. Le pendenze simili della Fase 3 delle due cellule si tradurranno in onde T strette e alte (inizialmente, prima dell'interruzione della conduzione). Solo le cellule ischemiche sono localmente iperkaliemiche durante l'ischemia, mentre le cellule non ischemiche sono normali. Pertanto, confrontiamo due popolazioni cellulari: ischemica (con iperkaliemia locale) e normale.

L'aumento del K^+ extracellulare promuove l'uscita di ancora più K^+ dalla cellula. (Probabilmente non te lo aspettavi nemmeno tu!) L'aumento dell'uscita di K^+ accorcia significativamente la Fase 2 e determina una separazione più precoce del potenziale d'azione ischemico da quello normale. In caso di ischemia localizzata, solo il potenziale d'azione ischemico si accorcia. Pertanto, la separazione dal plateau di Fase 2 e l'inizio della Fase 3 iniziano da un voltaggio più elevato, con conseguente onda T più alta. Poiché non vi è alcun accorciamento del potenziale d'azione normale, vi è una maggiore separazione tra le discese di Fase 3 dei due potenziali d'azione. Ricorda: questa maggiore distanza tra i due PA sulla linea di base alla fine della Fase 3 è misurata in msec. Pertanto, l'onda T iperacuta ischemica sarà più alta (spesso) e più ampia (sempre).

La depolarizzazione parziale causata dall'ischemia non è abbastanza rapida da innescare un'onda di depolarizzazione effettiva (cioè, potenziale d'azione). Tuttavia, provoca la breve apertura e successiva chiusura di molti canali del Na^+. Pertanto, quando l'onda di depolarizzazione (potenziale d'azione) infine arriva, trova meno canali del K^+ disponibili per l'apertura. Di conseguenza, il potenziale d'azione è rallentato (diminuzione della pendenza della Fase 0) e ha un'ampiezza inferiore (la Fase 0 non sale così in alto e ha una pendenza inferiore; Figura 1-2, Freccia "B"). Alla fine, si sono aperti e chiusi così tanti canali del Na^+ che non ci sono abbastanza canali del Na+ disponibili per supportare un potenziale d'azione e la conduzione fallisce.

"Ma aspetta!" dirai. "I canali del Na+ torneranno disponibili a ogni ripolarizzazione! Perché il potenziale d'azione non può continuare a propagarsi attraverso il sistema His-Purkinje (HPS)?" Torna alla Figura 1-2 e osservala di nuovo, questa volta molto attentamente. Concentrati soprattutto sulla Fase 4. Ecco la risposta! Se le cellule ischemiche potessero ripolarizzarsi completamente a -90 mV, allora "Sì!" la propagazione del potenziale d'azione continuerebbe normalmente. Tuttavia, le cellule ischemiche non possono ripolarizzarsi a -90 mV! E, man mano che il potenziale di membrana a riposo diventa sempre meno negativo (si avvicina sempre di più a 0 mV), ci sono sempre meno canali Na+ disponibili per l'attivazione, ma solo nell'area ischemica.

Poiché l'ampiezza della Fase 0 è ridotta nelle cellule colpite da ischemia, la Fase 2 deve quindi verificarsi a un voltaggio inferiore. Il voltaggio massimo della Fase 2 nel miocardio ischemico è significativamente inferiore a quello della Fase 2 nel tessuto normale. Si noti che la Fase 2 del potenziale d'azione normale è POSITIVA (superiore a "0") durante la maggior parte della sistole (Figura 1-2, Freccia "C").

Ci sono due cose da ricordare...

1. Il tessuto ischemico non può depolarizzarsi bene come il miocardio normale, lasciando il miocardio ischemico meno positivo del tessuto normale durante le Fasi 0-3. Osservare il potenziale d'azione rappresentato dalla linea tratteggiata nella Figura 1-2.

2. Il tessuto ischemico non può ripolarizzarsi bene come il tessuto normale, quindi il miocardio ischemico sarà sempre meno negativo del miocardio normale durante la Fase 4. Fare riferimento ancora alla Figura 1-2.

Riflessioni sulla depolarizzazione e la ripolarizzazione del ventricolo

La depolarizzazione del ventricolo inizia nel subendocardio del setto interventricolare sinistro. È qui che l'impulso spontaneo proveniente dal nodo del seno entra in contatto per la prima volta con il miocardio ventricolare attivo. Man mano che l'impulso si diffonde attorno al ventricolo sinistro, la propagazione dell'impulso sinusale avviene nel subendocardio, poiché è lì che si trovano tutte le fibre di Purkinje a conduzione rapida. Le fibre di Purkinje si trovano solo circa nel terzo interno della parete ventricolare e NON si estendono fino alla superficie epicardica. Il rallentamento della conduzione successivo alla transizione dal sistema di Purkinje alla conduzione intercellulare causa il ritardo nella depolarizzazione del (sub)epicardio.

Una volta che la depolarizzazione raggiunge l'epicardio, l'intera parete ventricolare è depolarizzata. Non c'è corrente netta perché non c'è differenza di potenziale tra le cellule. Tale stato causa l'appiattimento del potenziale d'azione o il suo divenire isoelettrico. Questa è la Fase 2, il plateau. Ci sono due fasi senza corrente netta perché non c'è differenza di potenziale tra le cellule: la Fase 2, quando tutte le cellule si sono depolarizzate, e la Fase 4, quando tutte le cellule si sono ripolarizzate.

Quindi, cosa causa l'inizio della ripolarizzazione nei ventricoli? Senza entrare troppo nei dettagli, c'è uno squilibrio nella distribuzione di alcuni tipi di canali del K^+ tra il subendocardio e il subepicardio, che si traduce in un'uscita anticipata del K^+ dalle cellule nel (sub)epicardio.

> **PERLA |** Quando uno ione positivo (Na^+, K^+, Ca^{++}) entra in una cellula, crea una corrente depolarizzante. Quando uno ione positivo esce da una cellula, crea una corrente ripolarizzante. L'ingresso di Na^+ durante la Fase 1 del potenziale d'azione è una corrente depolarizzante. L'uscita di K^+ dalla cellula durante le Fasi 1, 2 e 3 rappresenta una corrente ripolarizzante. Le cariche positive in ingresso spostano il potenziale di membrana a riposo più vicino a 0 mV, rendendo la cellula meno polarizzata, o depolarizzata. Le cariche positive in uscita causano una maggiore carica negativa della cellula, aumentando così la polarizzazione, o più semplicemente, la ripolarizzazione.

A causa di questa differenza nella distribuzione delle correnti di K^+, il subepicardio inizia spontaneamente a ripolarizzarsi prima del subendocardio. Mentre la depolarizzazione inizia più rapidamente perché si sviluppa nelle fibre di Purkinje a rapida conduzione, la ripolarizzazione procede più lentamente perché i primi due terzi del suo percorso si svolgono in cellule non di Purkinje e, quindi, in cellule con conduzione da cellula a cellula. Quando raggiunge lo strato di Purkinje, alcune fibre di Purkinje potrebbero essere ancora refrattarie, consentendo così alla conduzione da cellula a cellula di proseguire ulteriormente. Confrontate la larghezza (durata) di un complesso QRS (depolarizzazione) con la durata dal punto J alla fine dell'onda

T (ripolarizzazione). Questa è la differenza tra la velocità di depolarizzazione e la velocità di ripolarizzazione.

PERLA | "Conduzione rapida" e "conduzione lenta" dovrebbero essere messe nella giusta prospettiva. È TUTTA conduzione molto rapida! Considerate solo che alcune "conduzioni rapide" sono più rapide di altre "conduzioni rapide". Un flutter ventricolare che batte a 300 battiti/minuto è interamente conduzione da cellula a cellula.

CONSIGLIO | Non confondete la frequenza cardiaca con la velocità di conduzione. Misuriamo la frequenza cardiaca in base a 1) il numero di complessi QRS al minuto o 2) l'intervallo tra i complessi QRS (l'intervallo R-R o, più specificamente, la lunghezza del ciclo R-R). Misuriamo la velocità di conduzione sull'ECG in base all'ampiezza (durata) dell'intervallo QRS. La durata del QRS include non solo la conduzione attraverso le fibre rapide di His-Purkinje, ma anche la conduzione da cellula a cellula. Le fibre di Purkinje sono presenti solo nel terzo interno della parete ventricolare.

Presentazione della griglia di riferimento esassiale (HRG)

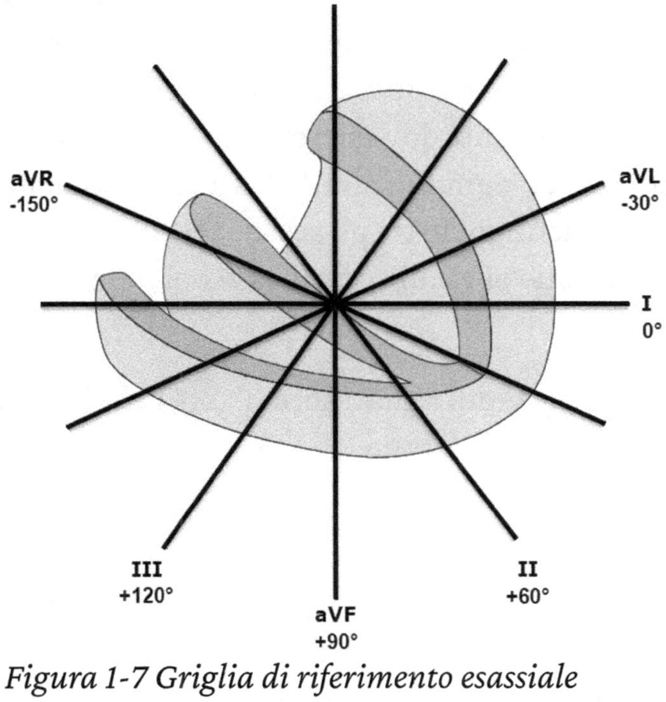

Figura 1-7 Griglia di riferimento esassiale

La Griglia di Riferimento Esassiale (HRG) si ottiene spostando tutte le linee e i lati del **Triangolo Equilatero di Einthoven** verso il centro. È estremamente importante, quindi è fondamentale impararla! Non ho detto di memorizzarla perché poi la dimentichereste. Voglio che la conosciate così bene da non dimenticarla mai, per quanto vi sforziate! Non ricordo l'ultima volta che ho eseguito un ECG senza visualizzare l'HRG a un certo punto, ed è proprio così! È particolarmente utile in caso di ischemia e infarto, perché aiuta a gestire le variazioni reciproche e l'annullamento delle forze, due concetti molto avanzati in elettrocardiografia che imparerete.

Innanzitutto, l'HRG è l'insieme di tutte le derivazioni del piano frontale (e solo del piano frontale) disposte in un punto centrale. Possiamo usarla per interpretare sia le depolarizzazioni ventricolari che atriali. Se stiamo determinando l'asse di una depolarizzazione atriale (onda P), disegneremo il vettore atriale a partire dal punto di intersezione di tutti gli assi. Supponiamo che l'intersezione rappresenti la sede del nodo senoatriale. Se vogliamo determinare l'asse di una depolarizzazione ventricolare (intervallo QRS), supponiamo che l'intersezione di tutti gli assi delle derivazioni si trovi sul lato sinistro del setto interventricolare, nel punto di prima attivazione nei ventricoli.

> **PERLA** | Avrete notato che a volte mi riferisco a un complesso QRS come a un intervallo QRS. Intervallo QRS è il termine corretto e ufficiale, ma va bene anche dire complesso QRS perché tutti capiscono cosa intendi. Uso i termini in modo intercambiabile.

In questo diagramma (Figura 1-7), potete vedere la posizione di ciascuna derivazione misurata in gradi. Il polo positivo di ciascuna derivazione è indicato dalla posizione del nome della derivazione. La derivazione II si trova a +60°. L'HRG può essere suddiviso in metà superiore e inferiore o metà destra e sinistra. Discutiamo la divisione in metà superiore e inferiore e i problemi che ha causato.

La derivazione I si trova a 0° ed è perfettamente orizzontale. Divide l'HRG in una metà superiore e una inferiore. OK... finora, tutto facile. Ma inizialmente, l'HRG era vista come una scala a 360°. Presto! Dove si trova 175°? E 224°? Non è facile da immaginare, vero? C'era bisogno di un modo più semplice e veloce per determinare la posizione di un vettore sull'HRG, quindi si decise di dividere l'HRG in due metà separate dall'asse orizzontale del piombo I. Ogni metà avrebbe condiviso 0° e 180° del piombo I. Quindi ora si doveva pensare solo in termini di un totale di 180° invece che di 360°. OK, puoi indicare velocemente dove si trova 30°? "Certo! Oh... aspetta un attimo! A quale 30° ti riferisci? Ce ne sono due!" Semplificare l'HRG a 180° ha creato un altro problema: gli assi duplicati. Come possiamo distinguere tra gli assi duplicati? Il modo più ovvio sarebbe quello di aggiungere una designazione ai gradi sopra l'asse del Piombo I e un altro tipo a quelli sotto.

Si decise di posizionare un segno PIÙ (+) davanti a tutti i gradi situati sotto l'asse del Piombo I e un segno MENO (-) davanti a tutti i gradi sopra l'asse del Piombo I.

A questo punto il problema si aggravò improvvisamente!

Ora, tutti cercano di pensare a -30° come a un valore negativo e a +30° come a un valore positivo. I segni più (+) e meno (-) non hanno nulla a che fare con la negatività o la positività! Sono semplicemente designazioni di posizione. I segni più e meno non hanno alcun significato aritmetico, geometrico o algebrico. Il polo POSITIVO per il Piombo aVL è a -30°, e il polo POSITIVO per il Piombo aVR è a -150°. Il polo NEGATIVO per il Piombo aVR è a +30°, e il polo NEGATIVO per il Piombo aVL è a +120°. Dovrai smettere di pensare ai segni "+" e "-" come positivi e negativi. (Lo so, "le vecchie abitudini sono dure a morire!")

CONSIGLIO | Il resto di questo libro dipende dalla tua conoscenza della griglia di riferimento esassiale (HRG). Imparala subito, o sarai perso per sempre!

Il mio sito web contiene due articoli dettagliati sulla griglia di riferimento esassiale. Vai su https://medicusofhouston.com. Passa il mouse sulla scheda "Home" per vedere il "Blog ECG del Dr. Jones". Gli articoli sono lì.

Ecco alcuni dati sull'HRG che ne faciliteranno l'utilizzo:

1. I poli positivi approssimano approssimativamente la loro posizione relativa sul corpo.

2. Spesso si cerca di visualizzare i poli positivi delle derivazioni aVR e aVL come se fossero posizionati molto in alto, quando ciascuna di esse si trova a soli 30° sopra l'orizzontale (derivazione I).

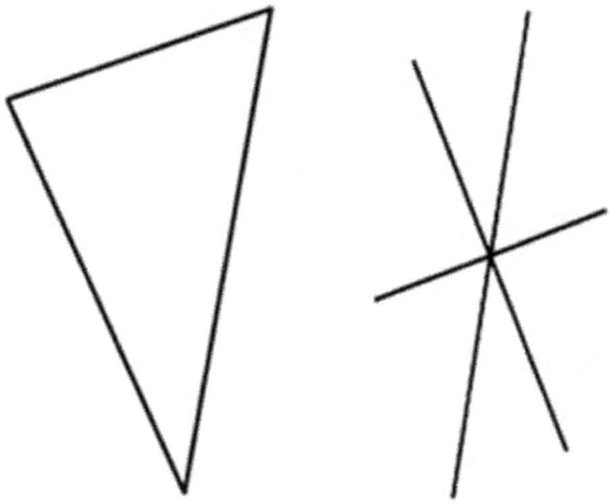

Figura 1-8 | Triangolo di Burger

3. Tutte le posizioni sull'HRG rappresentano il polo positivo o negativo di una delle sei derivazioni degli arti (piano frontale).

4. Tutti gli assi delle derivazioni sono distanziati di 30°. Questo non è casuale: Einthoven lo aveva progettato in questo modo. Sapeva che le derivazioni non formavano un triangolo equilatero, ma sapeva anche che sarebbe stato piuttosto difficile per i professionisti gestire il triangolo "reale". Il triangolo "reale" è chiamato Triangolo di Burger. Eccolo nella Figura 1-8, con la sua griglia triassiale associata (Figura 1-8).

I piani del corpo

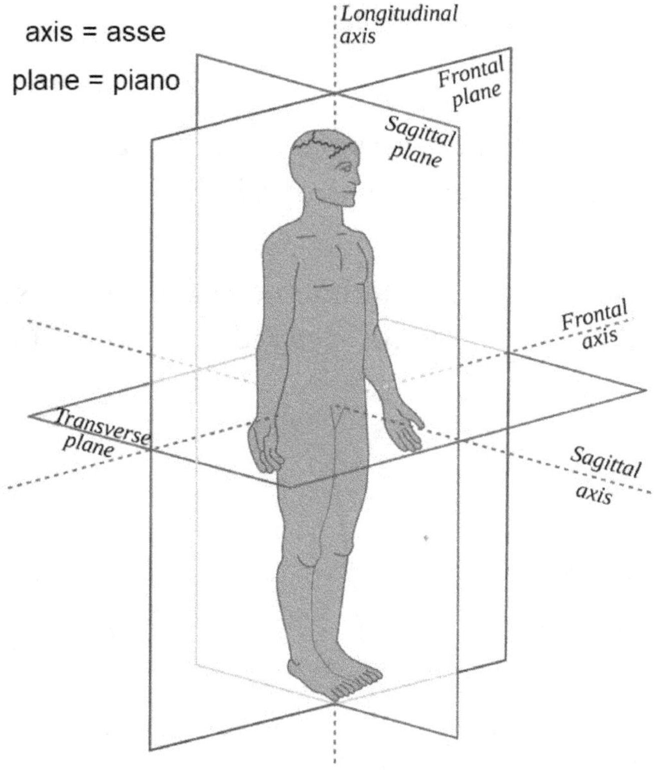

Figura 1-9

Poiché è necessario avere familiarità con i tre diversi piani del corpo per comprendere correttamente le variazioni reciproche e l'annullamento delle forze, prendiamoci un momento per rivederli e le loro implicazioni.

Dato che stiamo studiando l'elettrocardiografia, dobbiamo considerare solo due dei tre piani: il piano frontale e quello orizzontale (trasversale).

Innanzitutto, tutte le derivazioni periferiche (I, II, III, aVR, aVL e aVF) si trovano sul piano frontale. Tutte le derivazioni precordiali (da V6R a V9) si trovano sul piano orizzontale. Ora, osservate attentamente il diagramma e vedrete che i piani frontale e orizzontale (trasversale) sono perpendicolari!

PERLA | Le derivazioni perpendicolari sono essenzialmente invisibili l'una all'altra; lo stesso concetto si applica ai piani elettrocardiografici! Nessuna delle derivazioni del piano frontale sa cosa sta accadendo nel precordio, e viceversa.

Supponiamo che ci sia un sopraslivellamento del tratto ST nelle derivazioni V1-V4 e un sottoslivellamento del tratto ST nelle derivazioni II, III e aVF. Il sottoslivellamento del tratto ST nelle derivazioni inferiori è reciproco al sopraslivellamento del tratto ST nelle derivazioni anteriori? Come farebbero le derivazioni inferiori a sapere che c'è un sopraslivellamento del tratto ST nelle derivazioni anteriori se si trovano su piani perpendicolari? Esatto... NON lo saprebbero! Quindi, quando c'è un sopraslivellamento del tratto ST nelle derivazioni precordiali e un sottoslivellamento del tratto ST nelle derivazioni inferiori, non sono direttamente correlati (sebbene siano indirettamente collegati attraverso la stessa area di ischemia miocardica). Allora cosa causa il sottoslivellamento del tratto ST nelle derivazioni inferiori? Dovrebbe esserci un sopraslivellamento del tratto ST in una o più delle altre derivazioni del piano frontale, come le derivazioni I e aVL. Le derivazioni manifestano reciprocità solo con altre derivazioni sullo stesso piano.

OK, cosa succede se c'è un sottoslivellamento del tratto ST nelle derivazioni inferiori ma nessun sopraslivellamento del tratto ST nelle altre derivazioni del piano frontale? Allora si ripete l'ECG dopo 15-20 minuti e ogni 15-20 minuti per almeno tre o quattro volte successive. Ne parleremo più avanti, quando introdurrò la Regola di Jones.

PERLA | Sebbene non sia tipico che il cambiamento reciproco in ischemia transmurale acuta si manifesti prima del sopraslivellamento del tratto ST (il cambiamento indicativo), vi assicuro che occasionalmente lo vedrete accadere! Tenetelo a mente.

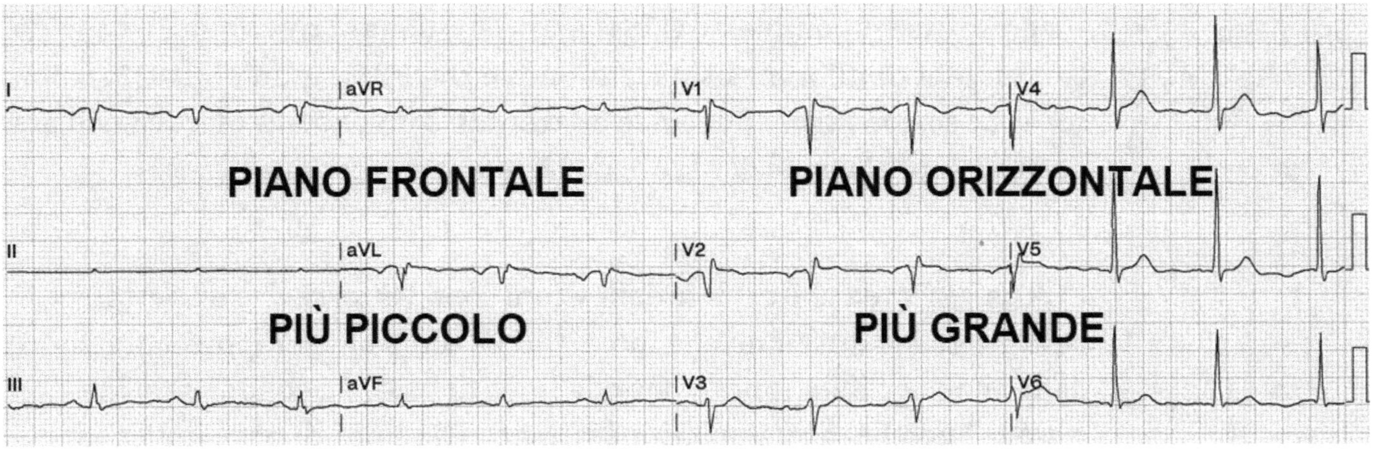

Figura 1-10 La differenza che possono fare 90°!

CONSIGLIO | Un fenomeno molto interessante si verifica quando l'asse QRS medio (QRS) sul piano frontale si allinea maggiormente con il piano orizzontale. Sebbene calcoliamo il QRS sul piano frontale e la rotazione (un concetto simile al QRS) sul piano orizzontale, l'asse QRS esiste in tre dimensioni, non solo in due! Quando il QRS diventa più orientato orizzontalmente, i complessi QRS sul piano frontale diventano più piccoli, mentre i complessi QRS sul piano orizzontale diventano relativamente più alti.

PERLA | Sebbene l'elettrocardiografo registri due piani, ogni derivazione ha due perpendicolari: la derivazione sul proprio piano perpendicolare ad essa (ad esempio, le derivazioni I e aVF) e la derivazione sull'altro piano (ad esempio, le derivazioni I e V2). Sebbene l'ECG visualizzi il cuore solo in due dimensioni, si tratta di una struttura tridimensionale, e a volte dobbiamo ricordarlo. Le derivazioni I, aVF e V2 sono tutte perpendicolari tra loro: qualsiasi combinazione di due delle tre derivazioni sarà perpendicolare. Le tre derivazioni comprendono il piano frontale (derivazioni I, aVF), il piano trasversale (derivazioni I, V2) e il piano sagittale (derivazioni aVF, V2). Utilizzando le derivazioni I, aVF e V2, è possibile determinare l'asse QRS tridimensionale medio. Provateci!

Complessi QRS confusi

Si potrebbe pensare che non ci sia niente di più facile che osservare un tipico complesso QRS e riconoscere un'onda Q, un'onda R e un'onda S. Ma chi ha detto "La vita è facile" non ha mai studiato elettrocardiografia! Diamo un'occhiata ad alcuni aspetti problematici nel determinare esattamente cosa è presente in un QRS.

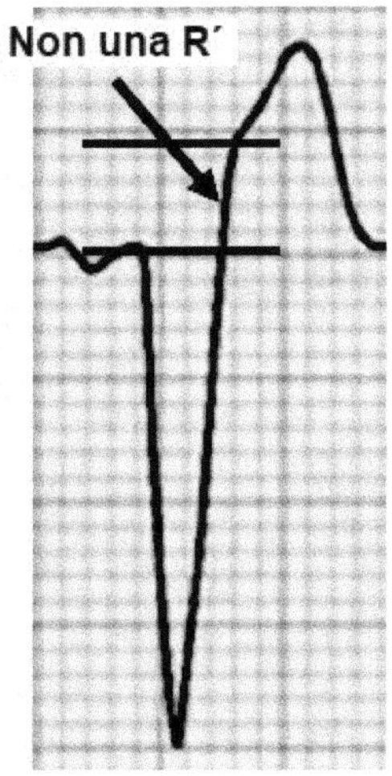

Figura 1-11

Ho preso questo complesso QRS (Figura 1-11) dalla derivazione V1 di un ECG con un blocco di branca sinistra completo (cBBS). È un'onda QS, e poi... cosa? La sezione tra le due linee orizzontali è un'onda R? Si trova nell'area positiva sopra la linea di base. È davvero una deflessione?

PERLA | Ricorda che tutte le deflessioni sono vettori e che un vettore deve avere sia direzione che intensità. La direzione è rappresentata dalla sua posizione sopra o sotto la linea di base. La chiamiamo "direzione" perché la sua posizione rispetto alla linea di base indica la direzione in cui l'impulso si sta propagando rispetto all'elettrodo di registrazione (verso o lontano). L'intensità è rappresentata dall'area che la deflessione racchiude usando la linea di base come "terzo" lato.

Ed ecco la risposta: se tutte le deflessioni sono vettori, dovrebbero racchiudere un'area sul tracciato ECG. La linea in questione lo fa? NO! Non racchiude un'area; quindi, non è una deflessione. Ciò che vediamo qui sono un'onda QS e un tratto ST sopraslivellato. Il punto J indica la fine dell'intervallo QRS o l'inizio del segmento ST? Associo il punto J alla fine dell'intervallo QRS. Il termine segmento "ST" indica il segmento dalla fine dell'onda S (o dopo l'intervallo QRS) all'inizio dell'onda T (e non è mai verticale!).

Ma quale linea si estende dal punto J sulla linea di base alla linea orizzontale superiore? È la linea che la penna traccia sull'elettrocardiografo mentre si sposta dal punto J all'inizio del segmento ST – in questo caso, l'inizio dell'onda T. Poiché la penna non può sollevarsi dalla carta, lascerà un segno. Quel segno non è una R, una R', né una deflessione. Non ha ampiezza.

Nella Figura 1-12 A, il QRS presenta un'onda R, un'onda S e un segmento ST depresso. Poiché l'onda S inizia il suo ritorno alla linea di base (anche se interrotta), possiamo considerare che la deflessione abbia due lati, che, combinati con la linea di base, racchiuderebbero un'area (sebbene un lato debba estendersi fino alla linea di base).

Nella Figura 1-12 B, non c'è ritorno alla linea di base. La linea che collega il punto J all'inizio del segmento ST depresso è semplicemente la linea lasciata dalla penna ECG nel suo spostamento dal punto J all'inizio del segmento ST, che si trova al di sotto della linea di base. Questa è un'onda R monofasica con sottoslivellamento del tratto ST.

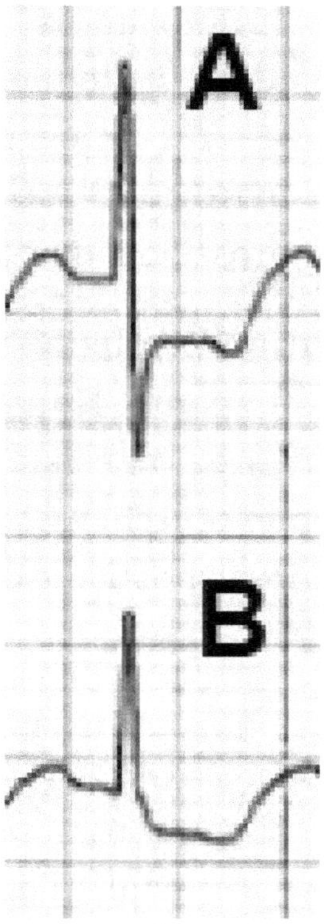

Figura 1-12

PERLA | Alcune deflessioni, positive o negative, possono essere troncate bruscamente e prematuramente da una deviazione del segmento ST (come l'onda R nella Figura 1-13 e l'onda S nella Figura 1-12A). Finché la deviazione ha due lati, il terzo lato può essere estrapolato continuando il secondo ramo della deviazione fino al punto in cui interseca la linea di base.

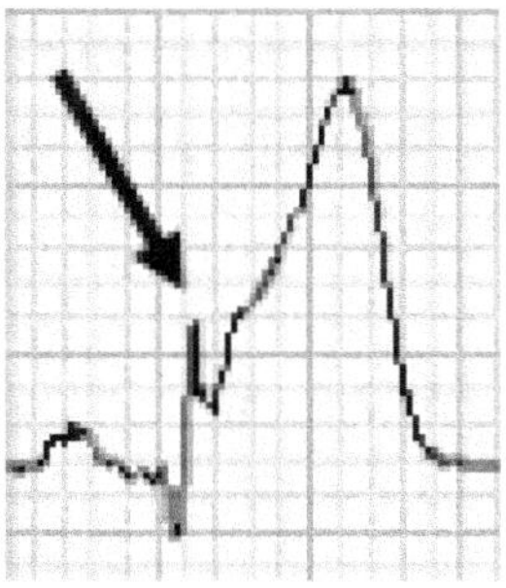
Figura 1-13

La Figura 1-13 mostra un'ischemia transmurale acuta ("infarto miocardico acuto"). Si tratta di un complesso qR con marcato sopraslivellamento del tratto ST? Come si può vedere, la freccia indica ciò che resta da vedere: un'onda R interrotta bruscamente dal sopraslivellamento del tratto ST. La deflessione presenta sia una pendenza ascendente che discendente, quindi si tratta effettivamente di un complesso qR.

Ecco un complesso QRS che VOI potete decifrare (Figura 1-14). Si tratta di un QS con sopraslivellamento del tratto ST e di un segno ECG a penna che collega il QS al tratto ST, oppure di un complesso QR con sopraslivellamento del tratto ST?

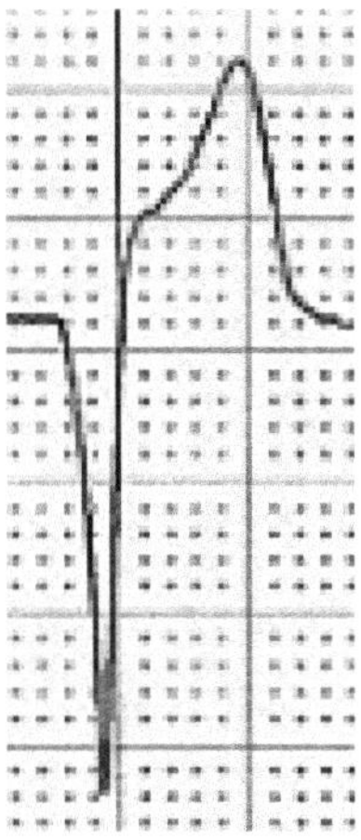
Figura 1-14

Il concetto di precondizionamento ischemico

Molte persone sembrano stare bene senza sintomi di cardiopatia ischemica quando subiscono un'improvvisa occlusione coronarica dovuta alla rottura di una placca e alla successiva trombosi, un evento devastante e senza alcun preavviso!

Altri iniziano ad avere lievi episodi di dolore toracico sotto sforzo che aumentano gradualmente in frequenza, durata e intensità nel giro di giorni o settimane. Poi, IMPROVVISAMENTE: un'occlusione! Ma queste persone spesso reagiscono molto meglio del paziente ignaro con l'occlusione improvvisa e inaspettata. Questo perché, durante i ripetuti episodi parossistici di angina pectoris, stavano sviluppando un precondizionamento ischemico.

Il precondizionamento ischemico è un concetto riconosciuto, ma la sua causa rimane sfuggente. Non è il reclutamento dei circoli collaterali, un'altra fonte di protezione per il cuore. Ma esiste. Forse quando scopriremo esattamente cosa determina il precondizionamento ischemico, potremo sviluppare trattamenti profilattici per coloro che sappiamo essere predisposti alle occlusioni coronariche acute. Le teorie attuali includono:

1. Attivazione dei recettori dell'adenosina A1 che porta alla produzione di una proteina protettiva, finora non identificata.

2. L'aumento dell'attività del canale IK_{ATP}, attivato durante l'ischemia, porta a un potenziale d'azione più breve con un ridotto afflusso di Ca^{++}. Ciò causa una perdita della funzione contrattile, con un effetto di risparmio energetico.

3. Riduzione della glicolisi che porta a una riduzione dell'acidosi intracellulare.

Affinché il cuore tragga beneficio dal precondizionamento ischemico, la riperfusione deve essere effettuata tempestivamente. Se si lascia che l'angina prosegua troppo a lungo, il miocardio perderà il beneficio della sua protezione.

Mettiamo in pratica ciò che hai imparato finora!

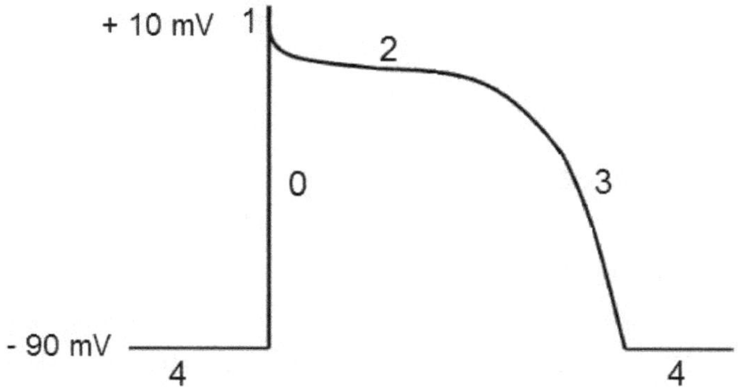

Figura 1-15

1. Quale fase è l'equivalente del tratto ST sull'ECG? 0 1 2 3 4

2. Quale fase è l'equivalente dell'onda T? 0 1 2 3 4

3. Quale fase è l'equivalente del complesso QRS? 0 1 2 3 4

4. Ecco la griglia di riferimento esassiale. È molto importante che tu la impari molto bene. Identifica il polo positivo di ciascuna delle sei derivazioni periferiche (piano frontale) scrivendo il nome della derivazione – I, II, III, aVR, aVL o aVF – al suo posto.

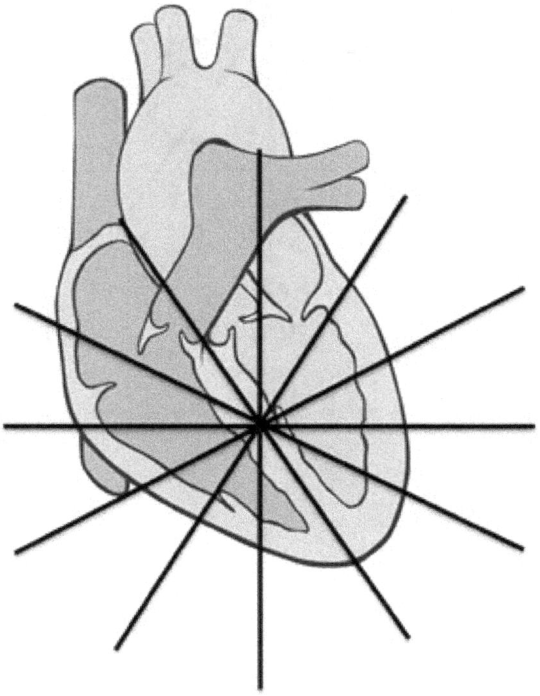

Figura 1-16

Risposte

1. La fase 2 è l'equivalente del tratto ST.
2. La fase 3 è l'equivalente dell'onda T.
3. La fase 0 è l'equivalente del complesso QRS.
4. I poli positivi dell'HRG sono etichettati come segue:

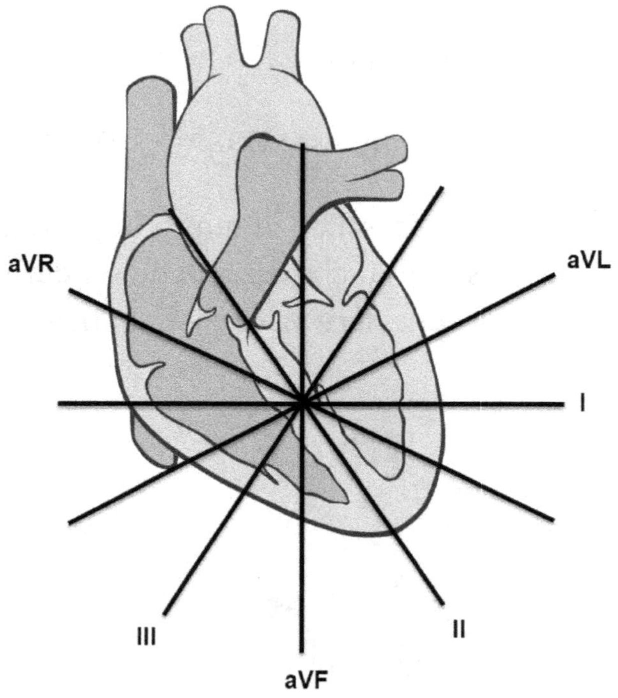

Figura 1-17

Letture consigliate

Flagg, TP, Nichols, CG. "Cardiac KATP": A Family of Ion Channels. Circ Arrhythm Electrophysiol. 2011;4:796-798.

Grant, AO. Cardiac Action Potentials. Circ Arrhythmia Electrophysiol. 2009;2:185-194.

Kléber, AG. ST-segment elevation in the electrocardiogram: a sign of myocardial ischemia. Cardiovascular Research 45 (2000) 111–118.

Shaw, RM, Rudy, Y. Electrophysiologic effects of acute myocardial ischemia: a theoretical study of altered cell excitability and action potential duration. Cardiovascular Research 35 (1997) 256-272.

Shih, H-T. Anatomy of the Action Potential in the Heart. Texas Heart Institute Journal. 1994;21:1.

2
Ischemia e segmento ST

Nel Capitolo 1 ci siamo avvicinati molto alla definizione di ischemia clinica, ma non del tutto. Quindi, cos'è l'ischemia e come si presenta in un ECG a 12 derivazioni?

Iniziamo con un breve ripasso. L'ischemia inizia con una riduzione della circolazione in un'area di tessuto, in questo caso il miocardio. Può verificarsi in qualsiasi camera del cuore, compresi gli atri. Sebbene l'ischemia atriale si verifichi, è molto meno comune dell'ischemia ventricolare. Le pareti degli atri sono molto più sottili e operano a una pressione molto inferiore.

Sebbene entrambi i ventricoli siano soggetti a ischemia, questa è molto più comune nel ventricolo sinistro. Il ventricolo destro ha pareti più sottili, opera a una pressione molto inferiore e può estrarre ossigeno direttamente dal sangue nella sua camera (anche se è venoso).

Riduzione dell'afflusso di sangue e ischemia

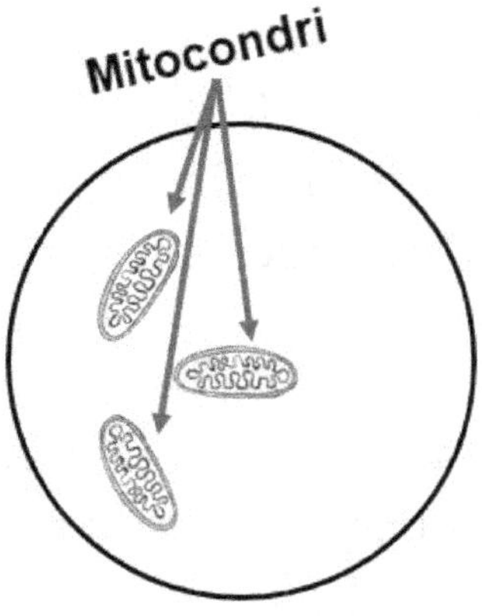

Figura 2-1 | Mitocondri

Quindi, cosa comporta una diminuzione dell'afflusso di sangue a un'area del miocardio? Il nutriente principale che il sangue fornisce al cuore è l'ossigeno (O_2). Mentre il cervello e i tessuti neurali hanno bisogno di glucosio (oltre che di O_2), il cuore ha bisogno di ossigeno (beh... ovviamente, ha bisogno anche di un po' di glucosio).

All'interno di ogni miocita si trovano organelli chiamati mitocondri (Figura 2-1).

I mitocondri sono la fonte di energia per la cellula. Il loro compito è quello di assorbire l'O_2 e creare un combustibile chiamato adenosina trifosfatasi, o ATP. L'ATP è ciò che alimenta la cellula e permette che tutto funzioni. Ma – ancora una volta – i mitocondri hanno bisogno di O_2 per creare l'ATP necessario.

Quindi, il cuore ha bisogno di sangue – per fornire O_2 ai mitocondri nelle cellule – in modo che i mitocondri possano produrre ATP. OK... cosa fa l'ATP?

L'ATP è il combustibile che alimenta la cellula. Quasi tutti i processi che richiedono energia utilizzano ATP. Una diminuzione di ATP può influenzare la cellula in due modi, ed entrambi comportano un accumulo locale di K^+ nel liquido extracellulare:

1. Una delle sue funzioni nella cellula è quella di alimentare la pompa Na^+/K^+. Come ricorderete, la pompa Na^+/K^+ riporta il K^+ all'interno della cellula dopo la fase 0 del potenziale d'azione e sposta il Na^+ fuori dalla cellula, riportandolo nel liquido extracellulare. Ma in caso di carenza di ATP, questo non può avvenire in modo efficiente. A ogni battito cardiaco, più K^+ extracellulare si accumula attorno ai miociti ischemici e più Na^+ entra nella cellula.

2. Paradossalmente, un particolare canale del K^+, il canale IK_{ATP}, si attiva quando la cellula non ha a disposizione una quantità sufficiente di ATP. Questa carenza di ATP favorisce l'uscita di più K^+ dalla cellula, aumentando ulteriormente la concentrazione extracellulare di K^+ e l'iperkaliemia localizzata. Ricordate: questa non è un'iperkaliemia generalizzata, ma solo attorno all'area ischemica del cuore. Per il resto della storia, ripassa il Capitolo 1.

Ecco un breve riassunto di ciò che devi sapere:

1. Una circolazione ridotta si traduce in una minore quantità di O2 disponibile per le cellule.

2. Con quantità ridotte di O_2, i mitocondri non possono produrre quantità adeguate di ATP.

3. Senza quantità adeguate di ATP, la pompa Na^+/K^+ non può scambiare $2K^+$ con $3Na^+$; di conseguenza, la concentrazione di K^+ si accumula all'esterno della cellula. Nota: questa è un'iperkaliemia localizzata che si verifica solo intorno alle cellule ischemiche o a una regione del miocardio.

4. Una riduzione della quantità di ATP stimola anche l'apertura dei canali IK_{ATP} e favorisce l'uscita di ancora più K^+, aumentando ulteriormente la concentrazione extracellulare locale di K^+. Certo, questo è molto controintuitivo, ma accade.

5. Ora, c'è una minore differenza tra il $[K^+]$ all'interno della cellula ischemica e il $[K^+]$ all'esterno della cellula ischemica. Pertanto, il potenziale di membrana a riposo (RMP) è meno negativo. Una minore differenza tra $[K^+]$ intracellulare ed extracellulare comporta una minore polarizzazione delle due cariche elettriche, che si traduce in una depolarizzazione delle cellule ischemiche.

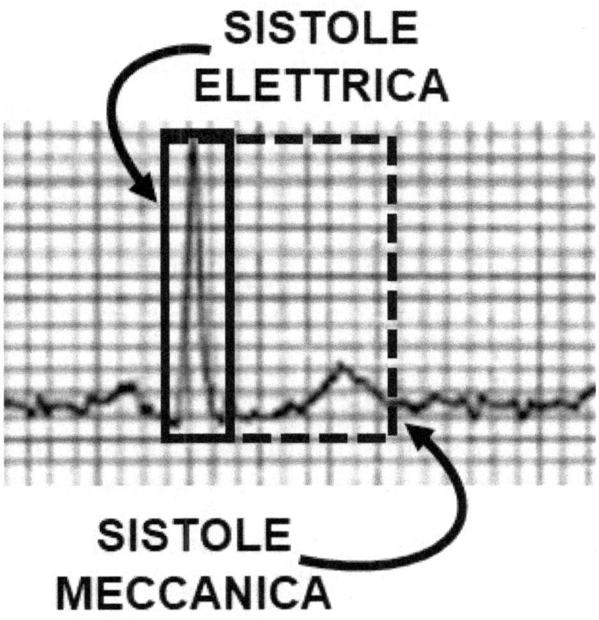

Figura 2-2

A questo punto, è necessario comprendere la differenza tra sistole ELETTRICA e sistole MECCANICA. La fase 0 del potenziale d'azione, che dura solo 1-2 msec, costituisce la sistole ELETTRICA. Come organo, il cuore non può compiere alcuna azione fisica in soli 1-2 msec. La sistole MECCANICA consiste in quella porzione del potenziale d'azione durante la quale si verifica la contrazione miocardica. Dura per tutte le fasi 1 e 2 e (probabilmente) parte della fase 3. È più pratico visualizzarla su un ECG (Figura 2-2). Nell'illustrazione si può vedere quanto si estende la sistole meccanica. Pensate a cosa accade durante la sistole meccanica: i ventricoli si contraggono con grande forza. Ora, visualizzate una lieve tachicardia sinusale con un lieve blocco AV di primo grado. Man mano che l'onda P si avvicina alla fine dell'onda T, la sistole meccanica atriale si sovrappone alla sistole meccanica ventricolare. Cosa succederà ora?

La differenza tra una corrente di lesione e un potenziale d'azione

Prima di parlare della corrente di lesione (COI), vorrei assicurarmi che abbiate capito la differenza tra un potenziale d'azione (PA) e una corrente di lesione. Ho letto molti articoli e libri di testo scritti da autori che non capivano la differenza. Innanzitutto, vorrei dissipare alcuni malintesi e presentarvi alcuni fatti necessari.

Corrente di lesione: fatti vs. malintesi

1. Le correnti di lesione NON fanno parte del potenziale d'azione (PA). Sono fenomeni elettrici completamente separati e la loro comparsa è limitata a due sole fasi del PA: la fase 2 e la fase 4. (Sapete perché? Continuate a leggere!)

2. Il potenziale d'azione (PA) è una corrente condotta all'interno del miocita, che viaggia da miocita a miocita attraverso giunzioni comunicanti e ne modifica la carica interna. Naturalmente, si verifica anche una variazione simultanea della carica esterna della cellula, ma è la variazione della carica interna che definisce il potenziale d'azione. (Le giunzioni comunicanti sono connessioni tra cellule adiacenti che consentono agli ioni di viaggiare da una cellula all'altra senza entrare nello spazio extracellulare.)

3. Mentre l'insorgenza e la conduzione del potenziale d'azione derivano da processi bioelettrici e non dipendono dalla carica extracellulare, una corrente di lesione dipende totalmente dalla carica extracellulare.

4. Le disparità nella presenza e nella concentrazione di specifici canali ionici all'interno della membrana cellulare (il sarcolemma) e di alcuni organelli del miocita sono responsabili dell'avvio e del mantenimento del potenziale d'azione. Un "effetto collaterale" di ciò è la variazione della carica extracellulare quando una cellula ripolarizzata si depolarizza e viceversa.

5. Una corrente di lesione si sviluppa passivamente quando il movimento degli ioni avviene nell'ambiente extracellulare (superficie dei miociti) a causa della differenza di carica esterna tra due popolazioni di cellule adiacenti (normali e anormalmente depolarizzate). Il movimento attivo degli ioni attraverso specifici canali ionici non avvia né sostiene una corrente di lesione.

6. Le correnti di lesione si verificano solo durante la Fase 2 e la Fase 4, perché sono gli unici momenti del potenziale d'azione in cui TUTTI i miociti dovrebbero avere la stessa carica: tutti depolarizzati (Fase 2) o tutti ripolarizzati (Fase 4). Una corrente di lesione si sviluppa quando, in circostanze anomale, una popolazione di cellule (ischemica) differisce dalle cellule "normali". Durante le altre Fasi, il potenziale transmembrana cambia costantemente, quindi non vi è alcuna possibilità concreta che si sviluppi una corrente di lesione.

7. Un potenziale d'azione non inizia né continua a causa di una differenza tra le cariche extracellulari. La differenza tra le cariche intracellulari ed extracellulari è presente a causa del potenziale d'azione! D'altra parte, una corrente di lesione esiste a causa di una differenza nelle cariche esterne! La mancata comprensione di questo fatto ha portato alla diffusione di molta disinformazione online.

PERLA | Una corrente di lesione è il risultato di una differenza anomala nella carica esterna di due tessuti adiacenti: ischemico e non ischemico. Si tratta di una corrente che NON fa parte del potenziale d'azione. Mentre la corrente di lesione è presente sia durante la sistole che durante la diastole, nella teoria sistolica consideriamo solo la differenza di voltaggio durante la sistole (Fase 2).

Corrente di Lesione

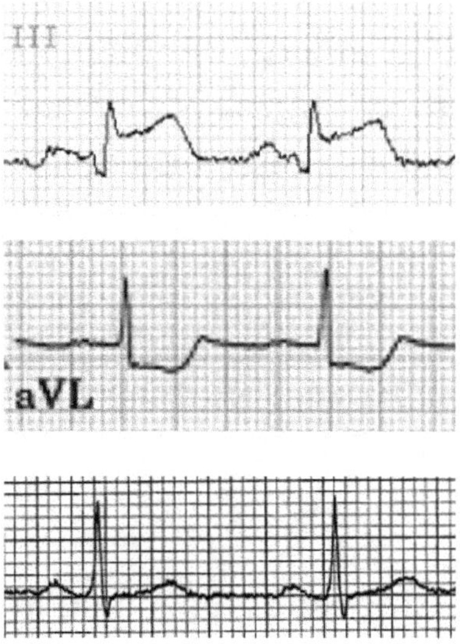

Quando si nota un innalzamento del tratto ST...

... o una depressione del tratto ST...

... si vede una *corrente di lesione!*

Un segmento ST normale non presenta correnti di lesione.

Figura 2-3

La corrente che si sviluppa tra il tessuto normale e quello ischemico durante la Fase 2 (sistole) è chiamata corrente di lesione. Occasionalmente, si può sentire il termine "corrente di lesione" – è la stessa cosa! Questa corrente non è coinvolta nella propagazione del potenziale d'azione: è una corrente separata!

Sollevamento e sottoslivellamento del tratto ST

Prima di iniziare, discuterò brevemente le teorie delle correnti sistoliche e diastoliche di lesione.

Teoria della corrente di lesione sistolica: il sopraslivellamento del tratto ST durante l'ischemia deriva direttamente dalla corrente di lesione presente durante la Fase 2.

Teoria della corrente di lesione diastolica: il sopraslivellamento del tratto ST è un'illusione causata dalla depressione del tratto ST dovuta alla corrente di lesione durante la Fase 4. L'elettrocardiografo, che utilizza l'accoppiamento CA-CA, riporta automaticamente la depressione del tratto ST al livello della linea di base originale, causando uno spostamento proporzionale verso l'alto del tratto ST. Per essere chiari, quando Samson e Scher condussero i loro esperimenti nel 1960, esaminando attentamente queste due teorie utilizzando un dispositivo di registrazione ad accoppiamento diretto, notarono la presenza di ENTRAMBI gli spostamenti. Dimostrarono anche che l'effettivo sopraslivellamento del tratto ST si verificava durante la Fase 2 ed era talvolta indipendente dalla corrente di lesione che si verificava durante la Fase 4.

Entrambe le "teorie" sono state convalidate, ma Samson e Scher ritenevano che la corrente di lesione sistolica fosse il meccanismo più frequente. Altri esperimenti ben eseguiti hanno suggerito che la corrente di lesione diastolica fosse più prevalente. Non importa! Poiché non possiamo vedere la depressione T-Q su un tracciato ECG standard, dobbiamo comunque interpretare il sopraslivellamento o la depressione del tratto ST utilizzando ciò che possiamo vedere: la corrente di lesione sistolica. Pertanto, per il resto di questo libro, darò per scontato che si tratti di una corrente di lesione sistolica, ovvero che il sopraslivellamento o la depressione del tratto ST rifletta direttamente un'ischemia transmurale acuta. Credetemi... è giusto farlo! Durante la Fase 2 (il tratto ST), le cellule normali possono depolarizzarsi più profondamente rispetto alle cellule ischemiche; di conseguenza, si forma una corrente di lesione che si propaga dal tessuto normale a quello ischemico durante la sistole.

> **PERLA** | Non è possibile osservare l'ischemia su un singolo potenziale d'azione (PA). Nella migliore delle ipotesi, sarebbe molto difficile. Quando parliamo di ischemia utilizzando i PA, stiamo sempre confrontando un PA normale con un PA ischemico o un PA più ischemico con un PA meno ischemico, quindi dobbiamo utilizzare DUE potenziali d'azione sovrapposti, non solo uno!

Poiché la Fase 2 è rappresentata sul tracciato ECG come segmento ST, il fatto che il segmento ST sia sopraslivellato o depresso dipende dalla posizione e dallo spessore (o profondità) dell'area ischemica e dalla posizione dell'elettrodo che osserva quell'area specifica.

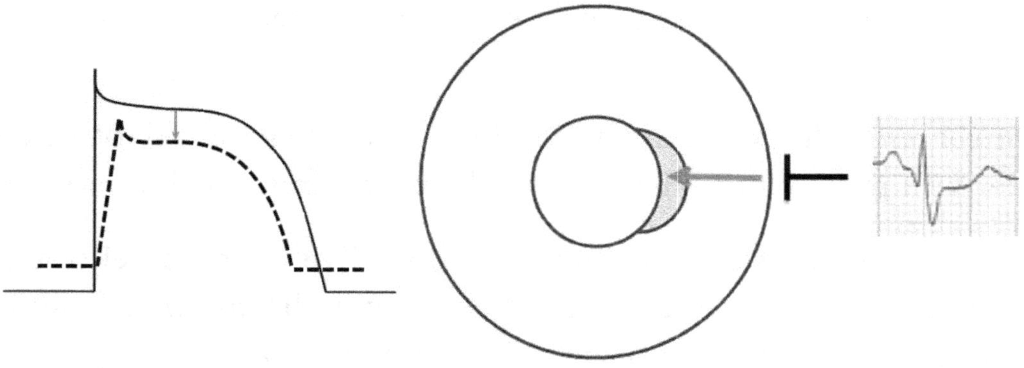

Figura 2-4

Consideriamo la Figura 2-4: è presente un'area di ischemia subendocardica (area grigia). Cosa vedrà l'elettrodo di registrazione positivo sovrastante quest'area? Ricorda: *durante la SISTOLE* (Fase 2, il tratto ST), *il miocardio normale è più depolarizzato del miocardio ischemico (Figura 1-2) e la corrente fluirà dal tessuto più depolarizzato a quello meno depolarizzato.*

Quindi, la corrente sistolica di lesione si sposterà *dal tessuto normale a quello ischemico.* Nel nostro esempio (Figura 2-4), il tessuto ischemico è il subendocardio e il tessuto normale è il subepicardio (ovvero il resto della parete ventricolare). Pertanto, l'elettrodo di registrazione positivo sovrastante l'area vedrà una corrente di lesione durante la Fase 2 (il tratto ST) che si *allontana dalla superficie corporea* (dall'epicardio all'endocardio) e registrerà il sottoslivellamento del tratto ST.

PERLA | L'elettrodo di superficie per la registrazione ECG può rilevare l'ischemia subendocardica solo quando il miocardio normale è posizionato tra esso e l'area ischemica. D'altra parte, un elettrodo intracavitario rileverà il sopraslivellamento del tratto ST dovuto all'ischemia subendocardica solo quando il miocardio normale è posizionato dietro l'area ischemica. Perché? Perché devono essere presenti sia tessuto normale che tessuto ischemico adiacenti affinché si sviluppi una corrente di lesione.

Ma cosa succede quando l'ischemia è *transmurale* (l'intera larghezza della parete ventricolare)? Generalmente, la base subendocardica dell'ischemia transmurale sarà più estesa dell'area di ischemia epicardica. Durante la sistole, il vettore risultante medio dell'ischemia *transmurale* sarà *verso l'esterno* e l'elettrodo/gli elettrodi di registrazione sovrastanti registrerà il sopraslivellamento del tratto ST (Figura 2-5A). D'altro canto, osservate cosa vedrebbe un elettrodo di registrazione sul lato opposto del cuore (Figura 2-5B): la coda *negativa* dello *stesso* vettore, che determina l'iscrizione del *sottoslivellamento del tratto ST*. Questa è la ***variazione reciproca!*** Le variazioni reciproche sono risultati significativi che convalidano il sopraslivellamento del tratto ST dell'ischemia transmurale acuta, *soprattutto quando tale sopraslivellamento è molto lieve.*

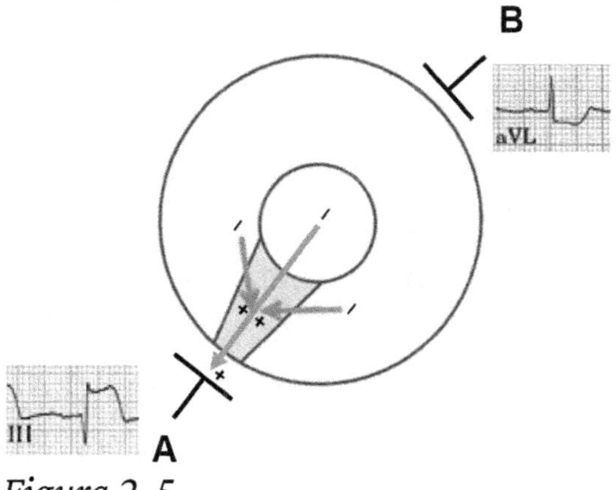

Figura 2-5

PERLA | Si noti che l'elettrodo che registra il sopraslivellamento del tratto ST è sovrapposto al miocardio ischemico, mentre l'elettrodo che registra il sottoslivellamento del tratto ST di una variazione reciproca è sovrapposto al miocardio normale. Un elettrocatetere non può manifestare una variazione reciproca a meno che il suo elettrodo non registri miocardio normale. A volte, il sopraslivellamento del tratto ST di un'ischemia transmurale acuta è lieve o addirittura impercettibile, mentre la variazione reciproca è molto più evidente. Non focalizzatevi sulla deviazione errata del tratto ST. È il sopraslivellamento del tratto ST il problema! L'elettrocatetere che manifesta il sopraslivellamento del tratto ST mostra miocardio ischemico. L'elettrocatetere con il sottoslivellamento del tratto ST reciproco mostra miocardio normale.

PERLA | La velocità di conduzione è rappresentata sul potenziale d'azione dalla pendenza della fase 0 e sul tracciato ECG dalla durata (ampiezza) dell'intervallo QRS. La frequenza cardiaca ha poco o nulla a che fare con la velocità di conduzione. La frequenza cardiaca è un problema del pacemaker (nodo SA), non un problema del Purkinje o dei miociti funzionanti.

A destra è raffigurata una sezione trasversale della parete del ventricolo sinistro (Figura 2-6). All'esterno è presente un elettrodo di registrazione della derivazione V6. L'area bianca della sezione trasversale rappresenta il miocardio normale, mentre l'area a strisce rappresenta un subendocardio ischemico. Ricordiamo che ci occupiamo principalmente di ciò che accade durante la sistole meccanica (il plateau o Fase 2).

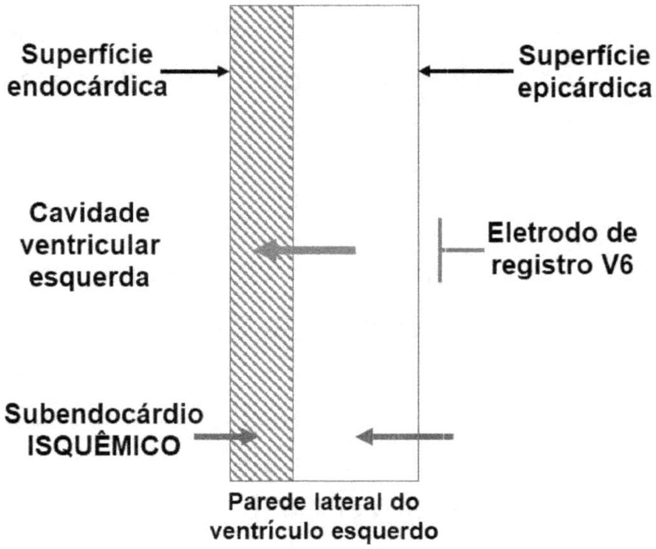

Figura 2-6

Promemoria | Ci riferiamo a quest'area del potenziale d'azione come "sistole" perché esiste una differenza tra sistole elettrica e sistole meccanica. La sistole elettrica si verifica durante la Fase 0 e dura solo 1-2 msec. Il cuore non può contrarsi così rapidamente, quindi la sistole meccanica – la contrazione vera e propria del cuore – si verifica durante le Fasi 2 e 3, il tratto ST e l'onda T.

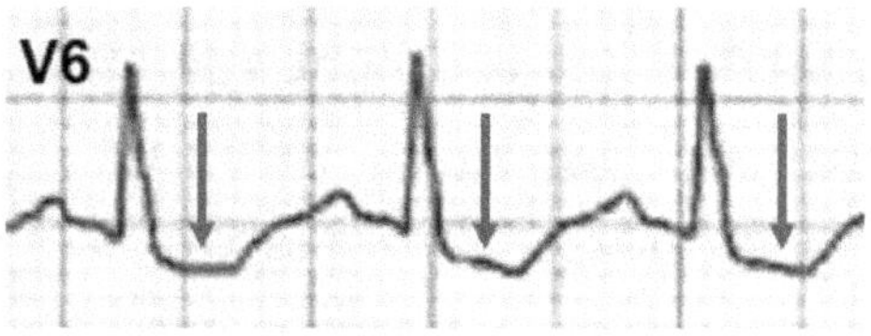

Figura 2-7

Durante la sistole meccanica (la porzione del tratto ST), la corrente di lesione si sposterà dal miocardio normale (più depolarizzato) al miocardio ischemico (meno depolarizzato). Cosa vedrà un elettrodo di registrazione di superficie sovrastante il miocardio normale? Vedrà una corrente che si allontana da esso e, durante la Fase 2, registrerà il sottoslivellamento del tratto ST (Figura 2-7). Questo perché vedrà la coda carica negativamente della corrente di lesione.

PERLA | Ricorda che la corrente di lesione è completamente separata dal potenziale d'azione. L'unico momento in cui la corrente di lesione può manifestarsi è durante le Fasi 2 e 4. In quel periodo, la corrente interferente è minima o nulla, perché la cellula è completamente depolarizzata o completamente ripolarizzata. Durante la

Fase 0 e la Fase 3, si verifica un considerevole scambio ionico con un potenziale transmembrana in rapida evoluzione, quindi non si verifica alcuna corrente di lesione.

Quando si parla di correnti sistoliche di lesione, bisogna ricordare che il vettore di lesione ha sempre una testa positiva e una coda negativa, indipendentemente dalla direzione in cui si muove (che va sempre dal tessuto più depolarizzato a quello meno depolarizzato). Quindi, se la corrente si allontana da un elettrodo di registrazione, quell'elettrodo registrerà un sottoslivellamento del tratto ST, un'iscrizione negativa, perché l'elettrodo vede solo la coda negativa della corrente del vettore di lesione. Se si dirige verso un elettrodo di registrazione, quell'elettrodo registrerà un sopraslivellamento del tratto ST, un'iscrizione positiva, perché vede la testa positiva della corrente del vettore di lesione.

PERLA | Stai iniziando a capire qualcosa? Che l'ischemia si manifesti con sopraslivellamento o sottoslivellamento del tratto ST, si tratta sempre dello stesso fenomeno bioelettrico. L'unica differenza sta nella prospettiva (la vista) dell'elettrodo di registrazione! Vede la corrente di lesione che si allontana da esso (sottoslivellamento del tratto ST) o vede la corrente di lesione che si dirige verso di esso (sopraslivellamento del tratto ST)? Nessun tipo di ischemia produce solo sopraslivellamento del tratto ST, né esiste un'ischemia che produce solo sottoslivellamento del tratto ST. Dipende dalla prospettiva dell'elettrodo di registrazione.

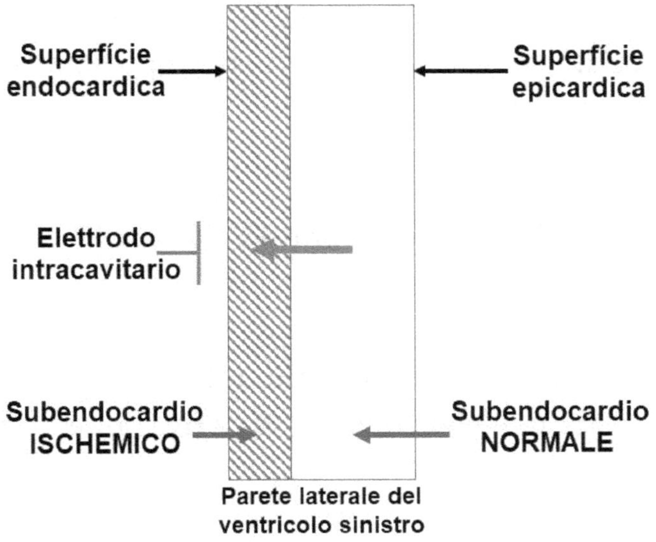

Figura 2-8

Diamo un'occhiata a un altro esempio che ci aiuterà a comprendere come il sopraslivellamento o il sottoslivellamento del tratto ST possano essere registrati dalla stessa area ischemica e perché l'aspetto dell'ECG a 12 derivazioni dipenda dalla prospettiva dell'elettrodo di registrazione (Figura 2-8)...

Qui, nella Figura 2-8, abbiamo la stessa situazione della Figura 2-6. C'è miocardio normale sovrastante l'ischemia subendocardica. Tuttavia, abbiamo spostato l'elettrodo di registrazione dalla posizione V6 sulla parete toracica a un elettrocatetere intracavitario, ovvero un elettrocatetere all'interno del ventricolo sinistro. Cosa vede ora l'elettrodo di registrazione? Vede una corrente di lesione che si dirige verso di esso. Cosa inciderà questo elettrocatetere sull'ECG a 12 derivazioni? Registrerà il sopraslivellamento del tratto ST (Figura 2-9)!

"Ma Dottor Jones", dirai, "non posso inserire un catetere nel ventricolo sinistro ogni volta che voglio registrare un ECG su un paziente! Come può aiutarmi questo?"

Non devi inserire un elettrodo intracavitario perché ne hai già uno... almeno, un elettrodo intracavitario virtuale!

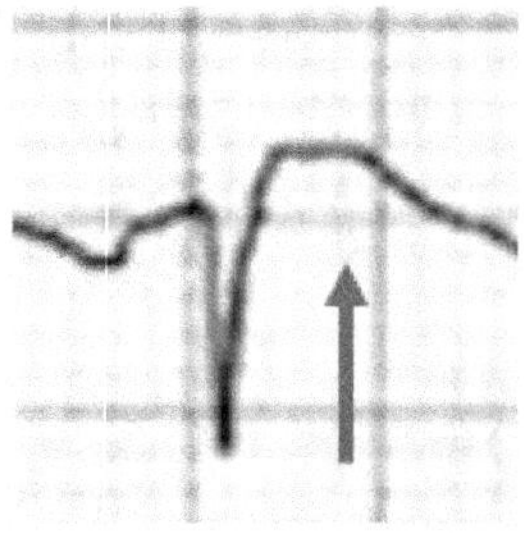

Figura 2-9

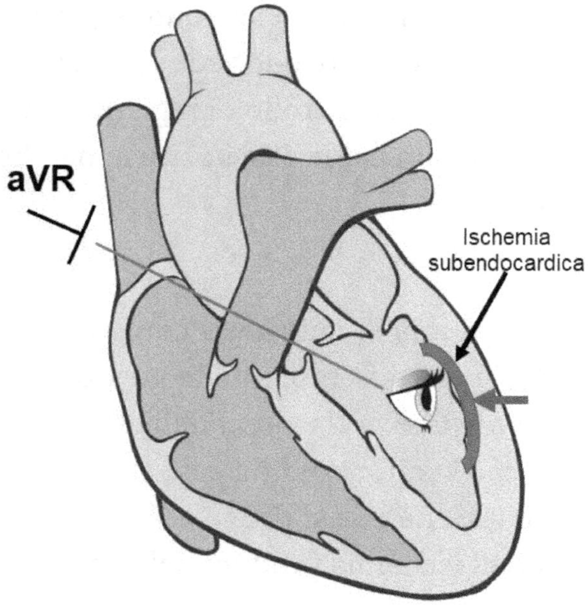

Figura 2-10

Nella Figura 2-10, la derivazione aVR agisce come un elettrodo intracavitario "virtuale" grazie alla sua posizione sul corpo, consentendogli di registrare come se si trovasse all'interno del ventricolo sinistro (l'"occhio" della derivazione aVR). Anche in questo diagramma, l'ischemia subendocardica della parete ventricolare sinistra è evidente. La freccia indica la direzione della corrente di lesione, che si sposta dal miocardio normale al miocardio ischemico. La derivazione aVR rileva questa corrente mentre si dirige verso di essa e successivamente registra il sopraslivellamento del tratto ST (Figura 2-9). Sì, quel frammento con il sopraslivellamento del tratto ST (Figura 2-9) proviene dalla derivazione aVR. Ora capisci perché, quando le derivazioni V4-V6 registrano il sottoslivellamento del tratto ST dell'ischemia subendocardica, la derivazione aVR registra invece il sopraslivellamento del tratto ST? Ancora una volta, l'ischemia è ischemia! Non c'è differenza nell'ischemia! L'unica differenza sta nella prospettiva dell'elettrodo di registrazione.

PERLA | L'elettrodo per la derivazione aVR (spalla o braccio destro) è l'elettrodo più a destra di tutte le dodici derivazioni. Nessun elettrodo, nemmeno quello per la derivazione V6R, è più a destra della derivazione aVR. Analogamente, l'elettrodo per le derivazioni I e aVL (spalla o braccio sinistro) è l'elettrodo più a sinistra di tutte le dodici derivazioni, persino più a sinistra dell'elettrodo per la derivazione V6.

IMPORTANTE DA RICORDARE | È solo durante la Fase 2, il tratto ST, che una corrente di lesione si propaga dal tessuto NORMALE, più depolarizzato, al tessuto ISCHEMICO, meno depolarizzato.

Abbiamo visto gli effetti dell'ischemia subendocardica sull'ECG; ora vediamo come si presenta l'ischemia epicardica acuta...

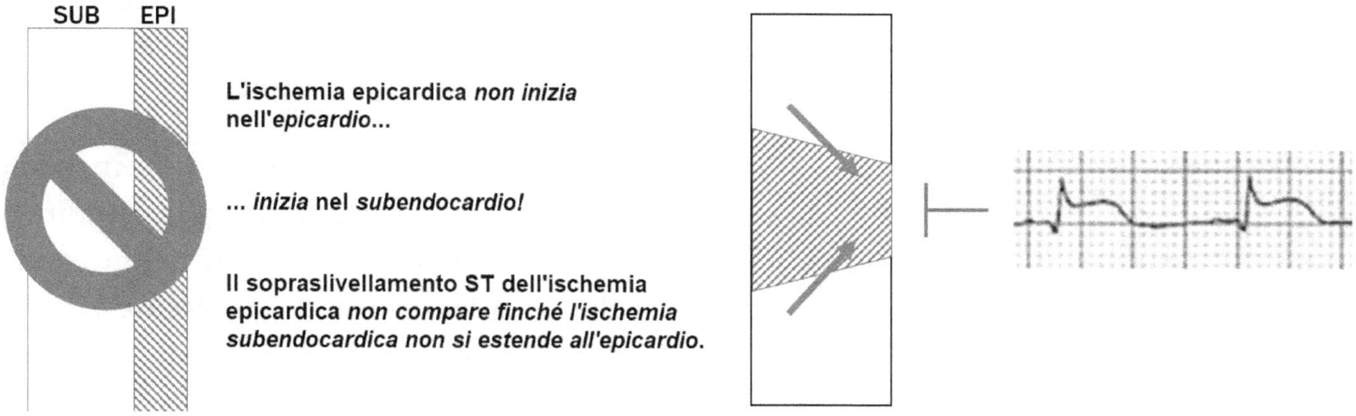

Figura 2-11

La cosa più importante da ricordare è che l'ischemia transmurale inizia sempre nel subendocardio, NON nell'epicardio. Non esiste ischemia subepicardica senza ischemia subendocardica.

Come si può vedere dal diagramma sopra (Figura 2-11), in genere si osserva una base subendocardica più ampia (diffusa e non localizzata) che si restringe avvicinandosi alla superficie epicardica (maggiore localizzazione). Finché tra l'ischemia subendocardica e la superficie epicardica è presente miocardio normale, la corrente di lesione si sposterà verso l'interno, producendo un sottoslivellamento del tratto ST sull'elettrodo di superficie sovrastante.

Una volta che l'ischemia ha raggiunto l'epicardio, la corrente media di lesione si sposterà verso l'esterno e l'ECG mostrerà un sopraslivellamento del tratto ST sull'area ischemica. È inoltre opportuno notare che, man mano che l'ischemia si avvicina e raggiunge la superficie epicardica, diventa molto localizzata. L'ischemia subendocardica non si localizza; l'ischemia transmurale si localizza.

Sistema di classificazione dell'ischemia di Sclarovsky-Birnbaum

Secondo questa scala, esistono tre gradi di ischemia, che hanno implicazioni prognostiche e diagnostiche.

PERLA | Integra le soglie guida per l'elevazione del tratto ST aggiungendo una valutazione qualitativa della morfologia del QRS e dell'onda T, offrendo una visione più dettagliata della gravità ischemica.

Grado 1

L'ischemia di grado 1 (Figura 2-12) corrisponde alla presenza di onde T iperacute. Si ricorda che le onde T iperacute sono subendocardiche e non indicano ischemia transmurale. Tuttavia, suggeriscono un'ischemia subendocardica che sta per diventare transmurale!

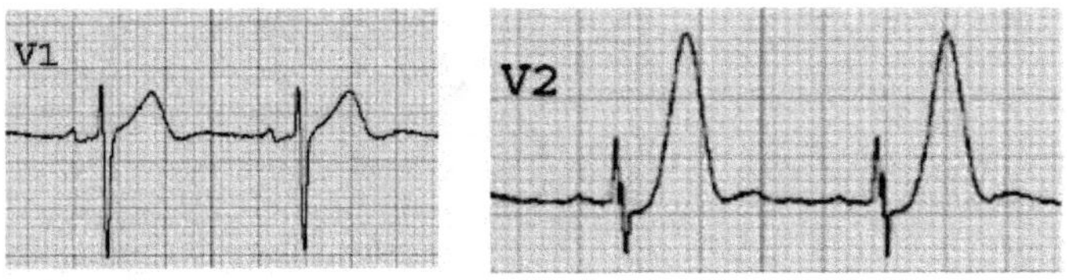

Figura 2-12

L'ischemia di grado 1 può andare incontro a riperfusione spontanea senza progredire al grado 2. Il paziente può avvertire dolore toracico, che si risolve, e le onde T iperacute tornano a dimensioni e morfologia normali. Ciò si verifica in presenza di un circolo collaterale sufficiente e/o di un precondizionamento ischemico, che favorisce la risoluzione dell'episodio ischemico. Nella Figura 2-12, entrambe le derivazioni manifestano onde T iperacute. Le onde T iperacute sono sempre ampie e simmetriche. Spesso, ma NON SEMPRE, sono alte!

Grado 2

L'ischemia di grado 2 (Figura 2-13) si verifica quando si verifica un sopraslivellamento del tratto ST inferiore al 50% dell'altezza dell'onda R. Anche queste alterazioni possono risolversi spontaneamente (sindrome di Wellens). In tal caso, è probabile che il miocardio sia protetto da un'eccellente circolazione collaterale e forse da un precondizionamento ischemico fino alla riperfusione spontanea. L'ischemia di grado 2 ha già superato l'ischemia di grado 1. La risoluzione dell'ischemia di grado 2 probabilmente non si verifica con la stessa frequenza della risoluzione dell'ischemia di grado 1.

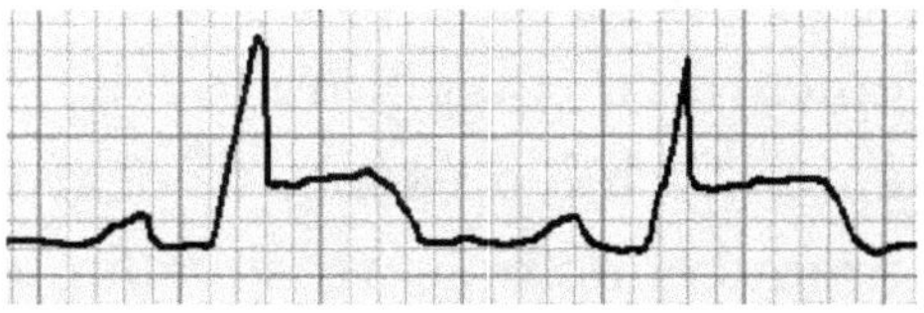
Figura 2-13

Grado 3

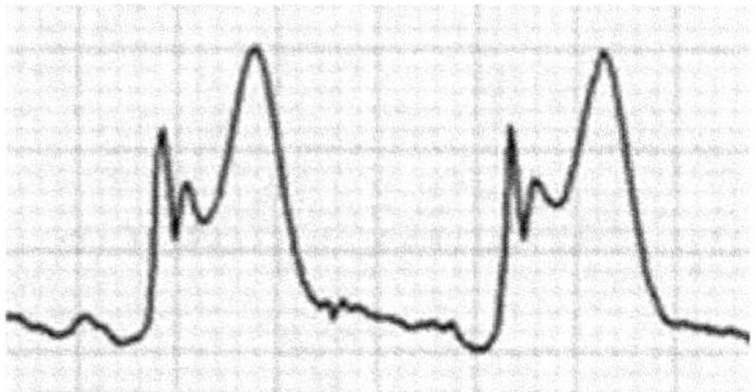
Figura 2-14

L'ischemia di grado 3 (Figura 2-14) manifesta una "distorsione terminale del QRS". Di solito non pensiamo che l'ischemia influenzi l'intervallo QRS, ma certamente può! L'ischemia di grado 3 implica una mancanza di circolo collaterale sufficiente o di precondizionamento ischemico, ovvero nessuna protezione intrinseca contro l'ischemia acuta. Esistono due manifestazioni principali della distorsione terminale del QRS:

1. Cercare un sopraslivellamento del tratto ST ≥ 50% dell'altezza dell'onda R (Figura 2-14).

2. Nelle derivazioni tipicamente con un'onda S terminale (principalmente le derivazioni precordiali destre), cercare una diminuzione o scomparsa dell'onda S (Figura 2-15). La derivazione V3 è solitamente un buon punto di ricerca. La Figura 2-15 mostra la perdita dell'onda S (Grado 3)! L'attenzione dovrebbe sempre essere rivolta al grado più elevato di ischemia presente. La Figura 2-16 mostra una derivazione V3 normale; Si noti la dimensione dell'onda S, che di solito (ma non sempre) è presente. Sebbene l'onda T nella Figura 2-16 sia simmetrica, non è né larga né alta. La simmetria dell'onda T, non accompagnata da alterazioni del tratto ST, può suggerire un'ischemia, ma in assenza di altre alterazioni ECG o di un'anamnesi pertinente, si tratta di un "soft call" (un reperto che suggerisce una diagnosi ma è troppo aspecifico per essere definitivo).

Mentre l'ischemia di grado 1 e 2 è stata protetta o comunque favorita dalla circolazione collaterale e/o dal precondizionamento ischemico, l'ischemia di grado 3 ha una sola possibilità di salvataggio: TU! L'ischemia di grado 3 preannuncia una prognosi grave con aumento della morbilità e della mortalità.

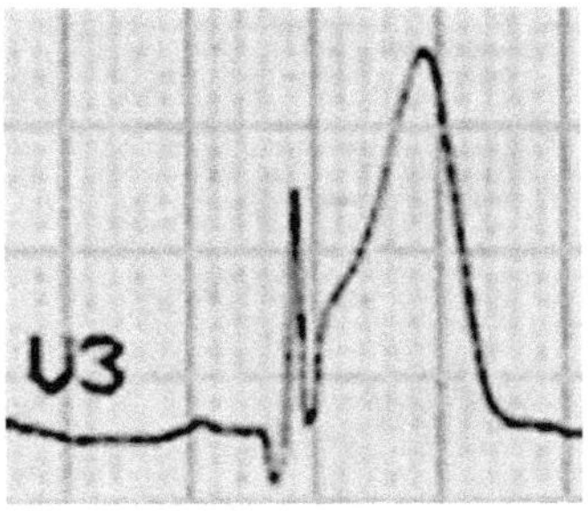

Figura 2-15

Definire la sede dell'ischemia subendocardica

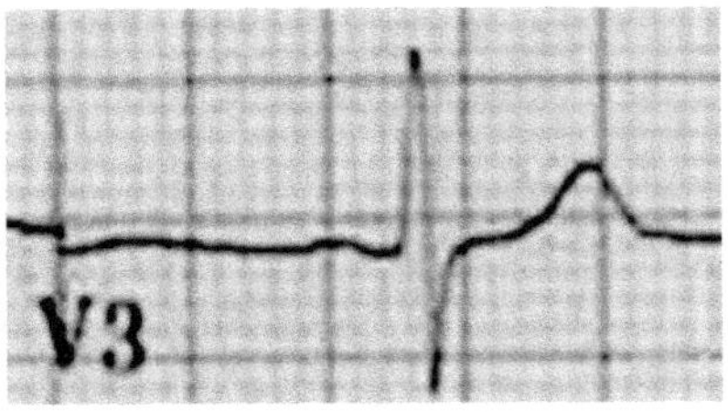

Figura 2-16

Il sopraslivellamento del tratto ST ischemico è relativamente efficace nel localizzare l'ischemia transmurale acuta. Anche il sottoslivellamento del tratto ST delle alterazioni reciproche dell'ischemia transmurale acuta è efficace nel localizzare l'ischemia. Q uindi... che dire del sottoslivellamento del tratto ST dell'ischemia subendocardica, acuta o cronica? In tal caso, il sottoslivellamento del tratto ST indica la sede dell'ischemia subendocardica?

La risposta è un sonoro "NO!". Ma perché no?

È noto senza ombra di dubbio da oltre quarant'anni che il sottoslivellamento del tratto ST dell'ischemia subendocardica non può localizzare l'area ischemica su un ECG a 12 derivazioni. Eppure autori, commentatori sui blog e macchine ECG parlano ancora di ischemia subendocardica anterosettale, anterolaterale, inferiore o inferolaterale. Dovrebbe essere evidente che se l'ischemia subendocardica non può essere localizzata, non esiste ischemia subendocardica anterosettale, anterolaterale, inferiore o inferolaterale. Esiste solo l'ischemia subendocardica. Lasciate che vi spieghi perché...

La ricerca ha dimostrato che i vettori (correnti) dell'ischemia subendocardica si sviluppano alla periferia dell'area ischemica.

PERLA | Perché la periferia dell'area ischemica? Perché è lì che si trova l'interfaccia normale/ischemica che produce la corrente di lesione.

Dunque, diamo un'occhiata a una parte della parete ventricolare sinistra che contiene una certa ischemia subendocardica...

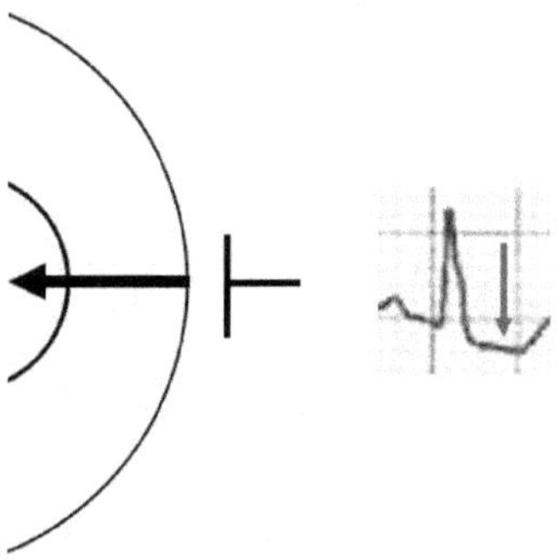

Figura 2-17

Nella Figura 2-17, abbiamo una corrente di vettore di lesione (freccia) che punta verso un'area di ischemia subendocardica. Sappiamo che il vettore, che produce un sottoslivellamento del tratto ST come mostrato nel frammento ECG, si trova alla periferia, cioè sul bordo, di un'area di ischemia subendocardica. In altre parole, il vettore segna la fine dell'area ischemica. Ma da quale lato di questo vettore si trova l'area ischemica?

Non lo sapete, vero?

Si trova qui, nell'area ombreggiata della Figura 2-18?

Non lo sai, vero?

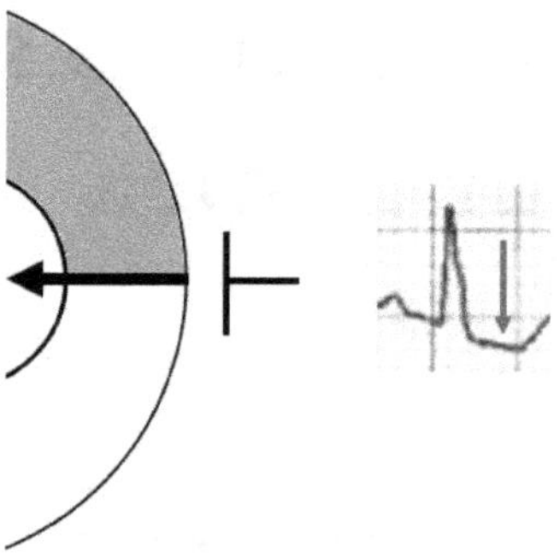

Figura 2-18

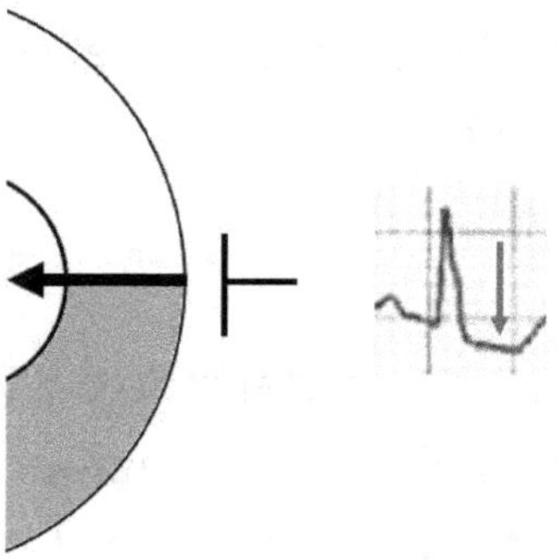

Figura 2-19

Oppure si trova nell'area ombreggiata della Figura 2-19?

Non lo sai, vero?

OK... per scopi didattici, supponiamo che il vettore (freccia) nella Figura 2-19 rappresenti il bordo superiore dell'ischemia subendocardica. Puoi dirmi quanto si estende l'area ischemica?

Ancora non lo sai, vero?

Ora, lascia che ti presenti una situazione ipotetica: c'è un ECG a 12 derivazioni con sottoslivellamento del tratto ST dovuto a vera ischemia subendocardica – non a una variazione reciproca – nelle derivazioni II, III e aVF. Ciò significa che le derivazioni inferiori rilevano il vettore ischemico alla periferia o al bordo dell'ischemia subendocardica.

Ora, dimmi dove si trova questa ischemia subendocardica. Pensi che ci sia una chiara ischemia della parete inferiore? Sai quanto è chiaramente demarcato il bordo? Suggerimento: non sarà mai una linea retta come in queste illustrazioni! Il confine dell'area ischemica può essere la divisione tra l'area inferiore e un'area più laterale. Quindi, anche con il sottoslivellamento del tratto ST dell'ischemia subendocardica che si manifesta nelle derivazioni inferiori – o nella maggior parte delle derivazioni inferiori – non è ancora possibile essere certi se sia presente una quantità significativa di ischemia inferiormente. Se c'è, allora quanta? Ricorda che una derivazione può registrare un vettore che punta verso o lontano dal suo elettrodo entro un intervallo di 180°. Non hai idea di dove si trovi esattamente quell'ischemia subendocardica!

Ecco perché il sottoslivellamento del tratto ST dell'ischemia subendocardica non è affidabile per indicarne la posizione. Quindi, evita di usare termini localizzanti come inferiore, anteriore, anterosettale, ecc., che non hanno alcun significato quando si fa riferimento all'ischemia subendocardica. Dì semplicemente "ischemia subendocardica!"

Regola di Jones

La regola di Jones è una regola che ho sviluppato anni fa per tenere ME – e ora TE! – fuori dai guai. Sebbene la parola si stia gradualmente diffondendo, molte persone che leggono gli ECG danno ancora per scontato che qualsiasi sottoslivellamento del tratto ST rappresenti "ischemia subendocardica". Troppo spesso non è così! Da qui la Regola di Jones:

> **Regola di Jones** | Qualsiasi sottoslivellamento del tratto ST all'ECG di un paziente con dolore toracico compatibile con una sindrome coronarica acuta dovrebbe essere considerato un'alterazione reciproca di un'ischemia transmurale acuta fino a prova contraria.
>
> **Regola di Jones: Corollario Uno** | Il sottoslivellamento del tratto ST dell'alterazione reciproca può svilupparsi PRIMA della comparsa del sopraslivellamento primario (indicativo).
>
> **Regola di Jones: Corollario Due** | Anche quando SIA il sopraslivellamento del tratto ST dell'ischemia transmurale CHE il sottoslivellamento del tratto ST dell'alterazione reciproca sono presenti sullo stesso ECG, l'alterazione reciproca può apparire molto più evidente o evidente. Non dimenticare: un'alterazione reciproca si verifica in un miocardio NORMALE, NON ISCHEMICO. È il sopraslivellamento del tratto ST, anche se apparentemente relativamente lieve, il problema principale!

Segno di Jones

Il sopraslivellamento del tratto ST si verifica dopo che un normale segmento ST è progredito da una concavità leggermente ascendente che gradualmente e impercettibilmente degrada nell'onda T a un evidente sopraslivellamento del tratto ST da ischemia transmurale acuta, solitamente con una convessità ascendente. Il segno di Jones rappresenta il segmento ST progressivamente ischemico, così come appare durante la sua transizione verso il sopraslivellamento del tratto ST. A un certo punto, il segmento ST formerà una linea quasi perfettamente retta dal punto J al picco dell'onda T. Questo è un segno che viene spesso trascurato o non riconosciuto per ciò che rappresenta in un paziente con dolore toracico acuto.

È stato segnalato nella letteratura elettrocardiografica almeno dalla metà del XX secolo, ma nessuno lo ha mai affermato. L'ho menzionato così spesso in una delle mie Masterclass che i partecipanti hanno iniziato a chiamarlo segno di Jones, ed è così che continuo a chiamarlo. La Figura 2-20 illustra alcuni esempi del segno di Jones:

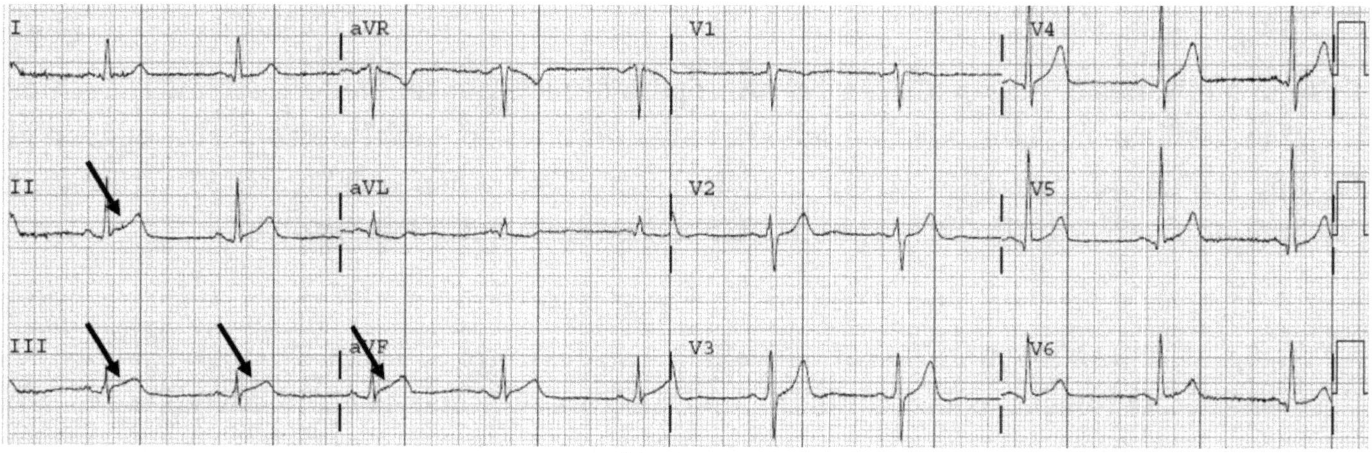

Figura 2-20

Il segno di Jones è presente all'ECG (Figura 2-20) nelle derivazioni II, III e aVF, ma soprattutto nelle derivazioni III e aVF. Non sono a conoscenza di studi che abbiano riportato questo riscontro. Non ho fatto ricerche al riguardo, se non trovandolo menzionato occasionalmente in letteratura, senza nome e senza documentazione. Voglio che tu comprenda che il segno di Jones, per quanto ne so, è applicabile solo durante il dolore toracico acuto. Il suo significato sull'ECG di un paziente senza sintomi cardiaci mi è sconosciuto.

Non lo considero un "equivalente di STEMI", ma se stai gestendo un paziente con dolore toracico e vedi questo segno, e non hai ancora raggiunto una diagnosi, dovresti ripetere l'ECG a 12 derivazioni ogni 15-20 minuti.

Utilizziamo ciò che hai imparato finora!

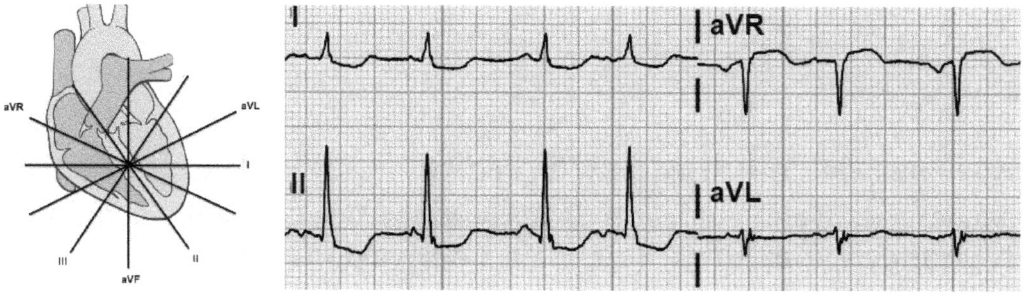

Figura 2-21

1. Osservate le derivazioni I, II e aVR nella Figura 2-21. Utilizzando la griglia di riferimento esassiale, in quale direzione si muove la corrente di lesione rispetto al polo positivo della derivazione I?
   In quale direzione si muove la corrente di lesione nella derivazione II?
   In quale direzione si muove la corrente di lesione nella derivazione aVR?
   Perché è presente un sopraslivellamento del tratto ST nella derivazione aVR?

2. Basta con queste tre derivazioni (I, II e aVR nella Figura 2-21), perché dovreste sospettare fortemente di osservare una vera ischemia subendocardica e non alterazioni reciproche?

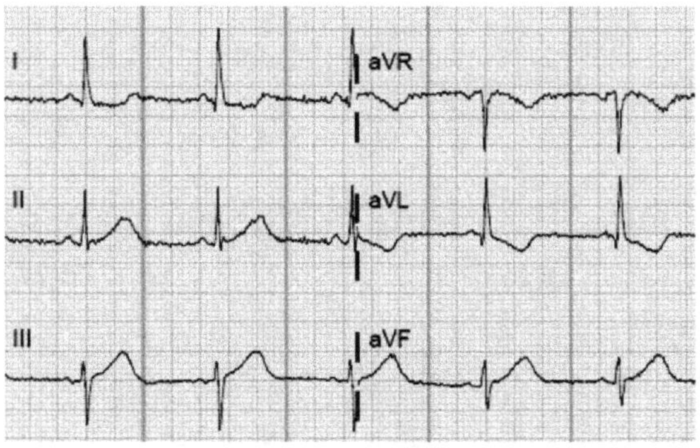

Figura 2-22

1. Le onde T nelle derivazioni II, III e aVF (Figura 2-22) non sono alte. Si possono ancora definire onde T iperacute? Se sì, perché? Se no, perché?

2. Perché è presente un sottoslivellamento del tratto ST nelle derivazioni I e aVL? Si tratta di ischemia subendocardica? Se sì, perché? Se no, perché?

3. Se alla domanda n. 2 hai risposto "variazione reciproca", dove si trova il sopraslivellamento del tratto ST che determina la reciprocità di queste derivazioni?

Risposte alle domande

Figura 2-21

1. Derivazione I: da sinistra a destra (la derivazione I vede la coda negativa del vettore). Derivazione II: in alto e a destra (la derivazione II vede la coda negativa del vettore). Derivazione aVR: in alto e a destra (la derivazione aVR vede la testa positiva del vettore).

2. Le variazioni reciproche si verificano sempre in un pattern vascolare. Esistono solo due pattern vascolari sul piano frontale: basolaterale (derivazioni I e aVL) e inferiore (derivazioni II, III e aVF). Non esiste un pattern vascolare che includa le derivazioni I e II; pertanto, è probabile che si tratti di un esempio di ischemia subendocardica, non di un'alterazione reciproca (in realtà, ho tratto questo frammento da un ECG che mostra un'ischemia subendocardica circonferenziale).

PERLA | Sebbene esistano solo due pattern vascolari sul piano frontale, la reciprocità può verificarsi tra due derivazioni qualsiasi sullo stesso piano, purché i loro poli positivi siano separati di almeno 90°.

Figura 2-22

1. Si qualificano come onde T iperacute perché hanno basi molto larghe, sono simmetriche e si verificano in una distribuzione vascolare (circolazione della parete inferiore, derivazioni II, III e aVF).

2. Le derivazioni I e aVL sono alterazioni reciproche in risposta all'ischemia transmurale in via di sviluppo (ma non ancora presente) nelle derivazioni inferiori. Le derivazioni basolaterali (derivazioni I e aVL) e le derivazioni inferiori (derivazioni II, III e aVF) hanno una relazione di reciprocità: il sopraslivellamento del tratto ST in una serie di derivazioni provocherà la variazione reciproca del sottoslivellamento del tratto ST nell'altra.

3. In derivazione III è presente un sopraslivellamento del tratto ST molto lieve, che qualsiasi seguace del paradigma OMI noterebbe subito. Tuttavia, è importante ricordare che il primo corollario della Regola di Jones è che "la variazione reciproca verso un'ischemia acuta può comparire prima del sopraslivellamento del tratto ST". Ad esempio, se un paziente si presenta con dolore toracico classico e l'ECG iniziale mostra solo

sottoslivellamento del tratto ST nelle derivazioni II, III e aVF, è opportuno ripetere l'ECG ogni 15-20 minuti, cercando di individuare lo sviluppo di sopraslivellamento del tratto ST nelle derivazioni I e aVL (e soprattutto nella derivazione aVL).

D'altro canto, non sono a conoscenza di casi in cui il sopraslivellamento del tratto ST si presenti prima del sottoslivellamento del tratto ST in caso di variazione reciproca.

Letture consigliate

Bayés de Luna, A. et al. Negative T Wave in Ischemic Heart Disease: A Consensus Article. Ann Noninvasive Electrocardiol 2014;19(5):426–441.

Daviglus ML, et al. Association of Nonspecific Minor ST-T Abnormalities With Cardiovascular Mortality. JAMA 1999; 281: 530-536.

Di Diego JM, Antzelevitch A. Acute myocardial ischemia: Cellular mechanisms underlying ST segment elevation. Journal of Electrocardiology 47 (2014) 486 – 490.

Erling BF, Perron AD, Brady WJ. Disagreement in the interpretation of electrocardiographic ST segment elevation: a source of error for emergency physicians? Am J Emerg Med 2004;22:65-70.

Habash F, Albashaireh A, Madmani, ME, Paydak, H. ST Segment Elevation and Depressions In Supraventricular Tachycardia without Coronary Artery Disease. Case Reports in Cardiology. Volume 2018.

Levine, HD. Subendocardial infarction in retrospect: pathologic, cardiographic, and ancillary features. Circulation 72, No. 4, 790-800, 1985.

Li D, Li CY, Yong AC, Kilpatrick D. Source of Electrocardiographic ST Changes in Subendocardial Ischemia. Circ Res. 1998;82;957-970.

Samson WE, Scher AM. Mechanism of S-T segment alteration during acute myocardial injury. Circ Res. 1960 Jul;8:780-7. doi: 10.1161/01.res.8.4.780. PMID: 14441272.

Shelke B A, Kawade R, Sriram C. Pseudonormalization of T Waves after Coronary Angioplasty: A Medical Emergency. Ann Clin Case Rep. 2021;6:1912.

Simon A, et al. Pseudonormalisation of the T wave: old wine? Netherlands Heart Journal, Volume 15, Number 7/8, August 2007.

Zahran ME. The Pattern of Reciprocal Electrocardiography Changes in ST-Segment Elevation Myocardial Infarction Patients Presenting with Single-Vessel Disease versus Multi-Vessel Disease. International Journal of the Cardiovascular Academy. Volume 5, Issue 3, July-September 2019.

3

Ischemia e onda T

Le basi delle onde T normali

Vedrete molti disegni di potenziali d'azione. Tenete presente che il disegno di un potenziale d'azione ha scopo illustrativo ed esplicativo. Non utilizziamo i disegni dei potenziali d'azione per interpretare un reperto ECG, come facciamo con i laddergram per decifrare un'aritmia complessa.

Poiché tutte le alterazioni che determinano onde T iperacute, onde T da riperfusione e pseudonormalizzazione delle onde T sono causate dall'ischemia, esaminiamo un potenziale d'azione fisso per il miocardio normale e vediamo come il potenziale d'azione ischemico causa queste alterazioni. Qui stiamo discutendo solo delle alterazioni dell'onda T, non del sopraslivellamento o del sottoslivellamento del tratto ST. Ecco due potenziali d'azione normali, non ischemici, provenienti dalle regioni subendocardica e subepicardica (Figura 3-1).

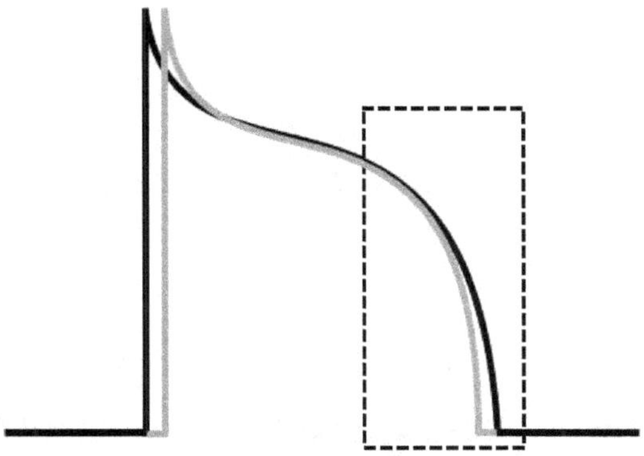

Figura 3-1

Il quadrato tratteggiato indica la Fase 3, che rappresenta l'onda T. Questa è l'area su cui ci concentreremo. Tuttavia, abbiamo bisogno dei potenziali d'azione provenienti da due siti diversi per dimostrare correttamente l'ischemia, quindi aggiungiamo il potenziale d'azione di un miocardio NORMALE, ovvero non ischemico. In questo caso, useremo i potenziali d'azione di una cellula subendocardica normale e di una cellula subepicardica normale.

Il potenziale d'azione con le linee nere rappresenta il subendocardio normale, mentre il potenziale d'azione con le linee grigie rappresenta il subepicardio normale. La tensione in mV viene misurata verticalmente e il tempo in msec viene misurato orizzontalmente. Come potete vedere, la Fase 0 del potenziale d'azione epicardico inizia più tardi della Fase 0 del potenziale d'azione subendocardico.

Ora, è qui che inizia molta confusione. Le linee nere e grigie compaiono insieme sul potenziale d'azione durante la Fase 4, ma all'inizio della depolarizzazione (Fase 0), il subendocardio inizia per primo la sua Fase 0, seguito dall'epicardio. Questo è normale, ma perché accade in questo modo? I potenziali d'azione viaggiano attraverso il tessuto conduttore (fibre di

Purkinje) nel terzo interno della parete miocardica, ma per raggiungere l'epicardio, devono percorrere il resto del percorso tramite trasmissione da cellula a cellula. Pertanto, l'impulso di depolarizzazione raggiunge l'epicardio e lo attiva (depolarizza) dopo il subendocardio, anche in condizioni normali.

PERLA | La DEpolarizzazione inizia sempre nel subendocardio* in circostanze normali, mentre la RIpolarizzazione inizia nel subepicardio in circostanze normali. In circostanze anomale, la ripolarizzazione può iniziare nel subendocardio. Questa è la differenza tra un'onda T dritta e una invertita! Se la ripolarizzazione inizia nel subepicardio, il che è normale, l'onda T apparirà dritta; se inizia nel subendocardio, l'onda T sarà invertita. Questo è importante: ricordatelo quando vedete un QRS su un lato della linea di base e la sua onda T sull'altro.

*La depolarizzazione ventricolare può iniziare al di fuori del subendocardio in due casi: ectopia ventricolare e preeccitazione ventricolare.

Avrete anche notato che la regione epicardica completa per prima la ripolarizzazione. Ritorna alla linea di base, che si presume sia -90 mV, leggermente prima del potenziale d'azione subendocardico. Anche questo è normale. Ciò crea una situazione in cui, in qualsiasi punto dei due potenziali d'azione durante la Fase 3 (il quadrato tratteggiato), il subendocardio (in questo esempio) è più depolarizzato dell'epicardio.

PERLA | Il plateau del potenziale d'azione più in alto sulla scala verticale è più depolarizzato.

È qui che molte persone hanno bisogno di aiuto per concettualizzare ciò che sta accadendo. Non è necessario visualizzare cariche esterne sulle cellule né vettori che viaggiano da negativo a positivo. Ricordate che il vettore ripolarizzante avrà una testa negativa e una coda positiva. L'elettrodo di registrazione sulla superficie vedrà questa coda positiva e inscriverà una deflessione positiva, un'onda T verticale. Pertanto, la ripolarizzazione che inizia nel subepicardio si tradurrà in un'onda T verticale quando registrata da un elettrodo di superficie.

PERLA | Quando si parla di depolarizzazione e ripolarizzazione, ricordate che il vettore di depolarizzazione ha una testa positiva e una coda negativa. Quale sia rivolta verso l'elettrodo di registrazione determinerà se la deflessione sull'ECG sarà positiva o negativa. La ripolarizzazione è, ovviamente, esattamente l'opposto: una testa negativa e una coda positiva. In base alla polarità dell'onda T, se questa è invertita, si sa che l'elettrodo di registrazione ha visto una testa negativa che si dirigeva verso di essa, il che significa che la ripolarizzazione deve aver avuto origine (ovvero, è comparsa per prima) nel subendocardio.

Se la ripolarizzazione inizia nel subendocardio, si ricordi che il vettore di ripolarizzazione avrà una testa negativa e una coda positiva. Cosa vedrà ora l'elettrodo di registrazione di superficie? Vedrà una carica negativa che si dirige verso di essa e registrerà una deflessione negativa: un'onda T invertita! Quindi, un'onda T invertita significa che la ripolarizzazione è iniziata – in modo molto anomalo – nel subendocardio.

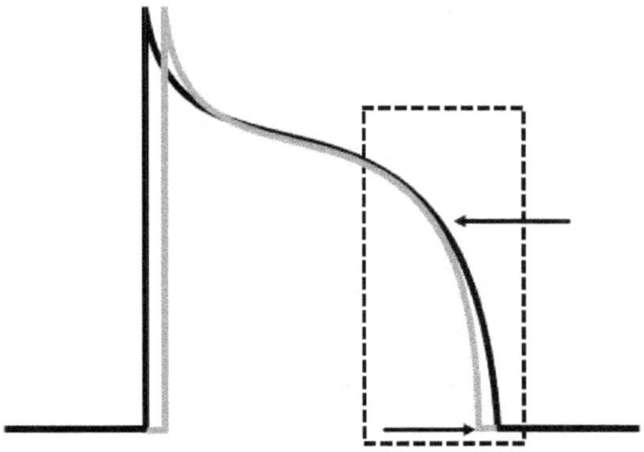

Figura 3-2 | Sequenza normale di ripolarizzazione

Ci sono due punti che richiedono particolare attenzione nell'interpretazione dei potenziali d'azione, e li ho contrassegnati con piccole frecce (Figura 3-2):

La freccia in alto indica il punto in cui il potenziale d'azione subepicardico (PA) inizia a ripolarizzarsi prima del PA subendocardico e inizia a separarsi da quest'ultimo. Poiché entrambi, in questo esempio, sono tessuti normali e non ischemici, i potenziali d'azione epicardico e subendocardico sono molto simili fino a questo punto. Il voltaggio al quale l'epicardio si separa dal subendocardio indicherà l'altezza dell'onda T (la sua ampiezza).

La freccia in basso indica la differenza di tempo tra i due potenziali d'azione dovuta alla differenza nella pendenza della Fase 3. Questa misurazione determinerà l'ampiezza dell'onda T.

PERLA | Se un'onda T iperacuta è verticale, alta e ampia, allora si sa che il subepicardio ha iniziato la sua ripolarizzazione molto presto, da un livello di voltaggio più elevato. Se un'onda T iperacuta è verticale, corta e ampia (e saranno sempre ampie), allora si sa che la ripolarizzazione subepicardica è iniziata un po' più tardi.

Utilizzo e interpretazione dei diagrammi del potenziale d'azione con correnti di lesione

Per interpretare correttamente i potenziali d'azione (PA), è necessario ricordare tre cose:

1. Le correnti elettriche nei tessuti biologici viaggiano da cariche negative a positive, entrambe esterne.

2. Quando si tratta di correnti di lesione, ci occupiamo solo delle cariche presenti sulla

superficie esterna della membrana cellulare (sarcolemma). Una cellula depolarizzata ha un esterno negativo. Una cellula ripolarizzata ha un esterno positivo. Pertanto, una corrente di lesione si sposterà dal tessuto più depolarizzato a quello meno depolarizzato. Durante la Fase 2, ciò avverrà dal tessuto normale al tessuto ischemico.

3. Quando parliamo di un vettore che viaggia dal tessuto più depolarizzato a quello meno depolarizzato, stiamo parlando di una corrente di lesione, non di un potenziale d'azione. La direzione del potenziale d'azione dipende dall'attività di diversi canali ionici (INa, IK, IK1, IK_{ATP}, ICa_L) e dall'acquisizione o dalla perdita di ioni positivi da parte della cellula. NON dipende da cariche esterne.

Vediamo un esempio:

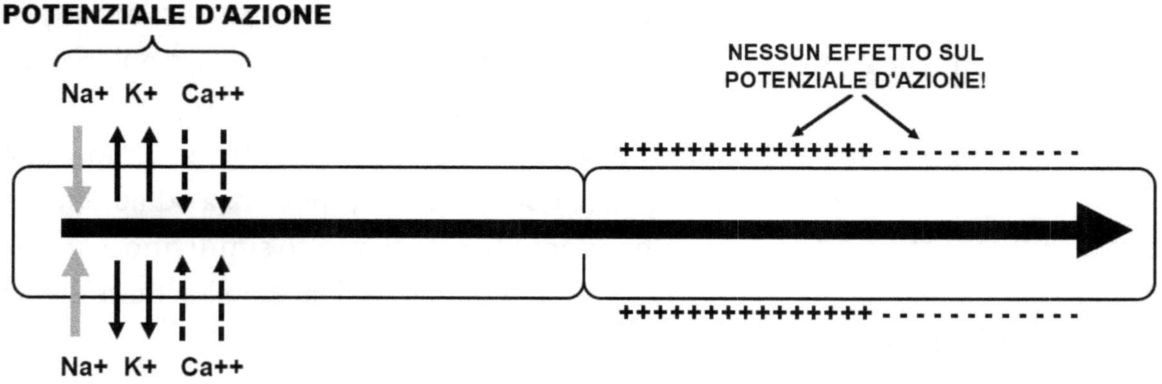

Figura 3-3

Come si può vedere nella Figura 3-3, il potenziale d'azione è innescato e sostenuto da scambi ionici attraverso canali ionici dedicati. L'attività di questi canali ionici determina il cambiamento di polarità della carica interna e determina se si verifica una depolarizzazione o una ripolarizzazione. Nulla di tutto ciò dipende dalla carica esterna presente sulle cellule distanti.

Onde T iperacute

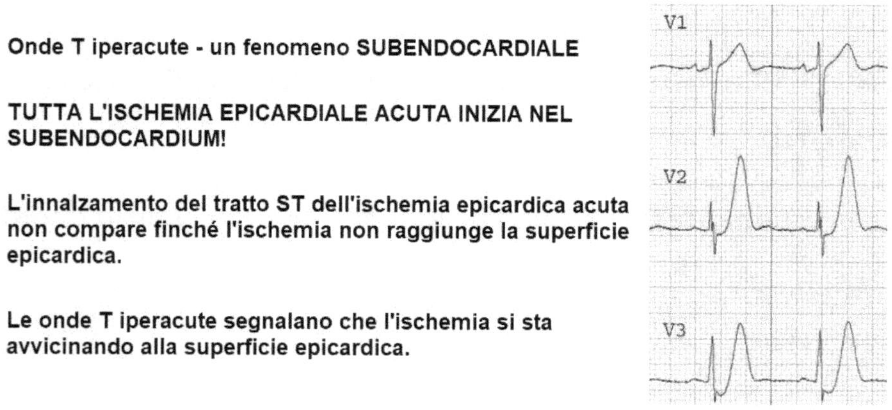

Figura 3-4

Le onde T iperacute (Figura 3-4) sono un fenomeno subendocardico. Nella Figura 3-5, il potenziale d'azione interno rappresenta una regione subepicardica progressivamente ischemica, mentre il potenziale d'azione esterno rappresenta cellule miocardiche medie normali e non ischemiche. (Sebbene sia vero che un potenziale d'azione rappresenti una sola cellula, spesso utilizziamo quella cellula per rappresentare una regione del miocardio.)

Come si può vedere, il potenziale d'azione della cellula subepicardica ischemica presenta tutte le caratteristiche attese di una cellula ischemica:

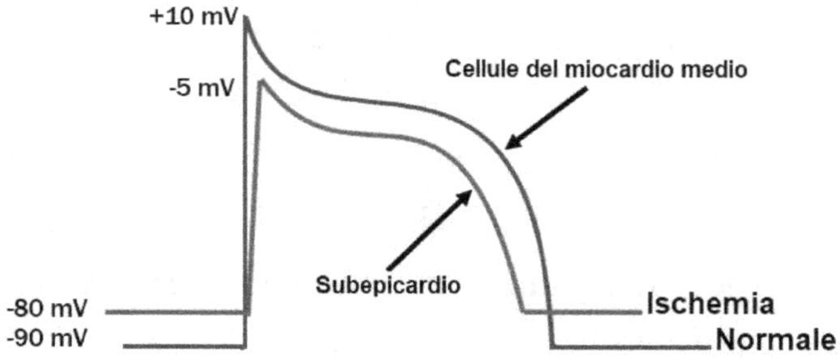

Figura 3-5A

1. Maggiore depolarizzazione durante la Fase 4 (-80 mV rispetto a -90 mV)
2. Meno depolarizzazione durante la sistole (Fasi 2 e 3)
3. Ripolarizzazione più precoce (tratto ST più corto) dovuta alla maggiore fuoriuscita di K^+ dalla cellula

La parete ventricolare è divisa in tre strati.

1. Lo strato più esterno è lo strato subepicardico che include l'epicardio. Lo strato subepicardico normalmente inizia la sua Fase 3 per primo dei tre strati, quindi ha la durata del potenziale d'azione più breve.

2. Lo strato intermedio è lo strato medio-miocardico. Inizia la sua Fase 3 per ultimo, quindi ha la durata del potenziale d'azione più lunga.

3. Lo strato più interno (vicino alla cavità ventricolare) è lo strato subendocardico che include l'endocardio. Inizia la sua Fase 3 tra gli altri due strati, il che le conferisce una durata intermedia del potenziale d'azione.

Ci sono due cose che devi ricordare sulle onde T – TUTTE le onde T:

1. L'inizio dell'onda T sarà determinato dalla cellula che inizia la sua Fase 3 PER PRIMA (di solito il subepicardio).

2. La fine dell'onda T sarà determinata dalla cellula che raggiunge il potenziale di membrana a riposo (Fase 4) PER ULTIMA (di solito il miocardio medio).

NON FARTI CONFONDERE! | "Ma Dottor Jones", esclami. "Ha detto che tutta l'ischemia inizia nello strato subendocardico. Come può l'epicardio essere ischemico ma non il miocardio medio, che si trova tra l'endocardio e l'epicardio?" Ricorda che solo una parte del miocardio è ischemica. L'ischemia della porzione interna dello strato epicardico (quella parte dello strato epicardico sottostante e separata dall'epicardio superficiale) determinerà l'inizio più precoce della ripolarizzazione, mentre le cellule del miocardio medio nelle aree non ischemiche determineranno la fine della ripolarizzazione.

In circostanze normali, l'epicardio e lo strato epicardico (subepicardio) iniziano la Fase 3 prima degli altri strati miocardici (subendocardio e miocardio medio). L'ultimo strato a raggiungere la ripolarizzazione (per tornare alla Fase 4, la linea di base) è lo strato del miocardio medio (a volte chiamato "subendocardio profondo").

Un'onda T diritta, iperacuta o meno, indica un'origine nello strato subepicardico. Un'onda T invertita, iperacuta o meno, indica un'origine nello strato subendocardico.

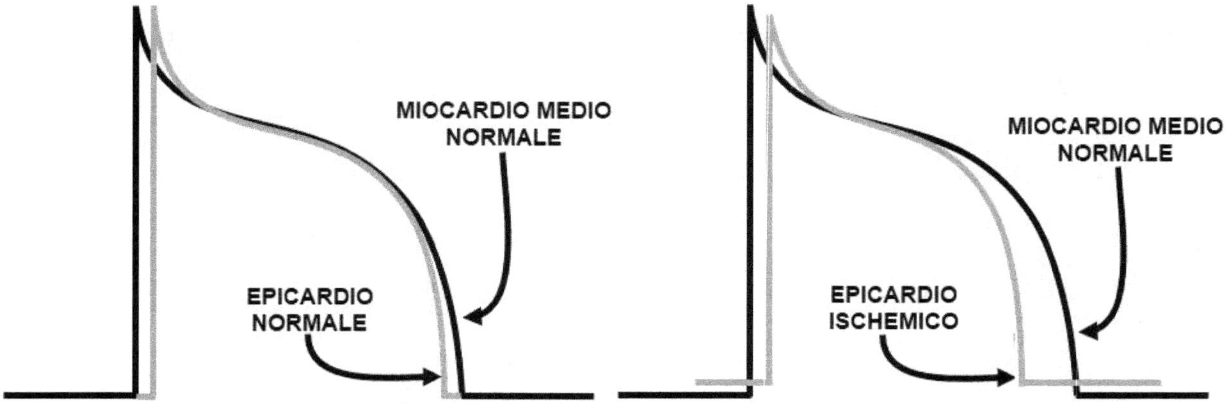

Figura 3-5B

L'ischemia inizia nel subendocardio e si estende verso l'esterno fino al subepicardio (Figura 3-5c). Durante la sua espansione verso l'esterno, includerà lo strato cellulare medio-miocardico. Tuttavia, l'ischemia non ha ancora raggiunto l'epicardio. Pertanto, l'epicardio e il subepicardio continuano a ripolarizzarsi normalmente. Sebbene il subendocardio e il miocardio medio ischemici inizino la Fase 3 prima del normale (per loro) – come tutte le cellule ischemiche – il subepicardio normale si ripolarizza comunque prima.

Il segmento ST manifesta sottoslivellamento del tratto ST in questo momento (a causa della corrente di lesione che si sposta dal tessuto normale a quello ischemico), ma le onde T, non influenzate dalla corrente di lesione durante la Fase 2, rimangono *normali e verticali.*

Infine, l'ischemia in corso raggiunge il fondo dello strato subepicardico e le cellule subepicardiche iniziano a ischemizzarsi.

Queste cellule iniziano ora a ripolarizzarsi molto prima di prima (X bianca, Figura 3-5c). Questo inizio anticipato della Fase 3 inizia da un livello di voltaggio più elevato (rendendo le onde T più alte del solito) e il potenziale di membrana a riposo viene ora raggiunto molto prima delle cellule del miocardio medio, rendendo le onde T più ampie del solito. La terminazione dell'onda T non cambierà perché è determinata dalle cellule del miocardio medio nel tessuto normale, non ischemico, che avranno sempre la durata del PA più lunga.

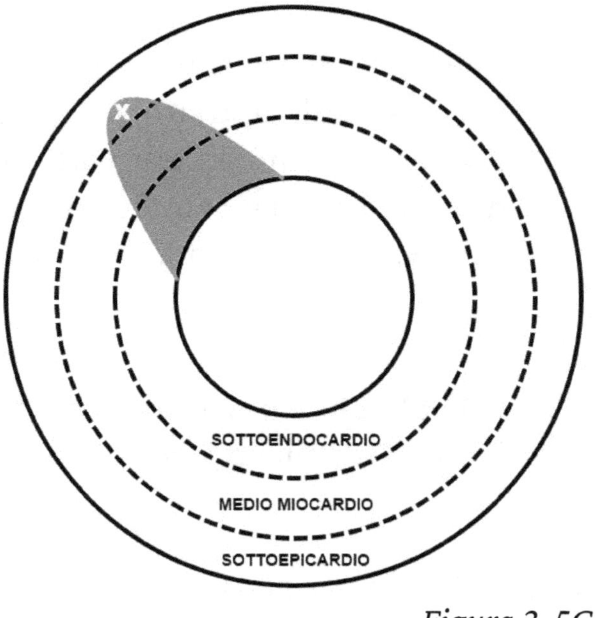

Figura 3-5C

Prima di qualsiasi ischemia, le cellule subepicardiche normali segnano l'inizio dell'onda T perché iniziano per prime la loro Fase 3. Le cellule del miocardio medio normali segnano la fine dell'onda T perché hanno la durata del potenziale d'azione più lunga di tutti e tre gli strati e si ripolarizzano per ultime. Quando compare l'ischemia, solo la ripolarizzazione delle cellule subepicardiche ora ischemiche influenza l'onda T (Figura 3-5b). Le cellule del miocardio medio nell'area normale, non ischemica, continuano a segnare la fine dell'onda T. Questo non cambia. Tuttavia, le cellule subepicardiche ischemiche ora si ripolarizzano ancora prima delle cellule subepicardiche normali, quindi le cellule subepicardiche ischemiche segneranno un inizio dell'onda T ancora più precoce. Le onde T iperacute non crescono estendendo la loro pendenza discendente in avanti, ma crescendo estendendo la loro pendenza ascendente all'indietro.

Man mano che l'ischemia avanza verso l'epicardio, le onde T si allargano e la Fase 2 si accorcia fino a non essere più visibile. All'ECG, il tratto ST scompare nella pendenza ascendente dell'onda T iperacute, che ora sembra originarsi dal punto J (derivazione V1, Figura 3-6):

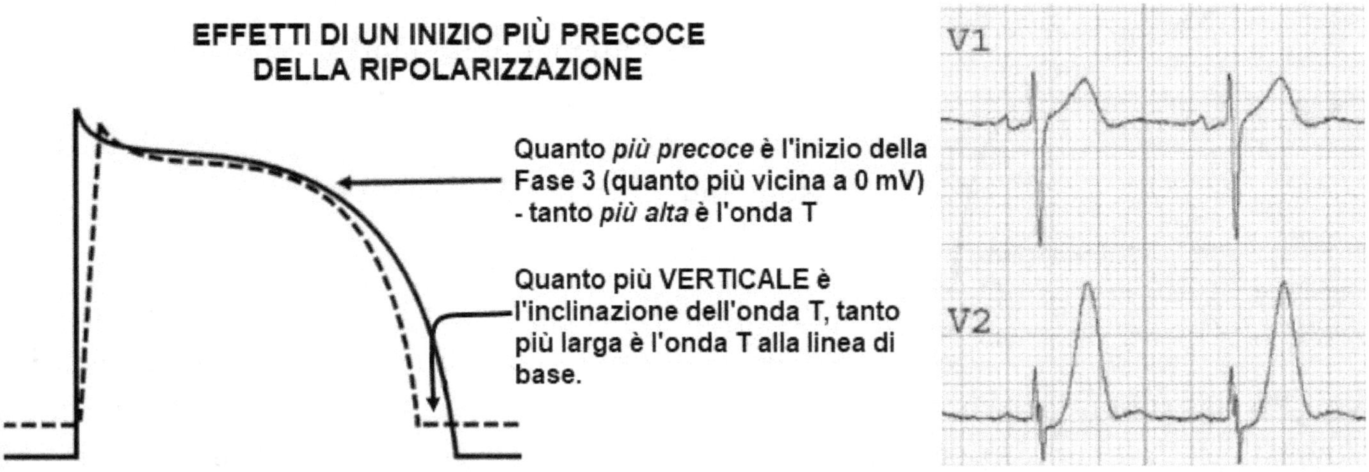

Figura 3-6

PERLA | Se il paziente ha dolore toracico ma le onde T non sono alte, verificare la presenza di un tratto ST. Spesso, quando le onde T iperacute passano al sopraslivellamento del tratto ST, il tratto prossimale dell'onda T sembra originare direttamente dal complesso QRS, cancellando il tratto ST. La derivazione V1 nella Figura 3-6 (sopra) è un buon esempio.

CONSIGLIO | In elettrocardiografia, quando parliamo di epicardio, di solito intendiamo subepicardio. Lo stesso vale per endocardio e subendocardio.

Onde T di riperfusione

Dopo la riperfusione, le onde T si invertono. La Figura 3-7 mostra che il subepicardio ischemico è ora più lento a ripolarizzarsi. Ma PERCHÉ è più lento a ripolarizzarsi?

PERLA | Ci sono solo tre vettori coinvolti nell'ischemia che è necessario conoscere:
1) Depolarizzazione: testa positiva, coda negativa;
2) Ripolarizzazione – testa negativa, coda positiva;
3) Corrente di lesione – testa positiva, coda negativa (come la depolarizzazione).

Il ritorno della circolazione alle cellule epicardiche vitali ha notevolmente ridotto l'uscita di K+ dalle cellule e la Fase 2 non è più abbreviata (Figura 3-7).

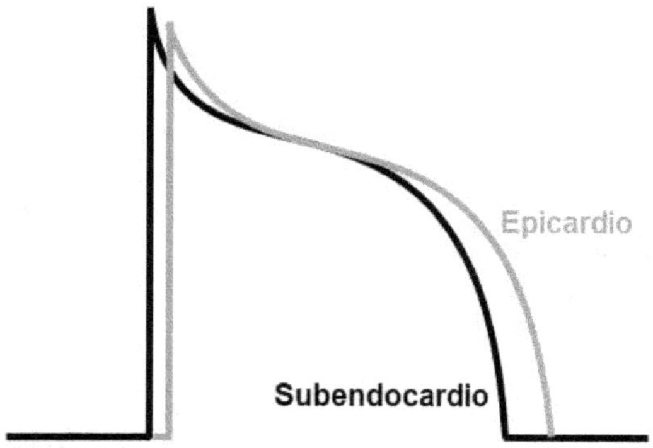

Figura 3-7

La sede e l'inizio della ripolarizzazione sono ora cambiati: il subendocardio si ripolarizza prima del subepicardio, recentemente ischemico (Figura 3-6). Poiché il subendocardio è ancora relativamente ischemico rispetto al subepicardio, i suoi potenziali d'azione sono più brevi, portando a un inizio più precoce della ripolarizzazione.

La ripolarizzazione inizia ora nel subendocardio. L'onda di ripolarizzazione con la sua testa negativa viaggia dal subendocardio al subepicardio. Un elettrodo di registrazione di superficie sovrastante l'area percepirà un impulso negativo che si dirige verso di esso e registrerà una deflessione negativa sull'ECG. È così che si forma un'onda T di riperfusione.

Il subendocardio è il primo a sviluppare ischemia a causa della sua microcircolazione compromessa. Le arterie subepicardiche più grandi impiegheranno più tempo a manifestare ischemia. Con il ripristino della circolazione, le arterie subepicardiche più grandi trarranno beneficio dalla risoluzione dell'ischemia per prime e la durata del loro potenziale d'azione si allungherà. Tuttavia, il subendocardio rimarrà ischemico un po' più a lungo e la durata del suo potenziale d'azione rimarrà più breve fino alla completa risoluzione dell'ischemia. Ecco perché i potenziali d'azione post-riperfusione mostrano una fase 3 subepicardica più tardiva.

PERLA | La porzione terminale dell'onda T si inverte per prima durante la riperfusione perché le cellule miocardiche alla periferia della zona ischemica recuperano più velocemente di quelle al centro. Quando il flusso sanguigno viene ripristinato, le cellule ai margini normalizzano i loro potenziali di membrana più rapidamente, determinando l'inversione iniziale della porzione terminale dell'onda T.

Riperfusione e pseudonormalizzazione dell'onda T

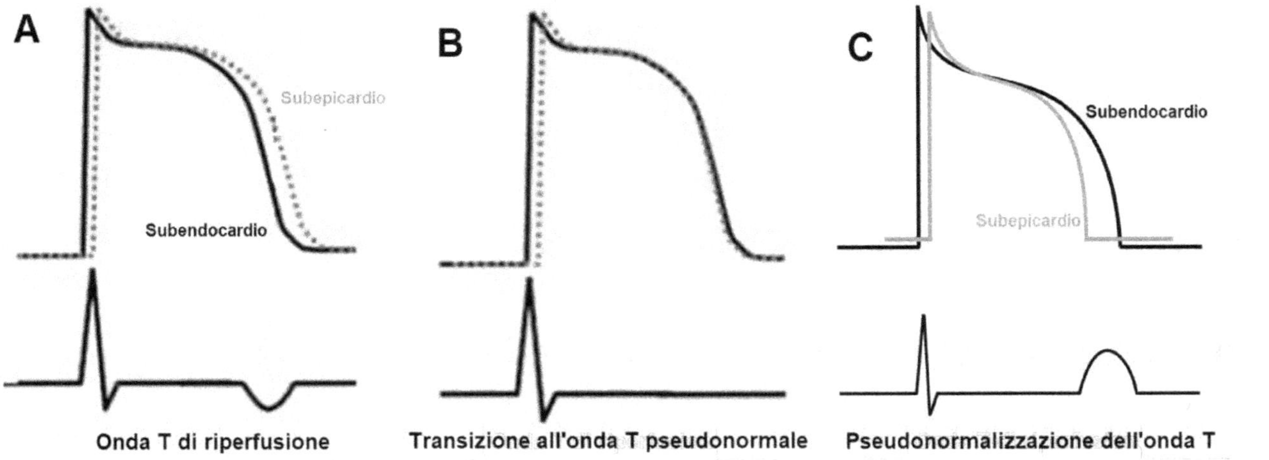

Figura 3-8

La pseudonormalizzazione dell'onda T inizia sempre dopo la riperfusione. La riperfusione indica la fine dell'episodio ischemico. La "fine" non dura molto a lungo per alcuni pazienti sfortunati. L'ischemia si ripresenta, forse a causa di una nuova rottura della placca o di una trombosi dello stent. Come si manifesta questo sull'ECG a 12 derivazioni? Iniziamo con...

Riperfusione e il suo effetto sull'onda T

Le onde T di riperfusione sono invertite, il che significa che il subepicardio impiega più tempo a ripolarizzarsi rispetto al subendocardio (Figura 3-9A). Ricorda che ci sono due motivi per cui il subepicardio si ripolarizza per primo:

È normale! In condizioni normali, il subepicardio si ripolarizza per primo a causa dell'attività di numerosi canali del K^+ chiamati IK, che migliorano notevolmente la ripolarizzazione.

In caso di ischemia, il subepicardio si ripolarizza ancora prima a causa della maggiore perdita di K^+ dai miociti. L'attivazione dei canali K_{ATP} e l'inattivazione della pompa Na^+/K^+ (Na^+/K^+ ATPasi) promuovono la perdita di K^+ dal miocita e portano a una ripolarizzazione più precoce, ovvero a un inizio anticipato della Fase 3.

Come si può vedere nella Figura 3-8A, dopo la riperfusione, la ripolarizzazione subepicardica inizia dopo la ripolarizzazione subendocardica. Pertanto, la Fase 3 del subepicardio si verifica leggermente più tardi. Ciò determina la caratteristica inversione dell'onda T che annuncia la fine dell'episodio ischemico. Si noti che l'inversione dell'onda T inizia nella porzione terminale dell'onda T, quindi l'onda T di riperfusione è inizialmente bifasica (Figura 3-9).

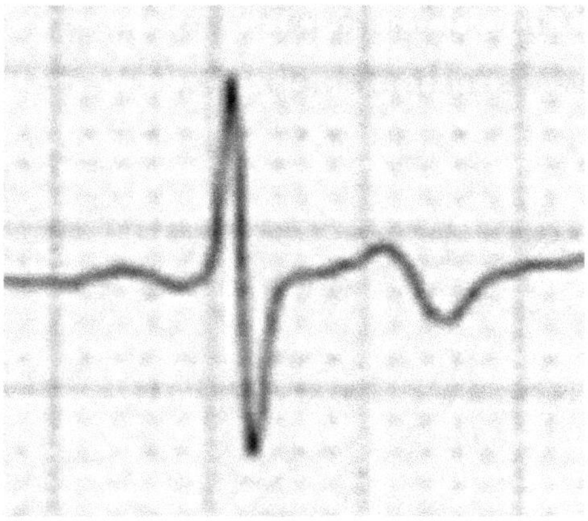
Figura 3-9

Se l'ischemia inizia a ripresentarsi, soprattutto prima del tempo previsto per la normalizzazione delle onde T invertite, i potenziali d'azione ischemici dello strato subepicardico inizieranno ad accorciarsi a causa dell'inizio anticipato della ripolarizzazione. A un certo punto, il subendocardio e il subepicardio si ripolarizzeranno approssimativamente nello stesso momento e l'onda T sarà isoelettrica (Figura 3-8B). Alla fine, tuttavia, il subepicardio inizierà a ripolarizzarsi prima del subendocardio e le onde T torneranno a essere verticali, ma purtroppo per il motivo sbagliato (Figura 3-8C)!

È così che avviene la pseudonormalizzazione dell'onda T.

Riguardo alla vera normalizzazione delle onde T dopo la riperfusione

Ricorda: dopo una riperfusione riuscita, le onde T dovrebbero rimanere invertite per 1-3 settimane e occasionalmente anche più a lungo. Qualsiasi normalizzazione dell'onda T prima di tale data deve essere attentamente valutata e qualsiasi normalizzazione dell'onda T prima di sette giorni deve essere considerata come prova di nuova ischemia fino a prova contraria. Un'altra condizione, la pericardite post-infartuale precoce (EPIP), può anche causare il raddrizzamento prematuro delle onde T da riperfusione. Approfondiremo l'EPIP più avanti in questo libro. La durata del potenziale d'azione (e, per inferenza, l'intervallo QT) delle cellule in un'area del miocardio acutamente ischemica si accorcerà sempre. Tuttavia, questo non è evidente sull'ECG di superficie a 12 derivazioni a causa della maggiore durata dei potenziali d'azione in altre aree e strati del miocardio (in particolare lo strato medio-miocardico). Sebbene non influisca sull'intervallo QT (o QTc), questo accorciamento del potenziale d'azione influenzerà la forma della ripolarizzazione sull'ECG. Quando l'ischemia degli strati subendocardico e medio-miocardico si risolve, i potenziali d'azione delle cellule tornano alla loro durata normale, la ripolarizzazione in quegli strati si verificherà nuovamente dopo lo strato epicardico e le onde T torneranno al loro stato normale, verticale.

Comprensione della temporizzazione della corrente di lesione

La corrente di lesione visibile si verifica principalmente durante la Fase 2, ovvero il tratto ST sull'ECG. Ci sono due momenti del potenziale d'azione in cui non c'è attività elettrica NET (o quasi nessuna attività elettrica NET): Fase 2 e Fase 4. La corrente di lesione durante la Fase 4 non è rilevabile sull'ECG a 12 derivazioni perché non c'è spostamento visibile del segmento T-P durante quella fase. Naturalmente, c'è scambio ionico durante entrambe le fasi, ma le correnti entranti e uscenti tendono a bilanciarsi a vicenda.

La corrente di lesione produce tre tipi di deviazione del tratto ST:

1. sopraslivellamento del tratto ST dell'ischemia transmurale visualizzato da un elettrodo di registrazione sovrastante,

2. sottoslivellamento del tratto ST dell'ischemia subendocardica quando l'ischemia non è transmurale, visualizzato da un elettrodo sovrastante e

3. sottoslivellamento del tratto ST di una variazione reciproca, registrato da un elettrodo sovrastante il miocardio normale e che consente di osservare la corrente di lesione sul lato opposto del ventricolo che si allontana da esso. In rare occasioni, un sottoslivellamento primario del tratto ST dovuto a una vera e propria ischemia subendocardica può produrre reciprocamente un sopraslivellamento del tratto ST.

Poiché la corrente di lesione si verifica dopo la depolarizzazione, si manifesterà durante la Fase 2. Non deve competere con correnti contrarie (l'afflusso di Ca^{++} attraverso i canali del Ca^{++} di tipo L non rappresenta un problema).

Si noti che la differenza morfologica tra il potenziale d'azione normale e il potenziale d'azione ischemico conferisce all'onda T la sua forma, non tanto la corrente di lesione, che non ha alcun effetto distintivo sull'onda T (Fase 3). Lasciatemi spiegare...

Il miocardio, il potenziale d'azione e la corrente di lesione sono tre entità distinte. La corrente di lesione è il risultato del miocardio normale a contatto con il miocardio ischemico. Poiché la forma del potenziale d'azione è determinata dal miocardio attraverso cui viaggia, un miocardio normale (non ischemico) produrrà un potenziale d'azione con caratteristiche uniche, mentre un miocardio ischemico produrrà un potenziale d'azione con caratteristiche distintive, ma diverse. Le caratteristiche di un'onda T iperacuta, ad esempio, sono determinate dall'entità della depolarizzazione raggiunta durante la Fase 0 e dal tempo di insorgenza e dalla velocità di ripolarizzazione durante la Fase 3.

Questo è uno dei motivi per cui l'onda T rimane verticale durante l'episodio ischemico acuto e generalmente non subisce alcuna modifica fino alla riperfusione (ad eccezione delle variazioni dell'iperacuità). Pertanto, quando si osserva una derivazione con sopraslivellamento del tratto ST ma onde T invertite, è molto probabile che si stia osservando un'ischemia subacuta post-riperfusione. Le onde T in queste derivazioni con sopraslivellamento del tratto ST non si invertono prima della riperfusione.

Letture consigliate

Bayés de Luna A, et al. Negative T Wave in Ischemic Heart Disease: A Consensus Article. Ann Noninvasive Electrocardiol 2014;19(5):426–441.

D'Ascenzi F, et al. Interpretation of T-wave inversion in physiological and pathological conditions: Current state and future perspectives. Clin Cardiol. 2020;43:827–833.

Joy M, Trump DW. Significance of minor ST segment and T wave changes in the resting electrocardiogram of asymptomatic subjects. Br Heart J. 1981; 45: 48-55.

Miller MA, et al. Giant T-Wave Inversions and Extreme QT Prolongation. Circ Arrhythm Electrophysiol. 2009;2:e42-e43. Miller MA, et al. Giant T-Wave Inversions and Extreme QT Prolongation. Circ Arrhythm Electrophysiol. 2009;2:e42-e43.

Patel C, et al. Is there a significant transmural gradient in repolarization time in the intact heart?: Cellular Basis of the T Wave: A Century of Controversy. Circ Arrhythm Electrophysiol. 2009;2:80-88

Reinig MG, Harizi R, Spodick D. Electrocardigraphic T and U wave discordance. Ann Noninvasive Electrocardiol 2005;10:41–46.

Somers MP, Brady WJ, Perron AD, Mattu A. The prominant T wave: electrocardiographic differential diagnosis. Am J Emerg Med 2002;20: 243-51.

Tamura A, Nagase K, Mikuriya Y, et al. Significance of spontaneous normalization of negative T wave in infarct related leads during healing of anterior wall acute myocardial infarction. Am J Card 1999;84:1341–1344.

4

Infarto

L'ischemia non è un infarto!

Infarto è uno dei termini più abusati in medicina. Un infarto è tessuto morto. Non può essere rianimato. Eppure, se fate una ricerca sul web per trovare un articolo su come riconoscere un infarto, ogni articolo parlerà in realtà di ischemia, non di infarto. L'ischemia NON è un infarto! Chiedete a chiunque abbia completato un libro o un programma "Diventa un genio dell'elettrocardiogramma in 3 giorni" come riconoscere un infarto e vi risponderà invariabilmente: "Onde Q!". La maggior parte delle onde Q NON indica un infarto. Anzi, la maggior parte delle onde Q sono positive! Quindi, come si fa a stabilire se è presente un VERO infarto senza dipendere esclusivamente dalla presenza o dall'assenza di onde Q?

Detto questo, ammetto che dire "infarto miocardico acuto" è molto più facile che dire "ischemia transmurale acuta". È anche molto più facile da scrivere!

Quindi, se un "infarto miocardico acuto" non è realmente un infarto, cos'è un infarto?

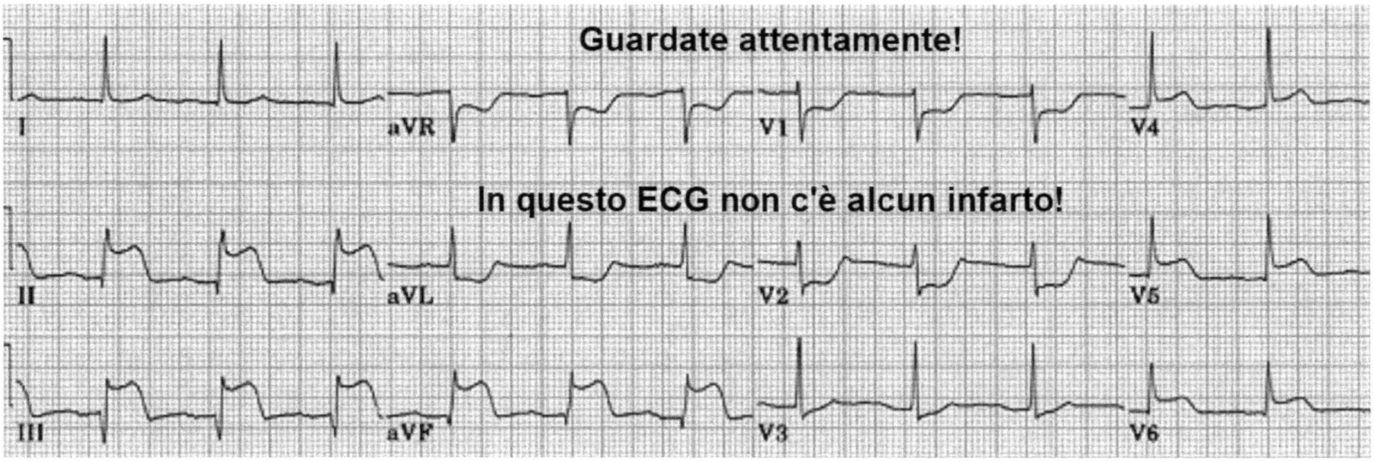

Figura 4-1

L'infarto si riferisce a un tessuto morto in cui tutti i processi metabolici e la capacità di condurre potenziali d'azione sono cessati... definitivamente.

PERLA | Il fatto che il tessuto infartuato non possa più condurre un potenziale d'azione NON significa che non possa più condurre elettricità! Tuttavia, la conduzione elettrica e la propagazione di un potenziale d'azione sono fenomeni molto diversi. È interessante notare che entrambi si verificano nel cuore umano vivente. Una corrente di lesione è una corrente elettrica, non un potenziale d'azione.

Come si distingue l'ischemia dall'infarto?

Superficialmente, si potrebbe pensare che sia una domanda facile a cui rispondere, ma non lo è. Questo perché a volte l'ischemia può apparire come un infarto, e a volte l'infarto può apparire come un'ischemia.

Onde Q

La caratteristica tipica di un infarto è la comparsa di onde Q patologiche nelle derivazioni sovrastanti la regione infartuata. (Il "genio dell'ECG di 3 giorni" aveva ragione!) Le onde Q patologiche avranno una durata (ampiezza) di almeno 40 msec (0,04 secondi o un quadratino piccolo). Alcune fonti indicano un'ampiezza minima di 0,03 secondi (30 msec). Altri criteri richiedono che la profondità dell'onda Q sia compresa tra 1/4 e 1/3 dell'ampiezza totale del complesso QRS. La maggior parte (me compreso) è più interessata all'ampiezza dell'onda Q (e io uso 40 msec).

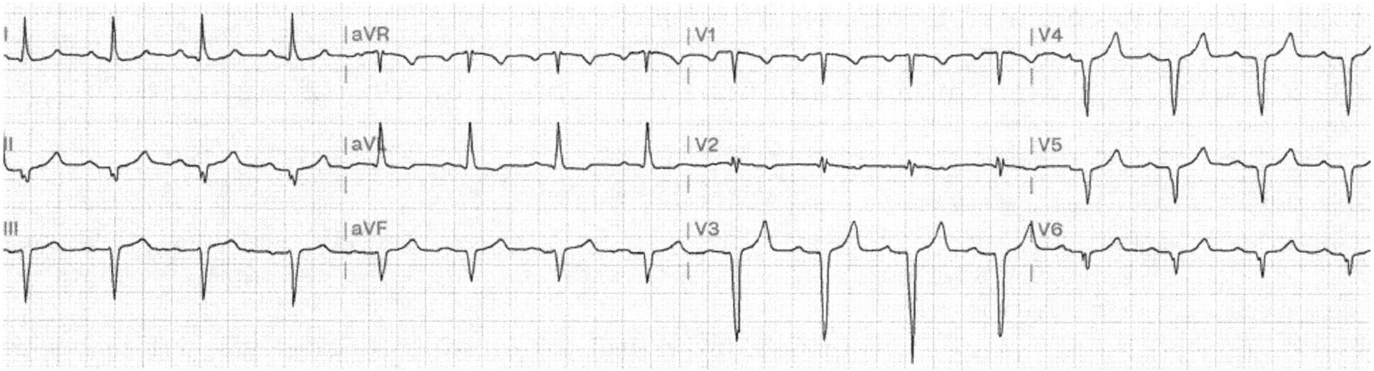

Figura 4-2

La Figura 4-2 rappresenta DUE infarti: un infarto inferiore remoto e un infarto anteriore remoto. In questo ECG, l'infarto si manifesta con onde QS. Le onde Q possono presentarsi con due diverse morfologie: QR o QS.

PERLA | Utilizziamo lettere maiuscole e minuscole per indicare la dimensione relativa delle deflessioni in un complesso QRS. Non esiste una regola standard in merito. I complessi QRS nelle derivazioni II e aVF (Figura 4-2) potrebbero essere designati come "qs", mentre nella derivazione V3 potrebbero essere riportati come "QS".

PERLA | Utilizziamo anche i termini vecchio, precedente, completato e remoto per indicare un infarto completato di durata sconosciuta. Se, oltre alle onde Q patologiche, sono presenti segni di un infarto recente, come sopraslivellamento residuo del tratto ST, perdita di altezza dell'onda R e/o onde T invertite in una distribuzione vascolare, lo chiameremmo infarto subacuto. "Subacuto" implica che l'infarto si sia verificato negli ultimi giorni o forse una settimana prima (nessun intervallo di tempo specifico, solo di recente).

Prestare particolare attenzione alle onde Q di aspetto patologico in derivazione III. Sono piuttosto frequenti: compaiono in derivazione III, ma non si riscontrano onde Q patologiche in derivazione II o aVF. Ecco un esempio:

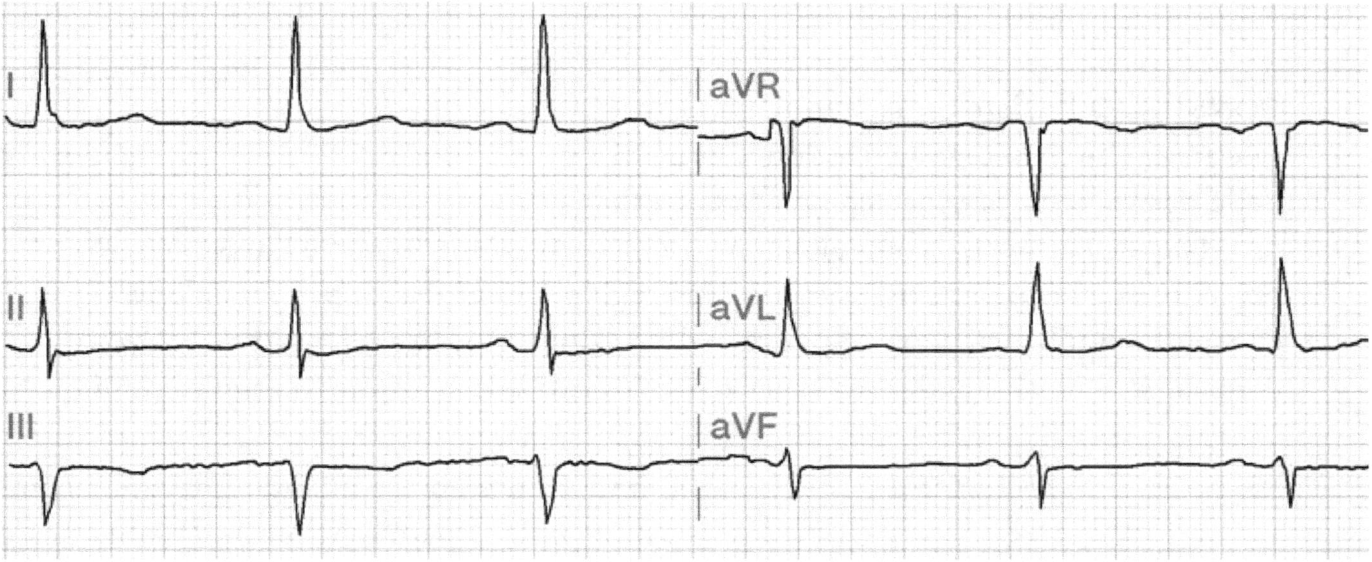

Figura 4-3

Questo (Figura 4-3) non sembra buono. Non c'è dubbio che il complesso QS in Derivazione III sia un'onda Q patologica (in realtà, un QS), il che lo rende molto inquietante. Il mio consiglio: abituatevi a vederlo. Non è affatto raro! E non preoccupatevi perché vi mostrerò qualcosa che vi tranquillizzerà riguardo alle onde Q "patologiche" in Derivazione III.

Innanzitutto, ricordate che per diagnosticare un'ischemia acuta o un infarto miocardico completo, è necessario osservare l'evidenza in almeno due derivazioni contigue (secondo l'attuale paradigma STEMI). Diamo un'occhiata alla Griglia di Riferimento Esassiale (HRG):

Come mostrato sull'HRG (Figura 4-4), le derivazioni II e III sono separate dalla derivazione aVF. Un'area di ischemia o infarto non può semplicemente "saltare" la derivazione aVF e interessare solo le derivazioni II e III. Pertanto, affinché un'onda Q sia valida in derivazione III o II, deve coinvolgere anche la derivazione aVF! Mentre un pregresso infarto miocardico inferiore può coinvolgere tutte e tre le derivazioni inferiori, potrebbe anche coinvolgerne solo due; ma se coinvolge solo due derivazioni, una di queste deve essere la derivazione aVF.

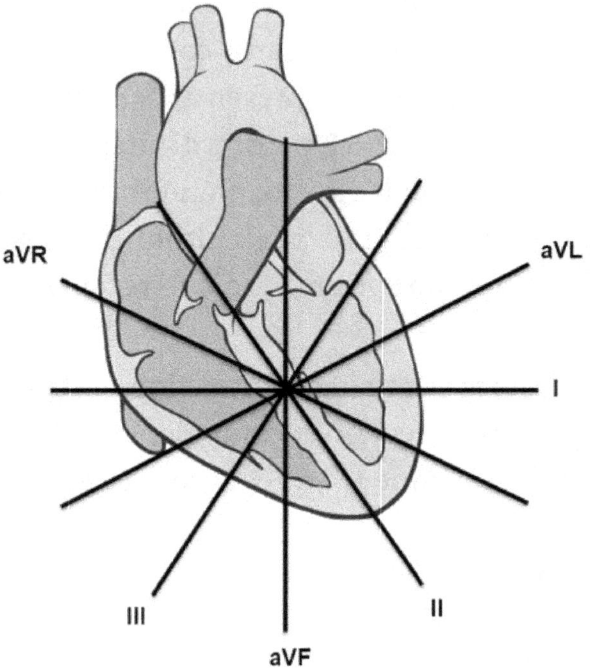

Figura 4-4

CONSIGLIO | Esiste un'ischemia transmurale acuta che coinvolge solo la derivazione III delle derivazioni inferiori, chiamata pattern di Aslanger. Tuttavia, il coinvolgimento della derivazione III non è l'unico reperto presente in questo pattern. Esistono altre ragioni più probabili per cui un'onda Q di aspetto patologico può comparire in derivazione III senza un infarto. Il pattern di Aslanger è raro; le onde Q di aspetto patologico in derivazione III sono comuni.

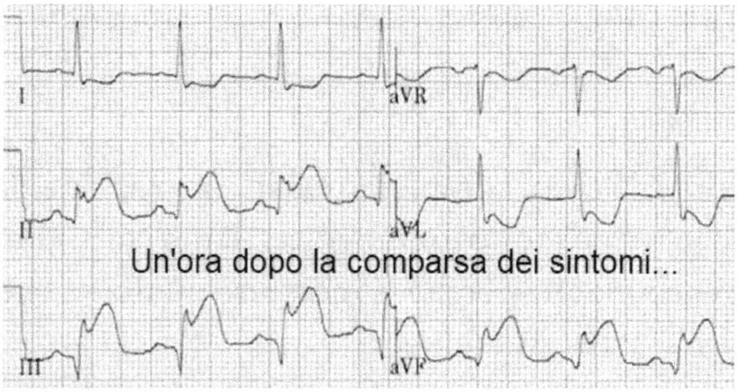

Figura 4-5

È importante notare quando iniziano a comparire onde Q patologiche. Osservate questo ECG (Figura 4-5). Questo ECG (sono mostrate solo le derivazioni periferiche) è stato registrato circa un'ora dopo l'insorgenza dei sintomi del paziente e sono già presenti onde Q! Sarebbe molto insolito che un'occlusione coronarica acuta progredisca in infarto così rapidamente. Questo è un fenomeno che si verifica frequentemente. Queste onde Q NON sono dovute a infarto, ma a un ritardo di conduzione causato da ischemia transmurale acuta. Il cuore è ancora ischemico a questo punto: è malato, ma non ha ancora infartuato!

Ecco come posso determinarlo:

1. I tratti ST sono ancora alti. Non hanno iniziato a ridursi di ampiezza.

2. Non ci sono inversioni dell'onda T da riperfusione, nemmeno in fase terminale.

3. Le onde R sono ancora relativamente alte.

L'ischemia acuta è ancora in corso. Le onde Q compaiono precocemente nelle derivazioni sovrastanti l'area ischemica a causa del rallentamento della conduzione. Cosa significa? Come avviene?

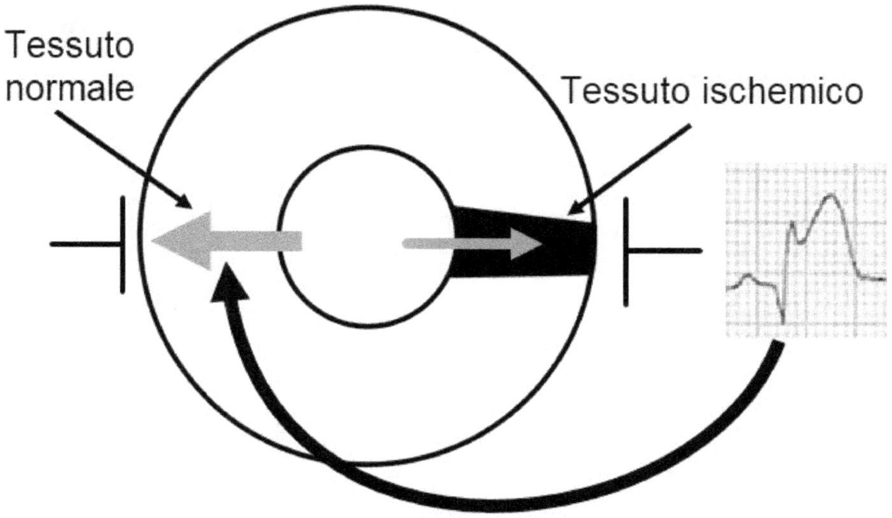

Figura 4-6

La conduzione è sempre lenta nel tessuto ischemico. Questo è rappresentato nella Figura 4-6 dalla freccia grigia più piccola. La conduzione sul lato opposto non ischemico del ventricolo, tuttavia, è normale. Quindi, cosa vede per primo l'elettrodo di registrazione superficiale sovrastante l'area ischemica durante la Fase 0: l'impulso a conduzione lenta che alla fine si tradurrà in un'onda R o l'impulso a conduzione rapida sull'altro lato del ventricolo, che viaggia nella direzione opposta?

Naturalmente, l'elettrodo di registrazione sovrastante l'area ischemica rileverà l'impulso che viaggia attraverso il tessuto normale nella direzione opposta. Questo verrà registrato come una deflessione negativa iniziale: un'onda Q. Ma non c'è infarto, solo ischemia! È lo stesso principio con cui vengono registrate le onde Q dopo un infarto completo, ma in questo caso non è dovuto a una completa assenza di conduzione dovuta all'infarto, ma piuttosto a un ritardo nella conduzione dovuto all'ischemia.

Le onde Q precoci vengono rilevate dall'elettrodo sovrastante il miocardio ischemico. Le variazioni reciproche vengono rilevate dall'elettrodo sovrastante il miocardio normale situato sul lato opposto del ventricolo.

PERLA | Ironicamente, le onde Q sono sempre registrazioni di miocardio normale. Rappresentano il vettore di depolarizzazione nel lato opposto del ventricolo (o del cuore) che si allontana dall'elettrodo di registrazione. Compaiono prima delle altre deflessioni dell'intervallo QRS a causa del ritardo di conduzione all'interno dell'area ischemica.

Perdita di ampiezza dell'onda R ("Scarsa progressione dell'onda R")

Oltre alla comparsa di onde Q patologiche, la perdita dell'ampiezza (altezza) normale dell'onda R è un altro segno di infarto miocardico remoto. A volte, le onde R sono ridotte in altezza; a volte, scompaiono completamente. Ecco un esempio (Figura 4-7):

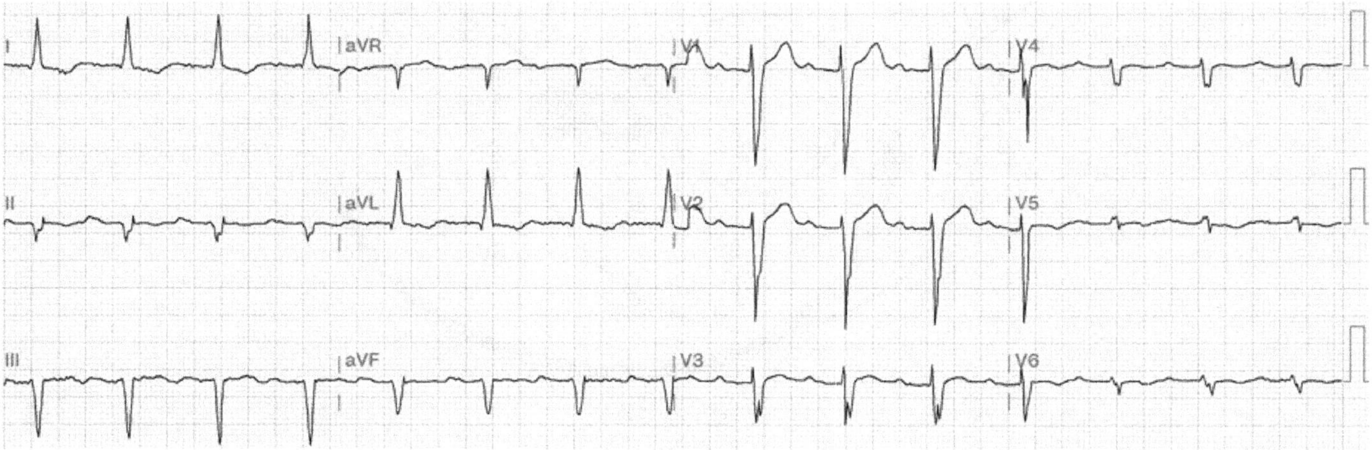

Figura 4-7

Osserviamo prima le derivazioni inferiori. C'è una minuscola onda R dopo ogni onda Q nelle derivazioni II e aVF. Non sappiamo quanto fossero alte le onde R prima dell'infarto, ma è molto probabile che fossero più alte e non precedute da onde Q. Osserviamo ora le derivazioni V4-V6. Non ci sono onde Q in queste derivazioni, ma le onde R sono state drasticamente ridotte di dimensioni. Questo è molto tipico per le derivazioni precordiali. Le derivazioni precordiali con onde R alte spesso perdono l'ampiezza delle onde R dopo un infarto miocardico, ma non sempre formano onde Q. Sappiamo che è tipico per i complessi QRS nelle derivazioni V4-V6 avere onde R alte, quindi ciò che è successo qui è molto evidente.

Sebbene un blocco fascicolare anteriore possa causare un andamento simile, ricordiamo che i complessi QRS durante un blocco fascicolare anteriore hanno sempre una morfologia "rS" – non "qr".

PERLA | C'è sempre tempo per una breve lezione sull'interpretazione dell'ECG a 12 derivazioni. In questo ECG (Figura 4-7), si è verificato un pregresso infarto inferiore e anteriore. Quando sono presenti questi due infarti, soprattutto quando uno è remoto e l'altro è ancora in fase ischemica acuta (sopraslivellamento del tratto ST), di quale struttura ci si dovrebbe preoccupare? Troverete la RISPOSTA più avanti in questo capitolo.

Sentirete spesso l'espressione "scarsa progressione dell'onda R" nell'interpretazione dell'ECG. Sono sicuro che l'abbiate già sentita. Si tratta di un termine "hedge" piuttosto privo di significato e abusato, spesso usato nelle conversazioni.

DEFINIZIONE | "Hedge" (/hɛdʒ/, èdg) – Parola o frase usata per evitare di impegnarsi in una diagnosi o in un'opinione vera e propria, come usare il termine "SVT" quando non si ha idea di quale tachicardia a complessi stretti sia presente. Diverse condizioni possono causare una "scarsa progressione dell'onda R" più comune di un infarto miocardico remoto: BPCO, blocco fascicolare anteriore, posizionamento errato degli elettrodi precordiali, sovraccarico ventricolare destro e deviazione assiale sinistra, per citarne alcune. La Figura 4-8 è un esempio di "scarsa progressione dell'onda R" dovuta a sovraccarico ventricolare destro (si noti l'ampiezza delle onde P nelle derivazioni inferiori e nella derivazione V1):

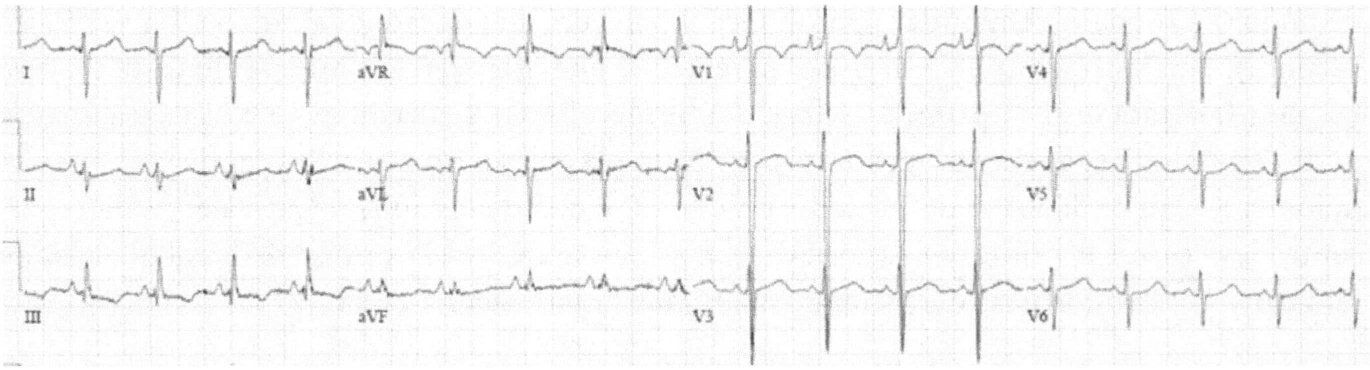

Figura 4-8

RISPOSTA | La struttura che dovrebbe essere al centro dell'attenzione è il setto interventricolare. Prestare attenzione a una possibile rottura 4-7 giorni dopo l'ultima occlusione. Il setto riceve il suo apporto di sangue principalmente dalla discendente anteriore sinistra e dall'arteria discendente posteriore. Se una delle due ha precedentemente infartuato, è probabile che l'altra sia l'unica fonte di apporto di sangue al setto. La presenza di un'arteria conica lunga può essere d'aiuto, ma non è sempre presente. Sebbene sia improbabile che si verifichi una rottura del setto al momento dell'occlusione più recente, alcuni pazienti presentano un infarto subacuto. Questi sono i pazienti a cui prestare maggiore attenzione perché il setto potrebbe rompersi mentre il paziente è sotto le vostre cure!

Incisioni

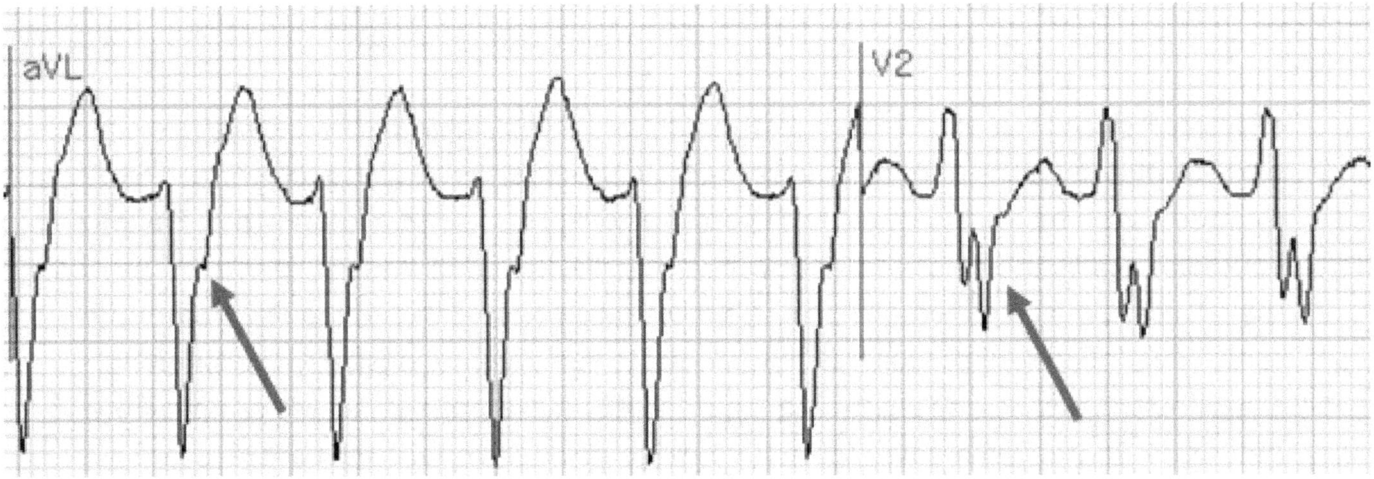

Figura 4-9

Ecco un aspetto da considerare: gli infarti miocardici pregressi e completati sono caratterizzati da onde Q (o onde q). Un'onda Q patologica deve avere una durata di almeno 40 msec (0,04 secondi). Pertanto, l'impulso di depolarizzazione che attraversa il miocardio deve trovare l'area infartuata entro i primi 40 msec dell'intervallo QRS, altrimenti non ci sarà alcuna onda Q patologica, anche se è presente un infarto pregresso. Non esiste un'onda Q che segua un'onda R o un'onda S. Per definizione, un'onda Q è una deflessione negativa e, quando presente, deve essere la prima deflessione di un complesso QRS. Se l'impulso di depolarizzazione non trova l'area infartuata nei primi 40 msec, non ci sarà alcuna onda Q.

Altri tre segni, tutti a carico dell'intervallo QRS, possono indicare un pregresso infarto miocardico remoto: la presenza di un'incisura (spesso più evidente durante il blocco di branca sinistra), la frammentazione (ulteriori incisure, sostanzialmente un'estensione dell'incisura) e l'allargamento aspecifico (che può estendersi oltre i 120 msec).

Un'incisura nel complesso QRS che compare più di 40 msec dopo l'inizio del QRS è fortemente indicativa di un pregresso infarto (Figura 4-9). L'incisura si verifica quando l'impulso di depolarizzazione incontra un'area di pregresso infarto con una forma molto irregolare (Figura 4-10).

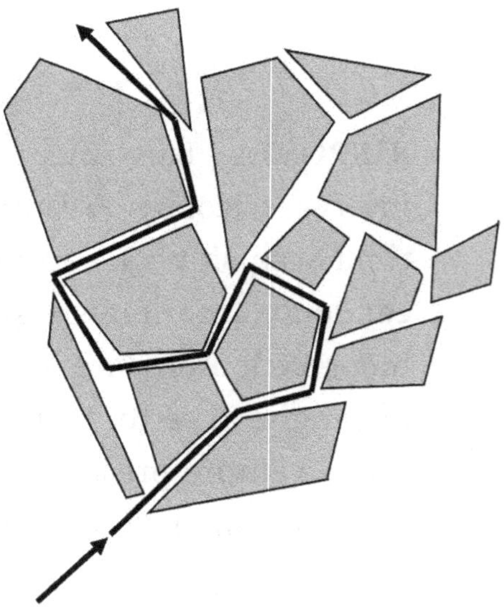

Figura 4-10

Ciò causa un cambio di direzione dell'impulso una o più volte, manifestandosi all'ECG come un'incisura (se si verifica un solo cambio di direzione) o un QRS frammentato (se si verifica più di un cambio di direzione). L'incisura è particolarmente rilevante quando si verifica nella parte ascendente dell'onda S durante un blocco di branca sinistra. Il motivo è che la pendenza ascendente dell'onda S si verifica durante la depolarizzazione del ventricolo sinistro, che si depolarizza dopo il ventricolo destro. La maggior parte degli infarti si verifica nel ventricolo sinistro. La Figura 4-7 mostra la presenza di incisioni nelle derivazioni V3 e V4.

Frammentazione del complesso QRS

La frammentazione implica un'interruzione del normale percorso dell'impulso durante la depolarizzazione, probabilmente causata da una cicatrice fibrotica non conduttiva. Ecco un esempio (Figura 4-11):

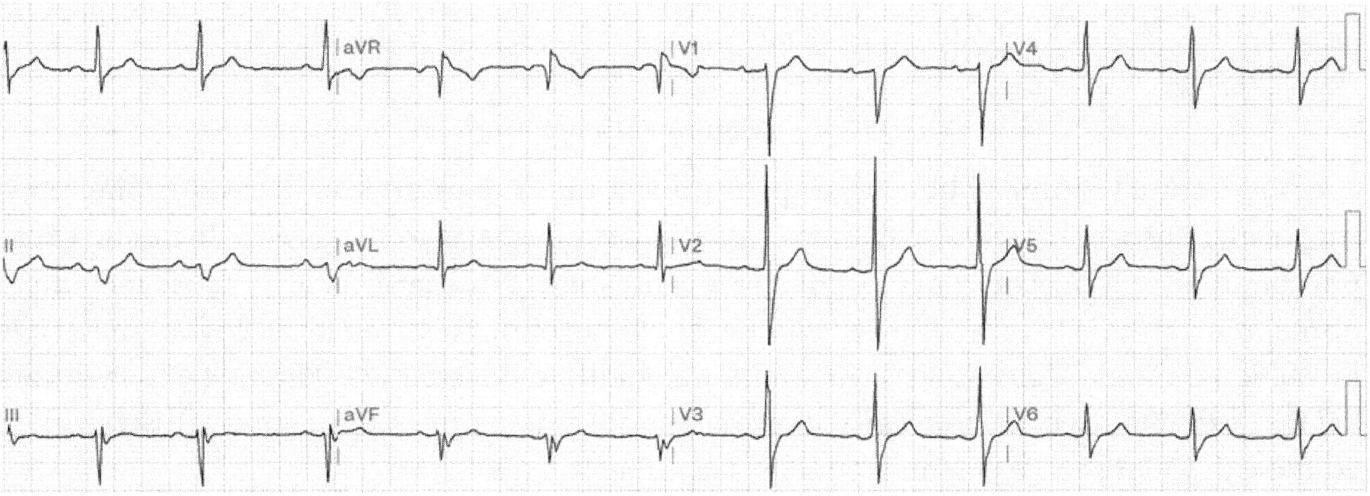

Figura 4-11

Si noti l'intervallo QRS nelle derivazioni III e aVF. Si tratta di frammentazione, che ha le stesse implicazioni dell'incisura e delle onde Q. Questo è un altro modo in cui un infarto pregresso viene registrato sull'ECG quando la cicatrice si trova a più di 40 msec dall'inizio della depolarizzazione ventricolare.

PERLA | La frammentazione dell'intervallo QRS rappresenta sempre un infarto miocardico pregresso e completato. NON suggerisce un'ischemia in corso. Lo stesso vale per l'incisura nelle onde S durante le tachicardie a complessi larghi. Alcune fonti riportano l'incisura come prova di ischemia miocardica acuta concomitante; NON lo è! L'incisura del QRS è indicativa di un infarto miocardico pregresso e completato. Non confondere questo con l'incisura vicino all'apice dell'onda R nelle derivazioni inferiori, che indica un difetto del setto interatriale (DIA) dell'ostium secundum (segno di crochetage).

Ritardo di conduzione intraventricolare aspecifico

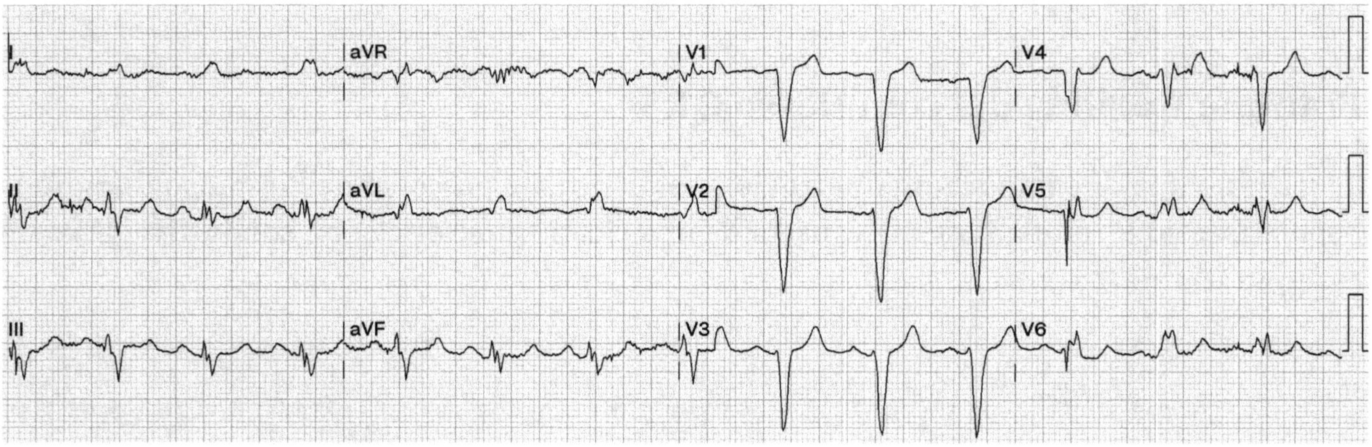

Figura 4-12

Quando è stata l'ultima volta che hai pensato alla causa di un ritardo di conduzione intraventricolare aspecifico, a volte definito "allargamento aspecifico del QRS"? Una delle cause più comuni è una cicatrice dovuta a un precedente infarto miocardico. Altre cause includono fibrosi miocardica dovuta all'invecchiamento, disturbi del tessuto connettivo o materiale estraneo (amiloide, depositi di ferro, noduli sarcoidi). In questo ECG (Figura 4-12), la durata del QRS è di 130 msec. Ricorda che il limite superiore della norma per un intervallo QRS in un adulto è di 100 msec. Le persone tendono a commettere due errori qui...

Si presume che 120 msec sia il limite superiore della norma perché oltre tale durata si designa il QRS come manifestazione di un blocco di branca. NON è così! Cento msec (100 msec) è il limite superiore della norma.

Molte persone non considerano l'ampiezza di eventuali onde S presenti. Osservano solo l'onda R per valutare l'ampiezza del QRS. Questo può essere un errore molto grave!

L'elettrocardiografo ha interpretato questo ECG (Figura 4-12) come un blocco di branca sinistra. C'è qualcosa in questo ECG che ti sembra incoerente con questa diagnosi? In nessun punto di questo ECG è presente un'anomalia secondaria della ripolarizzazione. Questo NON è un blocco di branca sinistra! Si tratta di un ritardo di conduzione intraventricolare aspecifico, molto probabilmente dovuto a una precedente cicatrizzazione, ma potrebbe anche essere dovuto all'effetto di un farmaco o di un farmaco.

Letture consigliate

Conti CR. Classic Myocardial Infarction With a Silent 12-Lead Electrocardiogram (How Come?). Clin. Cardiol. 34, 10, 586–587 (2011).

Raitt M, et al. Appearance of Abnormal Q Waves Early in the Course of Acute Myocardial Infarction: Implications for Efficacy of Thrombolytic Therapy. JACC Vol. 25, No. 5 April 1995:1084-1088.

Sankardas MA, et al. Of Occlusions, Inclusions, and Exclusions Time to Reclassify Infarctions? Circulation. 2021;144:333–335.

5

Anatomia del cuore

Esistono due modi per visualizzare il cuore:

1. l'approccio anatomicamente corretto, che è il metodo più accurato, oppure

2. il concetto anatomico semplificato e schematico, che – sebbene non del tutto accurato – è molto più facile da concettualizzare, comprendere e apprendere.

Io utilizzo entrambi i metodi. Il metodo semplificato ma meno accurato va bene per acquisire conoscenze introduttive, ma è sempre fondamentale comprendere che il metodo semplificato non è del tutto accurato... non è reale!

Alcuni fondamenti di anatomia del cuore

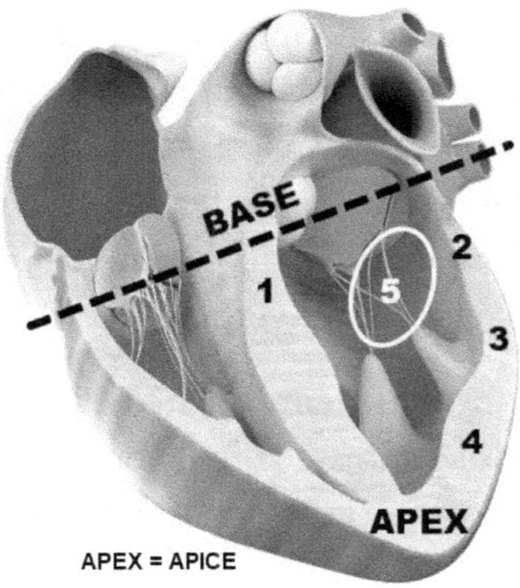

Figura 5-1

Iniziamo con alcuni punti di riferimento fondamentali del cuore. Nota che ho volutamente mostrato il cuore nella posizione di Valentine. Approfondiremo la questione più avanti, ma tieni presente che NON è anatomicamente corretta e viene utilizzata solo a scopo didattico!

La BASE del cuore è quell'area (linea tratteggiata nella Figura 5-1) che separa gli atri dai ventricoli. L'APICE è la "base" di entrambi i ventricoli, il punto più lontano dalle valvole AV. Quando la rappresentazione è anatomicamente accurata, la linea che indica la base sarà quasi verticale. Invece di svuotare il sangue verso il basso nel ventricolo destro, l'atrio destro scarica il suo contenuto da destra a sinistra.

Diamo un'occhiata ai termini che utilizziamo oggi per alcuni punti di repere (Figura 5-1)...

1. **SETTO BASALE (o SETTO BASILARE)** (in precedenza setto prossimale, ma "setto prossimale" è ancora molto usato)

2. **PARETE BASOLATERALE** (in precedenza parete laterale alta)

3. **PARETE LATERALE** (in precedenza nota anche come parete posteriore)

4. **PARETE APICOLATERALE** (in precedenza parete laterale inferiore)

5. **PARETE INFEROBASALE o INFEROLATERALE** (in precedenza parete posteriore)

Ora, esaminiamo il problema più da vicino, riconoscendo la differenza tra la posizione di Valentine del cuore e la sua vera posizione anatomica (Figura 5-2).

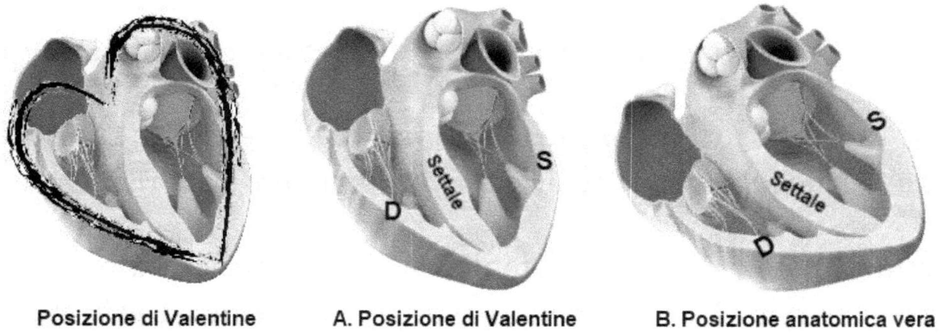

Figura 5-2

La Figura 5-2A mostra il cuore nella posizione di Valentine. Si noti la posizione della parete laterale destra del ventricolo destro (R), la posizione quasi verticale del setto interventricolare (S) e la parete laterale del ventricolo sinistro (L).

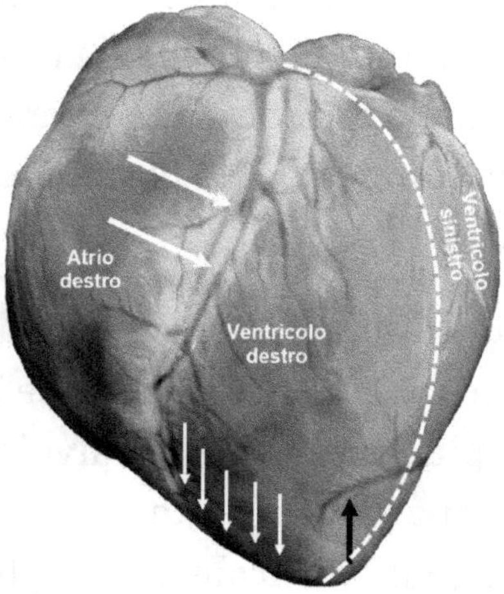

Figura 5-3

Ora osservate la Figura 5-2B nella sua posizione anatomica effettiva e notate dove si trovano ora queste strutture! La parete laterale sinistra è ancora la parete laterale sinistra, ma è situata posteriormente! Ora, dov'è la parete anteriore del ventricolo sinistro? Il setto è la parete anteriore del ventricolo sinistro. Il termine "anterosettale" ora ha più senso, non è vero?

E se apriste il torace di un paziente anteriormente, vedreste i ventricoli destro e sinistro affiancati? No! Vedreste solo il ventricolo destro perché è in realtà un ventricolo anteriore, non una camera destra!

Ecco un'illustrazione anatomicamente corretta del cuore nel torace (Figura 5-3).

Le due grandi frecce bianche indicano l'arteria coronaria destra (RCA), NON l'arteria discendente anteriore sinistra (LAD). La freccia nera indica la porzione distale della LAD. E ciò che vedete come la parte anteriore del cuore è la parete laterale destra (libera) del cuore.

Ci sono due caratteristiche anatomiche in questa illustrazione che vorrei particolarmente che notaste e ricordaste quando parliamo di infarti del ventricolo destro:

1. L'arteria coronaria destra raggiunge la parte inferiore del cuore e decorre lungo la sua superficie inferiore, diaframmatica, come arteria marginale acuta (piccole frecce bianche).

2. La porzione più anteriore del cuore è il ventricolo destro.

Questi sono due fatti molto importanti da ricordare! Ricordateli!

Purtroppo, per decenni, l'anatomia è stata insegnata in modo tale che si è persa la distinzione tra ciò che è semplificato e ciò che è reale. Le facoltà di medicina e infermieristica si laureavano senza una corretta comprensione della vera anatomia del cuore. Ora correggo questo punto!

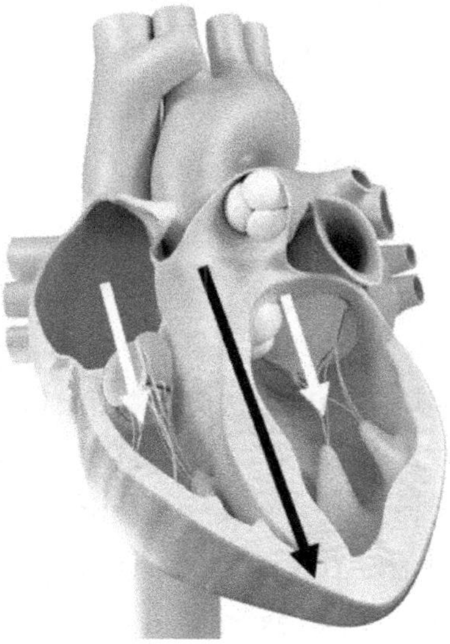

Figura 5-4

La Figura 5-4 è un'illustrazione del cuore che uso spesso durante le mie lezioni perché raffigura alcune strutture in modo anatomicamente corretto. Tuttavia, l'illustrazione in sé, per quanto riguarda la sua posizione, NON è affatto accurata. Questa è quella che viene definita posizione di Valentine. La posizione di Valentine mostra tutte e quattro le camere del cuore con un setto interventricolare verticale che separa i ventricoli in camera destra e sinistra.

Questo è sbagliato! Il motivo per cui ci sono così tante illustrazioni del cuore in posizione di Valentine è probabilmente per scopi didattici. Come ho detto, è possibile vedere tutte e quattro le camere del cuore in un'unica illustrazione. Ma la realtà è questa:

I ventricoli NON sono camere destra/sinistra; sono invece camere anteriori/posteriori. Il ventricolo destro è anteriore al ventricolo sinistro. In un'illustrazione anatomicamente corretta, si vedrebbe principalmente solo il ventricolo destro, con una piccola parte del ventricolo sinistro visibile lungo il margine sinistro. Di conseguenza, se il setto interventricolare non divide il ventricolo destro dal ventricolo sinistro, allora deve separare il ventricolo anteriore da quello posteriore. Quale posizione deve assumere per dividere "davanti" da "dietro"? Dovrebbe essere parallelo (o quasi parallelo) al piano frontale. Se guardaste il cuore direttamente di fronte (Figura 5-5), vedreste prima la parete anteriore del ventricolo destro, poi la camera del ventricolo destro e infine la parete posteriore del ventricolo destro... che è il setto interventricolare!

Ma aspettate un attimo! Se il setto è la parete posteriore del ventricolo destro – e il ventricolo sinistro si trova posteriormente al ventricolo destro – allora il setto deve essere anche la parete anteriore del ventricolo sinistro! Anche se questo potrebbe essere un concetto nuovo per voi, era già stato insegnato molti anni fa in un libro sull'interpretazione dell'ECG del grande Dr. Leo Schamroth, uno dei più famosi pionieri dell'elettrocardiografia. I suoi libri sembravano essere stati dimenticati, almeno negli Stati Uniti, e purtroppo sono stati soppiantati da libri che promettevano di "trasformarvi in esperti di ECG in 3 giorni".

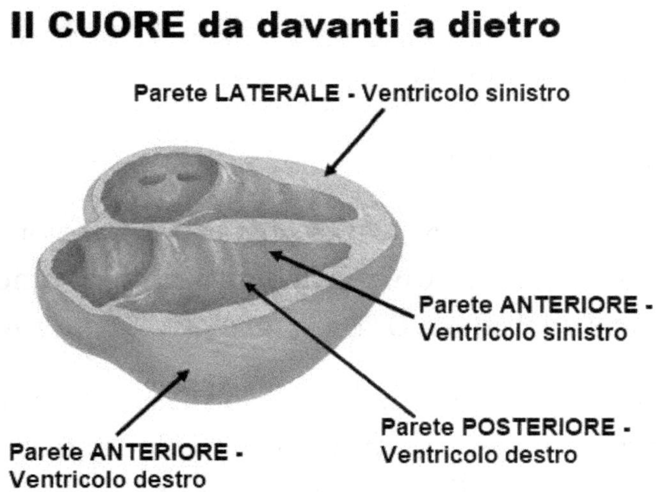

Figura 5-5

Ci sono residui del vecchio (e corretto) insegnamento nel nostro vocabolario. Il termine "anterosettale" dovrebbe ora avere un nuovo significato per voi. Inoltre, l'ischemia anteriore si riferisce all'ischemia della parete anteriore del VENTRICOLO SINISTRO, NON della parete anteriore del CUORE. La parete anteriore del CUORE è la parete anteriore (parete libera destra) del VENTRICOLO DESTRO! In che modo questo concetto di ventricolo anteriore/posteriore rispetto a ventricolo destro/sinistro influenza l'interpretazione dell'ECG a 12 derivazioni?

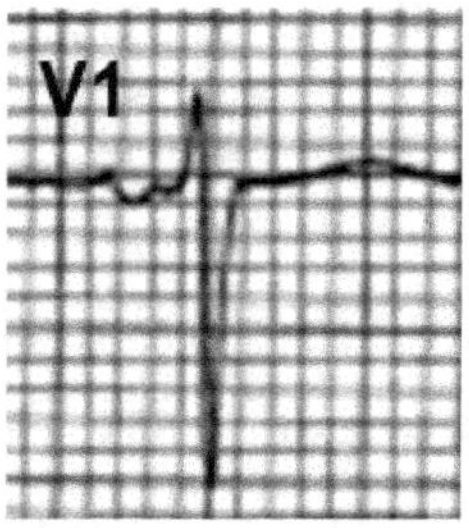

Figura 5-6

Basta guardare la derivazione V1:

La Figura 5-6 è un tipico QRS per la derivazione V1: c'è una piccola onda R settale che rappresenta l'attivazione sinistra-destra del setto, interrotta da un'onda S più profonda che rappresenta la depolarizzazione destra-sinistra della parete laterale del ventricolo sinistro. Probabilmente vi è stato insegnato che l'onda R settale era dovuta all'attivazione sinistra-destra del setto interventricolare. E ci avete creduto! (Non sentitevi in colpa, l'ho fatto anch'io!) Ma quell'informazione si basava interamente sulla posizione di Valentine del cuore, che ora sapete essere errata. Diamo un'occhiata a come apparirebbe un vettore "sinistra-destra" con il cuore nella sua posizione anatomicamente corretta (Figura 5-7)...

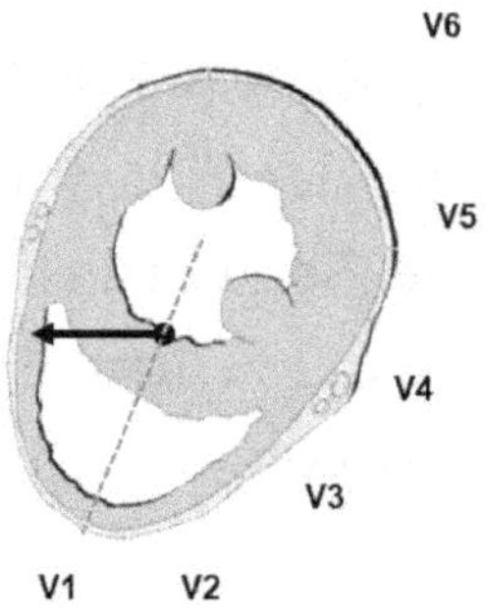

Figura 5-7

Ecco una sezione trasversale del cuore nel suo corretto orientamento nel torace: il ventricolo destro è anteriore al ventricolo sinistro e il setto interventricolare è quasi parallelo al piano frontale. La freccia nera spessa indica la direzione "da sinistra a destra" del vettore di depolarizzazione iniziale del setto interventricolare, come precedentemente spiegato. La linea tratteggiata nera rappresenta l'asse della derivazione V1.

Cosa notate qui? Il vettore "da sinistra a destra" è quasi perpendicolare all'asse della derivazione V1! Qual è il risultato elettrocardiografico di un vettore che viaggia perpendicolarmente all'asse di una derivazione? L'elettrodo non registra NULLA in quella derivazione! Ora diamo un'occhiata a una versione diversa della depolarizzazione settale iniziale (Figura 5-8):

Con il cuore correttamente orientato nel torace (Figura 5-8), si osserva che la depolarizzazione iniziale del setto produce un vettore che, sebbene leggermente orientato da sinistra a destra, è più accuratamente visualizzato come se viaggiasse da posteriore ad anteriore e più direttamente verso il polo positivo della derivazione V1. Ecco perché è presente una piccola onda R settale nella derivazione V1 (in condizioni normali). NOTA: Tradizionalmente, si usa ancora dire "da sinistra a destra".

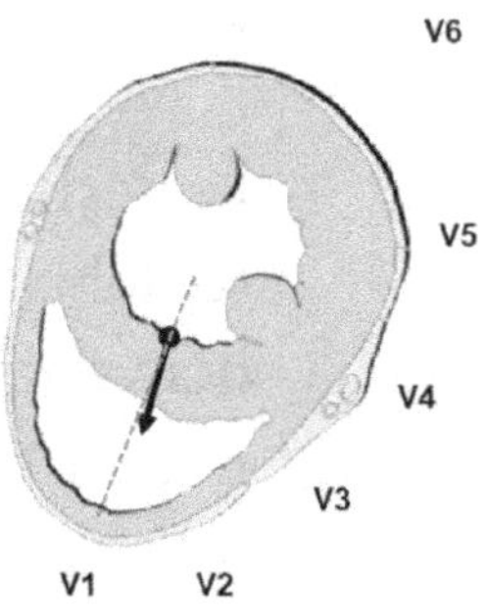

Figura 5-8

Pattern vascolari sull'ECG a 12 derivazioni

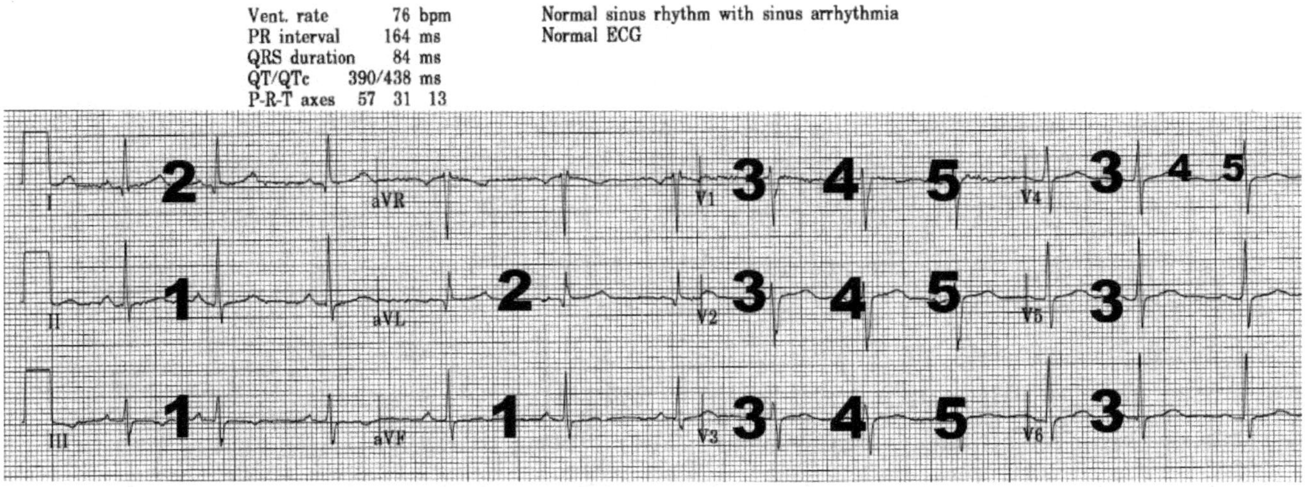

Figura 5-9

Osservando la Figura 5-9 (pagina precedente):

1. Le derivazioni II, III e aVF costituiscono le **DERIVAZIONI INFERIORI**. Visualizzano la parete inferiore, o diaframmatica. Sebbene le derivazioni II e III siano adiacenti in questo particolare formato ECG, NON sono contigue. La derivazione aVF si trova tra di esse. Questo è molto più chiaro utilizzando il formato Cabrera.

2. Le derivazioni I e aVL sono le **DERIVAZIONI BASOLATERALI**. In precedenza erano chiamate "derivazioni laterali alte", e spesso sentirete questo termine ancora utilizzato. Queste derivazioni visualizzano la parete laterale del ventricolo sinistro da circa il suo punto medio verso l'alto, in direzione della base del cuore. È importante ricordare che la base del cuore è il piano che separa gli atri dai ventricoli.

3. Le derivazioni da V1 a V6 sono le **DERIVAZIONI PRECORDIALI ANTERIORI**. Sono spesso divise in derivazioni anteroapicali (V1-V3, precedentemente anterosettali) e derivazioni anterolaterali (V4-V6). Spesso chiamo le derivazioni da V4 a V6 DE-

RIVAZIONI APICOLATE.

4. Le derivazioni da V1 a V3 (e talvolta V4) possono talvolta presentare sottoslivellamento del tratto ST, che indica un'ischemia transmurale acuta della parete inferolaterale del ventricolo sinistro. In realtà, si tratta della parete laterale del ventricolo sinistro, ma molti non hanno ancora accettato questo fatto. Il sottoslivellamento del tratto ST osservato in queste derivazioni è il reciproco del sopraslivellamento del tratto ST che si osserverebbe nelle derivazioni da V7 a V9... se queste derivazioni fossero registrate. Sebbene le derivazioni V7-V9 siano chiamate **DERIVAZIONI POSTERIORI**, continuiamo a fare riferimento alle derivazioni precordiali anteriori con i loro nomi effettivi: V1, V2, ecc.

5. Le **DERIVAZIONI V1-V3** (e talvolta V4) svolgono anche un ruolo importante in un'altra ischemia transmurale acuta, quella dovuta a un infarto miocardico ventricolare destro. Questa presentazione di infarto miocardico ventricolare destro viene spesso trascurata a causa di una compensazione delle forze posteriori e anteriori. È causata da un'occlusione prossimale dell'arteria coronaria destra. È fondamentale saper riconoscere questo tipo di infarto miocardico ventricolare destro perché tende a essere molto letale, con un'elevata mortalità intraospedaliera!

Queste sono le aree vascolari standard negli ECG a 12 derivazioni di questo formato. Un altro formato, il formato Cabrera, presenta ciascuna derivazione nell'ordine in cui appare sulla griglia di riferimento esassiale, iniziando dalla derivazione aVL e proseguendo in senso orario. Una nuova derivazione (-aVR) viene aggiunta a +30° tra le derivazioni I e II. È il reciproco della derivazione aVR, situata a -150°. Ecco un esempio (Figura 5-10) delle derivazioni degli arti disposte secondo il formato Cabrera (adattato da ECGGURU.com):

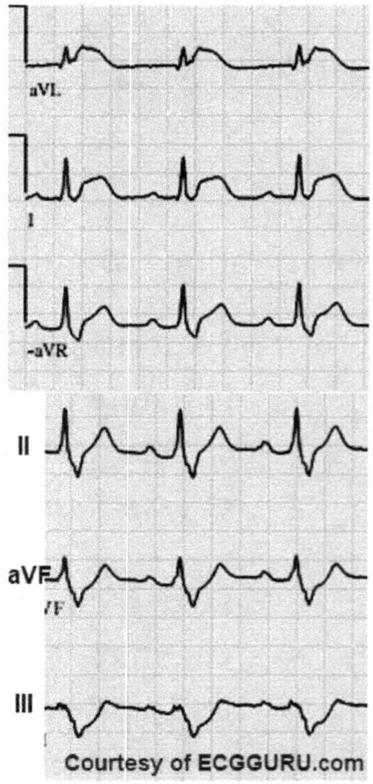

Figura 5-10

Letture consigliate

James TN. Anatomy of the Crista Supraventricularis: Its Importance for Understanding Right Ventricular Function, Right Ventricular Infarction and Related Conditions. JACC Vol. 6, NO.5; November 1985: 1083-95.

James, TN. The Coronary Circulation and Conduction System in Acute Myocardial Infarction. PROGRESS IN CARDIOVASCULAR DISEASES, VOL. 10, No. 5 (MARCH), 1968: 410-449.

Mori S, et al. Revisiting the Anatomy of the Living Heart. Circulation Journal. Vol.80, January 2016: 24-33.

Sadeghpour A and Alizadehas A. The Right Ventricle: A Comprehensive Review From Anatomy, Physiology, and Mechanics to Hemodynamic, Functional, and Imaging Evaluation.Arch Cardiovasc Imaging. 2015 November; 3(4):e35717.

6

Tronco comune della coronaria sinistra (TCS [LMCA]) e sua anatomia

L'ischemia e l'infarto miocardico si verificano a causa di occlusioni, complete o parziali, di un'arteria coronaria. Conosci tutte le arterie coronarie? Sei sicuro? Conosci tutti i loro rami? Sei sicuro? In quanti rami si divide l'arteria coronaria principale sinistra? Hai detto due? Sei sicuro?

Iniziamo!

Tronco comune della coronaria sinistra (TCS)

L'arteria coronaria principale sinistra (LMCA), comunemente chiamata "arteria coronaria principale sinistra", origina dal lato sinistro dell'aorta. Nel 70% dei casi, si divide in due rami, detti anche arterie coronarie: l'arteria discendente anteriore sinistra (nota anche come arteria interventricolare anteriore) e l'arteria circonflessa sinistra (nota anche come ramo circonflesso). L'arteria discendente anteriore sinistra è più comunemente nota come LAD, e l'arteria circonflessa sinistra come LCx. Tuttavia, circa il 30% delle volte, una terza arteria si dirama dalla LMCA, il ramo intermedio (RI). Il ramo intermedio copre all'incirca lo stesso territorio del primo ramo diagonale della LAD (ne parleremo più avanti).

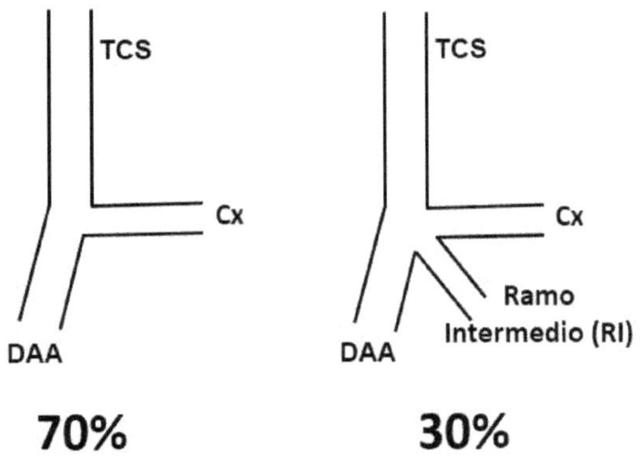

Figura 6-1

Come per tutte le arterie coronarie, le occlusioni possono essere parziali o complete. Un'occlusione parziale dell'arteria coronaria sinistra (LMCA) è in genere un processo graduale che si verifica nel corso degli anni. L'effetto risultante sul miocardio è un'ischemia subendocardica circonferenziale. Questa forma di ischemia subendocardica è riconoscibile dal sottoslivellamento del tratto ST con inversione dell'onda T. È diffusa e interessa le distribuzioni vascolari della discendente anteriore (LAD) e di tutti i suoi rami, della LCx e di tutti i suoi rami e del ramo intermedio (se presente). Si tratta di un'area a rischio molto ampia (area a rischio: il miocardio interessato da una perdita di circolazione). Si tratta di un'ischemia molto pericolosa e viene solitamente trattata con un intervento di bypass. L'ischemia subendocardica circonferenziale si presenta come sottoslivellamento diffuso del tratto ST con inversione dell'onda T in almeno otto delle dodici derivazioni.

> **PERLA** | Il sottoslivellamento del tratto ST dell'ischemia subendocardica NON SI LOCALIZZA! Non esiste un'ischemia subendocardica inferiore, anterosettale o anterolaterale. Chiunque utilizzi questi termini non è al passo con la letteratura (e per "attuale" intendo gli ultimi 15-20 anni). Quando si riscontra un sottoslivellamento del tratto ST che si ritiene sia dovuto a ischemia subendocardica, si può dire: "Vedo un sottoslivellamento del tratto ST che indica ischemia subendocardica".

L'occlusione completa e improvvisa dell'arteria coronaria sinistra (LMCA) si manifesta solitamente come morte cardiaca improvvisa. La sopravvivenza fino all'arrivo in una struttura medica è piuttosto rara. Le vittime di questo evento devastante che sono sopravvissute spesso manifestano anomalie anatomiche delle arterie coronarie. Uno di questi pazienti presentava un'origine anomala della LCx dall'arteria coronaria destra anziché dall'arteria coronaria sinistra (LMCA), che lo ha mantenuto in vita. È inoltre utile che la vittima abbia una coronaria destra superdominante (una "megaarteria").

Letture consigliate

Nguyen VH, Talarico Jr EF. A morphometric anatomical study on the division of the left main coronary artery and myocardial bridges. Eur. J. Anat. 22(4); 355-365 (2018).

7

Anatomia dell'arteria discendente anteriore (DAA, [LAD])

Arteria discendente anteriore (DAA)

L'arteria discendente anteriore sinistra (DAA) ha alcuni rami che potresti non conoscere. Quasi tutti conoscono i rami diagonali (che possono essere da due a sei) e i rami perforanti settali (che di solito sono da due a quattro). I rami diagonali irrorano la parete ventricolare laterale sinistra, mentre i rami perforanti settali irrorano i 2/3 anteriori del setto interventricolare (il "setto").

Vorrei fermarmi qui un attimo perché è qui che alcune persone si confondono riguardo a quale parte del setto mi riferisco quando dico "anteriore". Guarda questo diagramma (Figura 7-1) per assicurarti di aver capito di cosa sto parlando...

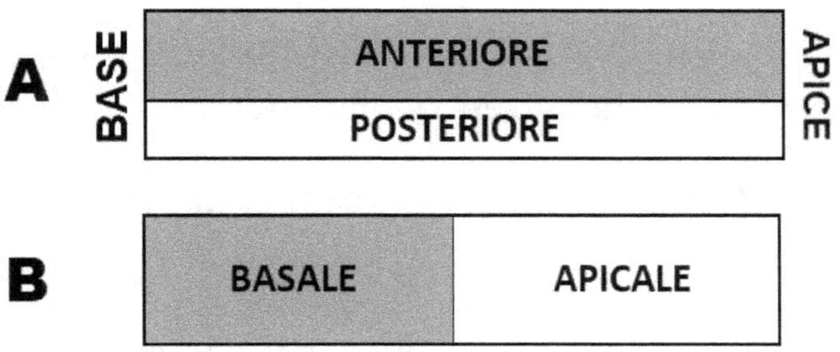

Figura 7-1

Ogni rettangolo rappresenta il setto visto in tutta la sua lunghezza dal lato destro. Se volessimo dividere il setto nelle aree irrorate dall'arteria discendente anteriore e dall'arteria discendente posteriore, parleremmo di setto anteriore o posteriore, e questo (Figura 7-1A) è il suo aspetto. Se, per setto "anteriore", intendiamo l'area più vicina alle valvole cardiache, useremmo il termine basilare (Figura 7-1B). All'estremità distale dei ventricoli si trova l'apice, o area apicale.

La maggior parte dei medici pensa che l'arteria discendente anteriore irrori sangue solo al ventricolo sinistro, ma non è vero. L'arteria discendente anteriore è anche un importante irroratore di sangue per il ventricolo destro! Quando l'arteria discendente posteriore (ne parleremo più avanti) origina dall'arteria coronaria destra – il che accade circa nell'80-85% dei casi – i rami perforanti settali della discendente anteriore sinistra formano un'anastomosi molto importante con le perforanti settali provenienti dall'arteria discendente posteriore.

Oltre ai ben noti rami diagonali diretti alla parete ventricolare laterale sinistra, la discendente anteriore sinistra invia anche rami diagonali diretti alla parete anteriore del ventricolo destro. Tuttavia, dovrete cercare a lungo per trovare illustrazioni anatomiche che raffigurino questi rami. E quando sono mostrati in un disegno, di solito non sono etichettati. Un'altra connessione con il ventricolo destro è attraverso l'arteria conica sinistra, che si anastomizza con l'arteria conica destra nella parte prossimale basilare del setto. Una quarta connessione con la circolazione destra è un'arteria chiamata arteria della fascia moderatrice.

Osserviamo uno schema dell'arteria discendente anteriore sinistra:

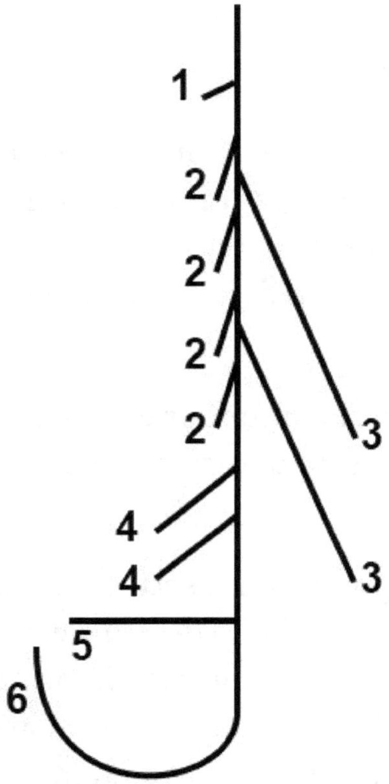

Figura 7-2

Ramo conico sinistro: importante anastomosi con la circolazione destra (la posizione è variabile, non sempre prossimale); non viene presa in considerazione nella diagnosi di occlusione prossimale della discendente anteriore sinistra.

Rami perforanti settali: numero variabile; i rami prossimali forniscono sangue a entrambe le branche del fascio e forniscono anche un'importante connessione con la circolazione destra.

Rami diagonali: importante apporto di sangue alle pareti basolaterali (derivazioni I, aVL) e apicolaterali del ventricolo sinistro (derivazioni V4-V6).

Rami diagonali destri: forniscono sangue alla parete libera anteriore del ventricolo destro; l'occlusione NON provoca disagio emodinamico causato da un infarto ventricolare destro.

Arteria della fascia moderatrice: importante fonte di apporto di sangue al ventricolo destro.

Estensione avvolgente: presente nel 75-80% dei pazienti. Fornisce circolazione al 25% o più della parete inferiore del ventricolo sinistro.

Le posizioni relative del primo ramo diagonale (D1) e del primo ramo perforante settale (S1) sono variabili: a volte S1 compare prima di D1, e a volte D1 compare prima di S1. L'occlusione della discendente anteriore sinistra può apparire molto diversa su un ECG a 12 derivazioni a seconda della sua posizione rispetto alle posizioni del primo perforante settale (S1) e del primo ramo diagonale (D1).

CONSIGLIO | Non dare mai per scontato che il primo ramo diagonale (D1) segua il primo perforante settale (S1), sebbene sia solitamente così. Sono spesso rappresentati in questo modo nei diagrammi, ma D1 occasionalmente precede S1.

Esistono tre tipi di arterie discendenti anteriori sinistre:

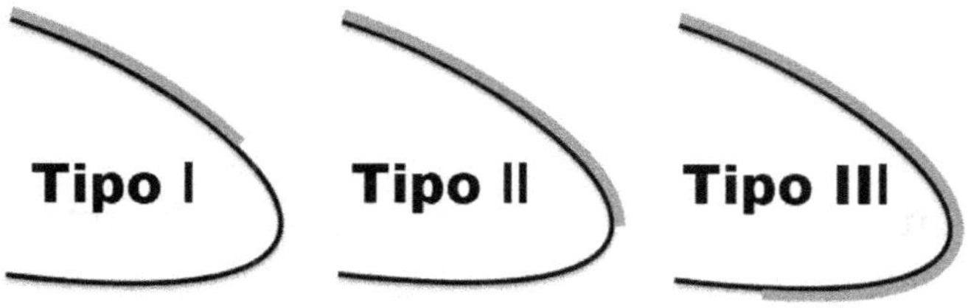

Figura 7-3

La DAA di tipo I è corta e non raggiunge l'apice del cuore.

La DAA di tipo II raggiunge l'apice ma non si estende oltre.

La DAA di tipo III si estende oltre l'apice e risale lungo la parete inferiore, fornendo almeno il 25% della sua circolazione. Questo è il più comune dei tre tipi ed è presente nel 75-80% delle persone. È comunemente chiamata DAA avvolgente.

Ora, diamo un'occhiata alla relazione tra la prima perforante del setto (S1) e il primo ramo diagonale (D1). Sebbene esistano diverse perforanti del setto e diversi rami diagonali, ne parliamo come se ce ne fosse solo uno di ciascuno, perché non possiamo distinguere quale perforante del setto o ramo diagonale sia coinvolto nella patologia. Poiché la prima perforante del setto e il primo ramo diagonale sono così vicini, li consideriamo solo.

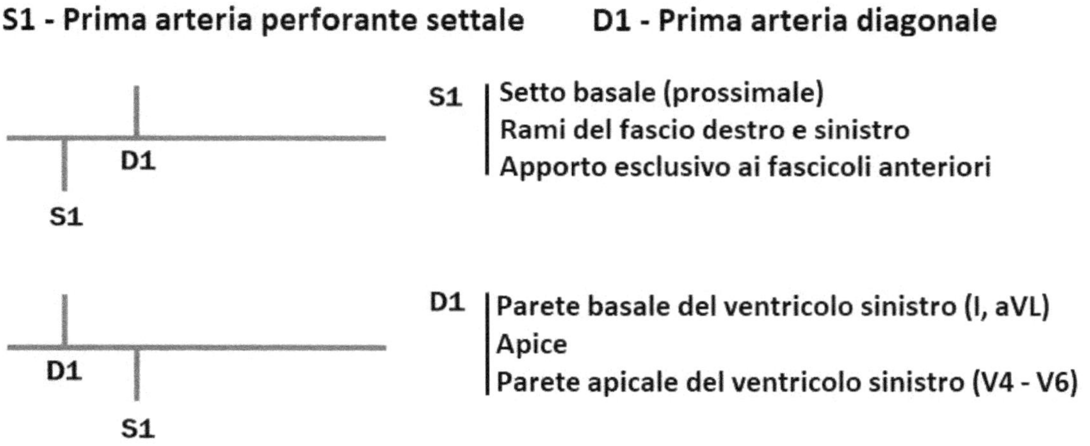

Figura 7-4

La posizione di S1e D1 l'una rispetto all'altra è variabile: solitamente, S1 è al primo posto (75%), ma a volte D1 è al primo posto (25%). La Figura 7-4 indica anche le strutture fornite da ciascun ramo.

Letture consigliate

Kubicka RA and Smith C. How to interpret coronary arteriograms. RadioGraphics. Volume 6, Number 4; July, 1986: 661-701.

8

Anatomia dell'arteria coronaria destra (ACD, [RCA])

L'arteria coronaria destra è molto interessante perché presenta tre forme: dominante, non dominante e codominante (con l'arteria circonflessa sinistra). Come interprete dell'ECG, la vostra preoccupazione principale sarà se l'arteria coronaria destra sia dominante o non dominante. Non preoccupatevi della forma codominante. Ogni forma ha implicazioni specifiche per quanto riguarda l'afflusso di sangue al cuore. Diamo prima un'occhiata alla forma dominante dell'arteria coronaria destra, poiché è la forma più comune (circa l'80-85% dei casi). Il diagramma seguente è una versione semplificata e schematica dell'arteria coronaria destra per facilitarne la memorizzazione. NON è anatomicamente corretto. Vi mostrerò le differenze tra poco.

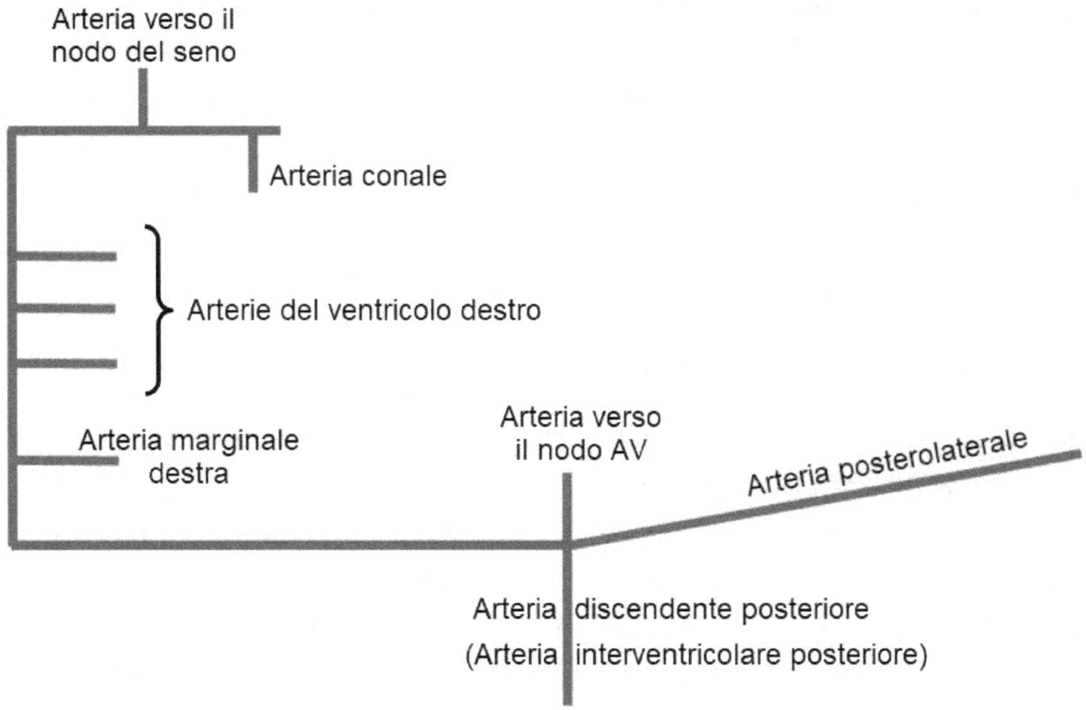

Figura 8-1

Arteria del Cono (Arteria Conale) – Questo ramo è molto importante, probabilmente il ramo più importante di cui non hai mai sentito parlare! Quest'arteria è una delle principali fonti di circolazione collaterale per un'arteria discendente anteriore sinistra malata. Forma un'anastomosi con la discendente anteriore sinistra (LAD). L'arteria conale a volte origina direttamente dall'aorta, diventando così una terza arteria coronaria. A volte è corta e non riesce a raggiungere il setto basale, il che la rende di scarso aiuto per la discendente anteriore sinistra, ma spesso è lunga (e di grande aiuto per la discendente anteriore sinistra). È anche il principale apporto di sangue al tratto di efflusso del ventricolo destro e un'importante fonte di circolazione per il setto basilare.

Arteria del nodo SA – L'arteria del Nodo SA origina molto prossimalmente, probabilmente perché ci sono meno occlusioni a quel livello della coronaria anteriore destra. Il nome dell'arteria è un po' sottostimato perché è anche il principale fornitore di sangue all'intero atrio destro! Arterie ventricolari destre – Queste arterie irrorano la parete libera del ventricolo destro, leggermente lateralmente.

Arteria marginale acuta – Il ramo marginale acuto irrora la maggior parte del sangue alla superficie anterolaterale del ventricolo destro. In una coronaria coronaria destra non dominante (10-15% dei casi), rappresenta l'ultimo ramo della coronaria destra e la sua terminazione. È molto importante notare che decorre lungo la superficie diaframmatica del ventricolo destro.

Arteria del nodo atrioventricolare – Quest'arteria serve il nodo atrioventricolare, una struttura dell'atrio destro. È per questo che l'ischemia dovuta a un'occlusione della coronaria destra (o Cx) causa occasionalmente blocchi atrioventricolari, tra cui blocco atrioventricolare di primo grado, blocco atrioventricolare di secondo grado tipo Mobitz I e blocco atrioventricolare di terzo grado (completo). Non causa un blocco atrioventricolare di secondo grado tipo Mobitz II perché tale blocco si trova nel sistema di His-Purkinje, sotto il nodo atrioventricolare. Arteria Discendente Posteriore (PDA) – Il ramo discendente posteriore (noto anche come arteria interventricolare posteriore) irrora la parete inferiore del ventricolo sinistro. Tuttavia, irrora solo circa metà della parete inferiore, mentre la discendente anteriore sinistra e la clavicola anteriore sinistra contribuiscono alla restante parte.

Da questo punto in poi, l'arteria coronaria destra irrora solo il ventricolo sinistro.

Arteria Posterolaterale – Questa arteria è anche nota come ramo posterolaterale dell'arteria coronaria destra. Entrambi i nomi sono corretti. Possono esserci uno, e talvolta due, rami posterolaterali. Questo ramo contribuisce alla circolazione della parete laterale o inferolaterale (precedentemente posteriore) del ventricolo sinistro e della sua parete apicolaterale. Occasionalmente si osserveranno alterazioni del tratto ST nelle derivazioni V5-V6 che possono essere ricondotte a una compromissione della circolazione nel/i ramo/i posterolaterale/i dell'arteria coronaria destra.

Vorrei che ricordaste qualcosa sull'arteria coronaria destra dominante, illustrata nella Figura 8-2. Il cuore è posizionato anatomicamente, come nel torace:

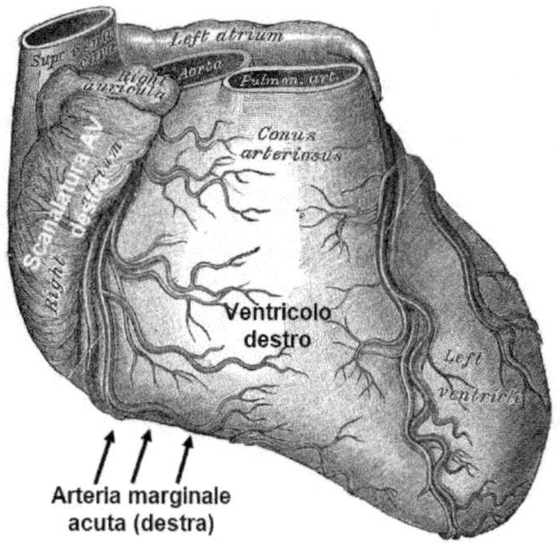

Figura 8-2

L'arteria coronaria destra (ACD) viene spesso descritta come originante dall'aorta e che si avvolge attorno al solco atrioventricolare. La maggior parte dei medici pensa al solco AV come a una struttura orizzontale, perché è così che viene solitamente rappresentato nelle illustrazioni del cuore nella posizione di Valentine. Ma non è corretto! Il solco AV destro è una struttura verticale. Pertanto, l'arteria marginale acuta non decorre lungo il lato destro del ventricolo destro, come mostrato in molte illustrazioni, ma piuttosto lungo la parte inferiore del ventricolo destro, come mostrato nella Figura 8-2. Il flusso sanguigno dall'atrio destro al ventricolo destro è da destra a sinistra anziché dall'alto verso il basso. Ricordate bene questo punto perché userete questa conoscenza per risolvere un paradosso che incontrerete quando parleremo di infarti del ventricolo destro.

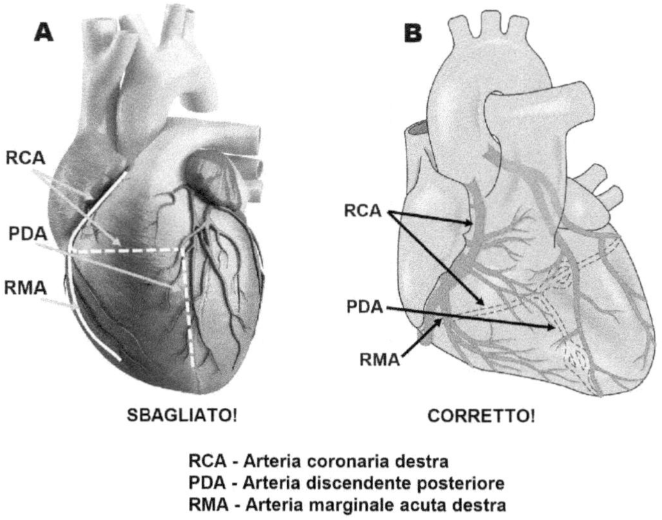

Figura 8-3

La maggior parte delle illustrazioni dell'arteria coronaria destra, come la Figura 8-3A, mostrano l'arteria (linea bianca continua) come un'ansa orizzontale attorno alla base dell'atrio destro (giunzione AV), che poi si dirige verso la parte posteriore del cuore, per poi discendere verso il basso come arteria discendente posteriore (DAP) (linea bianca tratteggiata). L'arteria coronaria destra effettivamente si snoda attorno alla base dell'atrio destro, ma l'atrio destro si trova a destra del ventricolo destro, non sopra di esso! Pertanto, l'arteria coronaria destra forma un'ansa verticale, non orizzontale (Figura 8-3B). L'DAP inizia quindi il suo percorso in direzione più orizzontale che verticale. L'inizio dell'arteria marginale acuta (verso il ventricolo destro) è solitamente rappresentato come un vaso che decorre discendente, ma come si può vedere, decorre orizzontalmente lungo la superficie diaframmatica (inferiore) del cuore (parete libera anteriore del ventricolo destro). Si osservi nuovamente la Figura 8-2, che mostra un'illustrazione anatomicamente corretta dell'arteria coronaria destra e della sua posizione sul cuore.

PERLA | Ricordate sempre che ci sono due pareti anteriori: una per il ventricolo sinistro e una per il ventricolo destro. Che un'occlusione causi ischemia della parete anteriore sinistra o destra, l'ECG apparirà molto simile: sopraslivellamento del tratto ST nelle derivazioni precordiali anteriori. E ricordate sempre che ci sono due pareti inferiori: una parete inferiore del ventricolo sinistro e una parete inferiore del ventricolo destro. Anche in questo caso, l'ischemia in entrambe le aree provocherà un sopraslivellamento del tratto ST nelle derivazioni II, III e aVF.

Letture consigliate

Greet B, et al. Anomalous Right Coronary Artery and Sudden Cardiac Death. (Circ Arrhythm Electrophysiol. 2012;5:e111-e112.

9

Anatomia dell'arteria circonflessa sinistra (Cx, [LCx])

Come l'arteria coronaria destra (CD), l'arteria circonflessa sinistra (talvolta chiamata ramo circonflesso) esiste in tre forme: dominante, non dominante e codominante (con la coronaria destra). È non dominante in circa l'85% dei casi. Ecco uno schema dell'arteria circonflessa sinistra completa e dominante e dei suoi rami (Figura 9-1):

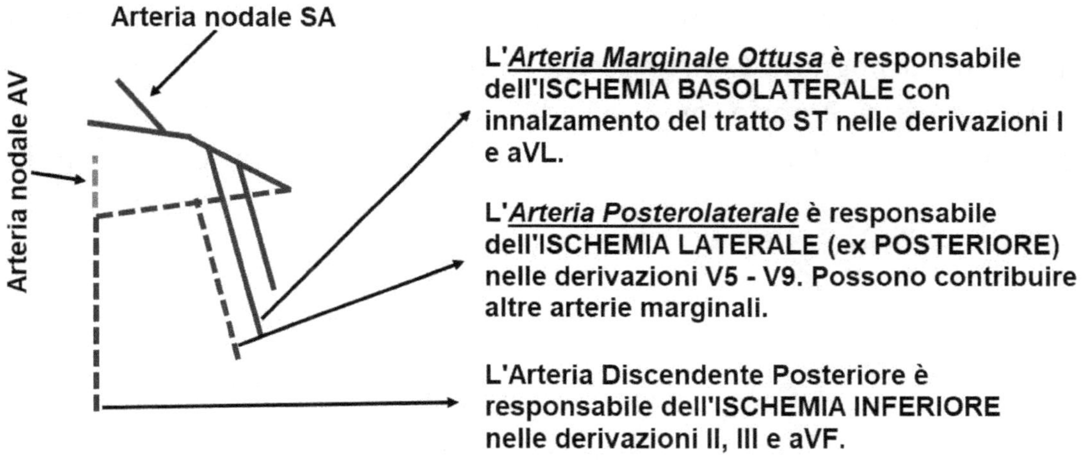

Figura 9-1

Le linee tratteggiate rappresentano la LCx e i rami che si trovano dietro il cuore.

Arteria nodale SA: l'arteria nodale SA è sempre situata molto prossimalmente sulla LCx, proprio come sulla coronaria coronaria destra. La coronaria coronaria destra e la coronaria destra hanno una relazione diversa per quanto riguarda le loro arterie nodali SA: normalmente ne è presente solo una. La coronaria destra è dominante circa l'85% delle volte, e la coronaria destra è dominante circa il 15% delle volte (per vostra informazione: queste percentuali variano considerevolmente a seconda della fonte a cui si fa riferimento, quindi tenetelo a mente). Sebbene queste percentuali relative alla dominanza si applichino all'arteria del nodo AV, ***NON si applicano all'arteria nodale SA***. La coronaria destra fornisce la circolazione al nodo SA (e all'atrio destro) nel 55% delle persone, e la coronaria destra fornisce la circolazione al nodo SA (e all'atrio destro) nel 45%. Che sia la coronaria destra o la coronaria destra a fornire la circolazione al nodo SA non ha nulla a che fare con la dominanza dell'una o dell'altra! Un'arteria non dominante può irrorare il nodo senoatriale e l'atrio destro, mentre solo l'arteria dominante può irrorare il nodo atrioventricolare.

La terminologia dell'arteria circonflessa sinistra deve essere chiarita per quanto riguarda i rami marginali e marginali ottusi (arterie).

> **PERLA |** La coronaria coronaria destra (CD) fornisce l'arteria marginale acuta, mentre la coronaria coronaria sinistra (CX) fornisce l'arteria marginale ottusa. La superficie laterale del ventricolo destro è chiamata margine acuto, mentre la superficie laterale del ventricolo sinistro è chiamata margine ottuso. Entrambi i termini sono ormai considerati obsoleti.

Alcune fonti si riferiscono a tutti i rami marginali come marginali ottusi. Al contrario, altre fonti affermano che può esserci una sola arteria marginale ottusa, che dovrebbe essere piuttosto grande e avere i propri rami anteriore e posteriore. Ecco il mio consiglio: come qualcuno che interpreta semplicemente un ECG e cerca di gestire un paziente con dolore toracico acuto, non preoccupatevi! Cercare di distinguere tra marginali e marginali ottuse non offre alcun beneficio in elettrocardiografia. Considereremo tutti i marginali, ottusi o meno, come un unico gruppo a fini diagnostici. Proprio come consideriamo tutti i rami diagonali della DA come D1, considererò tutti i marginali della Cx come un unico marginale ottuso per semplificare.

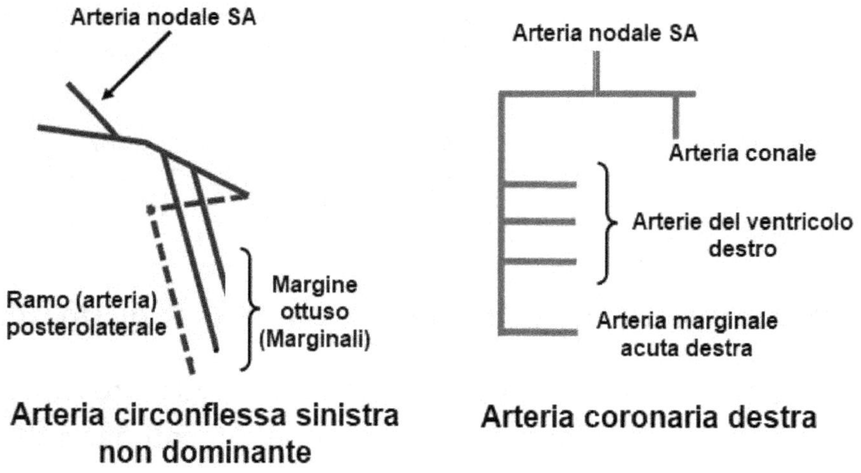

Figura 9-2

La marginale ottusa e la prima diagonale condividono parte dello stesso territorio, ma la marginale ottusa si estende maggiormente posterolateralmente e può occasionalmente causare ischemia inferolaterale. D1 non può farlo perché non si estende così posteriormente. L'occlusione di una delle due arterie può causare sopraslivellamento del tratto ST nelle derivazioni I e aVL.

Esiste una differenza sostanziale tra le forme non dominanti della coronaria coronaria destra (RCA) e della LCx (Figura 9-2). Quando la LCx è non dominante, perde l'arteria nodale AV e l'arteria discendente posteriore, ma conserva il ramo posterolaterale. Quando la coronaria coronaria destra (RCA) è non dominante, perde l'arteria nodale AV, l'arteria discendente posteriore e i rami posterolaterali. La coronaria coronaria destra non dominante termina con l'arteria marginale (talvolta chiamata arteria marginale acuta). Ciò significa che l'occlusione del ramo posterolaterale di un LCx non dominante potrebbe causare un infarto posterolaterale (inferolaterale) se i rami posterolaterali dell'arteria coronaria destra non forniscono una circolazione sufficiente a quell'area.

PERLA | Anche quando l'arteria coronaria destra è dominante, l'arteria coronaria sinistra non dominante e la discendente anteriore sinistra contribuiscono comunque per metà alla circolazione della parete inferiore del ventricolo sinistro.

Sebbene le occlusioni delle arterie dell'arteria coronaria destra o dell'LCx possano causare ischemia inferolaterale (precedentemente posteriore), la maggior parte dei casi coinvolge l'arteria coronaria sinistra e praticamente tutti i casi di ischemia inferolaterale in assenza di ischemia inferiore sono dovuti a occlusioni dell'arteria coronaria sinistra.

Letture consigliate

Dunn R, et al. The clinical features of isolated left circumflex coronary artery disease. Circulation 69, No. 3, 477-484, 1984.

Ogobuiro I, Wehrle CJ, Tuma F. Anatomy, Thorax, Heart Coronary Arteries. [Updated 2023 Jul 24]. In: StatPearls [Internet]. Treasure Island (FL): StatPearls Publishing; 2024 Jan-. Available from: https://www.ncbi.nlm.nih.gov/books/NBK534790/

10

Anatomia dell'arteria del cono

Il *ramo conico* dell'arteria coronaria destra (ACD) – a volte chiamato arteria conica, che nasce direttamente dall'aorta – è probabilmente il vaso più importante di cui non avete mai sentito parlare. È anche spesso chiamato *arteria conica*. Fornisce sangue al tratto di efflusso del ventricolo destro (TEVD) e al setto basilare destro, anch'esso parte del TEVD. Tuttavia, la sua funzione forse più importante è quella di fornire un apporto collaterale di sangue all'arteria discendente anteriore sinistra (ADA).

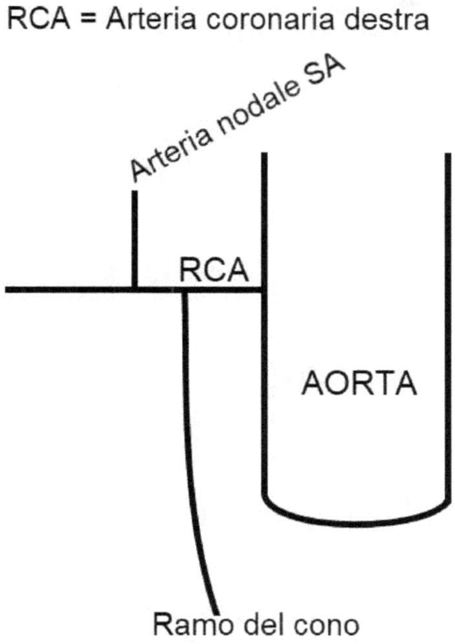

Figura 10-1

Il ramo conico è in genere il primo ramo della coronaria destra. Oppure, può originare dal proprio ostio nel seno di Valsalva destro, accanto all'ostio della coronaria destra. Di solito appare nel video durante una coronarografia se si tratta di un ramo della coronaria destra. In caso contrario, il catetere è stato posizionato distalmente al ramo conico, dove lascia la coronaria destra, oppure è presente come un'arteria conica separata che origina come vaso separato dall'aorta. In questi casi, viene spesso chiamata *terza arteria coronaria* (e lo è davvero!).

L'arteria conica curva attorno e serve il tratto di efflusso del ventricolo destro (RVOT, Figura 9-2), noto anche anatomicamente come *infundibolo* o *cono arterioso*, da cui il nome dell'arteria.

Quando l'arteria conica destra è lunga, di solito si collega alla circolazione sinistra tramite un ramo corrispondente della discendente anteriore sinistra e può fungere da fonte di circolazione collaterale. Questa anastomosi è solitamente molto prossimale, ma a volte può essere più distale. Quando l'arteria conica destra è corta, non aiuta la discendente anteriore sinistra (LAD).

Se non lo sapevi già, scoprirai che il sopraslivellamento del tratto ST in derivazione V1 con evidenza di occlusione della discendente anteriore sinistra non è attendibile come prova di un'occlusione *prossimale* alla prima perforante del setto (S1). Per molto tempo, si è ritenuto che il sopraslivellamento del tratto ST in derivazione V1 dovuto a un'occlusione prossimale della discendente anteriore sinistra implicasse un'occlusione prossimale a S1. Tuttavia, *un'ar-*

teria conica lunga (di solito parliamo di ramo o arteria del cono in termini di *cono lungo* o *cono corto*) può fornire una circolazione sufficiente al setto basale da prevenire l'ischemia e il sopraslivellamento del tratto ST in derivazione V1. Esempio: a volte vedrete un ECG in cui non c'è sopraslivellamento del tratto ST in V1, ma c'è sopraslivellamento del tratto ST in V2-V6, e penserete: "Ah! L'occlusione è distale al primo perforante del setto!". Poi, poche ore dopo, ricevete il referto del cateterismo e un'occlusione è stata riscontrata prossimalmente a S1 e D1! Come è possibile? Non c'è deviazione del tratto ST in V1! È vero, ma deve esserci stato un lungo ramo del cono destro che ha fornito sufficiente circolazione collaterale al setto basilare e ha impedito qualsiasi ischemia significativa in quell'area. Pertanto, la derivazione V1 sembrava a posto! E il ramo del cono (o arteria) può fornire sufficiente circolazione collaterale per prevenire il sopraslivellamento del tratto ST in V1!

Quando il sopraslivellamento del tratto ST inizia in V2, di solito indica un'occlusione della discendente anteriore distale a S1, ma non sempre. Lo saprete una volta consultato il referto del cateterismo.

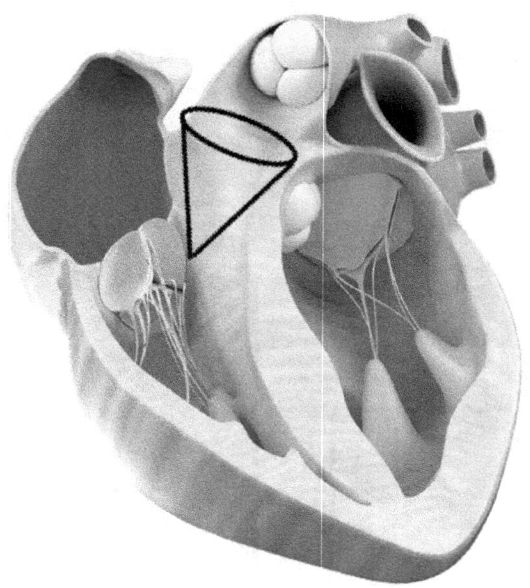

Figura 10-2 | Il tratto di efflusso ventricolare destro (TEVD)

Supponiamo però che un paziente abbia un lungo ramo del cono destro che a sua volta sviluppa un'occlusione acuta. A volte, ciò non è dovuto a una patologia aterosclerotica, ma potrebbe essere iatrogeno! Occasionalmente, quando si inserisce un catetere nell'ostio dell'arteria coronaria destra, il medico può occludere l'origine prossimale del ramo del cono, oppure può essere occluso dal posizionamento di uno stent prossimale. Cosa succede in questo caso?

Il sopraslivellamento del tratto ST nelle derivazioni da V1 a V3 può essere causato dall'occlusione di due arterie coronarie: la discendente anteriore e l'arteria coronaria destra. La LCx non causa sopraslivellamento del tratto ST in queste derivazioni; pertanto, deve essere immediatamente esclusa dalla diagnosi differenziale. Quando si riscontra un sopraslivellamento del tratto ST in V1 a causa di un'occlusione prossimale dell'arteria coronaria destra, di solito è coinvolto il ramo del cono.

PERLA | Un'ischemia anteriore acuta ("IM") può essere causata da un'occlusione dell'arteria interventricolare anteriore (IVA) O del ramo conico dell'arteria coronaria destra (ACD). Si tratta comunque di un IM anteriore, indipendentemente dall'arteria occlusa o dalla parete anteriore interessata.

Ora chiediamo a VOI di dimostrare la vostra conoscenza dell'anatomia – e delle sue conseguenze – dell'arteria conica destra...

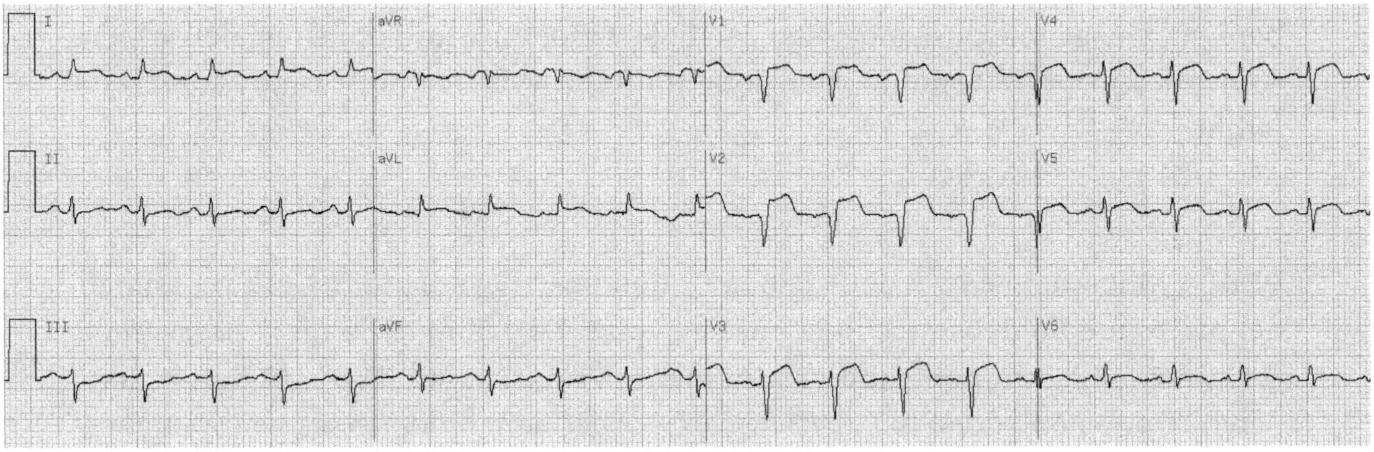

Figura 10-3

In questo ECG (Figura 10-3) è presente un'ischemia epicardica anteriore acuta ("IM"), manifestata da sopraslivellamento del tratto ST a livello del precordio – inclusa la derivazione V1 – e le derivazioni I e aVL. È presente un sottoslivellamento del tratto ST nelle derivazioni inferiori, che rappresenta una variazione reciproca rispetto al sopraslivellamento del tratto ST in aVL.

> **PERLA |** Utilizziamo la variazione reciproca in ischemia acuta per convalidarla quando le deviazioni del tratto ST sono lievi, sospette o dubbie. Non è necessario con questo ECG (Figura 10-3) poiché il sopraslivellamento del tratto ST è evidente.

Il sopraslivellamento del tratto ST si estende a livello del precordio. Le occlusioni della discendente anteriore (LAD) o della coronaria destra (RCA) possono causare questo, ma qui c'è un indizio importante che il vaso responsabile sia la discendente anteriore (LAD). Lo vedete? È presente sopraslivellamento del tratto ST nelle derivazioni I e aVL con variazioni reciproche nelle derivazioni inferiori. L'arteria coronaria destra non causa in nessun caso sopraslivellamento del tratto ST nelle derivazioni I e aVL, né alterazioni reciproche nelle derivazioni II, III o aVF.

La domanda è: che tipo di ramo o arteria del cono è presente: cono lungo o cono corto?

Se fosse stata presente un'arteria del cono lungo, avrebbe probabilmente fornito una circolazione collaterale sufficiente a proteggere il setto basale e non si sarebbe verificato alcun sopraslivellamento del tratto ST in derivazione V1. Tuttavia, è presente sopraslivellamento del tratto ST in derivazione V1, il che significa che l'arteria del cono era corta e non di alcun aiuto per la discendente anteriore sinistra occlusa.

CONSIGLIO | L'arteria del cono destro fornisce circolazione al tratto di efflusso del ventricolo destro (infundibolo, cono arterioso, RVOT e setto basilare). Ricorda che il RVOT è una fonte significativa di ectopia ventricolare e tachicardie, per lo più benigne, ma alcune possono essere letali. Se sospettate un'occlusione dell'arteria conica destra, prestate molta attenzione alle improvvise tachidisritmie a complessi larghi!

PERLA | Ricordate che la derivazione V1 non può rilevare attività più prossimali del punto medio del setto tra la base e l'apice. Le azioni nella metà prossimale (basilare) del setto non sono generalmente visibili su un ECG a 12 derivazioni perché compaiono dopo più di 40 msec. Le deflessioni prodotte si sovrappongono alle deflessioni nelle derivazioni V3 e V4.

Letture consigliate

de Augustin, JA, et al. Collateral Circulation From the Conus Coronary Artery to the Anterior Descending Coronary Artery: Assessment Using Multislice Coronary Computed Tomography. Rev Esp Cardiol. 2010;63(3):347-51.

Ben-Gal T, et al. Importance of the Conal Branch of the Right Coronary Artery in Patients With Acute Anterior Wall Myocardial Infarction: Electrocardiographic and Angiographic Correlation. JACC Vol. 29, No. 3; March 1, 1997.

Eichhöfer J, Curzen N. Unexpected Profound Transient Anterior ST Elevation After Occlusion of the Conus Branch of the Right Coronary Artery During Angioplasty. Circulation. 2005;111:e113-e114.

Kuno T, Fujisawa T, Numasawa Y, Takahashi T. The electrocardiogram change of conus branch occlusion during right coronary artery angioplasty. Case Reports in Internal Medicine, 2015, Vol. 2, No. 2; 7-9.

Lyle M, et al. Conus artery occlusion causing isolated right ventricular outflow tract infarction: novel application of cardiac magnetic resonance in anterior STEMI. Cardiovascular Diagnosis and Therapy, Vol 6, No 3 June 2016.

Udaya Sankari T, Vijaya Kumar J, Saraswathi P. THE ANATOMY OF RIGHT CONUS ARTERY AND ITS CLINICAL SIGNIFICANCE. Recent Research in Science and Technology 2011, 3(10): 30-39.

11

Alterazioni reciproche | Regola di Jones

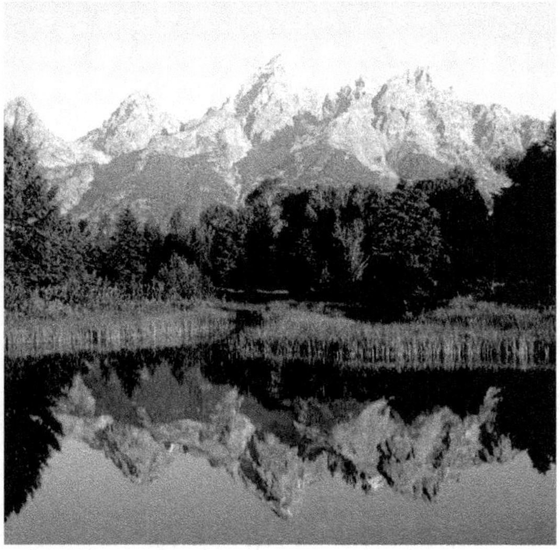

Figura 11-1

Proprio come uno stagno immobile riflette il paesaggio circostante con l'orientamento invertito, le alterazioni reciproche durante un episodio ischemico acuto rifletteranno il miocardio ischemico, ma anche in senso inverso.

La Figura 11-2 è un ECG a 12 derivazioni che mostra un'ischemia transmurale acuta con alterazioni reciproche.

Questo ECG presenta sopraslivellamento del tratto ST nelle derivazioni I e aVL e nelle derivazioni V2-V5. Sul piano frontale, osserviamo un sottoslivellamento del tratto ST nelle derivazioni III e aVF (solo lievemente nella derivazione II), alterazioni reciproche del sopraslivellamento del tratto ST nelle derivazioni I e aVL.

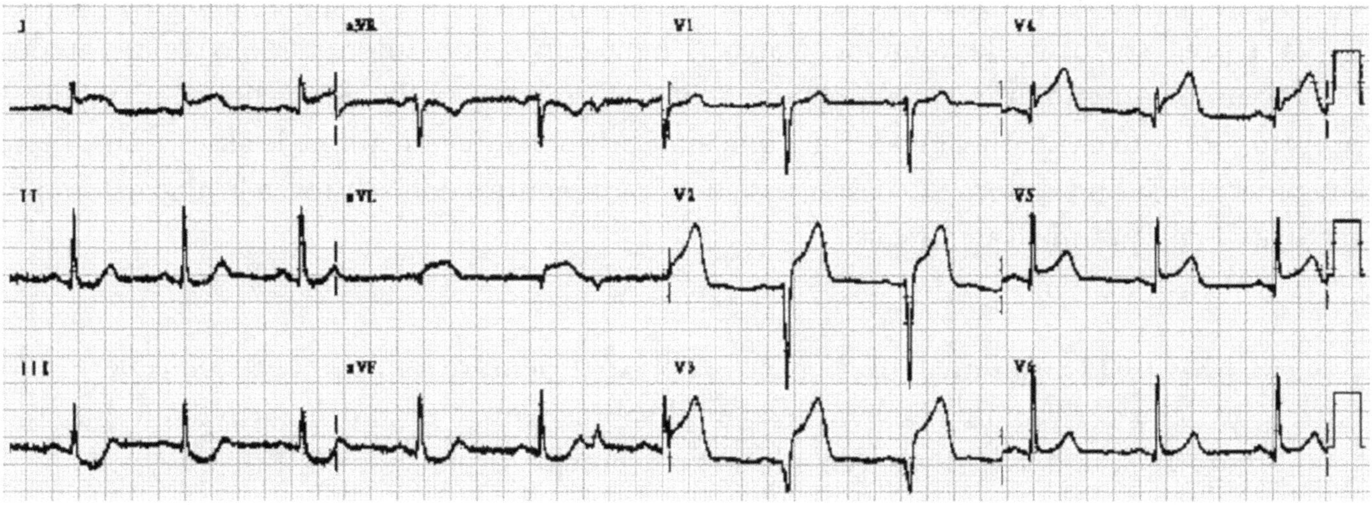

Figura 11-2

PERLA | Le derivazioni sul piano frontale non agiscono reciprocamente con le derivazioni sul piano orizzontale (o trasversale) e viceversa. Sebbene le derivazioni I e aVL manifestino la stessa ischemia "osservata" dalle derivazioni precordiali, le derivazioni inferiori possono reagire solo alle alterazioni nelle derivazioni I e aVL perché si trovano tutte sullo stesso piano.

"Ma", mi chiedete, "perché ho bisogno delle alterazioni reciproche quando il sopraslivellamento del tratto ST nelle derivazioni I e aVL è così evidente?" "Ottima domanda", rispondo. "Non c'è bisogno delle alterazioni reciproche per fare la diagnosi... in questo ECG!"

Osserviamo un altro ECG a 12 derivazioni (Figura 11-3):

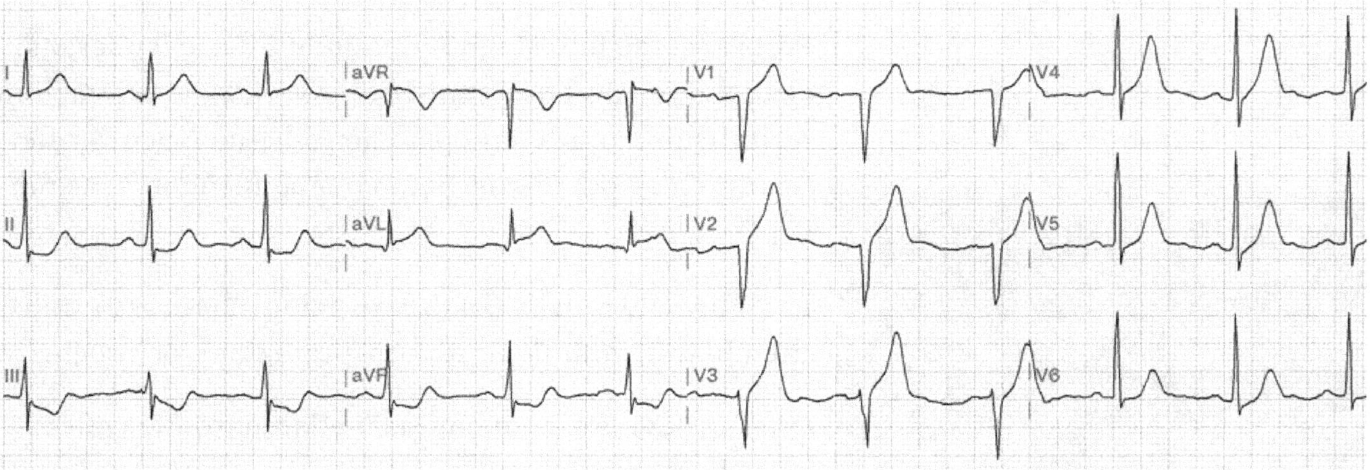

Figura 11-3

Quale reperto di questo ECG ha attirato per primo la vostra attenzione? Sono state le onde T iperacute nelle derivazioni V1-V5? Il sottoslivellamento del tratto ST nelle derivazioni II, III e aVF? Oppure il sopraslivellamento del tratto ST nelle derivazioni I e aVL?

La maggior parte delle persone nota prima le onde T iperacute (come quelle nelle derivazioni V1-V4) e poi il sottoslivellamento del tratto ST nelle derivazioni inferiori. Solo con un'analisi più attenta si notano infine le alterazioni acute del tratto ST nelle derivazioni I e aVL. Ed è proprio di questo che parla questo libro: qualsiasi principiante può notare le alterazioni ampie ed evidenti, ma l'interprete ECG esperto vede rapidamente e con sicurezza le alterazioni più sottili e ne comprende il significato!

> **CONSIGLIO** | Le alterazioni reciproche non sono sempre immagini speculari perfette delle derivazioni che manifestano il sopraslivellamento del tratto ST. Nella Figura 11-3, la derivazione aVL e le sue reciproche, derivazioni II, III e aVF, presentano tutte onde T verticali. A volte le onde T nelle derivazioni reciproche sono invertite... ma a volte no.

Il valore di una variazione reciproca è quello di confermare o convalidare l'impressione di un sopraslivellamento del tratto ST molto lieve che coinvolge altre derivazioni. Altrettanto importante, la presenza di quelle che sembrano essere variazioni reciproche all'ECG di un paziente con dolore toracico credibile, ma senza evidenza di sopraslivellamento del tratto ST, è un avvertimento per osservare il paziente e ripetere l'ECG ogni 15-20 minuti.

PERLA | Se il paziente presenta un dolore toracico credibile, NON escludere MAI un infarto miocardico acuto con un solo ECG "normale" o solo 12 derivazioni.

Qual è la base per una variazione reciproca? Ci sono due cose che devi capire:

Innanzitutto, la derivazione che presenta una alterazione reciproca deve essere a > 90° dal polo positivo di una derivazione che presenta sopraslivellamento del tratto ST. Maggiore è la separazione dei due assi, in particolare dei due poli positivi, più evidente è la reciprocità. Se le derivazioni sono separate da non più di pochi gradi oltre i 90°, le alterazioni reciproche saranno praticamente impossibili da rilevare su un ECG a 12 derivazioni. Tuttavia, più la separazione si avvicina a 180°, più evidente è l'alterazione reciproca. Sul piano frontale, non ci sono due derivazioni a 180° l'una dall'altra: 180° dal polo positivo della derivazione I sono ancora la derivazione I. Si noti nella Figura 11-4 che la separazione massima sul piano frontale è di 150°, che è la distanza tra le derivazioni III e aVL, le derivazioni II e aVR e le derivazioni I e aVR. Sul piano orizzontale (derivazioni precordiali), la separazione può certamente avvicinarsi a 180°.

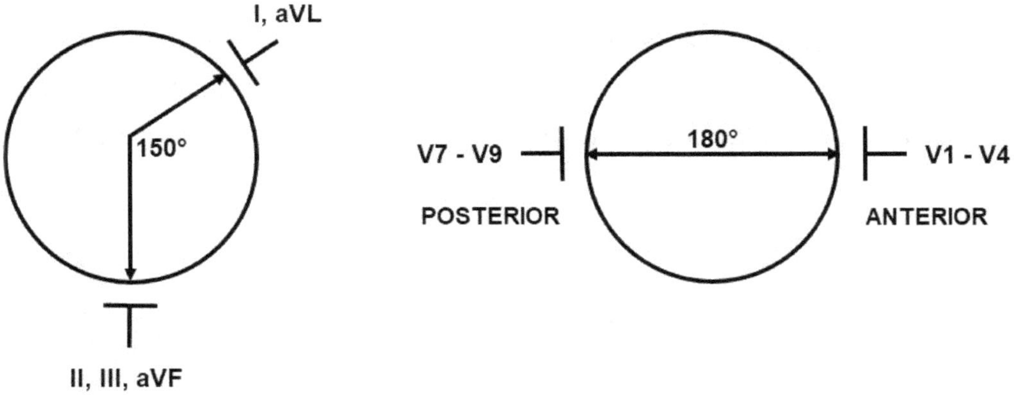

Figura 11-4

In secondo luogo, una derivazione può agire come reciproca solo con una derivazione che condivide lo stesso piano! Potrebbero esserci delle "pietre tombali" per i tratti ST nelle derivazioni V1-V4, ma le derivazioni inferiori non lo sapranno mai. Perché? Ricordiamo che le derivazioni inferiori si trovano sul piano frontale e tutte le derivazioni precordiali si trovano sul piano orizzontale. Poiché questi due piani sono perpendicolari, le derivazioni in un piano non possono rilevare eventi nell'altro piano. Potrebbero anche essere invisibili l'una all'altra. Allora perché c'è un sottoslivellamento del tratto ST nelle derivazioni inferiori sull'ECG nella Figura 11-3? Questi sottoslivellamenti del tratto ST sono in risposta ai sopraslivellamenti del tratto ST nelle derivazioni I e aVL, che si trovano sullo stesso piano (piano frontale) delle derivazioni inferiori e reagiscono alla stessa ischemia delle derivazioni V1-V4.

"Ma i sottoslivellamenti del tratto ST sono molto evidenti e i sopraslivellamenti del tratto ST sono così impercettibili che potrebbero essere facilmente ignorati!" esclami.

"Sì, è corretto", rispondo. "Ecco perché le alterazioni reciproche sono così importanti!" In effetti, questo è un punto molto importante. Supponiamo che un paziente maschio di 56 anni si presenti al pronto soccorso lamentando un classico dolore toracico, iniziato appena quarantacinque minuti prima del suo arrivo. Registrate un ECG a 12 derivazioni, ma mostra solo sottoslivellamento del tratto ST nelle derivazioni I e aVL. Nulla soddisfa i criteri per uno STEMI. Questa situazione sarebbe simile all'ECG della Figura 11-3. Non avete ancora escluso un infarto miocardico acuto per quel paziente!

REGOLA DI JONES | Il sottoslivellamento del tratto ST all'ECG a 12 derivazioni di qualsiasi paziente che presenti un dolore toracico di tipo SCA credibile dovrebbe essere considerato un'alterazione reciproca reciproco di un'ischemia acuta localizzata altrove, fino a prova contraria. L'alterazione reciproca del sottoslivellamento del tratto ST può comparire prima dell'alterazione indicativo del sopraslivellamento del tratto ST (Corollario 1) o, anche quando entrambi sono presenti, l'alterazione reciproca può essere più evidente del sopraslivellamento del tratto ST (Corollario 2).

Capisci il concetto di "reciprocità" e "derivazioni reciproche"? Se pensi che la reciprocità si riferisca solo al sottoslivellamento del tratto ST osservato nelle derivazioni opposte a quelle con sopraslivellamento del tratto ST... allora ne sai qualcosa sulla reciprocità... ma solo una piccola parte!

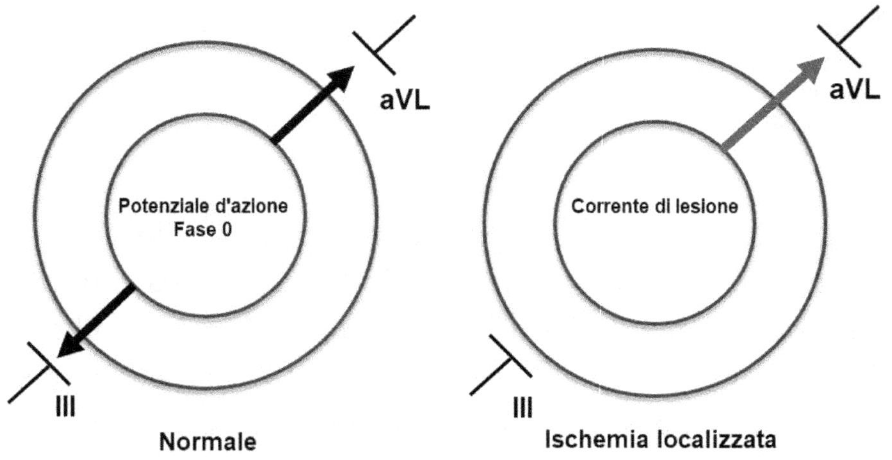

Figura 11-5

Ogni battito cardiaco normale è il prodotto della reciprocità. Si stima che quasi il 90% dell'attività elettrica del cuore non venga mai registrata a causa di vettori opposti che viaggiano in direzioni opposte annullandosi a vicenda, come nel diagramma "normale" in Figura 11-5. Mi riferisco a questo concetto come "annullamento di forze" (e lo fanno anche molti altri), ma a volte lo si può vedere indicato come "contrappeso" o "controbilanciamento". Approfondiremo l'argomento dell'annullamento di forze nel prossimo capitolo.

PERLA | La reciprocità e l'annullamento di forze si verificano tra gli stessi gruppi di coppie reciproche. Se solo uno dei gruppi di elettrodi si trova su tessuto ischemico, si verificherà la reciprocità. Se entrambi i gruppi di elettrodi si trovano sullo stesso tipo di tessuto (entrambe le aree ischemiche o entrambe le aree non ischemiche), si verificherà un annullamento di forze. Due elettrocateteri non possono agire reciprocamente a meno che uno di essi non visualizzi un miocardio normale, non ischemico.

Esaminiamo cosa implica la reciprocità.

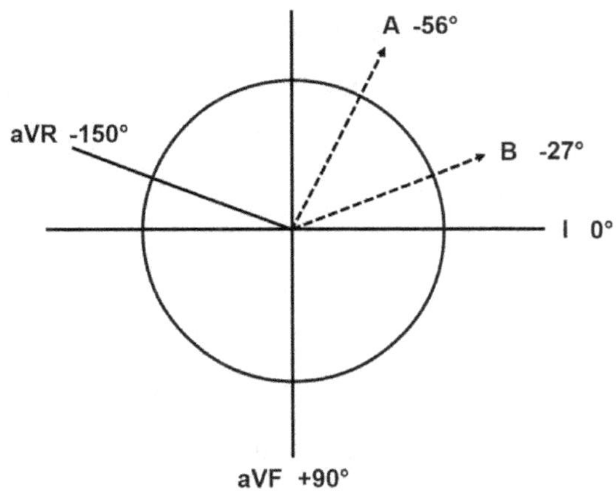

Figura 11-6

Nella Figura 11-6, vediamo due frecce tratteggiate (vettori). Il polo positivo della derivazione aVR è a 150° dalla derivazione I, che è la distanza massima tra due poli positivi sul piano frontale; pertanto, dovrebbe essere in grado di manifestare una certa reciprocità con la derivazione I. Sebbene – teoricamente – potrebbe reagire reciprocamente al vettore "A", dubito seriamente che tu, io o chiunque altro potremmo rilevare qualsiasi alterazione reciproca sull'ECG. Tuttavia, non ci sarebbero problemi nel vedere la derivazione aVR reagire reciprocamente al vettore "B".

Osserviamo il secondo diagramma nella Figura 11-5 (etichettato "Ischemia localizzata"). C'è un solo vettore, che si muove verso il polo positivo della derivazione aVL. A causa della sua direzione verso la derivazione aVL, quella derivazione iscriverà una deflessione positiva, verticale. Tuttavia, il polo positivo della derivazione III vede il vettore allontanarsi da esso, quindi iscrive la stessa deflessione come negativa o invertita. A questo punto sorge sempre una domanda: come può il polo positivo della Derivazione III vedere il vettore opposto che si allontana da esso quando ha un vettore che si dirige verso di esso? In che cosa differisce dalle condizioni del primo diagramma della Figura 11-5? La mia risposta è questa: vede il vettore opposto che si allontana da esso abbastanza facilmente perché nessun vettore si dirige verso di esso! La spiegazione si trova nel testo situato al centro di ogni diagramma.

Nel primo diagramma, i vettori opposti rappresentano la depolarizzazione che si verifica durante un potenziale d'azione. La stessa attività si verifica simultaneamente su entrambi i lati del cuore. Questo avviene durante la Fase 0 – depolarizzazione! Il secondo diagramma si verifica durante la ripolarizzazione – Fase 2. E il vettore che punta verso il polo positivo della Derivazione aVL non è né un potenziale d'azione né una depolarizzazione: è una Corrente di Lesione! Una corrente di lesione è una corrente elettrica completamente separata e diversa da un potenziale d'azione. Durante la Fase 2, in un cuore normale, tutto il miocardio è stato depolarizzato a seguito della Fase 0. Non vi è sostanzialmente alcuno scambio ionico netto tra l'interno e l'esterno della cellula. L'ingresso di calcio durante la Fase 2 compensa l'uscita di potassio, determinando un leggero plateau. Una pausa simile nell'attività elettrica transmembrana si verifica anche durante la Fase 4. Tuttavia, sembra esserci una certa ischemia nella regione basolaterale del ventricolo sinistro sotto l'elettrodo di derivazione aVL (braccio sinistro). Si è sviluppata una corrente di lesione, completamente separata dal potenziale d'azione, il cui vettore punta verso l'elettrodo di derivazione aVL. Pertanto, la derivazione aVL produrrà una deflessione positiva durante la Fase 2 e, naturalmente, tale "deflessione positiva" viene registrata come sopraslivellamento del tratto ST.

Ma ricordate: questa è la Fase 2! Il miocardio sotto l'elettrodo di derivazione III è normale e non ischemico. Momentaneamente, è a riposo. Pertanto, non vi è alcuna attività elettrica extra tra esso e la coda negativa del vettore di corrente di lesione sul lato opposto del ventricolo. Quindi, vede la coda negativa e inscrive una "deflessione negativa" durante la Fase 2, che viene registrata come depressione del tratto ST.

> **PERLA** | La forma che assume la reciprocità dipende non solo dalla posizione e dalla direzione dei vettori, ma anche dalla fase del potenziale d'azione durante la quale i vettori si manifestano.

Ecco come si sviluppano i cambiamenti reciproci:

Un elettrodo di registrazione vede prima l'impulso di depolarizzazione che viaggia verso di esso e registra una deflessione verticale. Gli studenti mi hanno spesso chiesto: "L'impulso di depolarizzazione e la corrente di lesione non si annullano a vicenda?" No, non lo fanno perché non si verificano simultaneamente. La corrente di lesione non esiste fino a dopo la depolarizzazione.

Il vettore di depolarizzazione appare per primo e registra una deflessione verticale perché ha una testa positiva e una coda negativa e viaggia verso l'elettrodo di registrazione. La depolarizzazione è seguita da un vettore di ripolarizzazione con una testa negativa e una coda positiva, che viaggia molto più lentamente e nella direzione opposta. In condizioni normali, l'elettrodo di registrazione registrerà una deflessione verticale (onda T) perché vede la coda positiva del vettore di ripolarizzazione.

Tra depolarizzazione e ripolarizzazione c'è un'area sul potenziale d'azione nota come plateau. Sull'ECG, è chiamata segmento ST. Sebbene anche il tratto ST faccia parte della ripolarizzazione, durante tale periodo si verifica uno scambio ionico netto minimo, con un movimento limitato verso il potenziale di membrana a riposo (-90 mV). Questo consente alle cariche esterne, sia sulle cellule ischemiche che su quelle sane, di rimanere momentaneamente fisse. Durante questo periodo, possiamo osservare gli effetti di una corrente di lesione senza l'interferenza del resto del potenziale d'azione (ovvero, la fase 3, l'onda T). I vettori delle correnti di lesione hanno teste positive e code negative, proprio come il vettore di depolarizzazione.

PERLA | Le correnti di lesione (chiamate anche correnti di lesione) possono manifestarsi solo durante periodi di relativa inattività ionica. Durante le fasi 2 e 4 del potenziale d'azione, si verifica uno scambio ionico netto minimo o nullo. Ciò consente alle cariche esterne di rimanere fisse abbastanza a lungo da consentire lo sviluppo di una corrente di lesione. Durante la depolarizzazione e la ripolarizzazione attive, le cariche esterne cambiano rapidamente e tale attività non favorisce la formazione di una corrente di lesione passiva.

Seguendo il/i vettore/i di depolarizzazione, registra la corrente del vettore di lesione e inscrive un sopraslivellamento del tratto ST. La ripolarizzazione inizia nel subepicardio, anche durante l'ischemia transmurale. Pertanto, l'elettrodo sovrastante registra un'onda T verticale perché il vettore di ripolarizzazione si allontana da esso e presenta una coda positiva.

Le confuse variazioni reciproche nelle derivazioni V1-V3

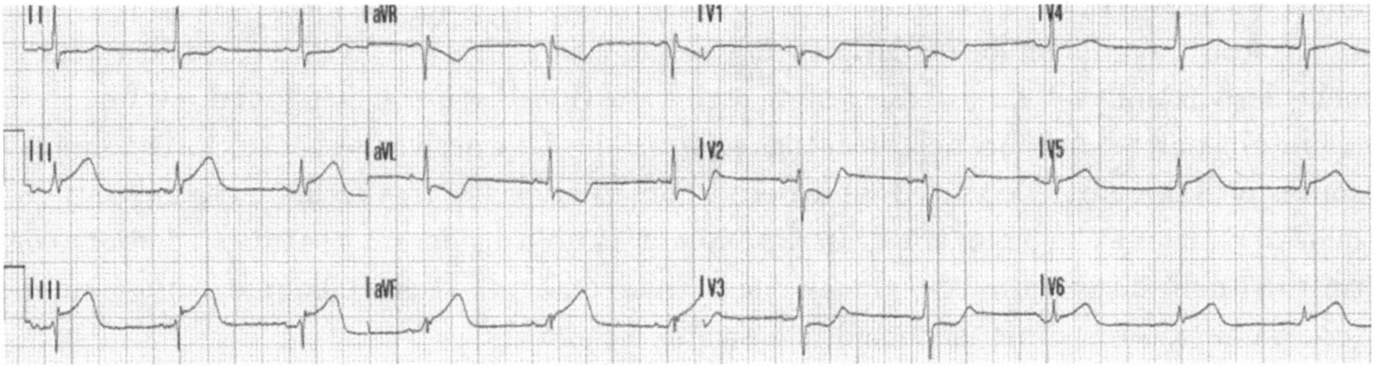

Figura 11-7

I sottoslivellamenti del tratto ST osservati nelle derivazioni V1-V3 (e occasionalmente V4) sono responsabili di alcuni dei più confusi equivoci in elettrocardiografia. Molti che leggono gli ECG cercano ancora di correlare il sottoslivellamento del tratto ST reciproco in queste derivazioni con il sopraslivellamento del tratto ST osservato nelle derivazioni II, III e aVF. Come affermato in precedenza, la reciprocità si verifica solo tra derivazioni sullo stesso piano.

La Figura 11-7 mostra il sopraslivellamento del tratto ST nelle derivazioni II, III e aVF. Osserviamo anche il sottoslivellamento del tratto ST nelle derivazioni I, aVL e V1-V3. Solo le derivazioni I e aVL sono reciproche al sopraslivellamento del tratto ST nelle derivazioni II, III e aVF. Le derivazioni V1-V3 non lo sono perché il piano orizzontale è perpendicolare al piano frontale.

CONSIGLIO | ANTERIORE è opposto a POSTERIORE; INFERIORE è opposto a SUPERIORE. Quali derivazioni sono designate come derivazioni SUPERIORI? Lascia che ti risponda io: NESSUNA! Ma quali derivazioni sul piano frontale sarebbero situate SUPERIORI alle derivazioni INFERIORI? Derivazioni I e aVL.

"Quindi, il sottoslivellamento del tratto ST nelle derivazioni V1-V3 non rappresenta un'alterazione reciproca?" chiedi. "Oh, sì, invece! Assolutamente!" rispondo.

"Ma come può essere reciproca con le derivazioni inferiori? Hai appena detto che si trovano su due piani diversi, perpendicolari tra loro!" esclami. "No, ho detto che le derivazioni V1-V3 non erano reciproche con il sopraslivellamento del tratto ST nelle derivazioni II, III o aVF. Ma il sottoslivellamento del tratto ST è effettivamente un'alterazione reciproca!"

"Allora dove sta il sopraslivellamento del tratto ST a causare la reciprocità? Potrebbe essere dovuto a quel sottile sopraslivellamento del tratto ST nella derivazione V6?"

"No, quel lieve sopraslivellamento del tratto ST nella derivazione V6 è un altro argomento di cui parleremo più avanti in questo libro. Le derivazioni con il sopraslivellamento del tratto ST responsabile del sottoslivellamento del tratto ST nelle derivazioni V1-V3 non sono state registrate su questo ECG. Le derivazioni responsabili di ciò vengono raramente registrate, anche se registrarle aggiungerebbe chiarimenti! Avremmo visto un sopraslivellamento del tratto ST nelle derivazioni V7-V9... se fossero state registrate. Questi sono gli elettrodi direttamente di fronte alla parete anteriore del torace. La registrazione delle derivazioni posteriori quando c'è sopraslivellamento del tratto ST nelle derivazioni inferiori e sottoslivellamento del tratto ST nelle derivazioni V1-V3 non è necessaria. Ora possiamo considerare il sottoslivellamento del tratto ST nelle derivazioni V1-V3 in tali circostanze come un'ischemia laterale o inferolaterale (entrambi i termini si riferiscono alla stessa area ischemica).

PERLA | I sottoslivellamenti del tratto ST nelle derivazioni V1-V3, solitamente (ma non sempre) in associazione con il sopraslivellamento del tratto ST nelle derivazioni II, III e aVF, rappresentano effettivamente alterazioni reciproche, ma non rispetto ai sopraslivellamenti del tratto ST nelle derivazioni inferiori del piano frontale. Sono reciproche rispetto al sopraslivellamento del tratto ST elevazioni nelle derivazioni V7-V9 situate di fronte alle derivazioni V1-V3, ma che vengono raramente registrate.

IMPORTANTE | I diversi piani del cuore sono designazioni che esistono solo nei calcoli all'interno dell'elettrocardiografo stesso. Di certo non esistono nel cuore fisico. Stiamo parlando di quella parte della struttura che interseca quei piani immaginari. Tutti questi calcoli sono fatti per nostra comodità e, fortunatamente, funzionano!

La reciprocità ha i suoi imitatori

L'ischemia miocardica acuta non è l'unica condizione che può produrre alterazioni reciproche sull'ECG a 12 derivazioni (purtroppo). Alterazioni reciproche possono essere osservate anche nella miocardite acuta, nella cardiomiopatia di Takotsubo, negli aneurismi ventricolari, nell'embolia polmonare e nella pericardite post-infartuale precoce (NON nella pericardite post-virale!).

Comprendere la linea di base dell'ECG

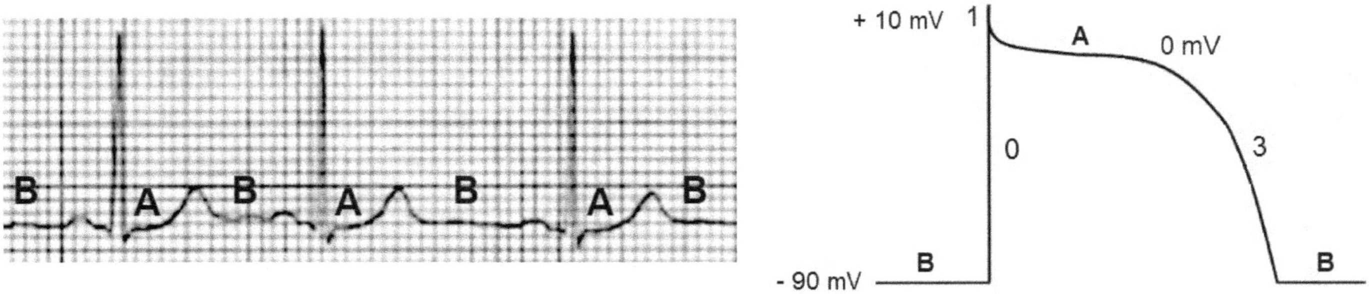

Figura 11-8

Il Capitolo 2 vi ha introdotto alle teorie della corrente sistolica e diastolica di lesione, dove avete imparato come l'elettrocardiografo regoli la linea di base a un livello standard e fisso. Questo ci impedisce di vedere il sottoslivellamento del tratto ST del segmento T-P durante un'ischemia acuta. Pensavate che l'elettrocardiografo facesse questo solo durante l'ischemia? Fa lo stesso anche in assenza di ischemia! Osservate questo frammento di ECG (Figura 11-8) e confrontate i segmenti T-P e ST con le loro posizioni corrispondenti (rispettivamente Fase 4 e Fase 2) sul potenziale d'azione. Sebbene il segmento T-P e il segmento ST sembrino essere localizzati a livelli simili nel frammento di ECG, il diagramma del potenziale d'azione rivela che in realtà sono separati da circa 90 mV!

NOTA | I termini inferolaterale e inferobasale sono spesso usati in modo intercambiabile in questo libro. Entrambi si riferiscono all'area del cuore precedentemente nota come "parete posteriore". Ora sappiamo che quella che prima chiamavamo "parete laterale del ventricolo sinistro" è in realtà quella "parete posteriore". Quindi, perché non la chiamiamo semplicemente "parete laterale"? Perché troppe persone non riescono ad accettare che quella che hanno sempre chiamato "parete posteriore" sia in realtà la parete laterale. Quindi, quando la parete laterale è diventata la vera "parete posteriore"? Circa un milione di anni fa!

Letture consigliate

Camara EJN, et al. Reciprocal ST Change in Acute Myocardial Infarction: Assessment by Electrocardiography and Echocardiography. JACC. Vol. 2, No 2 August 1983: 251-7.

Martí D, et al. Letter to the Editor: Usefulness of Reciprocal Changes in the Diagnosis of Myocardial Infarction With Minimal ST-segment Elevation. Rev Esp Cardiol. 2016;69(7):699–709.

Parale GP, et al. Importance of Reciprocal Leads in Acute Myocardial Infarction. JAPI. Vol. 52; MAY 2004.

12
Annullamento delle Forze

Se mi chiedessero di elencare le cause più comuni di infarto miocardico acuto non rilevato negli ECG a 12 derivazioni, non andrei molto lontano prima di menzionare *la cancellazione delle forze*. Potreste non aver mai sentito parlare di questo fenomeno perché è piuttosto avanzato e non viene generalmente trattato nei corsi di ECG, dal vivo, online o in altri contesti. Molti lo confondono con la variazione reciproca, ma non è esattamente la stessa cosa. Sebbene non sia un concetto molto noto e sia piuttosto avanzato, non è difficile da comprendere... ma non senza parlare di vettori.

Inizierò ponendovi due domande:

Prima domanda: cosa succederebbe se due vettori che viaggiano l'uno verso l'altro si scontrassero direttamente e "frontalmente"? Non abbiamo bisogno di andare oltre ogni battito cardiaco normale per trovare la risposta.

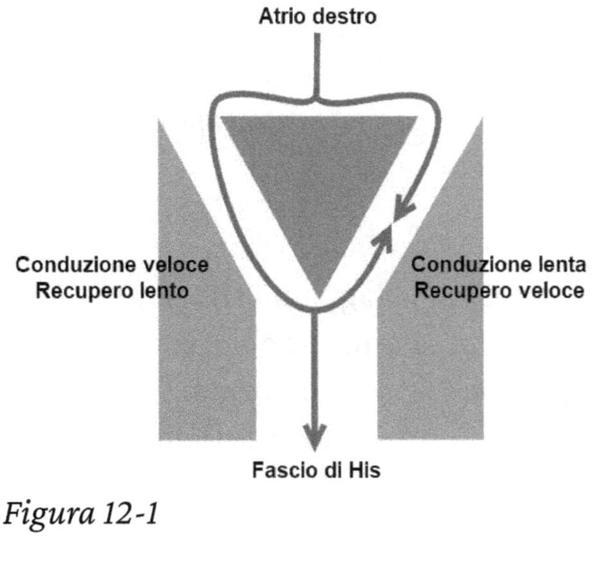

Figura 12-1

Ogni battito atriale percorre sia la via veloce che quella lenta nel nodo AV per raggiungere il fascio di His e, infine, i ventricoli. L'impulso che percorre la via veloce raggiunge prima il fondo, entra nel fascio di His e poi torna indietro per percorrere retrogradamente la via lenta. L'impulso che ha iniziato a percorrere la via lenta incontra l'impulso retrogrado e si scontrano frontalmente! Cosa succede? Entrambi si estinguono... e poi il processo ricomincia da capo. Questo è un tipo di annullamento di forze che si verifica principalmente nel sistema di conduzione. È reale! Non è un calcolo teorico.

Seconda domanda: cosa succederebbe se due vettori (due correnti di lesione) di cariche simili viaggiassero simultaneamente in direzioni opposte, ciascuna attraverso il miocardio ischemico? Certamente non si estinguerebbero a vicenda perché non entrerebbero mai in contatto. Ciascuno continuerebbe ad avanzare attraverso il miocardio ischemico.

Qui abbiamo una rappresentazione semplificata del cuore con due aree di ischemia. Ogni area è diventata transmurale e invia correnti di lesione verso gli elettrodi di registrazione sovrastanti: le derivazioni III e aVL. Ma i tratti ST sembrano perfettamente normali! Non c'è traccia di ischemia! Perché queste derivazioni non mostrano sopraslivellamento del tratto ST?

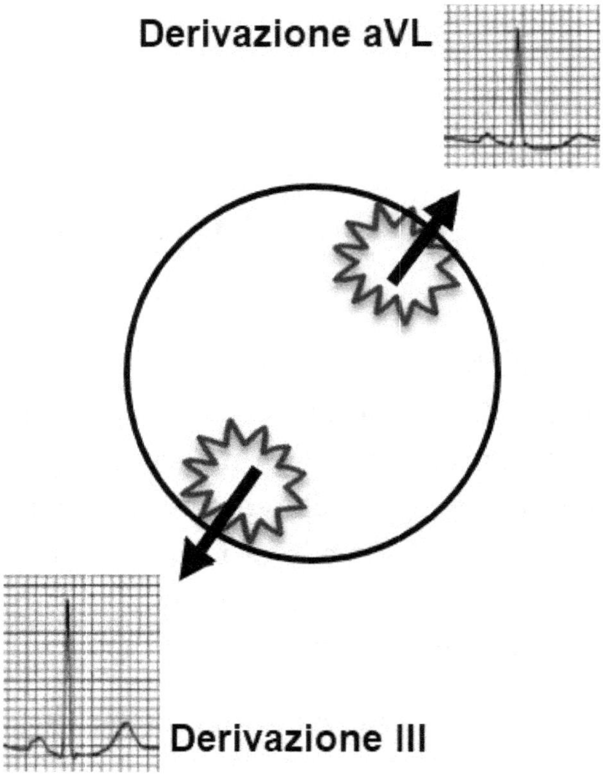

Figura 12-2

Non fatevi ingannare! L'ischemia c'è, ed è ancora pericolosa come sempre! In questo caso, i due vettori non si estinguono scontrandosi lungo la stessa via o fibra – un evento reale che avviene all'interno del cuore! Invece, si annullano a vicenda sull'ECG viaggiando in direzioni opposte, il che NON è un evento reale nel cuore, ma avviene solo all'interno dell'elettrocardiografo. Chiariamo: i vettori che viaggiano in direzioni opposte sono reali; l'annullamento delle forze sull'ECG è un fenomeno tipico dell'elettrocardiografo. Ricordate all'inizio del capitolo precedente quando ho detto che il vettore di depolarizzazione e il vettore della corrente di lesione non interferivano tra loro perché non erano eventi simultanei – la corrente di lesione si verificava dopo la depolarizzazione? In quel caso, c'era una sola corrente di lesione. Ora abbiamo due correnti di lesione simultanee che causano sopraslivellamento del tratto ST – questo non appare sull'ECG in nessuno dei due casi!

> **MOLTO IMPORTANTE! |** Quando due correnti di lesione viaggiano simultaneamente in direzioni opposte, le loro forze elettriche si annullano a vicenda nella registrazione ECG e i tratti ST risultanti possono apparire normali o con deviazioni del tratto ST che possono essere minori, impercettibili o facili da trascurare.

Quali reperti su un ECG a 12 derivazioni indicano che si sta verificando un annullamento di forze?

> **PERLA |** La prima cosa che dovrebbe farvi sospettare di avere a che fare con questo fenomeno è un paziente con fattori di rischio, una storia clinica credibile accompagnata da dolore toracico compatibile con SCA e un ECG "normale"! Siate sempre

sospettosi se le condizioni di un paziente appaiono davvero sproporzionatamente peggiori di quanto suggerito dall'ECG.

La maggior parte dei cardiologi considererebbe un'occlusione limitata e distale della discendente anteriore sinistra meno probabile a causare problemi o complicazioni (anche se non la ignorerebbero). Tuttavia, a causa dell'annullamento delle forze, quella che può sembrare una piccola e limitata occlusione distale della discendente anteriore sinistra può in realtà rappresentare un'area a rischio molto ampia con conseguenze molto pericolose!

Quali occlusioni hanno maggiori probabilità di provocare un annullamento delle forze?

Occlusione prossimale di un'arteria discendente anteriore sinistra di tipo 3

Ecco il primo scenario: un'occlusione di una discendente anteriore sinistra di tipo 3 distale a S1 e prossimale a D1.

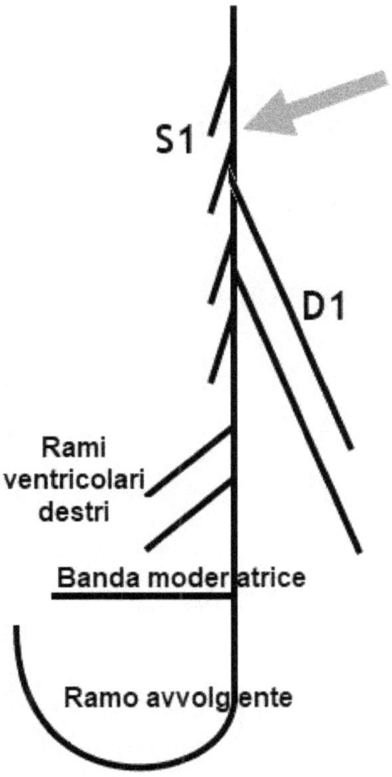

Figura 12-3

Cosa vedremo sull'ECG a 12 derivazioni?

PERLA | Quando DUE correnti di lesione viaggiano in direzioni opposte, si verifica un annullamento delle forze e si potrebbe osservare una piccola deviazione del tratto ST, o forse nessuna! Se è presente UNA sola corrente di lesione e due elettrodi di registrazione opposti, una derivazione manifesterà la variazione primaria del sopraslivellamento del tratto ST e l'altra manifesterà una variazione reciproca. La variazione reciproca si manifesterà nella derivazione con l'elettrodo sovrastante tessuto normale, non ischemico. Ricorda: il sottoslivellamento del tratto ST di una variazione reciproca si verifica nel miocardio normale, non ischemico.

Per vedere cosa succede con un'occlusione pre-diagonale di una disfunzione diastolica di tipo 3 (un'occlusione prossimale al ramo D1), osserva la Figura 12-3. È esattamente ciò che è disegnato lì. Come apparirà l'ECG (Figura 12-4)?

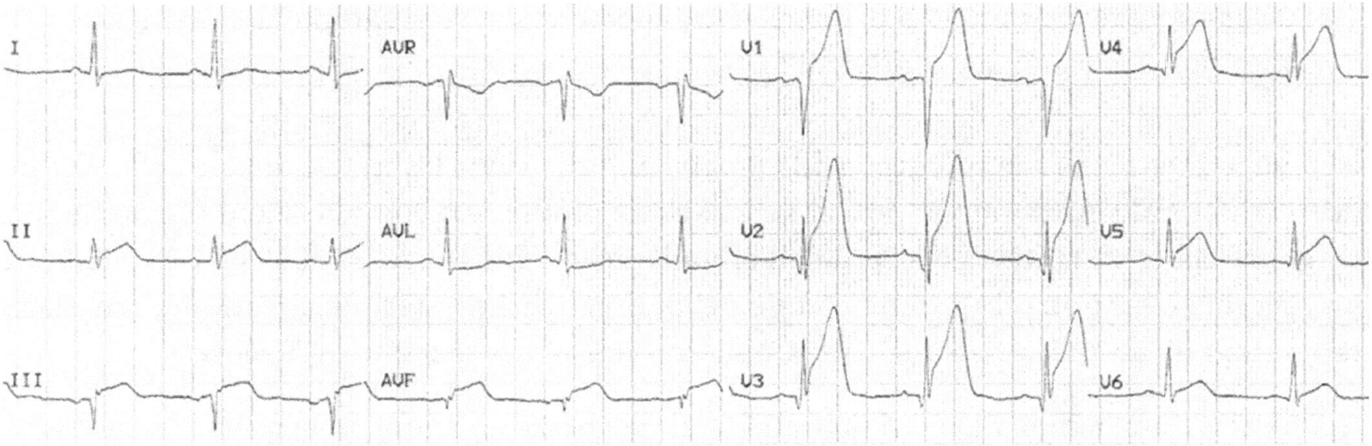

Figura 12-4

È evidente un sopraslivellamento del tratto ST in tutte le derivazioni precordiali e nelle derivazioni II, III e aVF. È presente ischemia di grado 3 nelle derivazioni V2-V4. Se l'occlusione fosse distale a D1, l'ischemia da V2 in poi non sarebbe così marcata. Trattandosi di un'occlusione prossimale di una discendente anteriore sinistra di tipo 3 ("avvolgente") con evidente coinvolgimento della parete inferiore, le consuete regole per la localizzazione di un'occlusione della discendente anteriore sinistra non funzionano. La parete basolaterale (derivazioni I e aVL) deve essere coinvolta perché si trova al centro della zona ischemica. Tuttavia, si osservino le derivazioni I e aVL. Non mostrano alcun sopraslivellamento del tratto ST. Molto probabilmente, si verifica un annullamento delle forze tra le derivazioni inferiori e quelle basolaterali.

Un'occlusione di una DA di tipo 3 ("avvolgente") può certamente causare un sottoslivellamento del tratto ST nella derivazione aVL, ma in questi casi l'occlusione è distale a D1 e non si verificheranno alterazioni ischemiche così profonde nelle derivazioni V2-V4.

Se avete dubbi sulla reciprocità rispetto all'annullamento delle forze, date un'occhiata a questa illustrazione:

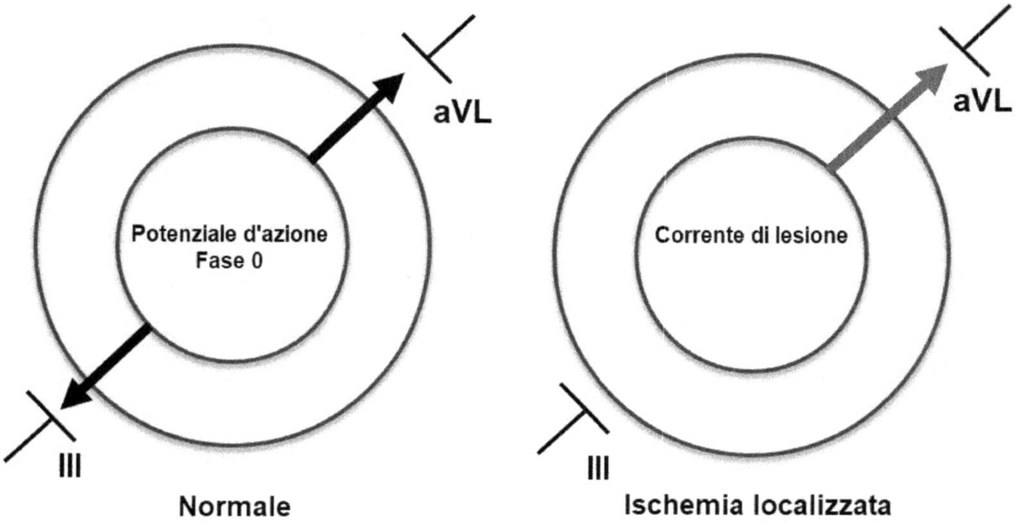

Figura 12-5

Here is another example of cancellation of forces:

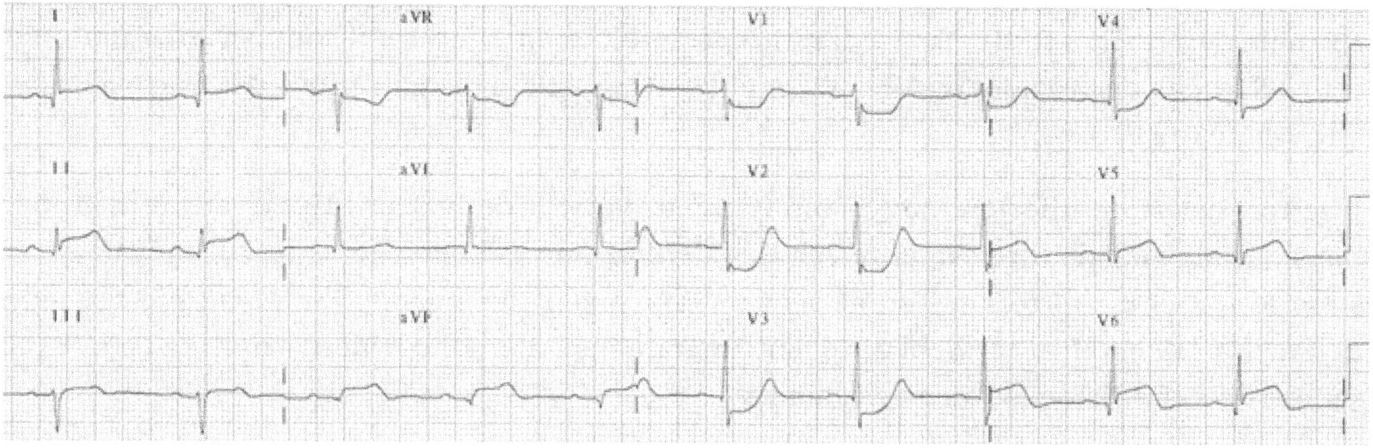

Figura 12-6

Nella Figura 12-6 vediamo un marcato sottoslivellamento del tratto ST nelle derivazioni da V1 a V4 e un sopraslivellamento del tratto ST nelle derivazioni I, II, aVF, V5 (sottile) e V6. È subito evidente la presenza di un'ischemia transmurale inferolaterale acuta (in precedenza "posteriore"), indicata dal sottoslivellamento del tratto ST. Utilizzando il metodo di eliminazione della diagnosi di Jones, sappiamo che la discendente anteriore (DA) non può essere l'arteria colpevole perché non causa ischemia inferolaterale. L'ECG precedente (Figura 12-4) ha mostrato un annullamento delle forze dovuto a un'occlusione pre-diagonale della discendente anteriore (DA), ma questa è diversa! L'arteria colpevole deve essere la coronaria destra (RCA) o la Cx.

È presente un sopraslivellamento del tratto ST nella derivazione I. Le occlusioni della coronaria destra (ACD) non producono sopraslivellamento del tratto ST nella derivazione I. Questo esclude la coronaria destra come arteria colpevole. Quindi si tratta di un'occlusione della Cx. Può produrre un sopraslivellamento del tratto ST in derivazione I perché il ramo marginale ottuso serve l'area basolaterale della parete ventricolare sinistra, esattamente come il primo ramo diagonale della discendente anteriore sinistra. Ma dovrebbe anche produrre un sopraslivellamento del tratto ST in derivazione aVL. Quindi, dov'è il sopraslivellamento del tratto ST in derivazione aVL? Torneremo su questo punto tra poco.

Questa occlusione della Cx ha causato un sopraslivellamento del tratto ST anche in derivazione II e aVF. Anche in derivazione III è presente un sopraslivellamento del tratto ST, ma è molto sottile. Perché non è così evidente come nelle altre derivazioni inferiori?

Posso rispondere a entrambe le domande contemporaneamente: annullamento delle forze. L'ECG in Figura 12-6 rappresenta un'occlusione prossimale di una Cx, ovvero prossimale all'arteria marginale ottusa. Ciò significa che l'occlusione è anche prossimale all'arteria discendente posteriore e all'arteria posterolaterale. Ovviamente, questa Cx è un'arteria dominante perché ha coinvolto la parete inferiore del ventricolo sinistro. Non potrebbe farlo se non fosse dominante. Potrebbe comunque causare un infarto inferolaterale, dominante o meno.

L'arteria marginale ottusa è responsabile del sopraslivellamento del tratto ST nelle derivazioni I e aVL. L'arteria discendente posteriore produce il sopraslivellamento del tratto ST nelle derivazioni II, III e aVF e il ramo posterolaterale produce il sopraslivellamento del tratto ST nelle derivazioni da V7 a V9 con il sottoslivellamento reciproco del tratto ST nelle derivazioni da V1 a V4.

Il vettore di lesione inferiore viaggia direttamente verso la derivazione III e il vettore di lesione basolaterale viaggia direttamente verso la derivazione aVL. Poiché le derivazioni III e aVL sono reciproche, i vettori di lesione si annullano a vicenda e danno l'impressione che nelle derivazioni III e aVL si verifichi poco. Fortunatamente, abbiamo le derivazioni I, II e aVF per indicare con precisione le aree di ischemia.

PERLA | Sarebbe raro che le derivazioni III e aVL si annullassero perfettamente a vicenda perché non sono a 180° l'una dall'altra, ma a 150°. Sull'HRG, a 180° dal polo positivo di una derivazione si trova la stessa derivazione, ovvero il suo polo negativo!

OK, abbiamo visto esempi di annullamento delle forze durante le occlusioni della discendente anteriore e del lobo anteriore, ma può accadere lo stesso con le occlusioni dell'arteria coronaria destra? Diamo un'occhiata a un altro ECG:

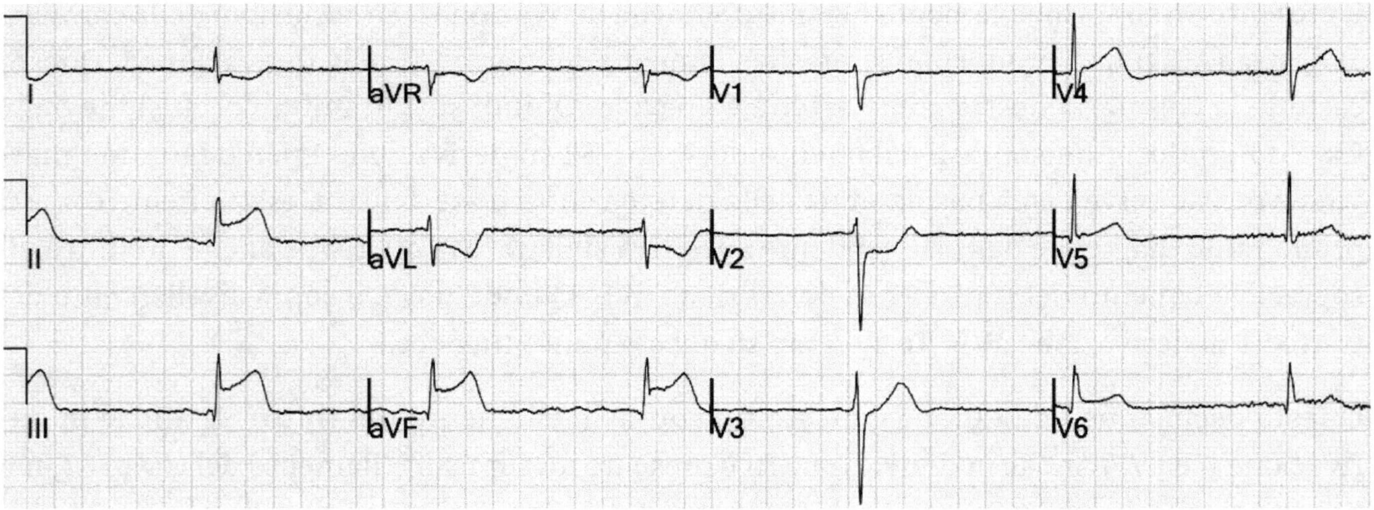

Figura 12-7

Nella Figura 12-7, osserviamo un sopraslivellamento del tratto ST nelle derivazioni II, III e aVF con sottoslivellamento reciproco del tratto ST nelle derivazioni I e aVL. Nelle derivazioni precordiali è evidente un sottoslivellamento del tratto ST in V2 con un lieve sottoslivellamento del tratto ST in V3. Le onde T nelle derivazioni V3 e V4 appaiono sospettosamente ampie. È presente un'ischemia transmurale acuta della parete inferiore del ventricolo sinistro con alterazioni reciproche che confermano la nostra impressione. Il sottoslivellamento del tratto

ST, che appare limitato alle derivazioni V2 e V3, non può essere causato da un'occlusione della discendente anteriore sinistra, quindi la coronaria destra e la clavicola sinistra (Cx) rimangono come possibili responsabili. Il sopraslivellamento del tratto ST in derivazione III è visibilmente maggiore del sopraslivellamento del tratto ST in derivazione II; pertanto, la coronaria destra è l'arteria responsabile. Inoltre, la clavicola sinistra (LCx) non può produrre sopraslivellamento del tratto ST in V1. Cosa? Non vedete il sopraslivellamento del tratto ST in V1? C'è! Osservate più attentamente. Si tratta del sopraslivellamento del tratto ST in derivazione V1 causato dall'infarto ventricolare destro annullato dal sopraslivellamento del tratto ST localizzato inferolateralmente. Quindi, il sottoslivellamento del tratto ST dell'infarto inferolaterale sommato al sopraslivellamento del tratto ST dell'infarto ventricolare destro hanno prodotto una derivazione V1 con un tratto ST normale, il tutto causato da una singola occlusione prossimale di un'arteria coronaria destra dominante.

Congratulazioni! Siete appena stati ingannati dall'arteria coronaria destra! Questi tre esempi sono quelli che probabilmente incontrerete più spesso, ma può essere peggio! È noto che l'occlusione prossimale di una discendente anteriore sinistra di tipo 3 "avvolgente" con un'area a rischio molto ampia produce un sopraslivellamento del tratto ST minimo.

Il punto di questo capitolo è: quando visitate un paziente con dolore toracico classico, prestate particolare attenzione al fatto che l'ECG "non diagnostico" non sia in realtà il risultato di una cancellazione di forze!

Indicazioni sulla presenza di una cancellazione di forze sull'ECG...

Se è presente un sopraslivellamento del tratto ST in derivazione I, dovrebbe esserci anche un sopraslivellamento del tratto ST in derivazione aVL. Sono contigue, separate da soli 30° sulla griglia di riferimento esassiale. Quando la derivazione I presenta sopraslivellamento del tratto ST ma la derivazione aVL no, si consideri che probabilmente si è verificata una cancellazione di forze. Osservare la derivazione III per verificare se lo stesso fenomeno si è verificato nelle derivazioni inferiori.

Se si riscontra sopraslivellamento del tratto ST nelle derivazioni II e aVF, ma nessun sopraslivellamento del tratto ST o un sopraslivellamento minimo nella derivazione III, si sospetta una cancellazione di forze. Le derivazioni III e aVL sono reciproche. Controllare la derivazione aVL per verificare se presenta sopraslivellamento del tratto ST o se il suo sopraslivellamento è visibilmente inferiore a quello della derivazione I. In tal caso, è probabile che si sia verificata una cancellazione di forze che coinvolge queste due derivazioni.

In presenza di sopraslivellamento del tratto ST nelle derivazioni inferiori (II, III, aVF), il sottoslivellamento del tratto ST in V2 con un tratto ST normale e isoelettrico in V1 dovrebbe sempre segnalare una cancellazione di forze tra il sopraslivellamento del tratto ST dell'infarto ventricolare destro (derivazione V1) e il sopraslivellamento del tratto ST di un infarto infero-laterale concomitante (derivazioni V7-V9).

Letture consigliate

Madias JE. Difficulties in assessing the presence, duration, severity, extent, and evolution of acute myocardial ischemia and infarction: ischemic ST-segment counterpoise as a plausible explanation. Journal of Electrocardiology 39 (2006) 156 – 159.

Rautaharju PM. ST segment deviation counterpoise—a different perspective. Journal of Electrocardiology 39 (2006) 160 – 161.

Ristampato dal blog ECG del Dott. Smith ("Dr. Smith's ECG Blog")

I seguenti ECG sono ristampati con la gentile autorizzazione del Dott. Stephen W. Smith. Potete trovare questi e altri casi molto interessanti e istruttivi sul suo blog (blog ECG del Dott. Smith) all'indirizzo: https://hqmeded-ecg.blogspot.com/

Figura 12-7
Da: martedì 30 maggio 2023
"Chest pain and shock: Is there a right ventricular OMI on this ECG? And should he undergo transcutaneous pacing?"

13

Infarto miocardico da occlusione (IMO, [OMI])

Cos'è l'infarto miocardico da occlusione (OMI)?

L'infarto miocardico da occlusione è un approccio alla diagnosi di occlusioni complete o quasi complete di un'arteria coronaria. Non si tratta né di un algoritmo né di un insieme di regole o criteri che devono essere soddisfatti per escludere o meno una diagnosi. Si differenzia dal paradigma STEMI in quanto quest'ultimo è più un "approccio da manuale: se vedi questo, allora fai quello". Al contrario, il paradigma OMI è un "usa il cervello e tutte le risorse disponibili" per diagnosticare un'occlusione coronarica.

Il paradigma STEMI utilizza un sopraslivellamento del tratto ST di una certa entità come surrogato dell'occlusione coronarica acuta (ACO). L'OMI non si limita al solo tratto ST, ma utilizza anche l'onda T, l'intervallo QRS, l'anamnesi, l'esame obiettivo, i biomarcatori, l'ecografia o l'ECO e l'osservazione con misurazioni seriali o ECG ripetuti.

La caratteristica più importante del paradigma OMI è che non esclude automaticamente un'ischemia acuta/infarto miocardico se non viene raggiunto il sopraslivellamento minimo del tratto ST in determinate derivazioni. Con il paradigma STEMI, l'operatore sanitario che gestisce il paziente si concentra sulla conformità del tratto ST al protocollo STEMI, che diventa l'endpoint primario dell'approccio diagnostico.

Utilizzando il paradigma OMI, l'operatore sanitario si concentra sulla determinazione dell'eventuale occlusione coronarica completa o quasi completa. L'operatore che aderisce al paradigma OMI sa che solo i pazienti con una vera occlusione trarranno beneficio da un intervento farmacologico o procedurale. Tutti gli altri saranno esposti a un rischio maggiore di gravi complicazioni dovute a una trombolisi o a una PCI ingiustificata. Tali complicazioni si verificano – le ho viste personalmente durante la mia carriera di medico d'urgenza. Ma sa anche che l'aderenza dogmatica a un protocollo fisso non individuerà almeno il 25% delle occlusioni reali che trarrebbero beneficio da una PCI tempestiva.

CONSIGLIO | Sebbene l'intelligenza artificiale possa rappresentare un gradito complemento alle tue capacità di interpretazione dell'ECG, ricorda tre cose: 1) non è infallibile, 2) non effettua diagnosi al posto tuo, ma ti fornisce "probabilità e probabilità" e 3) TU dovrai comunque assumerti la piena responsabilità dell'interpretazione dell'ECG.

Perché non dovrei usare solo il sopraslivellamento del tratto ST come approccio diagnostico?

Nomina UN reperto elettrocardiografico patognomonico per un infarto miocardico acuto. Non pensarci troppo, perché non ce n'è nessuno! Il sopraslivellamento del tratto ST, il sottoslivellamento del tratto ST e tutte le alterazioni dell'onda T osservate nell'infarto miocardico acuto e le alterazioni del QTc sono presenti in altre condizioni, anzi, in molte altre condizioni. Ipertrofia ventricolare sinistra, ripolarizzazione precoce ("variante normale del sopraslivellamento del tratto ST"), miocardite, miopericardite, cardiomiopatia di Takotsubo, embolia polmonare e iperkaliemia possono presentarsi con sopraslivellamento del tratto ST... per citarne alcune.

La sensibilità non è molto buona considerando la gravità della diagnosi, e la specificità non è così buona come spesso si è portati a credere. Inoltre, ci si concentra su un solo aspetto dell'ECG: il tratto ST. La specificità migliora man mano che i criteri per l'utilizzo del tratto ST per la diagnosi vengono resi più restrittivi, ma una sensibilità già scarsa viene ulteriormente peggiorata (ovvero, si perderanno più infarti miocardici acuti). L'utilizzo del paradigma STEMI comporta l'omissione del 25-30% delle occlusioni coronariche acute che trarrebbero beneficio da un intervento immediato. Esatto: molti dei non-STEMI ricoverati per la gestione medica erano in realtà occlusioni coronariche complete o quasi complete che richiedevano rivascolarizzazione immediata! Ma hanno ricevuto solo gestione medica. Altri OMI sono stati completamente omessi.

Quando i criteri STEMI furono pubblicati per la prima volta nel 2000, la prova di ischemia transmurale acuta (quello che erroneamente chiamiamo "IM") era un aumento del CK-MB. L'angiografia non è stata utilizzata nello studio che definiva i criteri, il che ha portato a promuovere il segmento ST come fattore determinante per chi avrebbe o non avrebbe ricevuto un intervento. Sebbene il dosaggio del CK-MB rappresentasse un miglioramento rispetto ai dosaggi di SGOT, LDH e CK totale, ci è voluto poco tempo prima che ci rendessimo conto che non era così specifico come inizialmente pensavamo (o speravamo). È stato scoperto che l'isoenzima CK-BB potrebbe anche innescare un risultato falso positivo per il test CK-MB. Il CK-MB è presente nel muscolo scheletrico, nel diaframma, nell'intestino tenue, nell'utero e nella prostata, oltre che nel cuore. Può essere elevato in caso di lesioni del muscolo scheletrico, sforzo, miopatie di vario tipo, cancro ai polmoni, pancreatite e carcinoma a cellule renali. In molti casi, non è il CK-MB ad essere elevato, ma il CK-MM e/o il CK-BB, che vengono modificati da altri processi biochimici, con conseguente aumento falso positivo del test CK-MB. Ciò che si vedrebbe, tuttavia, è un sopraslivellamento del tratto ST, che può indicare o meno un'ischemia acuta, e un aumento del CK-MB, che può indicare o meno un'ischemia acuta. Quando è stata l'ultima volta che hai gestito un paziente con dolore toracico prescrivendo un test CK-MB? Non te lo ricordi? Bene, lascia che ti risponda: è stata l'ultima volta che hai utilizzato il protocollo STEMI!

Se sostituisce il paradigma STEMI, non considereremo più il sopraslivellamento del tratto ST nella diagnosi di infarto miocardico acuto?

Continuerai a utilizzare le attuali linee guida per lo STEMI quando sono diagnostiche per ischemia transmurale. Non le utilizzerai, tuttavia, per escludere l'ischemia transmurale acuta o l'occlusione coronarica acuta. Comprenderai che sopraslivellamenti del tratto ST da 0,5 a 1 mm possono indicare un'occlusione acuta a seconda delle circostanze e di altri reperti, inclusi i reperti non ECG. Il paradigma OMI non è stato sviluppato necessariamente per sostituire l'uso delle deviazioni del tratto ST, che suggeriscono fortemente la presenza di un'occlusione coronarica acuta. È stato creato per includere quei casi che sono stati erroneamente esclusi dagli attuali criteri STEMI: quel 25-30% di occlusioni coronariche acute che sono state completamente ignorate o sono state erroneamente diagnosticate come non-STEMI e relegate alla gestione medica.

Quali sono i requisiti OMI per diagnosticare (o escludere) un'OMI? C'è un solo requisito: dovrete migliorare le vostre capacità diagnostiche in elettrocardiografia e l'utilizzo di altre risorse diagnostiche: anamnesi, esame obiettivo, ecografia/ECO e la comprensione che le manifestazioni di un'occlusione coronarica acuta sono processi dinamici e spesso richiedono esami e osservazioni ripetuti! Una conoscenza introduttiva e dilettantistica non sarà sufficiente. Questo da solo dovrebbe indurre le scuole di medicina che ignorano l'insegnamento dell'elettrocardiografia ad aggiungerla al loro curriculum.

Come posso massimizzare le mie capacità diagnostiche aderendo al paradigma OMI?

Innanzitutto, dovete migliorare le vostre capacità diagnostiche nell'interpretazione dell'ECG a 12 derivazioni (o ECG a 15 o 18 derivazioni). Il paradigma OMI richiederà un'interpretazione ECG avanzata e competente.

CONSIGLIO | La semplice "lettura" di un ECG non è sufficiente. Non basta riconoscere cosa c'è sull'ECG; dovete capire cosa vi sta dicendo. Leggere semplicemente un ECG è come elencare i risultati di un esame obiettivo senza tentare di combinarli per formulare una diagnosi.

Leggere questo libro è sicuramente un passo nella giusta direzione. Il Dott. Stephen Smith ha avuto un ruolo determinante nello sviluppo del concetto di infarto miocardico da occlusione (OMI). Il suo sito web, "Dr. Smith's ECG Blog", contiene una versione scaricabile in PDF del "Manifesto OMI", una lettura molto preziosa sull'infarto miocardico da occlusione (OMI). Include anche numerose discussioni avanzate sull'interpretazione dell'ECG, sia prima che dopo la pubblicazione del "manifesto OMI". Il sito web è diventato un libro di testo online sull'ECG.

Letture consigliate

Aslanger EK. Beyond the ST-segment in Occlusion Myocardial Infarction (OMI): Diagnosing the OMI-nous, Turkish Journal of Emergency Medicine, 23, 1, (1), (2023).

Hillinger P. Strebel I. Abächerli R. et al. Prospective validation of current quantitative electrocardiographic criteria for ST-elevation myocardial infarction. Int J Cardiol. 2019; 292: 1-12

McLaren, J.T.T., Meyers, H.P., Smith, S.W. et al. From STEMI to occlusion MI: paradigm shift and ED quality improvement. Can J Emerg Med 24, 250–255 (2022).

Meyers, HP, et al. Accuracy of OMI ECG findings versus STEMI criteria for diagnosis of acute coronary occlusion myocardial infarction. IJC Heart & Vasculature. Volume 33, April 2021, 100767.

Smith SW, et al. Hyperacute T-waves Can Be a Useful Sign of Occlusion Myocardial Infarction if Appropriately Defined. Annals of Emergency Medicine 82920, P203-206, Aug 2023.

14

L'ischemia e i suoi travestimenti | La regola di Jones

Diamo un'occhiata più da vicino ad alcune aree dell'ischemia acuta in cui potresti non cogliere qualcosa.

L'ischemia, come sai, è una condizione complessa con molti aspetti. Alcuni ti sono familiari, altri potrebbero esserti nuovi. Può essere cronica o acuta, e ognuna presenta le sue sfide uniche. Comprendere queste sfumature è fondamentale per fornire un'assistenza cardiaca efficace.

Ampiezza dell'onda R

Il primo segno di ischemia acuta è probabilmente qualcosa che potresti non riconoscere mai o che non avrai mai l'opportunità di incontrare. Si tratta di un aumento dell'ampiezza dell'onda R nell'area ischemica e può verificarsi all'inizio dell'ischemia transmurale. Il miocardio ischemico conduce più lentamente, quindi i tessuti normali completano la depolarizzazione prima della depolarizzazione nell'area ischemica. Pertanto, le onde R nell'area ischemica non sono contrastate dalle forze di cancellazione e appaiono più grandi. Questo è un fenomeno molto transitorio e precoce ed è improbabile che venga notato senza una registrazione continua che inizia con l'insorgenza del dolore.

Onde T iperacute che NON sono alte

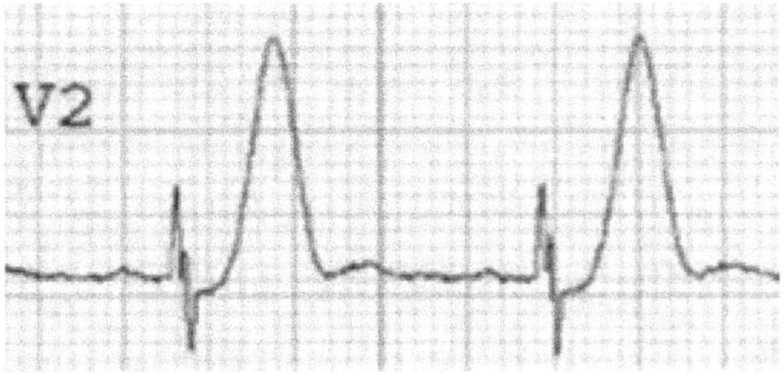

Figura 14-1

Il secondo segno precoce di ischemia acuta, quello che è molto più probabile osservare, è la presenza di onde T iperacute.

La Figura 14-1 mostra l'onda T iperacuta di aspetto classico: alta, ampia e simmetrica. Queste particolari onde T originano al di sotto della linea di base, il che non è tipico. L'onda T iperacuta "tipica" origina dalla linea di base o dall'onda R leggermente al di sopra della linea di base. La loro origine al di sotto della linea di base le qualifica probabilmente come onde T di Winter, un argomento importante che discuteremo in un capitolo successivo.

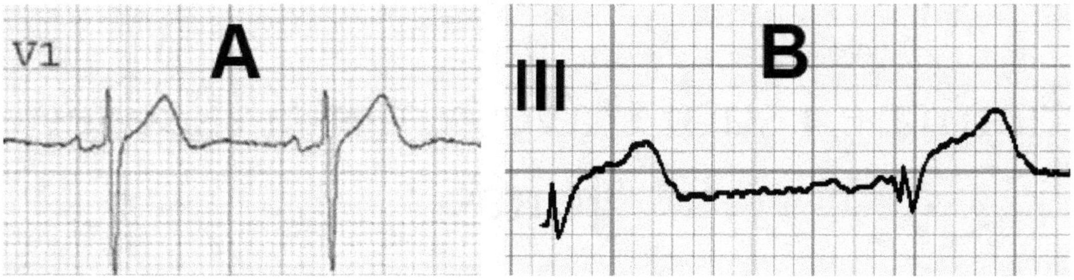

Figura 14-2

Non tutte le onde T iperacute sono alte, ma sono tutte molto più larghe delle onde T normali (Figura 14-1 e Figura 14-2).

Alterazioni reciproci

Ormai sarete sicuramente a conoscenza dei cambiamenti reciproci, ma ricordate che possono creare un po' di confusione.

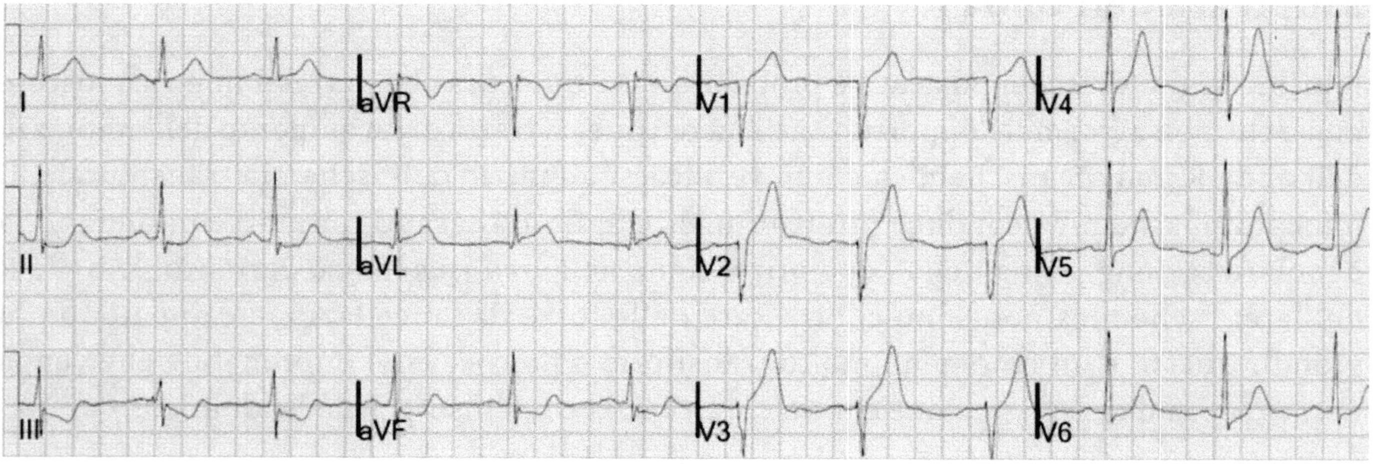

Figura 14-3

In primo luogo, possono comparire ben prima del sopraslivellamento del tratto ST, indicando un'ischemia transmurale; in secondo luogo, anche in presenza del sopraslivellamento primario del tratto ST, le alterazioni reciproche possono essere molto più evidenti. Le alterazioni reciproche si manifesteranno anche in una distribuzione vascolare, proprio come la variazione indicativa del sopraslivellamento del tratto ST. Tuttavia, la distribuzione vascolare sarà in un'area opposta. L'ischemia transmurale nell'area basolaterale (in precedenza laterale alta) determinerà alterazioni reciproche nelle derivazioni inferiori. Nella Figura 14-3, considerando solo le derivazioni periferiche, quale avete notato per prima: l'evidente sottoslivellamento del tratto ST nelle derivazioni II, III e aVF... o il lievissimo sopraslivellamento del tratto ST in aVL? Inoltre, si noti che il sottoslivellamento del tratto ST nelle derivazioni inferiori è reciproco al sopraslivellamento del tratto ST in aVL, non alle alterazioni che si verificano nelle derivazioni precordiali. Naturalmente, sia la derivazione aVL che le derivazioni precordiali rilevano la stessa ischemia transmurale acuta, ma le derivazioni inferiori (piano frontale) possono reagire solo alla deviazione del tratto ST nella derivazione aVL (piano frontale) perché non possono vedere cosa sta accadendo nelle derivazioni precordiali (piano orizzontale o trasversale). I due piani sono perpendicolari e ciascuno è essenzialmente "invisibile" all'altro.

Non confondete la tecnologia con l'anatomia. Nel cuore non esistono piani frontali o orizzontali: questi piani esistono solo nei calcoli dell'elettrocardiografo stesso.

Questa non è "ischemia subendocardica inferiore". Non esiste "ischemia subendocardica inferiore!". Ora sappiamo con certezza che il sottoslivellamento del tratto ST della vera ischemia subendocardica non è localizzato. Se si riscontra un sottoslivellamento del tratto ST localizzato in una specifica distribuzione vascolare, soprattutto in un paziente con sintomi compatibili con una sindrome coronarica acuta (SCA), si dovrebbe considerare tale condizione come una modificazione reciproca dell'ischemia transmurale acuta fino a prova contraria, anche se non è (ancora) visibile un sopraslivellamento del tratto ST! Questa è la regola di Jones!

Regola di Jones | Qualsiasi sottoslivellamento del tratto ST all'ECG a 12 derivazioni di un paziente con sintomi compatibili con una sindrome coronarica acuta (SCA) dovrebbe essere considerato una modificazione reciproca dell'ischemia transmurale acuta fino a prova contraria. Il sopraslivellamento del tratto ST può essere presente, o meno, all'ECG.

Alterazioni lievi e spesso non rilevate del tratto ST-T

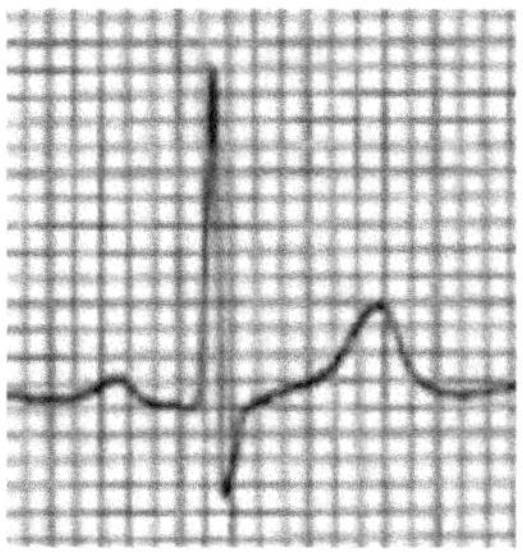

Figura 14-4A

Ci sono cambiamenti nel tratto ST e nell'onda T che vengono spesso trascurati. Prima di iniziare, ecco un segmento ST normale seguito da un'onda T normale (Figura 14-4a):

Si noti che il segmento ST non rimane a lungo sulla linea di base; inizia immediatamente a salire. L'onda T è leggermente asimmetrica, il che è normale! Inoltre, non vi è alcuna indicazione di dove finisce il segmento ST e inizia l'onda T (Figura 14-4a), analogamente alla transizione dalla Fase 2 alla Fase 3 del potenziale d'azione (Figura 14-4b). Anche questo è normale.

Tre segni sottili di ischemia sono il tratto ST piatto, le onde T simmetriche e l'origine brusca dell'onda T dal tratto ST, ovvero la formazione di un angolo acuto all'inizio dell'onda T laddove avrebbe dovuto esserci una curva regolare. Non dovrebbe essere possibile distinguere dove finisce il tratto ST e inizia l'onda T.

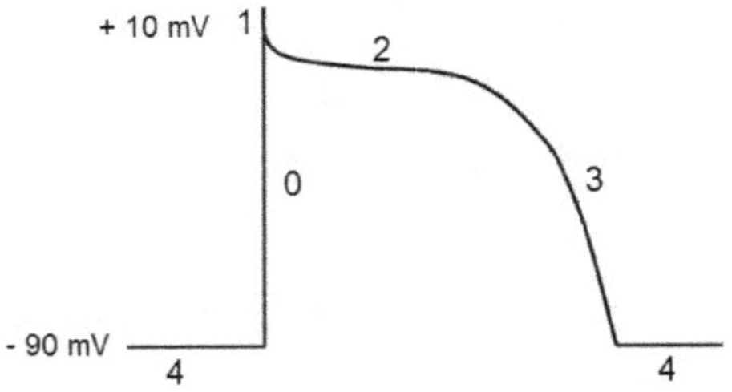

Figura 14-4B

Diamo un'occhiata:

Nella Figura 14-5, il tratto ST è piatto: rimane sulla linea di base per troppo tempo. Qualsiasi durata superiore a tre quadratini (120 msec) è solitamente molto sospetta per ischemia. Anche l'onda T è piuttosto simmetrica. Questo non è normale. C'è un angolo acuto che indica l'inizio improvviso dell'onda T? No, non proprio.

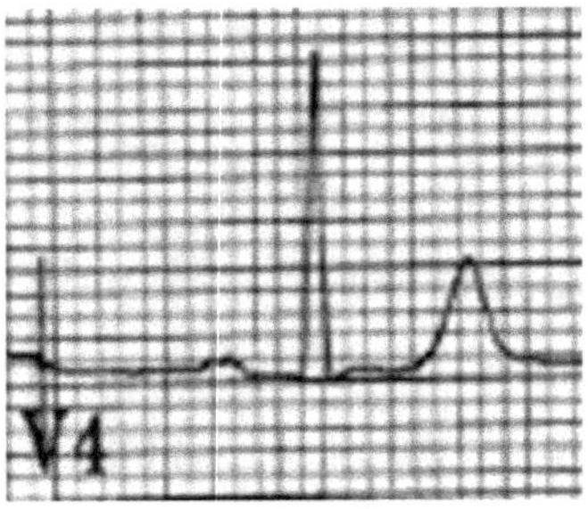

Figura 14-5

PERLA | Se registrassi mille ECG su persone normali, troveresti per lo più onde T asimmetriche, sebbene una piccola percentuale di donne normali presenti onde T simmetriche (non convalidato, ma basato su quasi 40 anni di esperienza). Considera sempre la simmetria dell'onda T come un leggero segnale di ischemia, soprattutto nelle donne. ("Freddo segnale" = un reperto con specificità da bassa a moderata)

Diamo un'occhiata a un altro esempio di ischemia subdola:

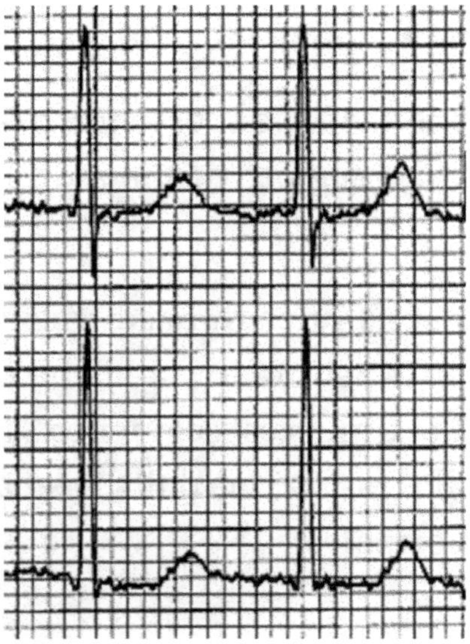

Figura 14-6

L'immagine in Figura 14-6 mostra tutti e tre i segni di ischemia subdola: tratti ST piatti, onde T simmetriche e un angolo acuto che indica l'inizio dell'onda T. Notate quanto sia acuto l'angolo tra il tratto ST e l'inizio dell'onda T rispetto a quello in Figura 14-5.

Mettiamo in prospettiva la simmetria dell'onda T

Mentre sfogliavo la mia collezione di ECG risalenti ai tempi in cui lavoravo al pronto soccorso dell'ospedale del Texas Heart Institute, sono rimasto colpito da quanti ECG mostrassero onde T simmetriche. La maggior parte erano donne, ma alcuni erano uomini. Naturalmente, si trattava di una popolazione con un'alta percentuale di malattie cardiache, quindi non dovrebbe sorprendere troppo. Queste persone hanno sentito il bisogno di recarsi al pronto soccorso e poi hanno ricevuto un ECG a 12 derivazioni, quindi certamente c'era un certo bias di selezione. A meno che non vediate molti

ECG "di routine" di persone relativamente sane, potreste notare anche nella vostra pratica clinica alcuni ECG con onde T simmetriche.

Segno di Jones

Insegno elettrocardiografia avanzata da molti anni e c'è un segno che trovo particolarmente utile per riconoscere i cambiamenti iniziali, molto lievi, dell'ischemia transmurale acuta. Si presenta così (terzo battito) (Figura 14-7):

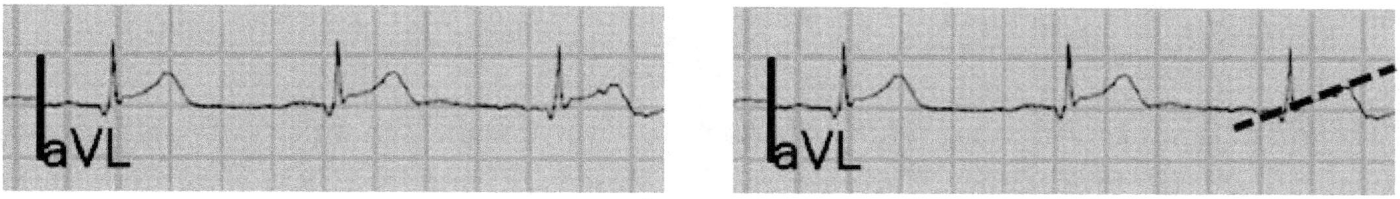

Figura 14-7

Il segno è il raddrizzamento di un segmento ST ascendente. Nell'immagine qui sopra (Figura 14-7), si può notare una piccola concavità del segmento ST nei primi due battiti di ogni frammento, ma al terzo battito il segmento ST, pur essendo ancora ascendente, è diventato molto rettilineo. Ho trovato riferimenti a questo segno che risalgono alla metà del XX secolo, ma mai un nome, mai un eponimo. In uno dei miei boot camp di ECG avanzato di anni fa, stavo discutendo di questo segno e una partecipante mi chiese come si chiamasse. Le risposi che non conoscevo alcun nome, così la classe iniziò a chiamarlo segno di Jones.

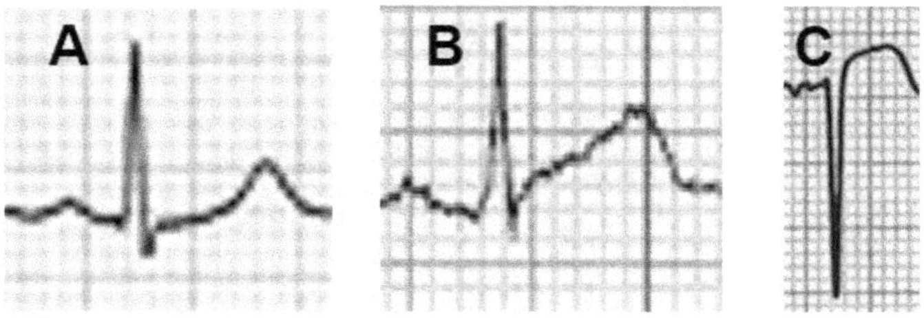

Figura 14-8

Affinché il segmento ST passi dal frammento A (Figura 14-8), che è normale, al frammento C, che mostra un sopraslivellamento del tratto ST convesso, a un certo punto deve attraversare la morfologia del frammento B. Un ECG a 12 derivazioni registrato in quel momento cattura un segmento ST in fase ascendente da un segmento ST normale al sopraslivellamento del tratto ST dell'ischemia transmurale acuta.

Non ho mai considerato questo un equivalente di STEMI, ma è un segno da considerare molto seriamente se il paziente lamenta dolore toracico. Ecco un altro esempio del Segno di Jones (Figura 14-9):

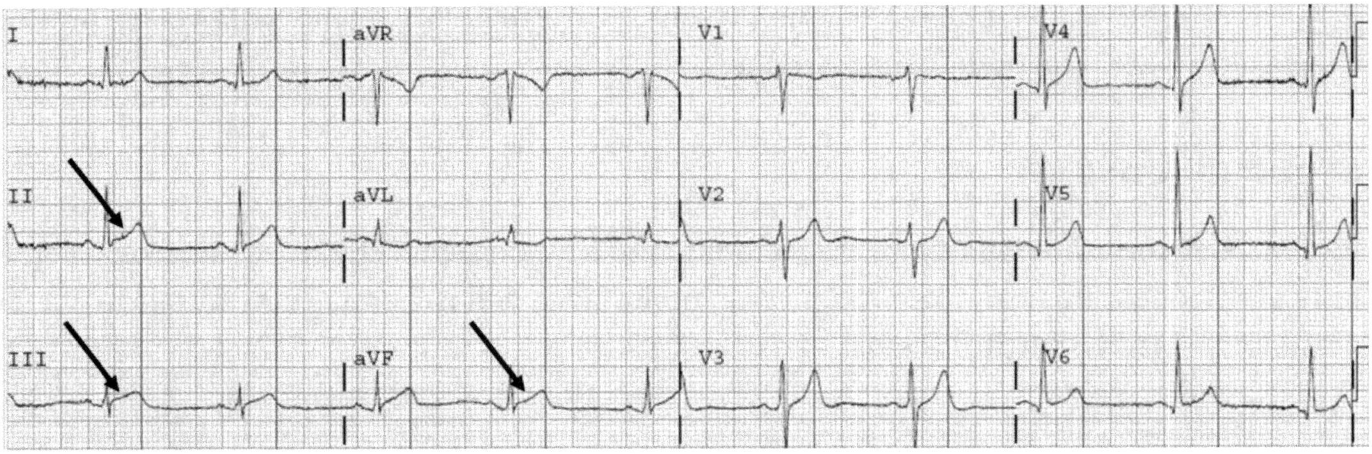

Figura 14-9

Il segno di Jones è particolarmente utile quando si verifica un'ischemia acuta della parete basolaterale (in precedenza "laterale alta") e l'asse QRS medio (QRS) è vicino a +60°, causando un QRS molto piccolo nella derivazione aVL (Figura 14-10):

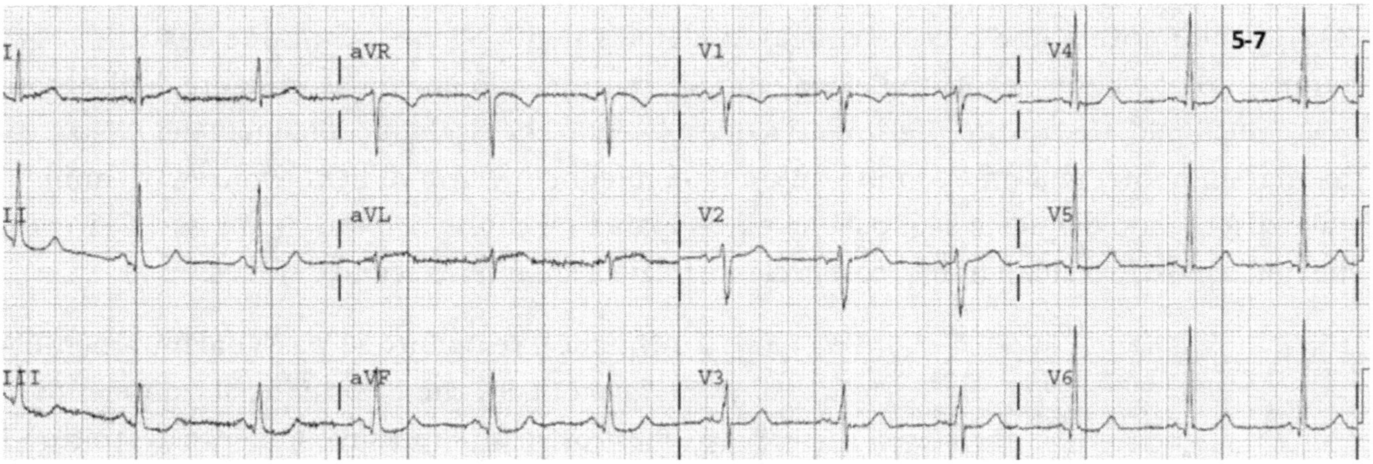

Figura 14-10

Non lasciate che un piccolo artefatto vi distragga dalla forma del tratto ST e dal suo significato.

L'ECG a 12 derivazioni e la determinazione dell'acuità

Uno degli aspetti che dovete valutare di tanto in tanto è l'acuità delle alterazioni dell'ECG. I pazienti si presentano affermando di aver avuto dolore toracico per un periodo che va da pochi minuti a molte ore. Con un po' di esperienza, inizierete a notare che alcuni ECG di pazienti con dolore toracico da "ore a giorni" sembrano piuttosto acuti quando dovrebbero apparire subacuti... o addirittura più simili a un infarto completo. È sempre meglio fidarsi di ciò che si vede sull'ECG. Il paziente non sta necessariamente mentendo: potrebbe effettivamente aver sofferto di angina instabile per 24-48 ore e poi, improvvisamente, l'arteria si è occlusa completamente, costringendolo a consultare un medico (finalmente!).

Come dovremmo valutare l'acuità su un ECG a 12 derivazioni? Questi risultati indicano che l'episodio ischemico è acuto:

1. *Onde T iperacute.*
   In rare occasioni, le onde T iperacute possono protrarsi per tutta la durata dell'ischemia transmurale, spesso fondendosi con il tratto ST e la porzione terminale del QRS per produrre sopraslivellamento del tratto ST. Ma in genere, se si osservano onde T iperacute, si sta assistendo a un processo molto acuto. E se si osservano onde T iperacute in cui l'inizio dell'onda T è separato dal punto J del complesso QRS, l'ischemia non è ancora diventata transmurale! Questo è molto acuto!

2. *Assenza di onde Q dell'infarto.*
   Questo è un aspetto delicato che richiede una certa esperienza. Le onde Q dell'infarto compaiono da molte ore a un giorno dopo, dopo la riperfusione. Non compaiono all'inizio dell'ischemia transmurale acuta. Tuttavia... le onde Q del ritardo di conduzione ischemica possono comparire entro la prima ora dall'occlusione e potrebbero essere già presenti all'arrivo del paziente in ospedale. Queste onde Q non implicano un infarto, ma piuttosto un rallentamento della conduzione attraverso il tessuto ischemico, non infartuato. Le onde Q che compaiono prima dei segni di riperfusione (risoluzione del sopraslivellamento del tratto ST, inversione terminale o completa dell'onda T) sono probabilmente le onde Q del ritardo di conduzione ischemico e non le onde Q dell'infarto. Il sopraslivellamento del tratto ST sarà presente. Non ci sarà inversione terminale dell'onda T. Le onde Q dovute al ritardo di conduzione ischemico spesso scompaiono dopo la riperfusione.

3. *Assenza di segni di riperfusione.*
   La riperfusione si verifica alla fine dell'episodio ischemico. A questo punto il paziente dovrebbe essere guarito dal dolore. O il miocardio è stato salvato o il miocardio è completamente infartuato. Ora è finito. I segni di riperfusione sono una diminuzione del sopraslivellamento del tratto ST e un'inversione delle onde T, a partire dalla porzione terminale. Se non c'è inversione terminale dell'onda T e i tratti ST sono ancora sopraslivellati, l'ischemia deve essere considerata in corso e ancora in fase acuta.

Letture consigliate

Birnbaum, Y. Distortion of the Terminal Portion of the QRS on the Admission Electrocardiogram in Acute Myocardial Infarction and Correlation With Infarct Size and Long-Term Prognosis (Thrombolosis In Myocardial Infarction 4 Trial). Am J Cardiol 1996;78:396-403.

Cohn PF, Fox KM, Daly C. Silent myocardial ischemia. Circulation 2003;108:1263—77.

Conti CR. Classic Myocardial Infarction With a Silent 12-Lead Electrocardiogram (How Come?). Clin. Cardiol. 34, 10, 586–587 (2011).

Das, MK, et al. Fragmented Wide QRS on a 12-Lead ECG : A Sign of Myocardial Scar and Poor Prognosis. Circ Arrhythm Electrophysiol 2008;1;258-268.

Duque-González L, et al. The U wave: an ignored wave filled with information. Cardiovascular and Metabolic Science. Vol. 32 No. 4; October-December 2021.

France RJ, Formolo JM, Penney DG. Value of Notching and Slurring of the Resting QRS Complex in the Detection of Ischemic Heart Disease. Clin. Cardiol. 13, 190-196 (1990).

Glancy DL. TV1 taller than TV6 as the only electrocardiographic indication of cardiac diseas e.BUMC PROCEEDINGS 2001;14:303–304.

Hackel DB, Wagner GS. Acute Circumferential Subendocardial Infarction. Clin. Cardiol. 15,373-376 (1992).

15

Riperfusione e le sue manifestazioni ECG

Da specializzando in medicina interna (molti anni fa), ci hanno insegnato le tre I: Ischemia, Lesione e Infarto. Ci hanno anche insegnato che l'inversione dell'onda T era il primo segno di ischemia. Era il 1973. Quel concetto proveniva da un articolo pubblicato nel 1943. Nel 1957, quel concetto fu completamente smentito e fu dimostrato che negli esseri umani il primo segno affidabile di ischemia su un ECG a 12 derivazioni erano le onde T iperacute. Eppure, eccomi lì, nel 1973, a ricevere ancora la stessa disinformazione che era stata smentita 16 anni prima. Ma non fermiamoci qui... siamo nel 2024 e, mentre raccoglievo informazioni per questo libro, mi sono imbattuto in un sito web che insegnava "Come leggere un ECG" e che promuoveva la stessa disinformazione... 67 anni dopo!

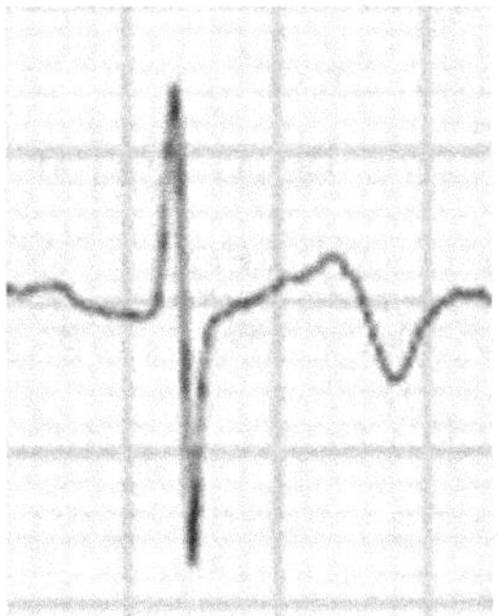

Figura 15-1

La riperfusione segna la fine dell'episodio ischemico e si identifica all'ECG tramite l'inversione dell'onda T, a partire dalla sua porzione terminale (Figura 15-1). A questo punto, il paziente dovrebbe essere libero dal dolore. L'onda T non si inverte fino alla riperfusione; dovrebbe essere verticale durante l'episodio ischemico. Un'onda T invertita non è il primo segno di ischemia. Chiunque ve lo dica deve ancora aggiornare le proprie conoscenze sull'ECG dal 1957 (67 anni al momento di questa pubblicazione)! Sa che siamo andati sulla luna e ritorno?

> **CONSIGLIO |** L'ischemia in genere avvia una ripolarizzazione precoce del normale. Questa di solito coinvolge lo strato epicardico, perché l'epicardio normalmente inizia la ripolarizzazione prima dell'endocardio.

Riconoscere la riperfusione all'ECG non significa solo invertire l'onda T. Il sopraslivellamento del tratto ST dovrebbe diminuire di almeno il 50%... ma il 75% sarebbe ancora meglio! Tornando alle onde T, l'onda T dovrebbe invertirsi di almeno 3 mm affinché la riperfusione sia considerata efficace.

Perché l'onda T si inverte durante la riperfusione?

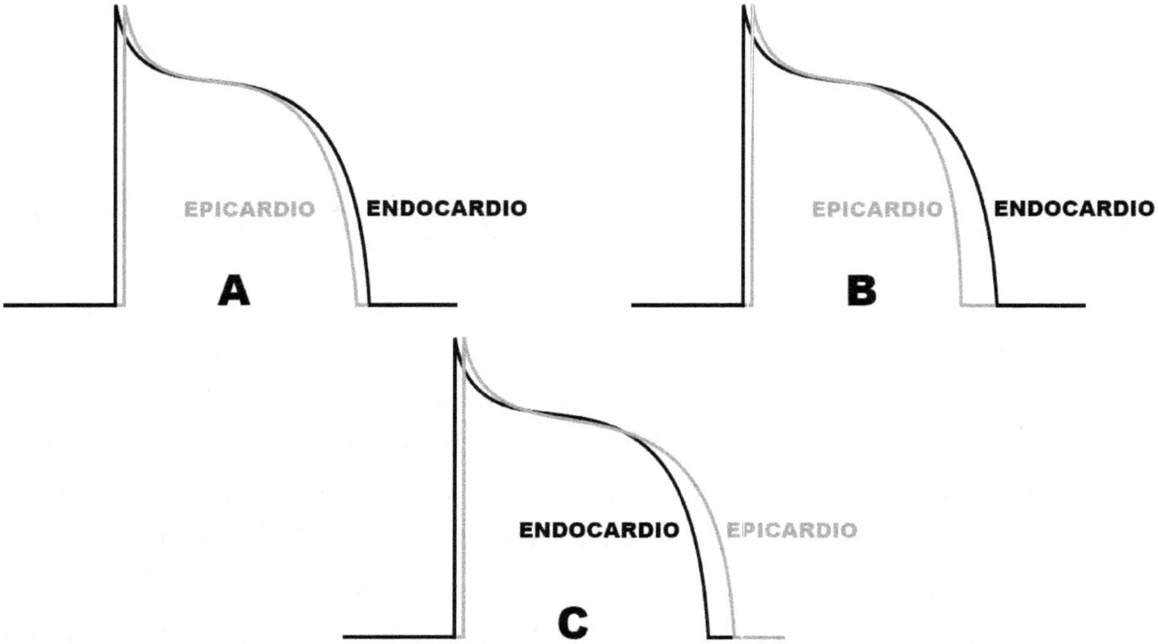

Figura 15-2

Nella Figura 15-2A, vediamo il miocardio normale rappresentato da due potenziali d'azione (uno nero e uno grigio) provenienti da miociti ventricolari funzionanti. Il potenziale d'azione nero rappresenta l'endocardio e quello grigio rappresenta l'epicardio. L'epicardio si ripolarizza (ritorna alla linea basale) per primo perché, tra tutti gli strati, presenta la maggiore abbondanza di canali IKS, responsabili dell'eliminazione del K+ dalla cellula. Il pedice "S" sta per LENTO, perché questi canali sono lenti ad attivarsi e sono più attivi durante la Fase 3. Si noti che la distanza tra le pendenze della Fase 3 per l'endocardio e l'epicardio a piena ripolarizzazione non è molto lunga. Pertanto, l'onda T, sebbene verticale, non è molto ampia.

> **PERLA** | Quando l'epicardio si ripolarizza PRIMA dell'endocardio, l'onda T sarà verticale.

Nella Figura 15-2B, vediamo che l'epicardio si ripolarizza molto prima dell'endocardio. Non ci sono dubbi: ENTRAMBI gli strati sono ischemici e anche l'endocardio si ripolarizza prima, ma non tanto quanto l'epicardio. Ora osserviamo la differenza di tempo tra i due strati a ripolarizzazione completa. È maggiore! Ciò significa che l'onda T è sia verticale che ampia! Che suono ha? Onde T iperacute! Poiché le onde T iperacute sono fenomeni subendocardici, l'ischemia epicardica si trova probabilmente nello strato subepicardico profondo e non ha ancora raggiunto la superficie epicardica. In altre parole, non è ancora del tutto transmurale.

Nella Figura 15-2C, vediamo gli effetti della riperfusione. L'arteria epicardica è stata riaperta e il sangue la attraversa di nuovo. Gli strati epicardico e subepicardico ne trarranno beneficio per primi, quindi l'epicardio non si ripolarizza più così precocemente come durante l'ischemia. Tuttavia, gli strati endocardici non hanno ancora beneficiato della riperfusione: sono ancora in parte ischemici e, a causa di tale ischemia, il subendocardio si ripolarizza prima dell'epicardio.

PERLA | Quando l'endocardio inizia la ripolarizzazione PRIMA dell'epicardio, l'onda T sarà invertita.

CONSIGLIO | Quando l'inversione dell'onda T appare sull'ECG a 12 derivazioni in una distribuzione vascolare, con o senza sopraslivellamento del tratto ST, in un paziente, con o senza dolore toracico, considerare sempre prima la presenza di onde T da riperfusione. Ciò suggerisce fortemente un infarto miocardico subacuto o almeno recente. Successivamente, si possono considerare 1) embolia polmonare acuta, 2) cardiomiopatia ipertrofica apicale, 3) cardiomiopatia di Takotsubo, 4) cardiomiopatia aritmogena, 5) il terzo stadio della pericardite acuta e 6) il pattern dell'onda T giovanile.

Durante la riperfusione, la diminuzione del sopraslivellamento del tratto ST e l'inversione dell'onda T non sono sempre perfettamente sincronizzate. L'inversione terminale dell'onda T inizia mentre è ancora presente il sopraslivellamento del tratto ST. Questo si contrappone alla pericardite acuta, in cui l'inversione dell'onda T non inizia fino a quando il tratto ST non è tornato alla linea di base. Lo stesso vale per la cardiomiopatia di Takotsubo.

PERLA | La diagnosi di pericardite acuta è insidiosa per un interprete ECG inesperto. Se il sopraslivellamento del tratto ST è ancora presente quando l'onda T inizia a invertirsi, è probabile che si stia assistendo alla risoluzione di un infarto miocardico acuto. Se il sopraslivellamento del tratto ST si è completamente risolto prima dell'inizio dell'inversione dell'onda T, è probabile che si stia assistendo al terzo stadio della pericardite acuta. Tuttavia, la diagnosi di pericardite acuta e la sua differenziazione dall'ischemia acuta e dalla riperfusione richiedono molto più tempo (vedere Capitolo 26).

Letture consigliate

Atar S, et al. Electrocardiographic markers of reperfusion in ST-elevation myocardial infarction. Cardiol Clin 24 (2006) 367–376.

Bayes de Luna A, et al. Negative T Wave in Ischemic Heart Disease: A Consensus Article. Ann Noninvasive Electrocardiol 2014;19(5):426–441.

Hira, R.S., Moore, C., Huang, H.D., Wilson, J.M., & Birnbaum, Y. (2014). T wave inversions in leads with ST elevations in patients with acute anterior ST elevation myocardial infarction is associated with patency of the infarct related artery. Journal of electrocardiology, 47 4, 472-7.

Santoro, G.M., Antoniucci, D., Valenti, R., Bolognese, L., Buonamici, P., Trapani, M., Boddi, V., & Fazzini, P.F. (1997). Rapid reduction of ST-segment elevation after successful direct angioplasty in acute myocardial infarction. The American journal of cardiology, 80 6, 685-9.

Vaturi, M., & Birnbaum, Y. (2004). The Use of the Electrocardiogram to Identify Epicardial Coronary and Tissue Reperfusion in Acute Myocardial Infarction. Journal of Thrombosis and Thrombolysis, 10, 5-14.

Wehrens XH, et al. A comparison of electrocardiographic changes during reperfusion of acute myocardial infarction by thrombolysis or percutaneous transluminal coronary angioplasty. Am Heart J. 2000 Mar;139(3):430-6.

Wellens HJJ. The electrocardiographs signs of reperfusion. In: The ECG in Acute Myocardial Infarction and Unstable Angina. Developments in Cardiovascular Medicine, Vol 245. Springer, Boston, MA. (2002).

16

Riconoscere i segni dell'ischemia

I segni sottili dell'ischemia transmurale acuta ("IM")

Alcune ischemie transmurali acute sono così evidenti che anche un principiante nell'interpretazione dell'ECG può riconoscerle facilmente. Molte altre, invece, sono sottili e non si prestano a un riconoscimento immediato. Tuttavia, di solito lasciano "suggerimenti" o "suggerimenti" che vi spingono ad analizzarle più attentamente. Sono queste quelle su cui ci concentreremo, quelle che rischiate di interpretare male o di trascurare completamente. Questa discussione si applicherà all'analisi di tutte le sospette occlusioni coronariche. Iniziamo...

È presente un sopraslivellamento del tratto ST (STE) in un quadro vascolare?

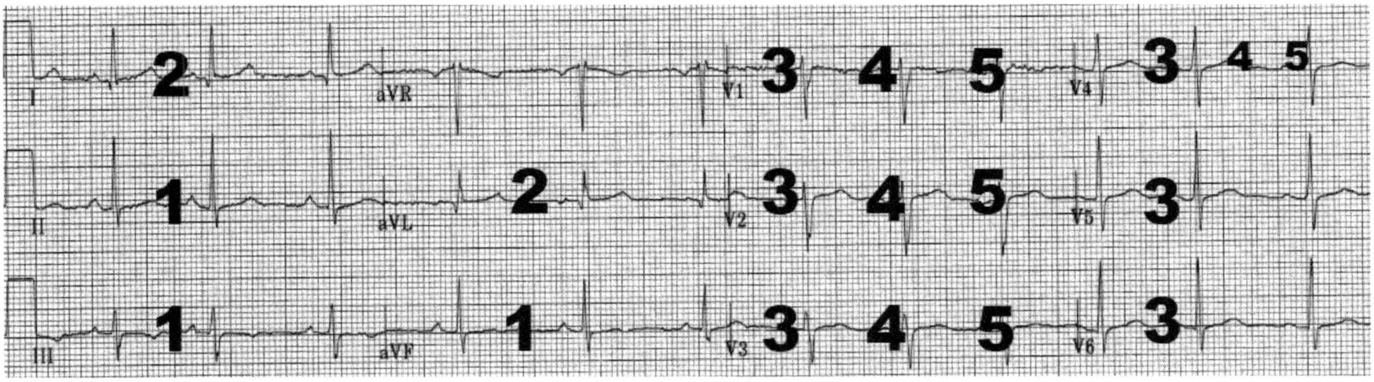

Figura 16-1

1. Parete inferiore del ventricolo sinistro
2. Parete basolaterale (precedentemente "laterale alta") del ventricolo sinistro
3. Parete anteriore estesa del ventricolo sinistro
4. Parete inferolaterale del ventricolo sinistro (solo sottoslivellamento del tratto ST)
5. Ventricolo destro anteriore

6. V7-V9: Parete inferolaterale del ventricolo sinistro (sopraslivellamento del tratto ST)

Il sopraslivellamento del tratto ST è molto utile per localizzare l'area di ischemia (Figura 16-1), quindi il nostro primo passo è verificare se è limitato o meno a uno specifico pattern vascolare sull'ECG a 12 derivazioni. Non preoccupatevi ancora del sottoslivellamento del tratto ST: ne parleremo più avanti. Se non siete sicuri dei pattern vascolari sull'ECG a 12 derivazioni, consultate l'ultima sezione del Capitolo 5 ("Pattern vascolari sull'ECG a 12 derivazioni") o studiate la Figura 16-1. Se è presente un sopraslivellamento del tratto ST, è causato da ischemia acuta?

Ampiezza dell'onda R

Il primo segno di ischemia acuta è probabilmente qualcosa che non riconoscerete mai o che non avrete mai l'opportunità di incontrare. Si tratta di un aumento dell'ampiezza dell'onda R nell'area ischemica e può verificarsi all'inizio dell'ischemia transmurale. Il miocardio ischemico conduce più lentamente, quindi i tessuti normali completano la depolarizzazione prima della depolarizzazione nell'area ischemica. Pertanto, le onde R nell'area ischemica non sono contrastate dalle forze di cancellazione e appaiono più grandi. Questo è un fenomeno molto transitorio e precoce ed è improbabile che venga notato senza una registrazione continua che inizia con l'insorgenza del dolore.

Il Capitolo 24 - "Ischemia e i suoi fattori imitativi" è dedicato ai fattori "imitatori" di un infarto miocardico occlusivo (OMI).

Onde T iperacute

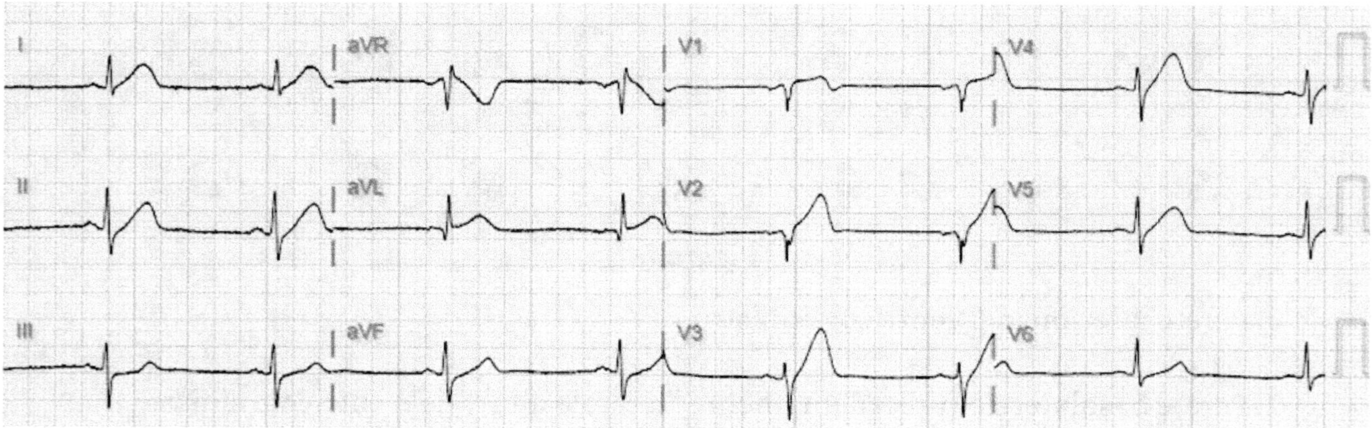

Figura 16-2

Qual è il primo segno affidabile che può essere osservato su un ECG a 12 derivazioni e che indica un'ischemia acuta, prossima a diventare transmurale? Le onde T iperacute! Le onde T iperacute sono un fenomeno subendocardico che si osserva appena prima che l'ischemia raggiunga la superficie epicardica. Questo è il momento migliore per individuare un'ischemia potenzialmente transmurale e arrestarne la progressione. A differenza del sottoslivellamento del tratto ST dell'ischemia subendocardica, le onde T iperacute sono leggermente più efficaci nel localizzare il punto in cui si manifesterà l'ischemia transmurale. Tendono a verificarsi in quelle derivazioni che manifesteranno a breve un sopraslivellamento del tratto ST, ma alcune derivazioni potrebbero non progredire oltre le onde T iperacute. Alcune onde T iperacute recedono e scompaiono senza progredire verso un sopraslivellamento del tratto ST perché possono comparire in derivazioni sovrastanti aree del miocardio ricche di circoli collaterali e/o che hanno beneficiato del precondizionamento ischemico.

L'ECG in Figura 16-2 mostra onde T iperacute nelle derivazioni I, II, probabilmente aVL, e nelle derivazioni V2-V5. Sul piano frontale, possiamo vedere che le onde T iperacute sono presenti non solo nelle derivazioni sinistre, ma anche in una delle derivazioni inferiori, la derivazione II. Perché? Non dimenticare che la derivazione II, oltre a essere una derivazione inferiore, è anche una derivazione sinistra. Anche l'onda T invertita nella derivazione aVR sembra molto più grande del solito per quella derivazione. La derivazione aVR non è una derivazione sinistra. È la derivazione più a destra di tutte le altre! Quindi perché manifesta un'onda T iperacute invertita? Diamo un'occhiata alla griglia di riferimento esassiale (Figura 16-3):

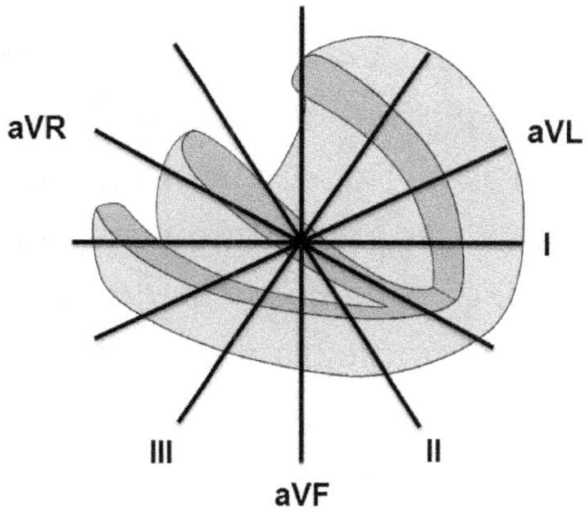

Figura 16-3

Si noti che i poli positivi delle derivazioni aVR e II sono distanti 150°, così come i poli positivi delle derivazioni aVR e I. Questa è la stessa distanza tra le derivazioni III e aVL. Quindi, come le derivazioni III e aVL, le derivazioni II e aVR e le derivazioni I e aVR possono agire reciprocamente, ed è proprio per questo che la derivazione aVR presenta un'onda T iperacuta negativa: perché la derivazione II manifesta un'onda T iperacuta verticale e anche l'onda T nella derivazione I è iperacuta!

PERLA | Il fatto che due derivazioni possano agire reciprocamente non significa che lo faranno in ogni circostanza. Ad esempio, le derivazioni V1 e V6 sono posizionate in modo da poter agire reciprocamente, e a volte lo fanno, ma di solito no!

PERLA | Le onde T iperacute non si limitano alle sole onde T verticali: anche le onde T invertite possono essere iperacute! La Figura 16-2 ne è un buon esempio. Inoltre, onde T ampie e invertite nelle derivazioni V1-V3 devono essere considerate nella diagnosi di infarto miocardico acuto inferiore. Tali onde T possono rappresentare il reciproco delle onde T iperacute nell'area inferolaterale del ventricolo sinistro (derivazioni V7, V8 e V9).

Le classiche onde T iperacute sono onde T alte, larghe e simmetriche, localizzate nella distribuzione vascolare dell'ischemia. Si noti l'enfasi su "larghe". Le onde T iperacute sono definite ischemia di tipo 1 di Sclarovsky-Birnbaum. Può (e di solito lo fa) progredire almeno fino al tipo 2 (sopraslivellamento del tratto ST non superiore al 50% dell'altezza dell'onda R). Tuttavia, l'ischemia di tipo 1 può risolversi spontaneamente e arrestare la progressione in presenza di circolo collaterale sufficiente nell'area interessata e/o di un precondizionamento ischemico. Pertanto, il paziente potrebbe essere affetto da una sindrome coronarica acuta e potrebbero non essere visibili altro che le onde T iperacute, che si risolvono spontaneamente.

Non tutte le onde T iperacute sono alte, ma sono tutte molto più larghe di un'onda T normale (Figura 16-4). Le onde T iperacute nella Figura 16-4 non sono più alte delle onde R settali nella derivazione V1, ma sono comunque iperacute!

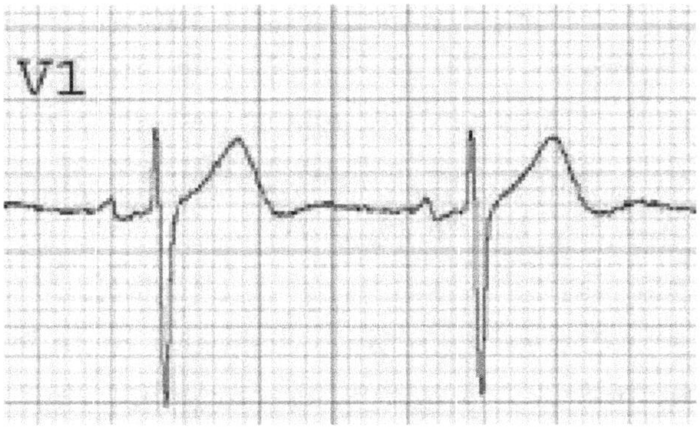

Figura 16-4

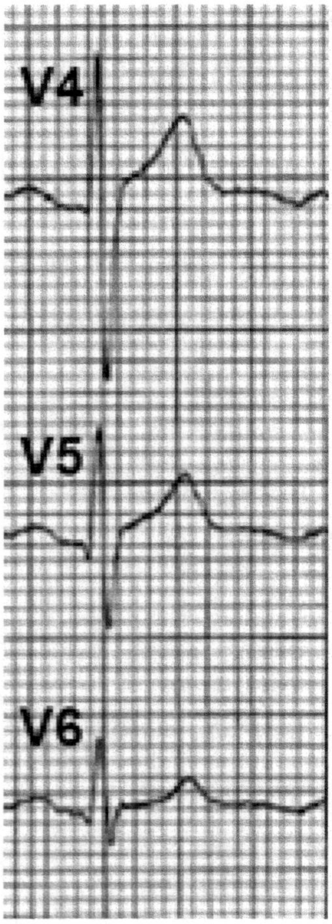

Figura 16-5

Cosa ne pensate delle onde T nelle derivazioni V4 e V5 nella Figura 16-5? Vi sembrano iperacute? Vorrei essere il primo a dire che il contesto gioca un ruolo importante in questo caso. Dopo aver esaminato questo ECG, sebbene le derivazioni V4 e V5 rappresentino probabilmente un'iperacuità, la derivazione V6 no. C'è qualcosa che dovreste notare: c'è una differenza significativa nell'ampiezza dei complessi QRS seguiti dalle onde T più grandi. Depolarizzazioni più ampie tendono a provocare ripolarizzazioni più ampie. Di nuovo... dovete solo sospettare un'ischemia.

Consideriamo uno scenario particolare nella Figura 16-6: quando la maggior parte delle persone vede questo ECG, indica immediatamente le "onde T iperacute", soprattutto quando dico loro che il paziente ha dolore toracico. Ma poi dico loro che il paziente è un uomo di 29 anni in ottima salute che ha recentemente iniziato un regime di sollevamento pesi senza supervisione e ora ha un dolore toracico che peggiora quando si preme a destra... QUI (ahi)! Quindi, l'attenzione si sposta ora dall'ischemia acuta a un problema non cardiaco. Diamo un'occhiata a tutti i segnali su questo ECG (Figura 16-6) che ci dicono: "QUESTO NON È UN INFARTO MIOCARDICO ACUTO!"

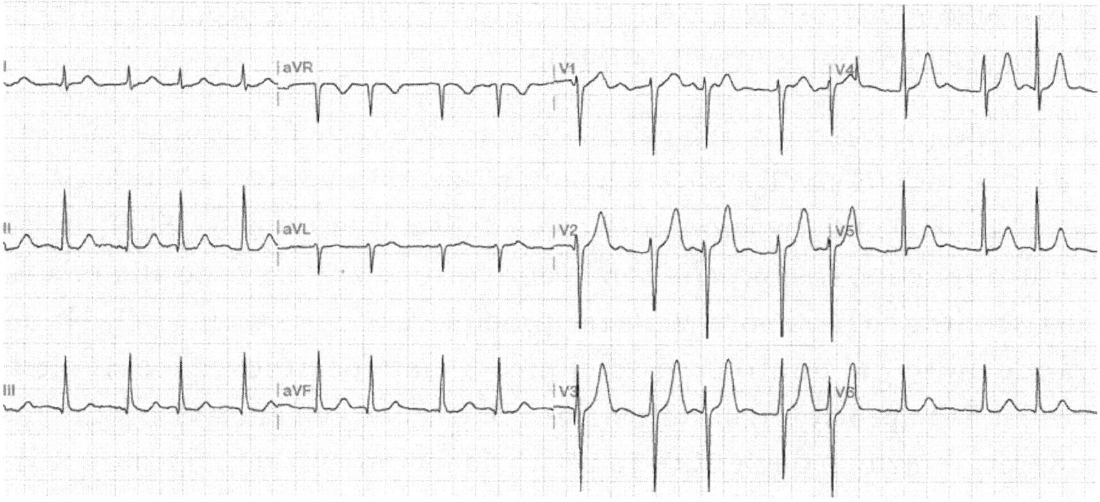

Figura 16-6

1. Le onde T alte e "iperacute" compaiono solo nelle derivazioni con complessi QRS molto grandi. I complessi QRS più piccoli hanno onde T molto più piccole e di dimensioni più appropriate. Ricorda: l'onda S fa parte del QRS. Quando parliamo di ampiezza del QRS, includiamo l'onda R PIÙ l'onda S. Troppe persone tendono a considerare solo l'onda R.

2. Le onde T hanno tutte basi relativamente strette. Tutte le onde T iperacute avranno basi larghe – tutte! Riconoscere con sicurezza la differenza tra una base stretta e una larga richiede pratica ed esperienza.

3. Non vi è alcuna indicazione di ischemia nelle derivazioni del piano frontale: nessun sopraslivellamento del tratto ST, nessuna onda T iperacuta e nessuna alterazione reciproca del tratto ST.

4. Si osserva una normale progressione del rapporto R/S da V1 a V6. Il rapporto è massimo in V4 o V5 e poi diminuisce.

Continua a leggere per una discussione più approfondita sui segni di ischemia acuta...

Alterazioni Reciproche

Dovrai sapere dove cercare le alterazioni reciproche. Ricorda il primo e il secondo corollario della Regola di Jones: 1) le alterazioni reciproche possono comparire PRIMA della variazione primaria del sopraslivellamento del tratto ST nelle derivazioni interessate e 2) anche quando il sopraslivellamento del tratto ST e le alterazioni reciproche sono entrambe presenti all'ECG, le alterazioni reciproche possono apparire molto più evidenti del sopraslivellamento del tratto ST primario. Non lasciarti ingannare! Il vero problema è il sopraslivellamento del tratto ST, non il sottoslivellamento del tratto ST di un'alterazione reciproca, che, come imparerai, rappresenta in realtà un miocardio NORMALE!

Sul piano frontale (derivazioni degli arti), ci sono due serie di coppie di alterazioni reciproche: le derivazioni III e aVL e le derivazioni aVR e II. In teoria, poiché la derivazione I è alla stessa distanza dalla derivazione aVR come dalla derivazione II (150°), dovrebbe manifestare anche alterazioni reciproche con la derivazione aVR. In base alla mia esperienza, non ho mai riscontrato che la potenziale reciprocità tra la derivazione aVR e la derivazione I sia di grande aiuto dal punto di vista clinico o elettrocardiografico. D'altra parte, la valutazione della reciprocità tra la derivazione III e la derivazione aVL è fondamentale per la corretta interpretazione degli ECG! In realtà, la reciprocità si verifica tra le derivazioni II, III e aVF e tra le derivazioni I e aVL. Tuttavia, è necessario prestare attenzione solo alla derivazione III e alla derivazione aVL (Figura 16-7).

Ricorda: due derivazioni qualsiasi sullo stesso piano con una separazione superiore a 90° possono agire reciprocamente (anche se potrebbe non essere percepibile).

Ci sono, tuttavia, alcune sorprese sul piano orizzontale (derivazioni precordiali). Innanzitutto, le derivazioni anteriori (V1-V3) NON sono reciproche alle derivazioni inferiori (II, III, aVF). Le derivazioni anteriori sono reciproche alle derivazioni posteriori! Le derivazioni V1-V3 sono reciproche alle derivazioni V7-V9. Il sottoslivellamento del tratto ST nelle derivazioni V1-V3 associato a ischemia inferolaterale è una variazione reciproca del sopraslivellamento del tratto ST che si verifica nelle derivazioni V7-V9... ma potresti non essertene accorto perché non sono state registrate derivazioni posteriori. Quando si verifica un sopraslivellamento del tratto ST nelle derivazioni V1-V3 dovuto a un'occlusione prossimale della discendente anteriore (LAD), le derivazioni V7-V9 manifestano un sottoslivellamento del tratto ST, ma ancora una volta... potresti non essertene accorto perché non sono state registrate derivazioni posteriori.

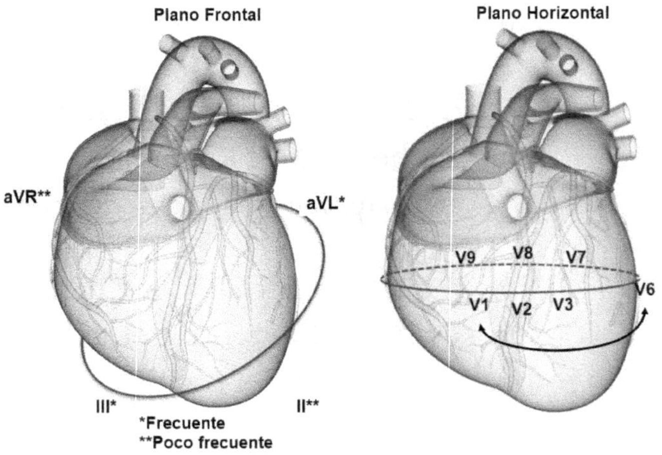

Figura 16-7

Per diagnosticare un'ischemia transmurale inferolaterale acuta (IM), le derivazioni posteriori necessitano di soli 0,5 mm di sopraslivellamento del tratto ST. Gli elettrodi per queste derivazioni sono molto più lontani dalla superficie ischemica che stanno registrando. Di conseguenza, i complessi QRS e le deviazioni del tratto ST tendono ad essere molto più piccoli rispetto alla derivazione anteriore, dove gli elettrodi sono molto vicini alla superficie cardiaca.

Una seconda coppia di derivazioni reciproche è presente sul piano orizzontale: la derivazione V1 è reciproca alle derivazioni V5 e V6. Sono sufficientemente separate da consentire alle derivazioni V5 e V6 di agire reciprocamente sulla derivazione V1. Un esempio importante è la presenza di sottoslivellamento del tratto ST nella derivazione V5 con occlusione della discendente anteriore prossimale a S1.

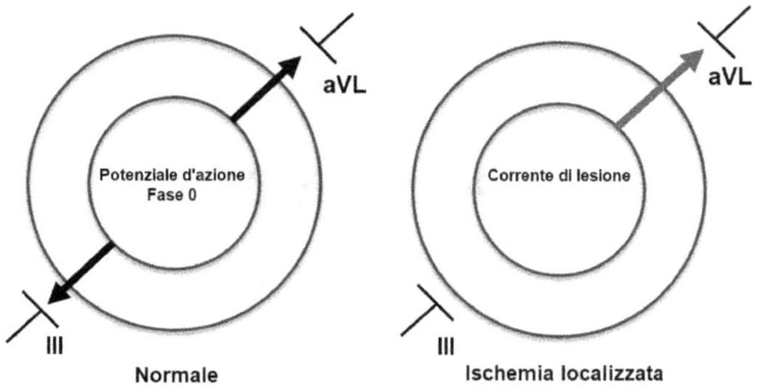

Figura 16-8

E come accennato in un'altra delle mie perle, il fatto che due derivazioni siano reciproche non le obbliga ad agire reciprocamente in ogni momento. Le condizioni devono essere favorevoli affinché si verifichino alterazioni reciproche. Normalmente, la depolarizzazione e la ripolarizzazione su un lato del cuore si verificano quasi simultaneamente con le loro controparti sul lato opposto, e i rispettivi vettori viaggiano in direzioni opposte (Figura 16-8, "Normale"). Affinché un'alterazione reciproca diventi riconoscibile su un ECG a 12 derivazioni, un lato del ventricolo diventa ischemico e manifesta una corrente di lesione durante la Fase 2 (il tratto ST). Al contrario, il lato opposto normale è quieto perché è stato completamente depolarizzato durante la Fase 0 e momentaneamente non presenta attività elettrica netta (Figura 16-8, "Ischemia localizzata").

La Figura 16-9 mostra che non si verifica alcuno scambio ionico netto durante la Fase 4 (il segmento T-P) e uno scambio ionico netto molto ridotto durante la Fase 2 (il segmento ST). Sebbene vi sia effettivamente uno scambio ionico netto molto ridotto durante la Fase 2, è sufficientemente piccolo da consentire all'elettrocatetere situato di fronte all'elettrocatetere con sopraslivellamento del tratto ST di registrare ciò che accade sul lato opposto del ventricolo.

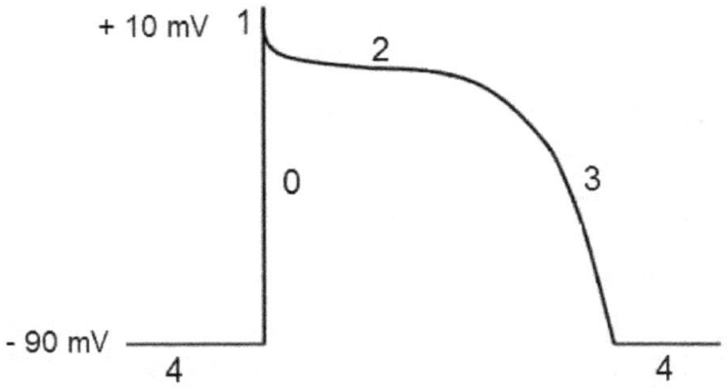

Figura 16-9

Nella Figura 16-8 ("Ischemia localizzata"), l'elettrodo della Derivazione III è in grado di visualizzare l'attività al di sotto dell'elettrodo della Derivazione aVL perché "guarda" attraverso il miocardio normale, quieto e momentaneamente depolarizzato. "Vede" la coda negativa della corrente di lesione che si allontana dall'elettrodo della Derivazione III e si dirige verso l'elettrodo della Derivazione aVL, inscrivendo così una deflessione reciprocamente negativa. Questa è la base delle alterazioni reciproche che portano all'ischemia miocardica acuta. La seguente PERLA è molto importante...

PERLA | Le alterazioni reciproche sono sempre visualizzate attraverso il miocardio normale, non ischemico. Mi rendo conto che sembra ischemia subendocardica, ma non lo è! Se un elettrocatetere mostra una variazione reciproca, il miocardio sotto il suo elettrodo deve essere normale! Questa è la base della Regola di Jones! È anche la base di tutti i sottoslivellamenti ST ischemici non vascolare. E – contrariamente all'opinione di alcuni autori – un elettrocatetere non può agire reciprocamente con un altro elettrocatetere che agisce già reciprocamente!

Determinazione del Grado Ischemico (Gradi di Ischemia di Sclarovsky-Birnbaum)

Ricordiamo i tre gradi di ischemia:

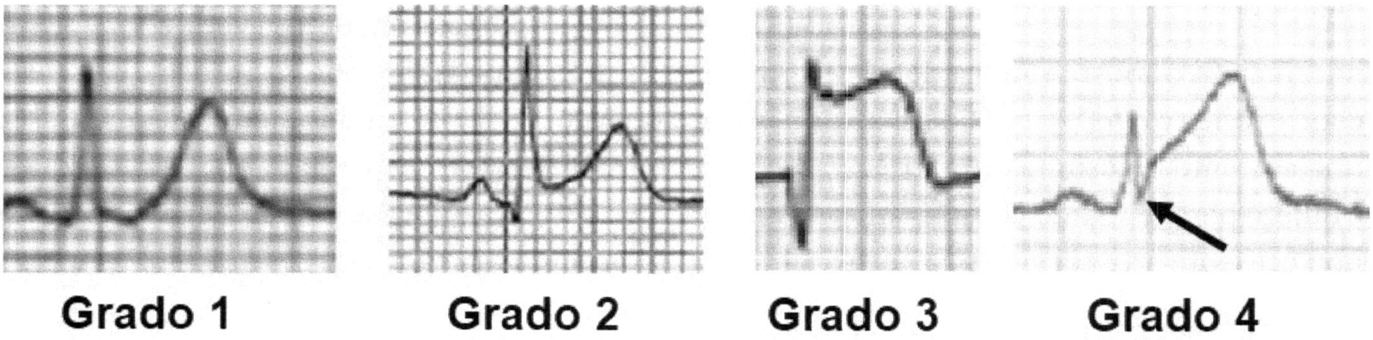

Figura 16-10

Grado 1 – Onde T iperacute

Grado 2 – Sopraslivellamento del tratto ST fino al 50% dell'altezza dell'onda R in un complesso qR

Grado 3 – Sopraslivellamento del punto J ≥ 50% dell'altezza dell'onda R in un complesso qR o perdita di profondità dell'onda S in un complesso rS

Per quanto riguarda la Figura 16-10, un'ischemia miocardica acuta può non progredire oltre l'ischemia di Grado 1 (onde T iperacute). In presenza di una buona circolazione collaterale e di un adeguato precondizionamento ischemico, l'ischemia può risolversi spontaneamente a quel punto. Lo stesso può accadere con l'ischemia di Grado 2. La sindrome di Wellens probabilmente rappresenta esattamente questo: eventi ischemici di Grado 1 o Grado 2 che si sono risolti spontaneamente (cioè, riperfusi), e il paziente non ha nulla da mostrare se non un'anamnesi molto caratteristica e alcune onde T invertite (da riperfusione) all'ECG.

L'ischemia di Grado 3 è una questione completamente diversa. Si manifesta in due forme (Figura 16-8), che possono essere presenti sullo stesso ECG. La circolazione collaterale e il precondizionamento ischemico sono assenti o completamente inadeguati. Anche quando la rivascolarizzazione viene eseguita in modo tempestivo, il danno è già stato fatto. TU sei l'unica speranza del paziente!

Tutti e tre i gradi di ischemia possono essere presenti sullo stesso ECG. Alcune aree del cuore possono progredire più rapidamente verso un grado più elevato rispetto ad altre. La diagnosi di grado ischemico sarà il grado più alto di ischemia presente.

Progressione dell'onda R (progressione del rapporto R/S) attraverso il precordio

Questo non è probabile che rappresenti un problema durante l'ischemia acuta, ma può essere osservato durante la fase subacuta, post-ischemica, ad esempio quando un paziente si rivolge a un medico due o tre giorni dopo aver avuto un infarto miocardico. Tuttavia, ricorda che la maggior parte degli esempi di "scarsa progressione dell'onda R" NON è causata da un precedente infarto miocardico anteriore. Sebbene la progressione dell'onda R nella Figura 16-11 appaia molto inquietante, una rapida occhiata alle derivazioni del piano frontale rivela un classico blocco fascicolare anteriore. Esatto! I blocchi fascicolari anteriori si verificano frequentemente senza un blocco di branca destro concomitante! È presente anche una certa ipertrofia ventricolare sinistra (LVH).

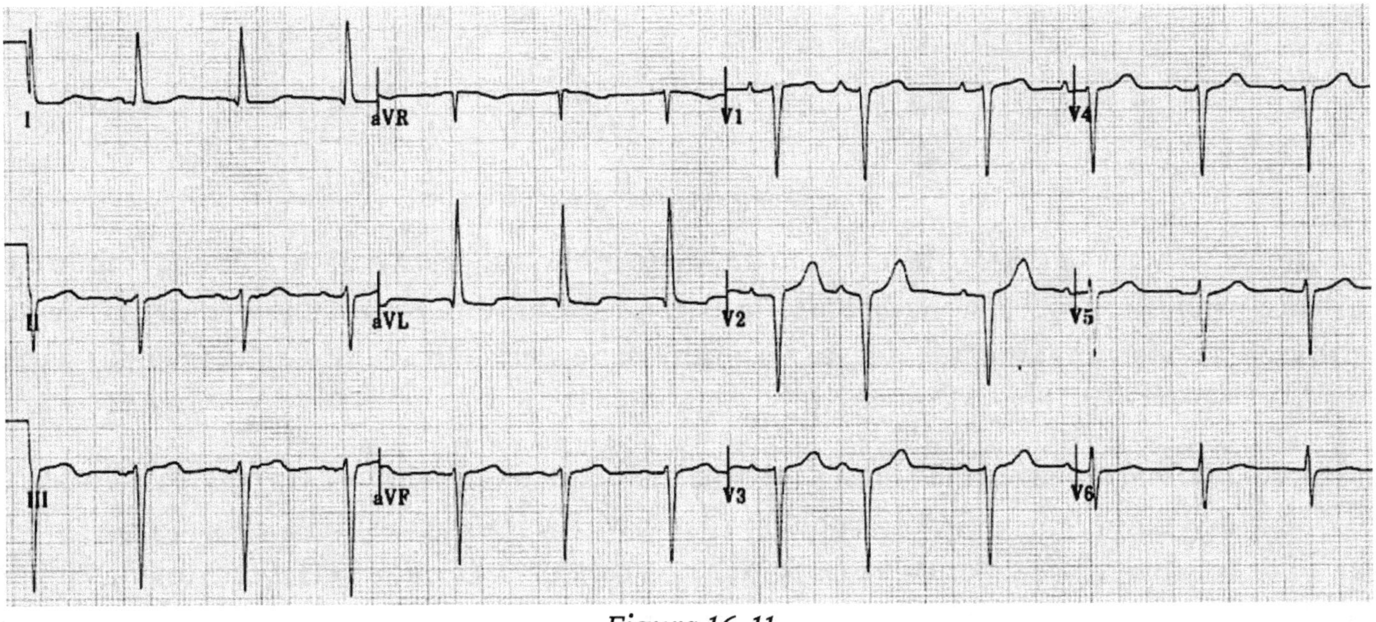

Figura 16-11

Onda T in derivazione V1 più alta dell'onda T in derivazione V6

Questo riscontro è più indicativo di cardiopatia ipertensiva, che spesso si traduce in ipertrofia ventricolare sinistra, portando in molti casi a cardiopatia ischemica. Considererei questo riscontro un "definitivo molto debole". Poiché il ventricolo sinistro è situato più posteriormente, dietro il ventricolo destro, anziché sul suo lato sinistro, la sua ipertrofia si tradurrà in un vettore QRS medio diretto posteriormente verso la grande massa ventricolare. Ciò si tradurrà in un'onda S profonda nelle derivazioni precordiali destre V1 e V2. Prima che l'ipertrofia ventricolare sinistra diventi critica e sviluppi un'anomalia della ripolarizzazione secondaria, il vettore dell'onda T sarà diretto in direzione opposta al vettore QRS, determinando un'onda T ampia e verticale in quelle stesse derivazioni (derivazioni V1 e V2). Un esempio di ciò è mostrato nella Figura 16-11. Osservate alcuni ECG normali. Noterete che la maggior parte delle volte la derivazione V6 presenta onde R alte e anche onde T altrettanto alte.

Onde U invertite

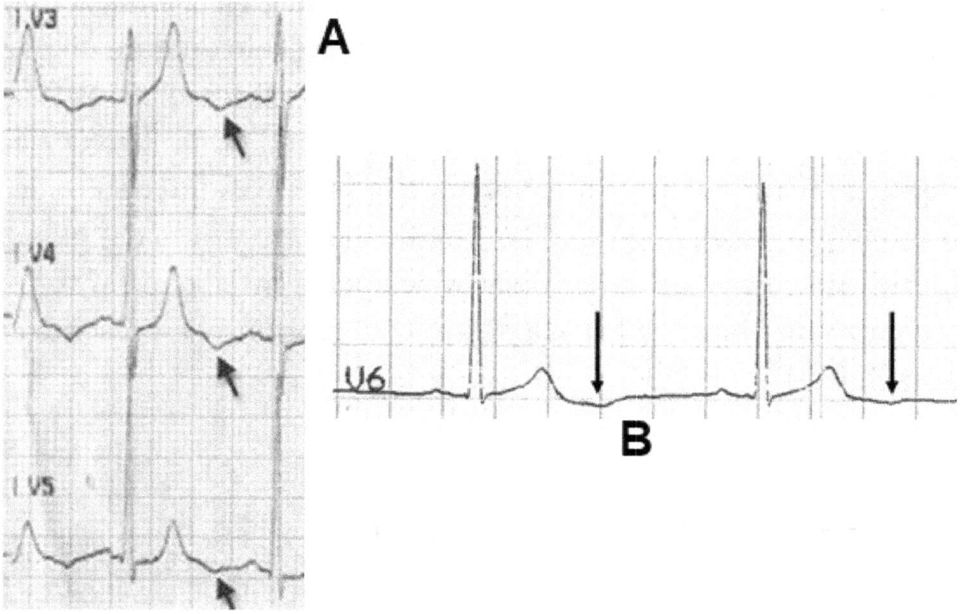

Figura 16-12

Le onde a U invertite (Figura 16-12) sono un segno molto suggestivo di cardiopatia ischemica e di occlusione o subocclusione dell'arteria discendente anteriore prossimale (LAD), sia acuta che cronica. Sfortunatamente, questo riscontro viene spesso trascurato dalla maggior parte degli interpreti ECG. Ecco alcuni esempi (Figura 16-12):

Ricorda: in circostanze normali, non dovrebbe esserci alcuna negatività tra la fine dell'onda T e l'inizio dell'onda P. In quel punto, possono comparire solo due possibili deflessioni negative: un'onda a U invertita o un'onda P' retrograda non condotta. Le onde a U invertite nella Figura 16-12A sono probabilmente le onde a U invertite più evidenti che si possano mai vedere. Sono in genere estremamente impercettibili. Nella Figura 16-12B, si può vedere come possano essere leggermente più ampie e ancora più sfumate (e facilmente trascurabili!).

Come si confronta il tracciato con un tracciato precedente?

Questo dovrebbe essere evidente. Cercare di utilizzare l'ECG più recente quando possibile.

Eseguire un'ECO, se possibile.

Un'anomalia della cinetica parietale regionale è un forte indicatore di ischemia/infarto miocardico acuto. Anche la miocardite acuta può presentarsi con un'anomalia della cinetica parietale regionale. Questo potrebbe complicare le cose perché il paziente con miocardite acuta può presentarsi esattamente come un paziente con un'otite mediale ostruttiva (OMI). In assenza di anomalia della cinetica parietale, si è esclusa un'otite mediale ostruttiva acuta, ma non si è ancora esclusa una miocardite acuta. La cardiomiopatia di Takotsubo presenterà anomalie della cinetica parietale, ma saranno più caratteristiche di questa malattia.

Le aree più spesso trascurate...

Se l'ECG non è diagnostico e il dolore del paziente suggerisce una SCA, registrare le derivazioni destre e posteriori. Alcuni "esperti" diranno di non eseguire un ECG destro in assenza di infarto miocardico inferiore, ma credo che abbiano frainteso le problematiche relative agli infarti del ventricolo destro. Tutti gli infarti miocardici inferiori dovrebbero essere sottoposti a un ECG destro. Tuttavia, quando il paziente presenta un dolore toracico credibile e l'ECG rimane non diagnostico, è necessario continuare a indagare. Dal 3 al 5% di TUTTI gli infarti sono infarti del ventricolo destro senza sopraslivellamento del tratto ST inferiore. Continuate a indagare!

L'occlusione dell'arteria circonflessa sinistra (LCx) è la causa più comune di ischemie transmurali inferolaterali (precedentemente "posteriori"). L'arteria coronaria destra è raramente la responsabile quando si verifica un infarto miocardico inferolaterale senza infarto miocardico della parete inferiore, ma questo non rappresenta un problema per la LCx. Il motivo risiede nell'anatomia delle due arterie: l'arteria posterolaterale destra si dirama dal tronco principale dell'arteria coronaria destra nella stessa posizione del ramo discendente posteriore destro. Se un'occlusione dell'arteria coronaria destra causa un infarto miocardico inferiore, probabilmente causerà un infarto miocardico inferolaterale (precedentemente "posteriore"). Per causare un infarto miocardico inferiore senza un infarto miocardico inferolaterale, la coronaria destra deve occludersi all'interno dell'arteria discendente posteriore, altrimenti il suo ramo posterolaterale potrebbe essere molto corto e non irrorare la parete inferolaterale. L'arteria discendente posteriore della LCx si ramifica dopo l'arteria posterolaterale, quindi anche una LCx non dominante può comunque causare un infarto miocardico inferolaterale senza causare un infarto miocardico inferiore – e a volte succede.

Potreste dire: "Ma Dottor Jones, la coronaria destra di solito causa infarti miocardici della parete inferiore senza un infarto miocardico inferolaterale concomitante! L'ha appena detto lei stesso!". Esatto, ma dimenticate una cosa: anche quando la LCx è non dominante – come accade circa nell'80-85% dei casi – ha comunque un'arteria posterolaterale che irrora la parete inferolaterale, proteggendola in caso di occlusione della coronaria destra. Anche lunghi rami secondari posteriori dell'arteria marginale ottusa (OMA) possono fornire circolazione a quell'area. Occasionalmente, il ramo posterolaterale dell'arteria coronaria destra è corto e la LCx continua a fornire circolazione a quell'area.

Riconoscere i segni di acuità

A volte, i pazienti riferiscono l'insorgenza dei sintomi anche molte ore o addirittura giorni prima dell'arrivo in una struttura medica. Troppo spesso, hanno avuto un infarto miocardico che è progredito fino al completamento e alla riperfusione senza il beneficio di un intervento precoce e del recupero di una quantità significativa di miocardio. Questo è solitamente evidente all'ECG a 12 derivazioni dalla presenza di onde Q nelle derivazioni interessate, dalla diminuzione o risoluzione del sopraslivellamento del tratto ST e dall'inversione dell'onda T.

Ma a volte, l'ECG a 12 derivazioni racconta una storia diversa: potrebbero esserci onde T iperacute e sopraslivellamento precoce del tratto ST. Come si può stabilire con certezza che l'ECG stia raccontando la verità sulla durata dell'ischemia (cosa che accade quasi sempre)?

Alcuni segni sono molto suggestivi di acuità cardiaca su un ECG a 12 derivazioni:

1. **Onde T iperacute.**
   Sebbene le onde T iperacute di solito scompaiano con la comparsa di sopraslivellamento del tratto ST, possono rimanere all'ECG per periodi di tempo variabili. Sebbene ciò possa accadere, è generalmente insolito. È meglio presumere sempre che le onde T iperacute siano acute.

2. **Assenza di onde Q patologiche.**
   Questo segno è a volte un po' più difficile da valutare perché le onde Q non infartuali spesso compaiono all'ECG molto precocemente nel corso dell'infarto miocardico, letteralmente entro pochi minuti dall'insorgenza dei sintomi. Tali onde Q sono dovute a una conduzione ritardata attraverso il tessuto ischemico. Il tessuto ischemico condurrà un potenziale d'azione, ma non senza qualche difficoltà. Queste onde Q dovute a una conduzione rallentata non sono onde Q infartuali.

3. **Sollevamento del tratto ST senza inversione dell'onda T.**
   Se il tratto ST è ancora sopraslivellato, ma non vi è evidenza di inversione terminale dell'onda T – e le onde T suggeriscono iperacuità (ampiezza), allora l'ischemia è ancora in corso e il processo è acuto.

4. **Assenza di inversione dell'onda T.**
   L'inversione dell'onda T si manifesta alla fine dell'infarto miocardico con la riperfusione. Le onde T NON si invertono durante l'ischemia attiva. Inizialmente può presen-

tarsi come un'inversione terminale dell'onda T e successivamente come un'inversione completa dell'onda T. Questo è un reperto tardivo durante un infarto miocardico acuto. Se non è presente, l'infarto miocardico non ha ancora raggiunto questo stadio.

Alcune considerazioni:

1. Un elettrocardiogramma a 12 derivazioni normale NON esclude MAI un'ischemia acuta.

2. A meno che la diagnosi non sia ovvia al primo ECG, non accontentarsi mai di un solo ECG in caso di dolore toracico. Ripeterlo circa ogni 15-20 minuti.

3. NON pensare MAI di aver escluso un infarto miocardico acuto basandoti su UN SOLO ECG, DODICI derivazioni e UNA SOLA determinazione della troponina cardiaca.

4. Ricorda la Regola di Jones!

PERLA | Parafrasando Thomas A. Edison: "Quando senti di aver finalmente esaurito tutte le possibilità e di aver considerato tutte le vie di indagine, ricorda solo UNA cosa... ovviamente non l'hai fatto!"

OK... diamo un'occhiata ad alcuni ECG nel prossimo capitolo!

Letture consigliate

Aslanger E, et al. Recognizing electrocardiographically subtle occlusion myocardial infarction and differentiating it from mimics: Ten steps to or away from cath lab. Turk Kardiyol Dern Ars 2021;49(6):488-500.

Glancy DL. TV1 taller than TV6 as the only electrocardiographic indication of cardiac disease. BUMC Proceedings 2001;14:303–304.

Lindow T, et al. Electrocardiographic changes in the differentiation of ischemic and non-ischemic ST elevation. Scandinavian Cardiovascular Journal; 2020, Vol. 54, No. 2, 100–107.

17

Occlusioni DA classiche

L'occlusione dell'arteria discendente anteriore sinistra (DA) comporta diversi gradi di morbilità e mortalità a seconda della sede dell'occlusione. Negli ultimi anni abbiamo acquisito nuove informazioni sulla localizzazione del sito di occlusione, basate sui dati dell'ECG a 12 derivazioni. Parallelamente a questi progressi, abbiamo acquisito nuove conoscenze sul ruolo dell'anatomia cardiovascolare. L'elettrocardiografia dell'arteria discendente anteriore sinistra non riguarda solo il riconoscimento di un'occlusione, ma anche la localizzazione dell'occlusione all'interno dell'arteria. Questa preoccupazione per il sito di occlusione non riguarda solo il cardiologo interventista che eseguirà una PCI, ma anche il medico d'urgenza, l'infermiere, l'assistente personale o il paramedico che deve gestire il paziente fino all'assunzione delle cure da parte del cardiologo.

Sentiamo spesso parlare di occlusione prossimale e distale, ma cosa significano? Prossimale a cosa? Distale a cosa? Generalmente, due rami possono essere considerati prossimali: il primo ramo perforante settale (S1) e il primo ramo diagonale (D1). Questi sono i primi due rami della discendente anteriore sinistra (DA). Generalmente, S1 è il primo, seguito da D1, ma occasionalmente D1 è il primo, seguito da S1. I rami perforanti settali irrorano i due terzi superiori del setto interventricolare, la branca destra e il fascicolo anteriore. Il primo ramo diagonale irrora la parete anterolaterale del ventricolo sinistro, causando alterazioni del tratto ST nelle derivazioni I, aVL, V1-V6 e, nel 75-80% della popolazione, nelle derivazioni II, III e aVF.

Un'occlusione prossimale a S1 è la peggiore, con un'area a rischio molto ampia. Le complicanze sono frequenti e la morbilità/mortalità è piuttosto elevata. Un'occlusione prossimale a D1, ma distale a S1, è quasi altrettanto grave, con un alto tasso di complicanze e un aumento della morbilità/mortalità. Le occlusioni distali a D1 tendono a comportare un'area a rischio più piccola, con meno complicanze e una minore morbilità/mortalità.

PERLA | Ho passato anni a cercare di ricordare le statistiche: il 38% dei pazienti ha fatto questo e il 61% quello. Ha solo creato confusione e non ha mai cambiato la mia gestione di un paziente. Basta ricordare se la frequenza di una complicanza (ad esempio) è alta o bassa. Questo è tutto ciò che serve sapere per gestire un paziente in modo corretto ed efficace. Basare una decisione di gestione sul fatto che qualcosa si verifica nel 54% dei casi rispetto al 48% dei casi si chiama gioco d'azzardo, ma, in questo caso, si sta giocando con la vita del paziente e forse anche con la propria carriera!

Per molti anni, si è pensato che il sopraslivellamento del tratto ST in derivazione V1 indicasse che l'occlusione era prossimale a S1. Il sopraslivellamento del tratto ST in derivazione aVL indicava che l'occlusione era prossimale a D1. L'ho anche insegnato nei miei primi anni di insegnamento dell'interpretazione dell'ECG. Tuttavia, né il sopraslivellamento del tratto ST in derivazione V1 né la derivazione aVL (da sola) sono indicatori affidabili. Ora ne sappiamo di più e possiamo ancora localizzare l'occlusione della discendente anteriore (DA) dalle informazioni dell'ECG a 12 derivazioni con ragionevole accuratezza. Ecco alcuni metodi più affidabili per consentirvi di localizzare l'occlusione nella discendente anteriore (DA), valutare l'area a rischio e prepararvi alle possibili conseguenze mentre il paziente è sotto la vostra cura:

1. L'occlusione della discendente anteriore (DA) prossimale a S1 è indicata da:

2. sopraslivellamento del tratto ST in derivazione aVR – qualsiasi entità

3. sottoslivellamento del tratto ST in derivazione V5; se non in derivazione V5, allora in derivazione V6

4. sottoslivellamento del tratto ST in derivazione III > sopraslivellamento del tratto ST in derivazione aVL (indica occlusione prossimale a S1 e D1)

5. nuova insorgenza di blocco di branca destro completo

L'occlusione della discendente anteriore prossimale a D1 (ma distale a S1) è indicata da:

1. Sottoslivellamento del tratto ST in derivazioni II, III e aVF

2. Sollevamento del tratto ST in derivazione aVL con sopraslivellamento del tratto ST in una qualsiasi delle derivazioni da V1 a V3

La coronarografia destra non può causare sopraslivellamento del tratto ST in derivazione aVL e la Cx non può causare sopraslivellamento del tratto ST in derivazione aVL con sopraslivellamento del tratto ST in una qualsiasi delle derivazioni da V1 a V3.

Potrebbe esserci o meno sopraslivellamento del tratto ST in derivazione V1 con uno qualsiasi dei criteri sopra indicati.

Come può la discendente anteriore occludere prossimalmente sia a S1 che a D1 senza causare alcun sopraslivellamento del tratto ST in V1? La risposta a questa domanda è il primo ramo della coronarografia destra, il ramo del cono. Quando il ramo del cono è lungo, irrora il tratto di efflusso del ventricolo destro, incluso il setto, l'area coperta dall'elettrodo della derivazione V1. Pertanto, la circolazione collaterale dalla coronaria destra può prevenire l'ischemia del setto ed evitare il sopraslivellamento del tratto ST nella derivazione V1, anche in caso di occlusione prossimale della discendente anteriore sinistra. Tuttavia, quando il ramo del cono è corto, non è d'aiuto.

OK... diamo un'occhiata al nostro primo ECG!

ECG 1

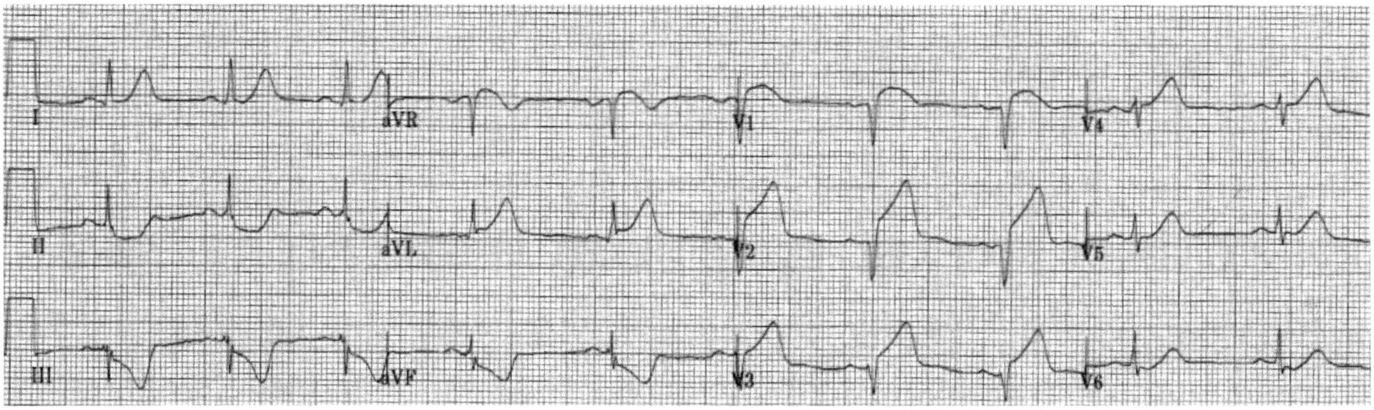

Figura 17-1

INFORMAZIONI DI BASE

Il ritmo è sinusale e regolare, la frequenza è normale (60-100/minuto) e gli intervalli QRS sono stretti e normali. Non vi sono segni di blocchi o ritardi di conduzione.

Cosa significa:

sinusale e regolare – Non vi è ritmo ectopico o segni di irregolarità del ritmo come aritmie sinusali, pause o blocchi SA, blocchi o ritardi AV.

la frequenza è normale – Non vi è bradicardia, che può indicare un aumento della stimolazione vagale dovuto a una risposta al dolore, né tachicardia, che sarebbe un segnale infausto in caso di ischemia acuta (tachicardia ventricolare, shock cardiogeno). La tachicardia sinusale non è tipica di un'ischemia/infarto acuto.

gli intervalli QRS sono stretti e normali – Non vi è alcun blocco di branca o difetto di conduzione intraventricolare aspecifico.

nessuna evidenza di blocchi o ritardi di conduzione – Nessuna evidenza di blocchi SA o AV

RICERCA DI UN EVIDENTE SOPRALZO DEL TRATTO ST

È presente un evidente sopraslivellamento del tratto ST nelle derivazioni aVL e V1-V3.

RICERCA DI UN SOTTILE SOPRALZO DEL TRATTO ST

Definirò "sottile sopraslivellamento del tratto ST" un sopraslivellamento del tratto ST inferiore a 1,0 mm o comunque non idoneo secondo i criteri STEMI. Non è presente altro sopraslivellamento del tratto ST.

RICERCA DI ONDE T IPERACUTE

Tutte le onde T su questo ECG sono iperacute – diritte e invertite, tranne la derivazione aVR.

RICERCA DI UN SOTTOSLIVELLO DEL TRATTO ST IN UN PATTERMENTE VASCOLARE

È presente un sottoslivellamento del tratto ST nelle derivazioni II, III e aVF, che si presenta come sottoslivellamento del tratto ST in un pattern vascolare.

RICERCA DELL'ARTERIA COLPEVOLE

È presente un sopraslivellamento del tratto ST in aVL e un sottoslivellamento del tratto ST nelle derivazioni inferiori. L'arteria coronaria destra è stata eliminata.

È presente un sopraslivellamento del tratto ST nelle derivazioni V1-V3. La Cx viene eliminata.

La discendente anteriore sinistra è l'arteria responsabile (non c'è da sorprendersi, visto che questo capitolo parla di occlusioni della discendente anteriore sinistra!).

DOVE SI TROVA L'OCCLUSIONE NELL'ARTERIA?

Si riscontra un sopraslivellamento del tratto ST in aVR, un sottoslivellamento del tratto ST in V5 e V6 e il sottoslivellamento del tratto ST in III > sopraslivellamento del tratto ST in aVL.

L'occlusione è prossimale sia a S1 che a D1.

> **PERLA** | Il fatto che una lesione sia prossimale a S1 non significa automaticamente che sia prossimale a D1.

CERCARE POSSIBILI COMPLICAZIONI

Tachicardia ventricolare (TV) / Fibrillazione ventricolare (FV) – La prima complicanza che colpisce molte ischemie transmurali acute è la tachicardia ventricolare o la fibrillazione ventricolare. È più comune entro le prime due ore dall'insorgenza dell'occlusione e poi di nuovo tre o quattro giorni dopo. Bisogna essere preparati, indipendentemente dall'arteria occlusa.

La tachicardia ventricolare sarà tipicamente una tachicardia ventricolare polimorfa che può, o meno, assomigliare esattamente alla torsione di punta. Tuttavia, la torsione di punta si verifica solo durante un intervallo QT prolungato, spesso favorito da bassi livelli sierici di potassio. Il trattamento è molto specifico. La tachicardia ventricolare polimorfa durante l'infarto miocardico acuto è causata da ischemia, non da un intervallo QT prolungato. Il trattamento è lo stesso di qualsiasi altra TV da rientro.

- **Colliso cardiovascolare improvviso** – è meno comune di una tachidisritmia ventricolare. Tuttavia, può verificarsi quando l'occlusione coinvolge il tronco comune sinistro o la porzione prossimale di una qualsiasi delle arterie coronarie. Tali occlusioni determinano aree a rischio molto estese. Altre complicanze possono portare al collasso cardiovascolare. Nell'arteria discendente anteriore sinistra, ciò potrebbe includere:

- **Infarto del sistema di conduzione** – un'occlusione prossimale a S1 provocherà probabilmente un blocco di branca destra completo a causa della perdita del contributo di S1 alla circolazione della branca destra. Tuttavia, l'infarto dell'area del fascio comune sinistro provocherebbe anche un blocco atrioventricolare di terzo grado completo. Con un'area a rischio così ampia nel ventricolo sinistro, un pacemaker di scappamento ventricolare potrebbe non essere impiantato o, data la sua bassa frequenza intrinseca, potrebbe non essere in grado di sostenere la vita.

- **Rottura della parete libera del ventricolo sinistro** – si tratta di un evento raro, che si verifica solitamente da quattro a sette giorni dopo l'occlusione. Ciò non costituirà un problema se il paziente si presenta immediatamente in stato acuto, ma se il paziente si presenta in stato subacuto – come accade in alcuni casi – diversi giorni dopo l'evento, potrebbe verificarsi una rottura della parete libera sinistra durante il trattamento. Rottura del setto – In caso di un precedente infarto dell'arteria coronaria destra e di un ramo conico (o arteria) corto, la perdita di circolazione al setto interventricolare potrebbe indebolirlo eccessivamente e causare la rottura del setto. Come la rottura della parete libera del ventricolo sinistro, questo è un evento raro e di solito si verifica da quattro a sette giorni dopo l'occlusione. Se il paziente si presenta in stato subacuto – come accade in alcuni casi – diversi giorni dopo l'evento, potrebbe verificarsi una rottura del setto durante il trattamento.

- **Insufficienza cardiaca congestizia** – La frazione di eiezione potrebbe essere notevolmente ridotta, con conseguente insufficienza cardiaca congestizia.

PERLA | Se il paziente si presenta in stato subacuto – diciamo circa quattro giorni dopo l'occlusione – è necessario essere particolarmente preparati a una tachidisritmia ventricolare o a una rottura del setto o della parete libera. Se il paziente presenta un'ectopia ventricolare accentuata, prestare molta attenzione agli intervalli di accoppiamento. Se sono brevi o se l'onda ventricolare sinistra (VCP) scende lungo la curva discendente dell'onda T, la possibilità di una tachicardia ventricolare letale è potenzialmente imminente. E per imminente intendo entro pochi minuti!

ANALISI FINALE COMPLETA DELL'ECG

Ritmo sinusale con frequenza regolare, nessun allargamento dei complessi QRS, nessuna ectopia ventricolare. Si tratta di un'occlusione estremamente pericolosa a causa dell'occlusione della discendente anteriore prossimale a S1 e D1. Esiste un'area a rischio molto ampia, con aumento della morbilità e della mortalità ospedaliera. Il tasso di complicanze è elevato e queste possono verificarsi durante la fase acuta e durante il trattamento. Preparatevi a ciò che potrebbe accadere!

Cosa vi dice il sopraslivellamento del tratto ST nella derivazione V1? Vi dice che è presente un'arteria conica corta, che non può fornire la circolazione collaterale che probabilmente impedirebbe il sopraslivellamento del tratto ST in quella derivazione. Verificate questo negli altri ECG.

PERLA ANATOMICA | L'attivazione dei ventricoli inizia sul lato sinistro del setto interventricolare, circa a metà strada tra la base e l'apice. Si diffonde quindi verso l'apice e risale lungo la parete laterale del ventricolo sinistro. Quel punto intermedio sul setto, tra la base e l'apice, è il punto più prossimale del setto interventricolare visibile dalla derivazione V1. Di solito, visualizza il setto leggermente più in basso e include parte del miocardio parasettale all'apice. Ora chiamiamo il sopraslivellamento del tratto ST nelle derivazioni V1 e V2 ischemia antero-apicale, non ischemia anterosettale. Pertanto, quando si osserva un sopraslivellamento del tratto ST in queste derivazioni, si sta osservando un'ischemia acuta sicuramente distale alla prima perforante del setto, ma non necessariamente prossimale ad essa!

ECG 2

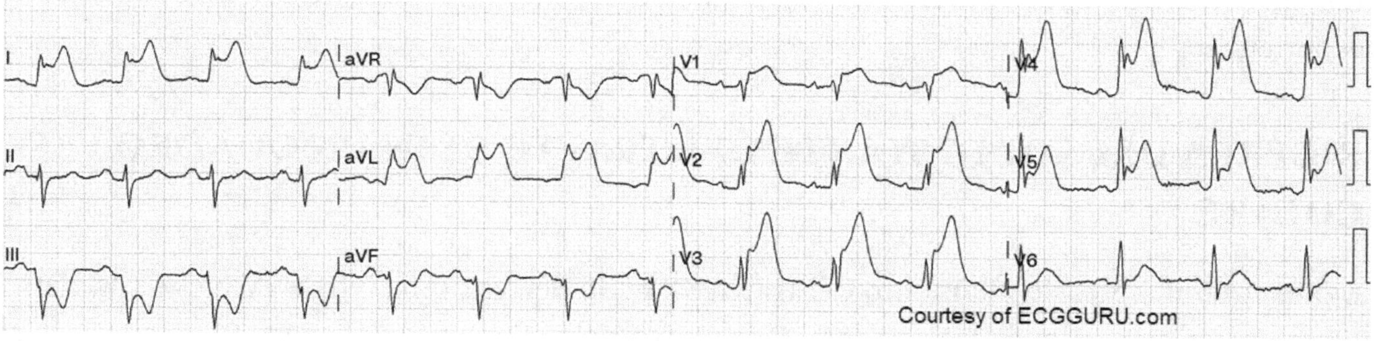

Figura 17-2

INFORMAZIONI DI BASE

Il ritmo è sinusale e regolare, la frequenza è normale (circa 100/minuto) e gli intervalli QRS sono stretti e normali. Non vi sono segni di blocchi o ritardi di conduzione. Non lasciatevi ingannare dalle onde T iperacute, pensando che gli intervalli QRS siano ampi: non lo sono!

RICERCA DI UN SOVRASTILLO ST EVIDENTE

Vi è un evidente sopraslivellamento del tratto ST nelle derivazioni I, aVL e V1-V5.

RICERCA DI UN SOTTILE SOPRASLIVELLO ST

Non vi è alcun sottile sopraslivellamento del tratto ST in questo ECG.

RICERCA DI ONDE T IPERACUTE

Tutte le derivazioni con sopraslivellamento del tratto ST presentavano onde T iperacute, che ora stanno passando a sopraslivellamento del tratto ST. Anche l'onda T nella derivazione V6 è probabilmente iperacuta. (Vedi sotto.)

Durante la transizione dall'onda T iperacuta al sopraslivellamento del tratto ST, il tratto ST si accorcia progressivamente, come se l'onda T vi si stesse invertendo. Quando la pendenza ascendente dell'onda T raggiunge il punto J, "sembra" risalire il tratto discendente dell'onda R. Questo determina il sopraslivellamento del tratto ST caratteristico – ma NON patognomonico – di un'ischemia/infarto acuto.

Osserviamo attentamente la derivazione V6. Si tratta di onde T iperacute, sulla base di due osservazioni: 1) la loro larghezza, non la loro ampiezza (altezza), e 2) la "compagnia che seguono". Queste onde T seguono onde T iperacute molto ampie e classiche (sebbene siano in transizione al momento della registrazione dell'ECG). Confrontiamo le onde T nella derivazione V6 con quelle nella derivazione II, che sono normali. Non esistono misurazioni o criteri specifici che definiscano le onde T iperacute. È qui che sono richieste abilità, e soprattutto esperienza!

RICERCA DEL SOTTOSTANTE DEL TRATTO ST IN UN QUADRO VASCOLARE

È presente un sottoslivellamento del tratto ST nelle derivazioni II, III e aVF, che soddisfa i nostri criteri per un quadro vascolare. Questo sottoslivellamento del tratto ST è reciproco al sopraslivellamento del tratto ST nelle derivazioni I e aVL.

RICERCA DELL'ARTERIA COLPEVOLE

Naturalmente, sappiamo già che si tratta di un'occlusione della discendente anteriore sinistra (DA), ma se non lo sapessimo, consiglierei il Metodo di Eliminazione Diagnostica di Jones:

Il sopraslivellamento del tratto ST in derivazione aVL elimina la coronaria destra (RCA).

Il sopraslivellamento del tratto ST in una qualsiasi delle derivazioni V1-V3 elimina la Cx.

Quindi, la discendente anteriore sinistra (DA) è l'arteria colpevole (ma questo lo sapevamo già!)

IN CHE PUNTO DELL'ARTERIA SI TROVA L'OCCLUSIONE?

Il sopraslivellamento del tratto ST in derivazione aVL e nelle derivazioni V1-V3 posiziona l'occlusione prossimale a D1, così come il sottoslivellamento del tratto ST nelle derivazioni III e aVF. Nessun criterio su questo ECG posiziona l'occlusione prossimale a S1. Perché non c'è sottoslivellamento del tratto ST in derivazione II mentre c'è un sopraslivellamento del tratto ST così marcato nelle derivazioni I e aVL?

RICERCA DI POSSIBILI COMPLICAZIONI

Non ci sono disturbi del ritmo su questo ECG; tuttavia, l'area a rischio è molto ampia. Osservando le derivazioni V2 e V3, si vedranno classici esempi di ischemia di Grado III di Birnbaum-Sclarovsky. Questo cuore non aveva alcuna protezione: nessun circolo collaterale e nessun precondizionamento ischemico. Se questo paziente sopravvive, sarà con morbilità significative.

ANALISI FINALE COMPLETA DELL'ECG

Si tratta di un'occlusione della discendente anteriore prossimale al ramo D1, ma probabilmente distale a S1. Sebbene non vi siano segni di complicanze a questo punto, esiste una probabilità significativa che si sviluppino imminentemente complicanze (tachicardia/fibrillazione ventricolare, shock cardiogeno). Questa occlusione ha coinvolto un'area a rischio molto ampia ed era già progredita a ischemia di Grado III al momento della presentazione al pronto soccorso. La prognosi per questo paziente è infausta.

ECG 3

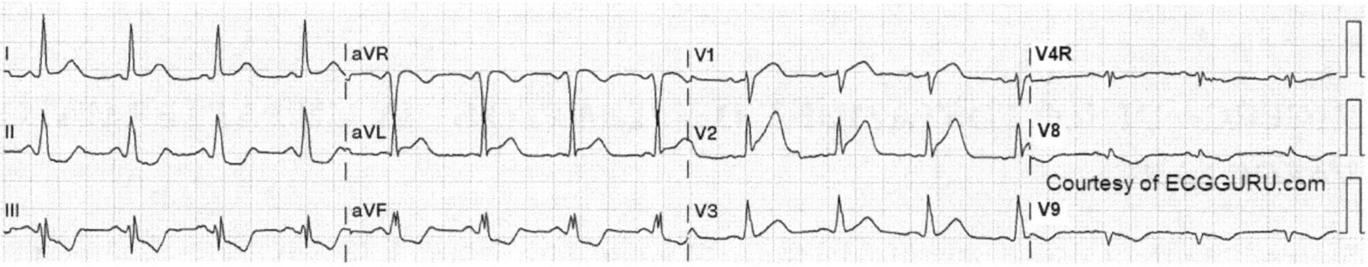

Figura 17-3

INFORMAZIONI DI BASE

Il ritmo è sinusale e regolare, la frequenza è normale (60-90 battiti/minuto) e gli intervalli QRS sono stretti e normali.

Questo è un ECG interessante. Sebbene io preferisca sempre registrare derivazioni aggiuntive, come le derivazioni V3R e V4R e le derivazioni V7-V9, questo vale solo quando l'ECG a 12 derivazioni non è diagnostico o se desidero una migliore conferma di un infarto del ventricolo destro. In questo caso, non abbiamo difficoltà a riconoscere un'occlusione della discendente anteriore sinistra. Non c'era bisogno, né si ottenevano informazioni, registrando le derivazioni V4R, V8 e V9. Le derivazioni V4-V6 sarebbero state molto più utili.

RICERCA DI UN EVIDENTE SOPRASLIVELLO ST

È evidente un evidente sopraslivellamento del tratto ST nelle derivazioni aVL e V2.

RICERCA DI UN SOTTILE SOPRASLIVELLO ST

È presente un sottile sopraslivellamento del tratto ST nelle derivazioni I, V1 e V3.

RICERCA DI ONDE T IPERACUTE

Sono presenti onde T iperacute verticali nelle derivazioni V1-V3.
Sono presenti onde T iperacute invertite nelle derivazioni III, aVF, V8 e V9.

> **PERLA** | Ricorda: le onde T iperacute possono essere invertite. Tali onde T sono tipicamente reciproche a onde T iperacute verticali localizzate altrove. Occasionalmente, le onde T iperacute invertite sono più evidenti. Le onde T iperacute reciprocamente invertite non rappresentano ischemia in quella derivazione. "Riflettono" solo ciò che sta accadendo nella derivazione opposta.

RICERCA DI SOTTOSTAZIONE DEL TRATTO ST IN UN PATTERMATO VASCOLARE

È presente un sottoslivellamento del tratto ST nelle derivazioni II, III e aVF, che rappresenta un pattern vascolare. Anche i sottoslivellamenti del tratto ST nelle derivazioni V8 e V9 sono considerati pattern vascolare (derivazioni posteriori).

ALLA RICERCA DELL'ARTERIA COLPEVOLE

La DA, ovviamente:
Il sopraslivellamento del tratto ST in derivazione aVL elimina la coronaria destra.
Il sopraslivellamento del tratto ST nelle derivazioni V1-V3 elimina la Cx.

DOVE SI TROVA L'OCCLUSIONE NELL'ARTERIA?

È presente sopraslivellamento del tratto ST in derivazione aVR.

Un sottoslivellamento del tratto ST in derivazione V5 o, in mancanza, in derivazione V6 avrebbe fornito una maggiore conferma di un'occlusione prossimale a S1.

Il sottoslivellamento del tratto ST in derivazione III è > al sopraslivellamento del tratto ST in derivazione aVL, il che suggerisce fortemente un'occlusione prossimale sia a S1 che a D1. Tuttavia, il chiaro, ma non contiguo, sopraslivellamento del tratto ST nelle derivazioni aVL e V2 è anch'esso fortemente indicativo di un'occlusione isolata di D1, il *segno della bandiera sudafricana*. La presenza delle derivazioni V4-V6 sarebbe stata utile. Tutti questi risultati suggeriscono un'occlusione di D1 con una possibilità esterna di un'occlusione prossimale sia a S1 che a D1.

RICERCA DI POSSIBILI COMPLICAZIONI

Attualmente, non vi sono segni di complicanze imminenti all'ECG. Tuttavia, poiché l'occlusione potrebbe essere prossimale sia a S1 che a D1 (sottoslivellamento del tratto ST in derivazione III > sopraslivellamento del tratto ST in derivazione aVL), potrebbe esserci un'area a rischio molto ampia e si dovrebbe prestare attenzione a tachidisritmie ventricolari (TV polimorfa) e/o shock cardiogeno. Per una discussione più completa, vedere ECG n. 1.

ANALISI FINALE COMPLETA DELL'ECG

Si tratta di un'occlusione molto prossimale della discendente anteriore sinistra, probabilmente isolata a D1 ma probabilmente prossimale a S1. Sembra essere progredita solo fino a ischemia di Grado II, ma ciò comporta comunque un rischio significativo di complicanze, sia in ospedale che in seguito.

ECG 4

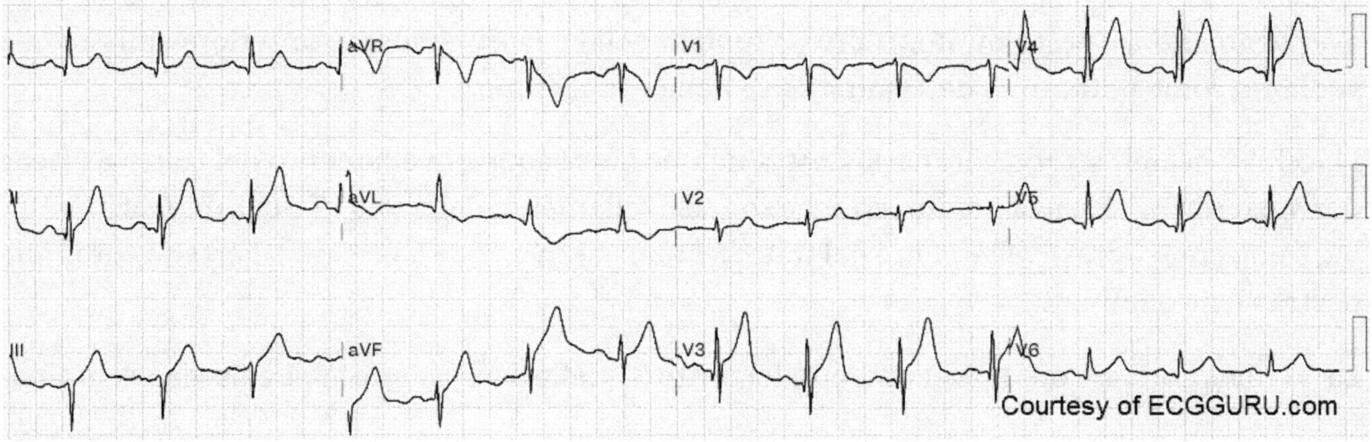

Figura 17-4

INFORMAZIONI DI BASE

Il ritmo è sinusale e regolare, la frequenza è normale (60-100/minuto) e gli intervalli QRS sono stretti e normali. Non vi sono segni di blocchi o ritardi di conduzione.

RICERCA DI UN EVIDENTE SOPRALZO DEL TRATTO ST

Vi è un evidente sopraslivellamento del tratto ST nelle derivazioni V3-V5. Probabilmente vi è un sopraslivellamento del tratto ST nelle derivazioni II, III e aVF, ma non posso esserne certo a causa della linea di base irregolare.

RICERCA DI UN SOTTILE SOPRALZO DEL TRATTO ST

Vi è un sottile sopraslivellamento del tratto ST nella derivazione I.

RICERCA DI ONDE T IPERACUTE

Le derivazioni inferiori e le derivazioni V3-V5 presentano onde T iperacute. Le onde T in V6 sono probabilmente iperacute, data "la compagnia che frequentano".

RICERCA DI UN SOTTOSTANTE DEL TRATTO ST IN UN PATTERMATO VASCOLARE

Vi è un sottoslivellamento del tratto ST nelle derivazioni aVR, V1 e possibilmente in aVL. Non vi sono sottoslivellamenti del tratto ST in un pattern vascolare.

RICERCA DELL'ARTERIA COLPEVOLE

Questo richiederà un po' di riflessione e ragionamento, utilizzando le conoscenze che dovresti aver acquisito a questo punto. (Certo, sappiamo che è la discendente anteriore sinistra, ma vediamo come potremmo determinarlo se non lo sapessimo.)

L'occlusione dell'arteria coronaria destra non produce sopraslivellamento del tratto ST nelle derivazioni V3-V5 senza produrre anche sopraslivellamento del tratto ST nelle derivazioni V1 e V2, e non crea sopraslivellamento del tratto ST nella derivazione I. Pertanto, l'arteria coronaria destra viene eliminata.

La Cx non produce sopraslivellamento del tratto ST nella derivazione V3. La Cx viene eliminata.

Rimane la discendente anteriore sinistra, che è stata dimostrata in questo caso particolare.

DOVE SI TROVA L'OCCLUSIONE NELL'ARTERIA?

Non c'è sottoslivellamento del tratto ST nelle derivazioni inferiori, nessun sopraslivellamento del tratto ST nella derivazione aVR e nessun sottoslivellamento del tratto ST nelle derivazioni V5 o V6. C'è un lieve sopraslivellamento del tratto ST nella derivazione I ma nessun sopraslivellamento del tratto ST nella derivazione aVL. C'è un'onda T invertita nella derivazione aVL. L'occlusione è distale a S1 e D1 e coinvolge una DA "avvolgente" di tipo 3.

RICERCA DI POSSIBILI COMPLICAZIONI

Non vi è alcuna indicazione di un'imminente tachidisritmia o di un collasso cardiovascolare. Valgono le stesse precauzioni relative alle tachidisritmie ventricolari parossistiche. Sono meno frequenti con occlusioni distali più piccole, ma si verificano comunque in modo inaspettato. Per una discussione più completa, vedere ECG n. 1.

ANALISI FINALE COMPLETA DELL'ECG

Questo ECG evidenzia un'occlusione della discendente anteriore distale al ramo D1. Avvolge l'apice e coinvolge una piccola porzione della parete inferiore del ventricolo sinistro. L'area a rischio potrebbe non essere troppo estesa, ma questo paziente è comunque a rischio di complicanze.

ECG 5

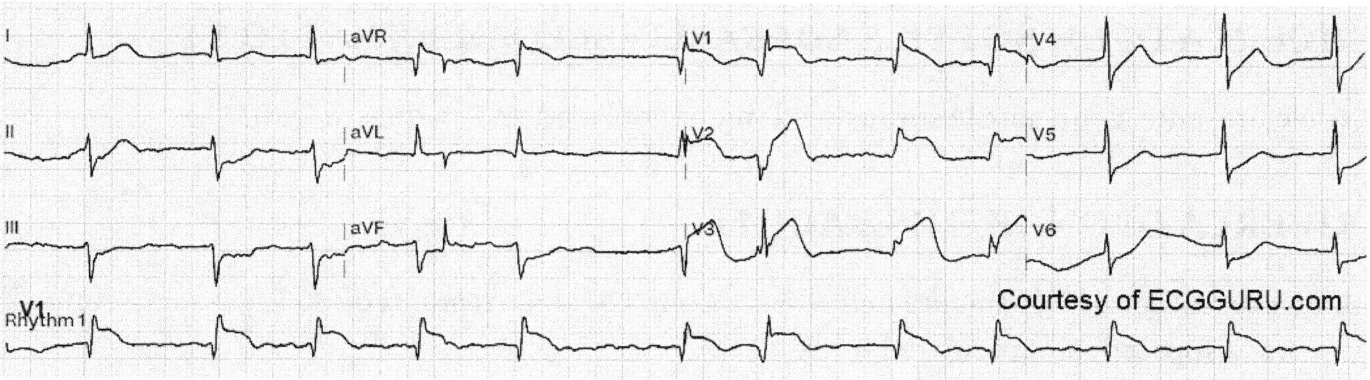

Figura 17-5

INFORMAZIONI DI BASE

Il ritmo è fibrillazione atriale, la frequenza è irregolarmente irregolare e controllata (circa 70/minuto) e gli intervalli QRS sono stretti e normali.

Un'occlusione della discendente anteriore (LAD) può causare fibrillazione atriale? Di solito no. La coronaria anteriore destra (RCA) o la Cx irrorano il nodo senoatriale (SA) e l'atrio destro, indipendentemente dalla dominanza. La discendente anteriore (LAD) irrora le branche, quindi ci si aspetterebbe un blocco di branca o un blocco bifascicolare. Lo scenario peggiore sarebbe un blocco cardiaco completo.

Continua a leggere! Questo è un ECG estremamente interessante e complesso!

CERCANDO UN SOVRASTILLO EVIDENTE

È presente un evidente sopraslivellamento del tratto ST nelle derivazioni V1-V3 e nella derivazione aVR. Questo ECG mostra un sopraslivellamento del tratto ST che soddisfa i criteri per l'ischemia di Grado 3: possibile perdita dell'onda S in V3 e sopraslivellamento del tratto ST maggiore o uguale al (≥) 50% dell'altezza dell'onda R in V1.

L'ischemia di Grado 3 comporta una prognosi grave. Questo cuore non ha beneficiato né della circolazione collaterale né del precondizionamento ischemico (episodi intermittenti di angina per uno o due giorni prima dell'occlusione completa). Anche con una riperfusione tempestiva, il beneficio per questo paziente sarà minimo.

Dovremmo osservare un evidente sopraslivellamento del tratto ST nelle derivazioni I e aVL. Tuttavia, la derivazione I presenta un sottoslivellamento del tratto ST molto lieve e la derivazione aVL presenta un tratto ST letteralmente isoelettrico. Affronterò questo problema alla fine di questa discussione.

RICERCA DI UN SOTTILE SOPRASLIVELLO DEL TRATTO ST

Non è presente alcun sottile sopraslivellamento del tratto ST in questo ECG.

RICERCA DI ONDE T IPERACUTE

Sono presenti onde T iperacute nelle derivazioni V2-V4. Le restanti onde T iperacute sono già passate a sopraslivellamento del tratto ST.

RICERCA DI UN SOTTOSLIVELLO DEL TRATTO ST IN UN PATTERMENTE VASCOLARE

È presente un sottoslivellamento del tratto ST nelle derivazioni II, III e aVF e nelle derivazioni V4-V6. Questi sottoslivellamenti del tratto ST corrispondono a un pattern vascolare. Il sottoslivellamento del tratto ST nelle derivazioni inferiori è probabilmente reciproco al sopraslivellamento del tratto ST nelle derivazioni I e aVL (Non vedete alcun sopraslivellamento del tratto ST in quelle derivazioni? Datemi un momento e ve lo mostrerò). Un altro problema è il fatto che la derivazione V3 manifesta ischemia di Grado 3 mentre la derivazione adiacente V4 presenta sottoslivellamento del tratto ST! Non ha senso! C'è molto da scoprire in questo ECG.

ALLA RICERCA DELL'ARTERIA COLPEVOLE

L'occlusione dell'arteria coronaria destra non produce sottoslivellamento del tratto ST in tutte le derivazioni inferiori. Pertanto, l'arteria coronaria destra viene eliminata.

L'occlusione della Cx non produce sopraslivellamento del tratto ST nelle derivazioni V1-V3. Pertanto, la Cx viene eliminata.

L'arteria discendente anteriore (LAD) è l'arteria colpevole.

DOVE SI TROVA L'OCCLUSIONE NELL'ARTERIA?

L'occlusione è prossimale a S1 e D1. Seguitemi attentamente e studiate attentamente l'ECG mentre vi spiego questo (è qui che si passa da un interprete ECG di livello intermedio a un esperto!):

1. Con sopraslivellamento del tratto ST in derivazione aVR e sottoslivellamento del tratto ST in derivazione V5, abbiamo dimostrato che l'occlusione si è verificata prossimalmente a S1. Ma si è verificata anche prossimalmente a D1? Non date per scontato che S1 sia sempre prossimale a D1: a volte non lo è!

2. Il sottoslivellamento del tratto ST in derivazione III è maggiore del sopraslivellamento del tratto ST in derivazione aVL. È una decisione facile perché non c'è sopraslivellamento del tratto ST in derivazione aVL. Il tratto ST è isoelettrico. Questo indica che l'occlusione è prossimale sia a S1 che a D1.

3. In caso di occlusione prossimale all'origine del primo ramo diagonale, deve essere presente ischemia dell'area basolaterale, coperta dagli elettrodi per le derivazioni aVL e I. Dubito che la Cx o il ramo intermedio (presente solo in circa il 30% dei pazienti) forniscano una circolazione sufficiente a prevenire completamente qualsiasi ischemia in questa zona.

4. Potrebbe non esserci sopraslivellamento del tratto ST nelle derivazioni basolaterali a causa di un annullamento delle forze.

5. Contrariamente ad alcuni studi, il fatto che vi sia sopraslivellamento del tratto ST nelle derivazioni anteroapicali (derivazioni V1-V3) e sottoslivellamento del tratto ST nelle derivazioni inferiori non significa che siano direttamente collegate, sebbene possano esserlo indirettamente. Se le derivazioni inferiori agiscono reciprocamente, ciò può avvenire solo con le derivazioni I e aVL. Le derivazioni precordiali sono perpendicolari al piano frontale; tutti i vettori sul piano frontale sono, di conseguenza, perpendi-

colari alle derivazioni precordiali e, quindi, non rilevabili da queste. Le derivazioni precordiali e le derivazioni basolaterali reagiscono alla stessa ischemia, ma le loro derivazioni reciproche devono trovarsi sullo stesso piano delle variazioni indicative (ad esempio, l'elevazione del tratto ST).

RICERCA DI POSSIBILI COMPLICAZIONI

La fibrillazione atriale sembra avere una frequenza controllata, poiché la frequenza abituale per la fibrillazione atriale non trattata è di 120-150/minuto. Tuttavia, la perdita del kick atriale combinata con una (probabile) ridotta frazione di eiezione potrebbe certamente predisporre questo paziente allo shock cardiogeno. E, naturalmente, la fibrillazione atriale non preclude lo sviluppo di tachicardia ventricolare polimorfa. Per una discussione più completa, vedere ECG n. 1.

ANALISI FINALE COMPLETA DELL'ECG

L'ECG mostra probabilmente una fibrillazione atriale cronica in un paziente con un'occlusione molto pericolosa della discendente anteriore prossimale sia a S1 che a D1. Questa include un'area a rischio molto ampia. L'ischemia di grado 3 significa che ci sarà una morbilità significativa per questo paziente se sopravvive. Quando all'ECG di ammissione è presente un'ischemia di grado 3, anche un tempo di inserimento rapido del palloncino spesso non riesce a salvare una quantità sufficiente di miocardio.

IL PROBLEMA DELL'ASSENZA DI SOVRASTILAMENTO DEL TRATTO ST NELLA DERIVAZIONE aVL

Abbiamo dimostrato che l'occlusione è prossimale sia a S1 che a D1. Pertanto, l'area basolaterale (Derivazioni I e aVL) è sicuramente coinvolta: è ischemica! Eppure la derivazione aVL presenta un tratto ST isoelettrico quando avrebbe dovuto evidenziare un sopraslivellamento del tratto ST. Il tratto ST nella derivazione I è minimamente depresso.

Analizzando un ECG con un'ischemia transmurale acuta di questo grado, un tratto ST isoelettrico può essere dovuto solo a due fattori: o l'elettrodo sta visualizzando un'area priva di ischemia (sappiamo che non è vero), oppure è il risultato di una cancellazione di forze. Nient'altro può dare luogo a un tratto ST perfettamente isoelettrico in una derivazione isolata con cambiamenti così drastici tutt'intorno! Pertanto, deve trattarsi di un problema che coinvolge una cancellazione di forze. Diamo un'occhiata alla griglia di riferimento esassiale:

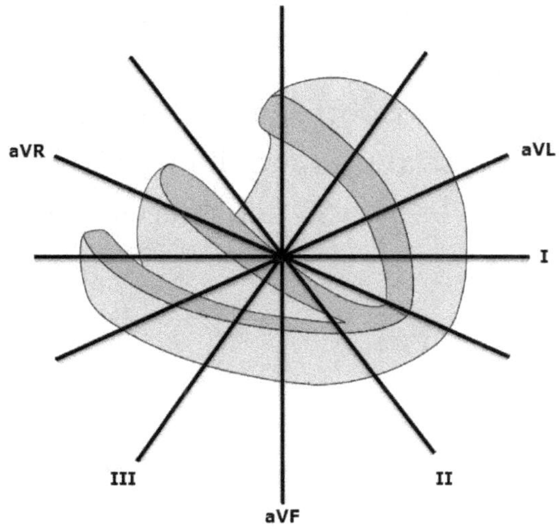

Figura 17-6

Pensiamo che la reciprocità sul piano frontale esista solo tra le derivazioni basolaterali (derivazioni I e aVL) e le derivazioni inferiori (derivazioni II, III e aVF). Ma non è del tutto vero! La reciprocità può esistere tra due derivazioni qualsiasi che distano più di 90°. L'annullamento delle forze si verifica solo tra derivazioni reciproche sullo stesso piano. Ricordate che affinché si verifichi un annullamento delle forze, due derivazioni reciproche devono avere vettori che viaggiano simultaneamente in direzioni opposte. Questo accade nel cuore normale durante la Fase 0. Ma nel cuore ischemico, può verificarsi anche durante la Fase 2, quando entrambi gli elettrodi sono sopra il miocardio ischemico. Vi ho mostrato tre esempi di ciò nel Capitolo 12 ("Annullamento delle forze"). Ora, torniamo all'ECG...

Limitandoci alle sole derivazioni del piano frontale (degli arti), osserviamo attentamente la derivazione aVL. Sebbene il suo tratto ST sia isoelettrico, sapete che c'è un sopraslivellamento del tratto ST nascosto da qualche parte. Basta osservare come reagiscono le derivazioni inferiori. (Penso sempre alle depressioni del tratto ST delle variazioni reciproche come a "cani" che abbaiano a un "intruso" – il sopraslivellamento del tratto ST è l'"intruso". Di solito lo si vede, ma a volte no.) C'è ischemia in quella derivazione! Ma cosa potrebbe annullarla? Non sono le derivazioni inferiori – stanno reagendo reciprocamente, il che significa che l'elettrodo del piede sinistro deve essere sovrapposto a miocardio normale, non ischemico. Ora, osserviamo la derivazione aVR. C'è un significativo sopraslivellamento del tratto ST nella derivazione aVR, ma cosa sta vedendo? Sta vedendo la stessa ischemia che vedono le derivazioni V1 – V3 – e guardiamo quanto sono alti i tratti ST in quelle derivazioni! La derivazione aVL è a 120° dalla derivazione aVR, che rientra nell'intervallo di reciprocità. La derivazione I è a 150° di distanza ed è anch'essa ben posizionata per reagire reciprocamente. La reciprocità e l'annullamento delle forze non sono limitati sul piano frontale alle sole derivazioni basolaterali e inferiori – anche la derivazione aVR può reagire reciprocamente. Questo spiegherebbe l'assenza di sopraslivellamento del tratto ST nelle derivazioni basolaterali, ma le notevoli variazioni reciproche nelle derivazioni inferiori.

PERLA | L'annullamento delle forze è un fenomeno tipico dell'elettrocardiografo. Sebbene cancelli il sopraslivellamento del tratto ST dal tracciato ECG, l'ischemia rappresentata da tale sopraslivellamento è ancora presente. In quale altro modo le derivazioni reciproche "saprebbero" reagire se non fosse effettivamente presente?

È probabile che il sopraslivellamento del tratto ST nella derivazione aVR – prima dell'annullamento delle forze – fosse simile al sopraslivellamento del tratto ST nelle derivazioni antero-apicali (precedentemente "anterosettali"). Tuttavia, è stato ridotto dall'annullamento delle forze e il sopraslivellamento del tratto ST nelle derivazioni I e aVL è stato ridotto al punto che il tratto ST nella derivazione aVL è diventato isoelettrico e il tratto ST nella derivazione I è stato minimamente depresso.

Affinché si verifichi un annullamento delle forze durante l'ischemia...

1. le due derivazioni devono essere posizionate in modo reciproco
2. devono essere sullo stesso piano
3. entrambe devono essere sovrapposte al tessuto ischemico con correnti di lesione che viaggiano verso i loro poli positivi.

Nell'ECG n. 5, solo la derivazione aVR e le derivazioni basolaterali soddisfano tutti e tre i requisiti. Ora, perché le derivazioni V4-V6 manifestano sottoslivellamento del tratto ST mentre la derivazione V3 manifesta ischemia di Grado 3? Ci sono due risposte a questa domanda. In primo luogo, le derivazioni V5 e V6 reagiscono reciprocamente alla derivazione V1, il che indica un'occlusione prossimale a S1. In secondo luogo, potrebbe esserci un piccolo sottoslivellamento del tratto ST aggiuntivo causato da un posizionamento errato degli elettrodi per le derivazioni V4-V6. È abbastanza comune che gli elettrodi per le derivazioni V4-V6 siano posizionati troppo in basso sulla parete toracica. Quando ciò accade, appariranno e si comporteranno come le derivazioni inferiori.

ECG 6

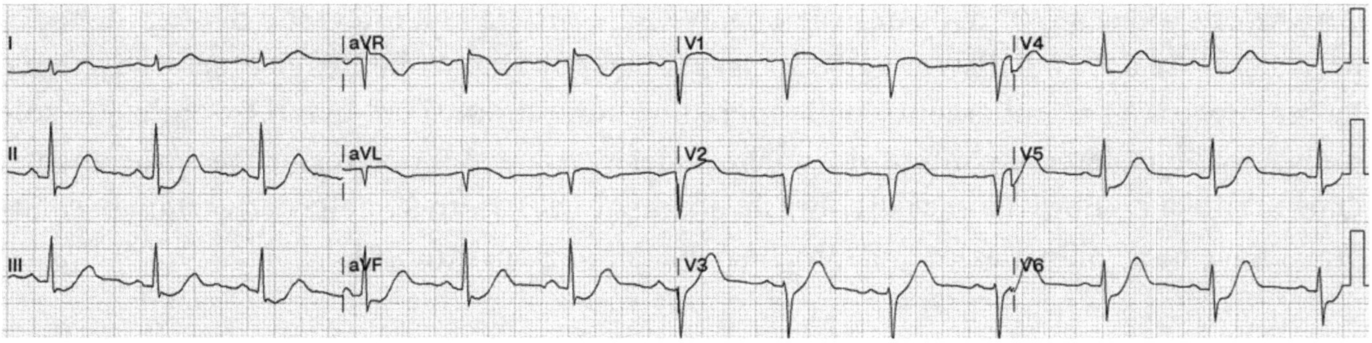

Figura 17-7

Sappiamo poco di questa paziente: ha 67 anni e lamenta dolore toracico. Dopo aver rivisto l'ECG, le è stato somministrato idromorfone.

INFORMAZIONI DI BASE

Il ritmo è sinusale e regolare, la frequenza è normale (60-100/minuto) e gli intervalli QRS sono stretti e normali. Non vi sono segni di blocchi o ritardi di conduzione.

RICERCA DI UN EVIDENTE SOPRASLITTO DEL TRATTO ST

È presente un sopraslivellamento del tratto ST nelle derivazioni aVR e V1.

RICERCA DI UN SOTTILE SOPRASLITTO DEL TRATTO ST

È presente un sottilissimo sopraslivellamento del tratto ST in V2.

RICERCA DI ONDE T IPERACUTE

Sono presenti onde T iperacute nelle derivazioni II, III e aVF e nelle derivazioni V2-V6. Ci sono due cose molto importanti da notare e ricordare riguardo a queste onde T iperacute:

1. Sono tutte larghe, ma nessuna è alta! Se passi la tua carriera a cercare solo onde T iperacute alte, ne perderai circa la metà!

2. Osservate dove iniziano queste onde T iperacute... sotto la linea di base! Il più delle volte, le onde T iperacute originano dalla linea di base, dal punto J o da qualche parte lungo la discesa dell'onda R. NON è tipico che le onde T iperacute abbiano origine da un sottoslivellamento del tratto ST.

Quando osservate questo pattern – e può essere nelle derivazioni precordiali o in quelle inferiori (in questo caso, sono presenti in entrambe!) – dovreste pensare solo a due cose:

1. onde T di Winter

2. occlusione acuta della discendente anteriore (LAD), nella maggior parte dei casi prossimale!

RICERCA DEL SOTTOSLIVELLO DEL TRATTO ST IN UN PATTERN VASCOLARE

Si riscontra un sottoslivellamento del tratto ST nelle derivazioni inferiori (pattern vascolare inferiore) e nelle derivazioni V3-V6 (pattern anterolaterale o anteroapicale).

RICERCA DELL'ARTERIA COLPEVOLE

Si riscontra un sopraslivellamento del tratto ST nella derivazione aVL e un sottoslivellamento del tratto ST in tutte le derivazioni inferiori. L'arteria coronaria destra viene eliminata. Si osserva un sopraslivellamento del tratto ST nelle derivazioni V1 e V2 (sottile). La Cx è eliminata.

L'arteria responsabile è la LAD.

DOVE SI TROVA L'OCCLUSIONE NELL'ARTERIA?

Il sottoslivellamento del tratto ST in derivazione III è maggiore del sopraslivellamento del tratto ST in derivazione aVL. Ciò indica un'occlusione prossimale sia a S1 che a D1.

Il sopraslivellamento del tratto ST in derivazione aVR con sottoslivellamento del tratto ST in derivazione V5 suggerisce un'occlusione prossimale a S1.

La paziente è stata infine portata in sala di emodinamica, dove è stata riscontrata un'occlusione del 99% della discendente anteriore media. Vabbè, nessun metodo è accurato al 100%, indipendentemente da ciò che affermano gli autori nell'articolo originale. È sempre possibile che l'occlusione originale potesse essere prossimale ma poi embolizzata distalmente.

Le onde T di De Winter nelle derivazioni inferiori segnalano che questa paziente ha una discendente anteriore di tipo 3 "avvolgente". La paziente è stata in qualche modo fortunata perché l'occlusione si è verificata distalmente, il che ha probabilmente limitato l'area infartuata. Se l'occlusione si fosse verificata prossimalmente, come suggerito dall'ECG, l'area di infarto sarebbe stata molto più ampia. Dico "infarto" piuttosto che "area a rischio" perché l'équipe di cardiologia, che apparentemente non sapeva nulla delle onde T di de Winter, apparentemente non aveva alcuna intenzione di portare tempestivamente la paziente in sala di emodinamica.

ALLA RICERCA DI POSSIBILI COMPLICAZIONI

Quando la corretta gestione di un paziente come questo viene ritardata a causa di una rigida aderenza al paradigma STEMI, tutto può succedere. Considerare sempre la TV polimorfa e lo shock cardiogeno in qualsiasi infarto miocardico acuto. Queste complicanze possono verificarsi improvvisamente in un paziente apparentemente stabile. Tenetelo sempre a mente.

ANALISI FINALE COMPLETA DELL'ECG

Le onde T di de Winter sono ora considerate equivalenti allo STEMI e dovrebbero essere portate in sala di emodinamica d'urgenza come qualsiasi altro STEMI o OMI. Questa paziente ha subito un'occlusione della discendente anteriore sinistra (LAD), ma poiché l'ECG non soddisfaceva i criteri per lo STEMI, le sono state negate le cure appropriate. Per saperne di più sulle onde T di Winter, leggi il Capitolo 25, "Le ischemie eponime".

Letture consigliate

Birnbaum, Y, et al. Acute myocardial infarction entailing ST-segment elevation in lead aVL: Electrocardiographic differentiation among occlusion of the left anterior descending, first diagonal, and first obtuse marginal coronary arteries. American Heart Journal. Volume 131, Number 1, pp. 38-42.

Birnbaum, Y, et al. Common pitfalls in the interpretation of electrocardiograms from patients with acute coronary syndromes with narrow QRS: a consensus report. Journal of Electrocardiology 45 (2012) pp. 463– 475.

Birnbaum Y, Sclarovsky S , Solodky A, Tschori J, Herz I, Sulkes J, Mager A, Rechavia E: Prediction of the level of left anterior descending coronary artery obstruction anterior wall acute myocardial infarction by admission electrocardiogram. Am J Cardiol. 1993;72:823-826.

Birnbaum Y, Solodky A, Herz I, Kusniec J, Rechavia E, Sulkes J, Sclarovsky S: Implications of ST-segment depression in anterior acute myocardial infarction: Electrocardiographic and angiographic correlation. Arn Heart J. 1994;127: 1467-1473.

de Agustín, JA, et al. Collateral Circulation From the Conus Coronary Artery to the Anterior Descending Coronary Artery: Assessment Using Multislice Coronary Computed Tomography. Rev Esp Cardiol. 2010;63(3):347-51.

de Winter, RJ, et al. A New ECG Sign of Proximal LAD Occlusion. N Engl J Med. 359:19, Nov 2008.

Engelen, D, Gorgels, A, Cheriex, E. et al. Value of the electrocardiogram in localizing the occlusion site in the left anterior descending coronary artery in acute anterior myocardial infarction. J Am Coll Cardiol. 1999 Aug, 34 (2) 389–395.

Ghani A R, Mughal M S, Kumar S, et al. (February 15, 2021) Wrapped Left Anterior Descending Artery Presenting As Inferior Myocardial Infarction: Case Report and Review of the Literature. Cureus 13(2): e13358.

Haraphonggse M, Tanomsup S, Jugdutt B1: Inferior ST-segment depression during acute myocardial infarction: Clinical and angiographic correlation. J Am Coll Cardiol; 1984;4:467-476.

Kosuge M, et al. Electrocardiographic Criteria for Predicting Total Occlusion of the Proximal Left Anterior Descending Coronary Artery in Anterior Wall Acute Myocardial Infarction. Clin. Cardiol. 24, 33-38 (2001): 33-38.

Mahajan K, Batra A, Gupta A. de Winter sign-A STEMI Equivalent. Indian Heart J. 2018 Sep-Oct;70(5):761-764.

Montero-Cabezas JM, van-der-Kley F, Karalis I, Schalij MJ. Proximal Left Anterior Descending Artery Acute Occlusion With an Unusual Electrocardiographic Pattern: Not Everything Is ST Elevation. Rev Esp Cardiol. Vol. 68. Issue 6, pages 541-543 (June 2015).

Raitt, MH, et al. Appearance of Abnormal Q Waves Early in the Course of Acute Myocardial Infarction: Implications for Efficacy of Thrombolytic Therapy. JACC Vol. 25, No. 5. April 1995:1084- 8

Smith SW. Upwardly concave ST segment morphology is common in acute left anterior descending coronary occlusion. J Emerg Med 2006;31:69-77.

Tamura A, Kataoka H, Mikuriya Y, Nasu M: Inferior ST segment depression as a useful marker for identifying proximal left anterior descending artery occlusion during acute anterior myocardial infarction. Eur Heart J 1995;16:1795-1799.

Ristampato dal blog ECG del Dott. Smith ("Dr. Smith's ECG Blog")

I seguenti ECG sono ristampati con la gentile autorizzazione del Dott. Stephen W. Smith. Potete trovare questi e altri casi molto interessanti e istruttivi sul suo blog (blog ECG del Dott. Smith) all'indirizzo: https://hqmeded-ecg.blogspot.com/

Figura 17-7
Da: mercoledì 31 maggio 2023
"Another myocardial wall is sacrificed at the altar of the STEMI/NonSTEMI mass delusion (and Opiate pain relief)."

18

Blocco di branca sinistra completo e occlusioni della DA

Per anni, la presenza di un blocco di branca sinistra completo (cBBS) ha rappresentato un problema per chiunque interpretasse gli ECG. Poi, nel 1996, in seguito agli studi clinici GUSTO-1, la Dott.ssa Elena Sgarbossa et al. pubblicarono il loro classico articolo "Electrocardiographic diagnosis of evolving acute myocardial infarction in the presence of left bundle branch block" [("iagnosi elettrocardiografica dell'infarto miocardico acuto in evoluzione in presenza di blocco di branca sinistra") sul New England Journal of Medicine. Si trattò di una ricerca rivoluzionaria! Fino ad allora, si riteneva che non fosse possibile diagnosticare un infarto miocardico acuto in presenza di un blocco di branca sinistra – il che si è sempre rivelato del tutto falso! La diagnosi di infarto miocardico acuto con BBS è problematica solo per le derivazioni precordiali destre, ovvero V1-V3. Gli infarti miocardici acuti inferiori, basolaterali (in precedenza, "laterali alti") e apicolaterali inferiori (V4-V6) potevano ancora essere diagnosticati senza difficoltà. Si osservi la Figura 18-1:

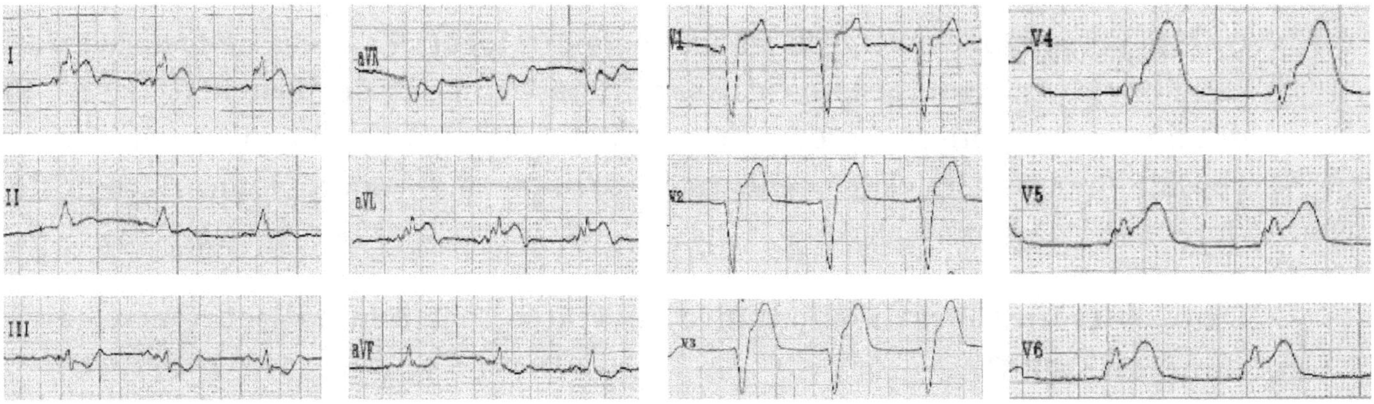

Figura 18-1

Non è difficile osservare un inequivocabile sopraslivellamento del tratto ST nelle derivazioni I, aVL e V4-V6. Questo non rappresenta un'occlusione dell'arteria coronaria destra, a causa del sopraslivellamento del tratto ST in aVL (e persino in derivazione I). Tuttavia, non sappiamo ancora se l'occlusione sia dovuta alla discendente anteriore sinistra (LAD) o alla LCx, poiché l'occlusione di una delle due arterie può causare i sopraslivellamenti del tratto ST menzionati finora. Tutto dipende dalle derivazioni V1-V3. Se si verifica un sopraslivellamento del tratto ST in queste derivazioni, l'arteria responsabile è la discendente anteriore sinistra (LAD), poiché la Cx non causa sopraslivellamento del tratto ST nelle derivazioni V1-V3; in caso contrario, la Cx è la probabile responsabile.

PERLA | Quando si verifica un sopraslivellamento del tratto ST in aVL e l'unico sopraslivellamento del tratto ST nelle derivazioni precordiali è nelle derivazioni V4-V6, è statisticamente più probabile che la Cx sia l'arteria responsabile rispetto alla discendente anteriore sinistra (LAD).

Utilizzando l'algoritmo del 1996 prodotto da Sgarbossa et al., vediamo se il sopraslivellamento del tratto ST nelle derivazioni V1-V3 si qualifica come sopraslivellamento del tratto ST ischemico o è semplicemente il sopraslivellamento del tratto ST atteso di un blocco di branca sinistro (cLBBB).

1. **È presente un sopraslivellamento del tratto ST ≥1 mm concordante con il complesso QRS?**
   Questo si applica a tutte le derivazioni con un rapporto R/S > 1,0 e non è diverso dal protocollo standard per lo STEMI, ad eccezione delle derivazioni V2 e V3. Nei criteri di Sgarbossa, le derivazioni V1-V3 sono considerate nei criteri 2 e 3. Sì / 5 punti

2. **È presente un sottoslivellamento del tratto ST ≥1 mm nelle derivazioni V1, V2 o V3?**
   Questo presuppone che il QRS abbia una morfologia rS a causa delle derivazioni selezionate. Anche in questo caso, si tratterebbe di una deviazione del tratto ST di 1 mm o superiore concordante con il QRS. Stanno cercando un'ischemia inferobasale (inferolaterale) (precedentemente nota come "infarto miocardico posteriore"). No / 0 punti

3. **È presente un sopraslivellamento del tratto ST ≥ 5 mm discordante con il complesso QRS?**
   Se è presente un blocco di branca sinistra – e, ovviamente, lo è! – sappiamo che ci sarà un sopraslivellamento del tratto ST nelle derivazioni V1-V3 e forse anche oltre. Hanno selezionato un sopraslivellamento ≥ 5 mm, supponendo che tale deviazione indichi molto probabilmente un'ischemia acuta. Sì / 2 punti

Questo algoritmo si basa su una scala ponderata:

Criterio n. 1 – 5 punti
Criterio n. 2 – 3 punti
Criterio n. 3 – 2 punti

Un punteggio di 3 punti diagnostica un infarto miocardico acuto (con blocco di branca sinistra cLBBB). Come potete vedere, il Criterio n. 3 non ha aggiunto nulla: non poteva essere considerato di per sé sufficiente, e gli altri due criteri non lo richiedevano per essere considerati una diagnosi di infarto miocardico acuto. Nella Figura 18-1 è presente un infarto miocardico acuto sull'ECG in base al Criterio n. 1.

Criteri modificati di Smith-Sgarbossa

Sebbene l'algoritmo di Sgarbossa fosse assolutamente necessario, non è stato esente da critiche. Il Dott. Stephen Smith, medico del pronto soccorso dell'Hennepin County Medical Center (noto come un'autorità in elettrocardiografia), ha esaminato l'algoritmo e ha ritenuto che potesse essere migliorato senza modificarlo completamente. In effetti, ha modificato solo due cose:

Innanzitutto, ha sostituito il terzo criterio con un rapporto... una proporzionalità: l'entità del sopraslivellamento del tratto ST misurato dal punto J diviso per la profondità dell'onda S precedente misurata dal livello dell'inizio del QRS al nadir dell'onda S. Se il sopraslivellamento del tratto ST è ≥ 25% della profondità dell'onda S, il criterio è idoneo per una diagnosi di infarto miocardico acuto. Il rapporto di proporzionalità fornisce un'accuratezza molto maggiore rispetto a una quantità arbitraria: sensibilità del 100% e specificità dell'88%. In secondo luogo, l'algoritmo non è più ponderato: una risposta positiva a uno qualsiasi dei tre criteri diagnostica un infarto miocardico acuto.

Anche in questo caso, i criteri n. 1 e n. 3 possono essere applicati a una qualsiasi delle 12 derivazioni.

I criteri di Sgarbossa modificati da Smith (derivati nel 2012, validati in modo indipendente nel 2015) sono i seguenti:

1. **È presente un sopraslivellamento del tratto ST ≥1 mm concordante con il complesso QRS (in qualsiasi derivazione)?**
   Se "SÌ!" - Infarto miocardico acuto

2. **È presente un sottoslivellamento del tratto ST ≥1 mm in V1, V2 o V3?**
   Se "SÌ!" - Infarto miocardico acuto

3. **Il rapporto discordante proporzionalmente eccessivo (ST/S) è ≥25%?**
   Se "SÌ!" - Infarto miocardico acuto

Utilizziamo i criteri di Sgarbossa modificati da Smith per verificare se un infarto miocardico acuto si nasconde dietro un blocco di branca sinistra c...

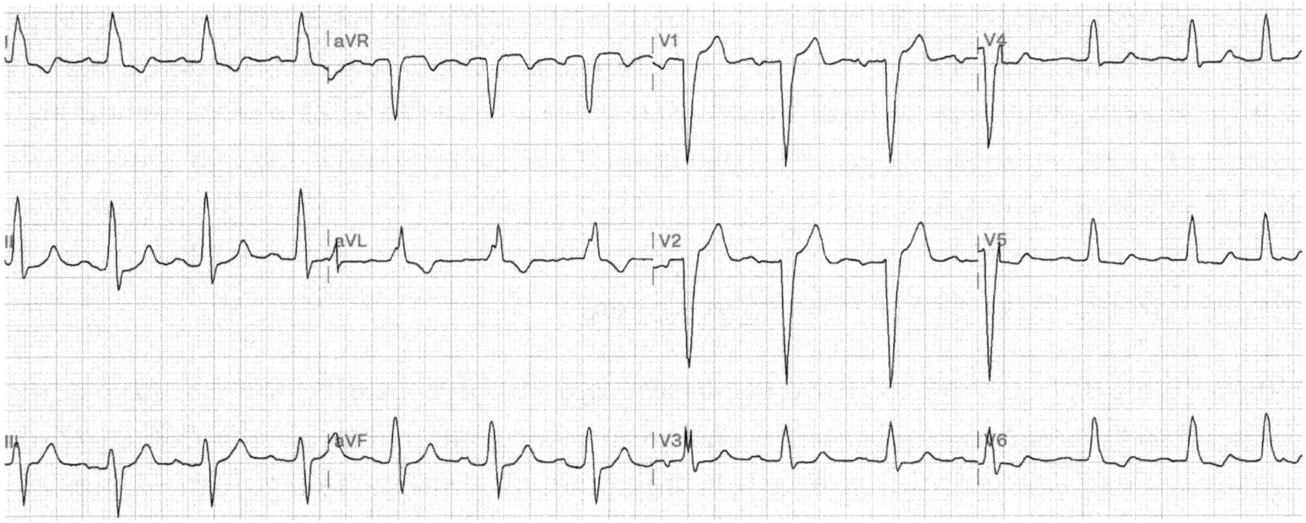

Figura 18-2

1. **È presente un sopraslivellamento del tratto ST ≥1 mm concordante con il complesso QRS?** NO!

2. **È presente un sottoslivellamento del tratto ST ≥1 mm in V1, V2 o V3?** NO!

3. **Il rapporto discordante proporzionalmente eccessivo (ST/S) è ≥25%?** NO!

Il rapporto discordante proporzionalmente eccessivo di questo ECG non indica un infarto miocardico acuto.

PERLA | Un risultato negativo per uno qualsiasi dei criteri elencati in questo capitolo non esclude un'ischemia/infarto acuto! Poiché nessuno di questi criteri ha una sensibilità o specificità del 100%, un risultato positivo non garantisce la presenza di un infarto miocardico acuto. Ci saranno falsi positivi e falsi negativi con tutti questi algoritmi! Al momento, non c'è nulla che si possa fare al riguardo. Accettatelo e basta!

Opinione personale | Al momento, non credo ci sia alcun motivo per utilizzare i criteri di Sgarbossa senza la modifica di Smith.

Proviamone un altro... (pagina successiva)

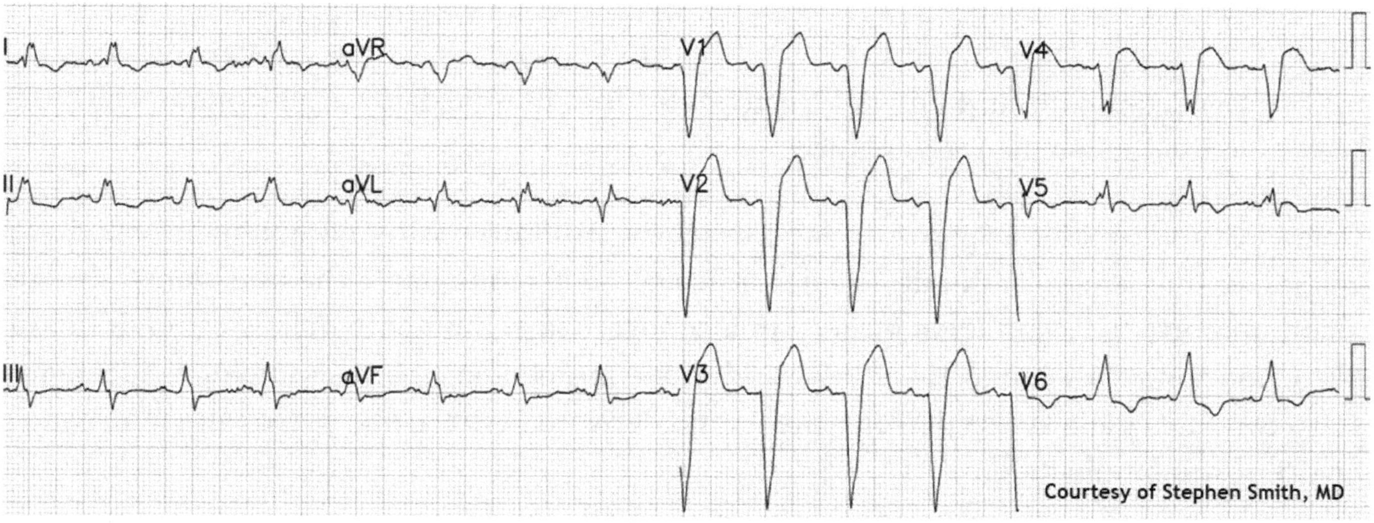

Figura 18-3

È presente un sopraslivellamento del tratto ST ≥1 mm concordante con il complesso QRS? NO!

È presente un sottoslivellamento del tratto ST ≥1 mm in V1, V2 o V3? NO!

Il rapporto discordante proporzionalmente eccessivo (ST/S) è ≥25%?
Derivazione V1: ST/S = 6/13 = 0,46 (46%) SÌ!
Derivazione V2: ST/S = 5/20 = 0,25 (25%) SÌ!
Solo UNA derivazione deve essere positiva. Ne ho incluse due così puoi verificarle tu stesso.

Solo UN criterio deve avere una risposta positiva per giungere a una diagnosi. Questo ECG mostra un infarto miocardico acuto.

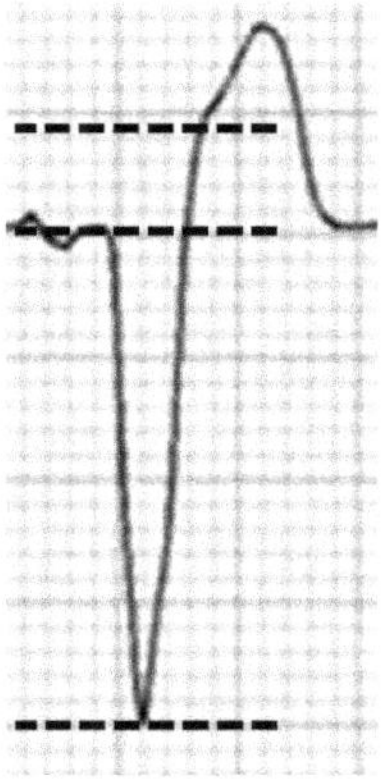

Figura 18-4

A sinistra (Figura 18-4) è mostrata una dimostrazione di come misurare il sopraslivellamento del tratto ST nel punto J e la profondità dell'onda S per calcolare il rapporto discordante proporzionalmente eccessivo (ST/S). Nel suo articolo originale, Smith indicava la soglia del rapporto per la diagnosi di infarto miocardico acuto a -0,25. Non preoccupatevi del segno meno. Non è necessario. Utilizzando l'inizio del complesso QRS come base, misurate fino all'inizio del tratto ST (numeratore) e fino al nadir dell'onda S dello stesso complesso QRS (denominatore).

I Criteri di Barcellona

I Criteri di Barcellona (derivati nel 2020, non ancora validati in modo indipendente) sono i seguenti:

1. Sollevamento del tratto ST concordante in qualsiasi derivazione ≥ 1 mm

2. Sottoslivellamento del tratto ST concordante in qualsiasi derivazione

3. Deviazione discordante del tratto ST ≥ 1 mm in qualsiasi derivazione in cui R o S, individualmente, siano ≤ 6 mm

Come i Criteri di Smith-Sgarbossa Modificati, un risultato positivo di un qualsiasi criterio costituisce una diagnosi di infarto miocardico acuto. Il vantaggio è che non viene calcolato alcun rapporto. Lo svantaggio è che, a mia conoscenza al momento della stesura di questo libro, non sono stati condotti studi di validazione indipendenti. Uno studio di validazione è stato condotto dalle stesse persone che hanno derivato i criteri, ma, personalmente, sono a favore di studi indipendenti.

Il Dott. Stephen Smith et al. hanno scritto una critica dei Criteri di Barcellona indicando quelli che ritenevano fossero difetti metodologici. È una lettura molto interessante e può essere trovata sul suo sito web: https://hqmeded-ecg.blogspot.com/2020/11/barcelona-rule-on-left-bundle-branch.html.

Il mio consiglio è di prestare attenzione a qualsiasi nuovo calcolo da utilizzare nella diagnosi ECG finché non ci sarà una validazione indipendente. A mia conoscenza, nessuno studio di validazione ha mai dimostrato che un metodo proposto sia accurato quanto suggerito nell'articolo originale.

Letture consigliate

Borovac JA, Orsolic A, Miric D, Glavas D. The use of Smith-modified Sgarbossa criteria to diagnose an extensive anterior acute myocardial infarction in a patient presenting with a left bundle branch block. J Electrocardiol. 2021 Jan-Feb;64:80-84. doi: 10.1016/j.jelectrocard.2020.12.002.

Di Marco A, et al. New electrocardiographic Algorithm for the Diagnosis of Acute Myocardial Infarction in Patients With Left Bundle Branch Block. J Am Heart Assoc. 2020; 9:e015573.

Sgarbossa EB, Pinski SL, Barbagelata A, et al. Electrocardiographic diagnosis of evolving acute myocardial infarction in the presence of left bundle-branch block. GUSTO-1 (Global Utilization of Streptokinase and Tissue Plasminogen Activator for Occluded Coronary Arteries) Investigators. N Engl J Med 1996; 334:481.

Smith SW, Dodd KW, Henry TD, Dvorak DM, Pearce LA. Diagnosis of ST-elevation myocardial infarction in the presence of left bundle branch block with the ST-elevation to S-wave ratio in a modified Sgarbossa rule. Ann Emerg Med. 2012 Dec;60(6):766-76.

Ristampato dal blog ECG del Dott. Smith ("Dr. Smith's ECG Blog")

I seguenti ECG sono ristampati con la gentile autorizzazione del Dott. Stephen W. Smith. Potete trovare questi e altri casi molto interessanti e istruttivi sul suo blog (blog ECG del Dott. Smith) all'indirizzo: https://hqmeded-ecg.blogspot.com/

Figura 18-3
Domenica 11 settembre 2022
"A man in his 60s with chest pain and LBBB"

19

Occlusioni ACD classiche

ECG 1

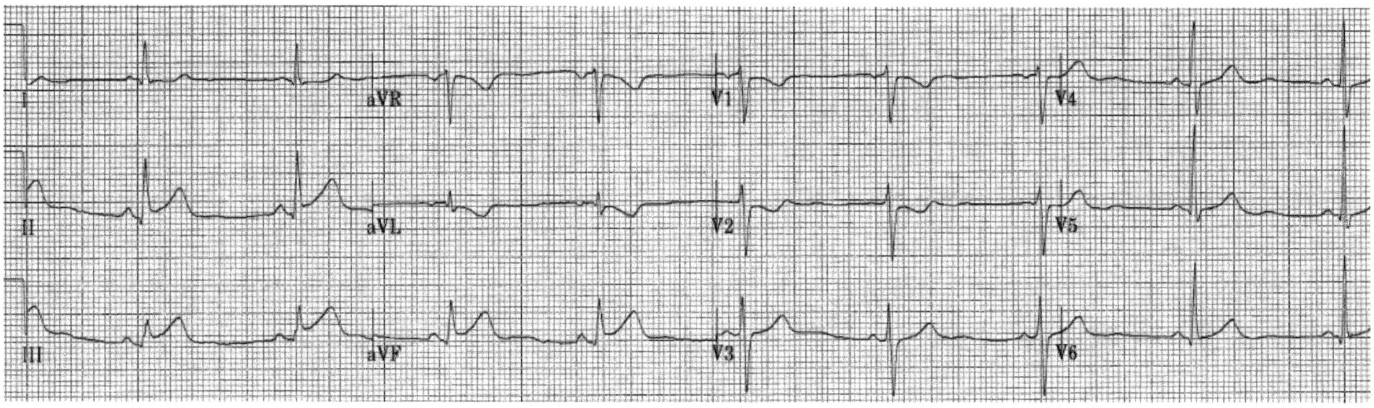

Figura 19-1

INFORMAZIONI DI BASE

Il ritmo è sinusale e regolare, la frequenza è normale (60-100/minuto) e gli intervalli QRS sono stretti e normali. Non vi sono segni di blocchi o ritardi di conduzione.

RICERCA DI UN SOVRASTILLO ST EVIDENTE

Le derivazioni II, III e aVF presentano un sopraslivellamento ST evidente: 1 mm nelle derivazioni II e aVF e 2 mm nella derivazione III.

RICERCA DI UN SOTTILE SOPRASLIVELLO ST

Poiché tutte le derivazioni inferiori presentano almeno 1 mm di sopraslivellamento ST (o più), non è presente alcun "sottile" sopraslivellamento ST. Dovreste essere in grado di riconoscere facilmente un sopraslivellamento ST di 1 mm. Voglio rassicurarvi che definendo "sottile sopraslivellamento ST" un sopraslivellamento ST inferiore a 1,0 mm, non sto dividendo gli ECG in "OMI" e "non OMI". Gli OMI si verificano spesso con sopraslivellamenti ST di 1,0 mm o meno! Sto semplicemente dividendo i sopraslivellamenti del tratto ST in "facili da vedere" e "difficili da vedere".

RICERCA DI ONDE T IPERACUTE

La derivazione I presenta un'onda T di dimensioni normali. Confrontatela con le onde T nelle derivazioni II, III e aVF. La differenza è notevole. Notate l'ampiezza della base delle onde T nelle derivazioni inferiori rispetto alla derivazione I. Tutte le derivazioni inferiori presentano onde T iperacute.

RICERCA DI SOTTOSLIVELLO DEL TRATTO ST IN UN PATTERMATO VASCOLARE

Il sottoslivellamento del tratto ST in un quadro vascolare all'ECG di un paziente con dolore toracico indica solitamente una variazione reciproca, e lo possiamo osservare qui. Quando si riscontra un sopraslivellamento del tratto ST nelle derivazioni II, III e aVF, qualsiasi sottoslivellamento del tratto ST in qualsiasi derivazione da V1 a V4 deve essere considerato una variazione reciproca di un infarto miocardico inferobasale (inferolaterale), in particolare un sopraslivellamento del tratto ST nelle derivazioni V7-V9. ALLA RICERCA DELL'ARTERIA COLPEVOLE

Hai già appreso del Metodo di Eliminazione Diagnostica di Jones per determinare l'arteria colpevole. Vediamo come ci aiuterà con questo ECG.

Mentre un'occlusione distale di una discendente anteriore sinistra di tipo 3 ("wrap around") può produrre sopraslivellamento del tratto ST nelle derivazioni inferiori, non produce sottoslivellamento del tratto ST in nessuna delle derivazioni V1-V3 contemporaneamente. La discendente anteriore sinistra non è la nostra colpevole.

Un'arteria Cx dominante può produrre gli stessi reperti, ma deve essere dominante (il che accade circa nel 10-15% dei casi).

Anche un'occlusione di una coronaria destra dominante distale al ramo marginale destro può produrre gli stessi reperti. Come si fa a distinguere tra la Cx e la coronaria destra? Esiste un metodo semplice e rapido per determinare quale arteria sia la colpevole. È un metodo "rapido e approssimativo" perché, sebbene la sensibilità sia eccellente, la specificità è in qualche modo subottimale. Funziona la maggior parte delle volte, ma ho visto casi in cui non ha funzionato (e accadrà anche a voi).

Determiniamo l'arteria responsabile confrontando il sopraslivellamento del tratto ST nelle derivazioni II e III. La derivazione II, oltre a essere una derivazione inferiore, è anche una derivazione sinistra. Pertanto, monitora l'area del ventricolo sinistro maggiormente servita dall'arteria Cx. Oltre a essere una derivazione inferiore, la derivazione III è una derivazione destra. Pertanto, monitora l'area del ventricolo sinistro maggiormente servita dall'arteria coronaria destra.

1. Se il sopraslivellamento del tratto ST nella derivazione II è maggiore del sopraslivellamento del tratto ST nella derivazione III, allora la causa è la Cx.

2. Se il sopraslivellamento del tratto ST nella derivazione III è maggiore del sopraslivellamento del tratto ST nella derivazione II, allora la causa è la ACD.

3. Se il sopraslivellamento del tratto ST in entrambe le derivazioni è UGUALE, allora la Cx è considerata la causa.

Quindi... affinché la coronaria destra sia considerata l'arteria colpevole, il sopraslivellamento del tratto ST in derivazione III deve essere più alto di quello in derivazione II.

In questo ECG, vediamo che il sopraslivellamento del tratto ST in derivazione III è più alto del sopraslivellamento del tratto ST in derivazione II. La coronaria destra è la nostra arteria colpevole. Questa è un'ottima regola, ma non è esente da errori. Vedrete un caso in cui la regola ha diagnosticato un'occlusione della coronaria destra, ma l'angiogramma ha dimostrato un'occlusione del Cx. Tuttavia, è una buona regola e la utilizzo.

DOVE SI TROVA L'OCCLUSIONE NELL'ARTERIA?

Nel trattamento di un'occlusione dell'arteria coronaria destra, ci preoccupiamo principalmente della sua posizione rispetto al ramo marginale acuto (a volte chiamato arteria marginale acuta). Un'occlusione prossimale a tale ramo provocherà un infarto del ventricolo destro, che aumenta notevolmente la morbilità e la mortalità, con una prognosi riservata. Fino al 30% di questi pazienti non lascia l'ospedale vivo.

Riconoscerete un infarto del ventricolo destro dal sopraslivellamento del tratto ST in V1 – e spesso in V2 e V3. Infatti, in rare occasioni, un'occlusione prossimale di un'arteria coronaria destra superdominante può provocare un sopraslivellamento del tratto ST in TUTTE LE DERIVAZIONI PRECORDIALI! Un'arteria coronaria destra superdominante, a volte chiamata megaarteria, si riferisce a un'arteria coronaria destra dominante con uno o più rami posterolaterali. Fornisce circolazione a un'area del ventricolo sinistro molto più ampia del solito – molto più ampia! Se un infarto del ventricolo destro si verifica contemporaneamente a un infarto miocardico inferobasale (inferolaterale), il sopraslivellamento del tratto ST in derivazione V1 causato dall'ischemia ventricolare destra annullerà il sottoslivellamento del tratto ST, sempre in derivazione V1, a causa della variazione reciproca di un infarto miocardico inferobasale (Figura 19-2). Ciò può determinare un tratto ST in derivazione V1 di aspetto del tutto normale, mentre il tratto ST in derivazione V2 rimane sottoslivellato. Si osservi nuovamente l'ECG in Figura 19-1.

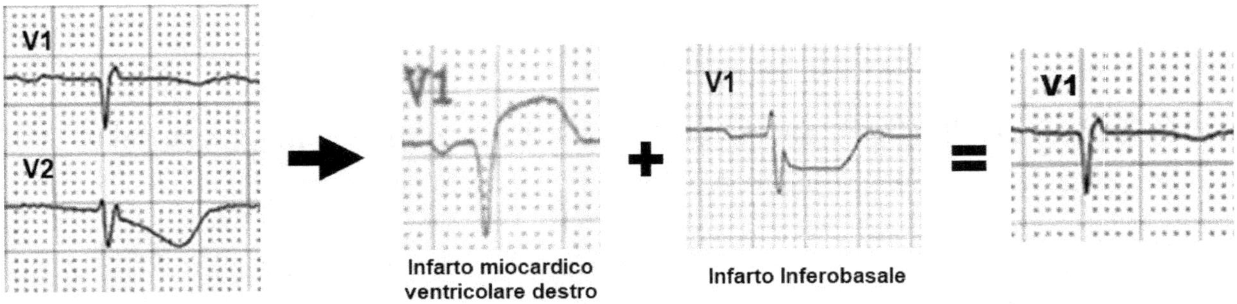

Figura 19-2

In realtà, non è proprio il sopraslivellamento del tratto ST a cancellare il sottoslivellamento del tratto ST. Lo dico in questo modo perché è un'eccellente spiegazione visiva, ma non è del tutto vero. Si verifica una cancellazione di forze tra l'area ischemica del ventricolo destro e l'area ischemica della parete inferolaterale (precedentemente "posteriore") del ventricolo sinistro.

Non vi è evidenza di infarto ventricolare destro, quindi l'occlusione è distale al ramo marginale acuto.

RICERCA DI POSSIBILI COMPLICAZIONI

In caso di occlusione di un'arteria coronaria destra dominante, ricercare sempre:

Blocchi AV (di primo grado, Mobitz I o di terzo grado) dovuti a compromissione della circolazione al nodo AV

Fibrillazione atriale dovuta a compromissione della circolazione al nodo SA

Collisione cardiovascolare dovuta a estensione al ventricolo destro

Ogni paziente che manifesta un infarto miocardico inferiore (sopraslivellamento del tratto ST nelle derivazioni II, III e aVF) deve immediatamente sottoporsi a un ECG destro. In caso di indicazione di una possibile estensione alla parete inferobasale, è necessario registrare anche le derivazioni posteriori (derivazioni V7-V9).

ANALISI FINALE COMPLETA DELL'ECG

Questo ECG evidenzia un infarto miocardico inferiore e inferolaterale. Non vi è evidenza di blocco AV o infarto ventricolare destro.

ECG 2

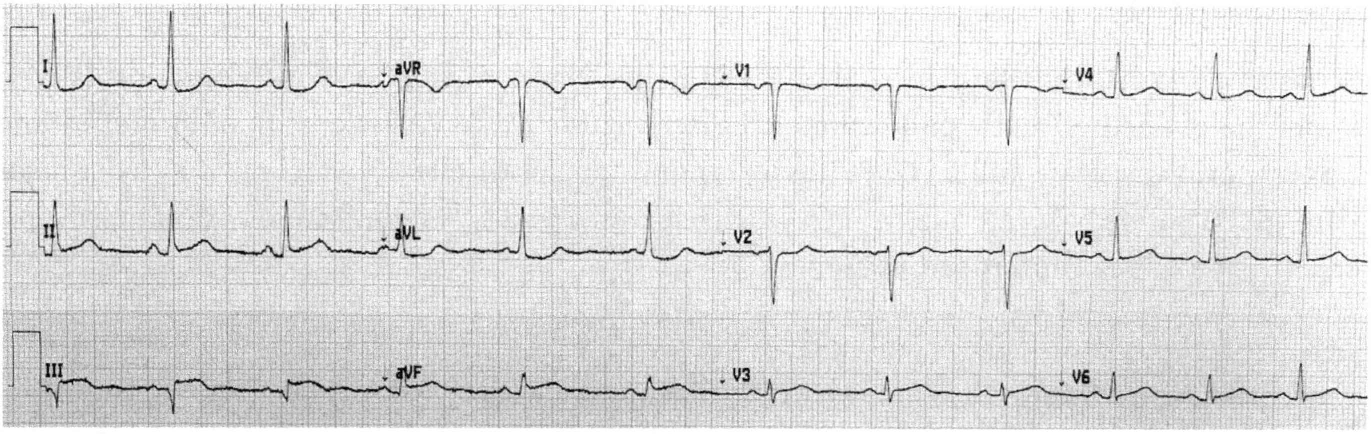

Figura 19-3

INFORMAZIONI DI BASE

Il ritmo è sinusale e regolare, la frequenza è normale (60-100/minuto) e gli intervalli QRS sono stretti e normali. Non vi sono segni di blocchi o ritardi di conduzione.

RICERCA DI UN EVIDENTE SOPRALZO DEL TRATTO ST

È presente un evidente sopraslivellamento del tratto ST (≥ 1 mm) nelle derivazioni II, III e aVF. Lo determiniamo utilizzando l'inizio del QRS come linea di base. Normalmente preferisco utilizzare il segmento T-P, ma il segmento T-P in questo ECG è discendente, rendendolo meno affidabile come linea di base.

RICERCA DI UN SOTTILE SOPRALZO DEL TRATTO ST

Si potrebbe dire che le derivazioni V3-V6 manifestino un "sottile" sopraslivellamento del tratto ST. Tuttavia, vi è una certa variabilità dei punti J, rendendo questa osservazione meno certa.

RICERCA DI ONDE T IPERACUTE

Non sono presenti onde T iperacute evidenti. Le onde T nelle derivazioni inferiori sono già passate a sopraslivellamento del tratto ST. Se questo ECG fosse stato registrato prima, probabilmente ci sarebbero state onde T iperacute in quelle derivazioni.

RICERCA DI SOTTOSTAZIONE DEL TRATTO ST IN UN PATERNAGGIO VASCOLARE

Si osserva un sottoslivellamento del tratto ST nelle derivazioni aVL e V2 e un lieve sottoslivellamento del tratto ST nella derivazione I. Le derivazioni aVL e V2 insieme non rappresentano un territorio vascolare sull'ECG. Tuttavia, la combinazione delle derivazioni I e aVL definisce l'area della parete basolaterale, mentre le derivazioni V1, V2 e V3 definiscono l'area antero-apicale (in precedenza anterosettale).

> **PERLA** | È comune che l'area vascolare basolaterale (derivazioni I, aVL) sia rappresentata dalla sola derivazione aVL, senza alcun contributo dalla derivazione I. Non è insolito che l'area vascolare delle derivazioni V1-V3 sia rappresentata dalla sola derivazione V2. Entrambe le rappresentazioni sono piuttosto comuni.

Possiamo supporre che la depressione del tratto ST sia presente in due aree vascolari: l'area basolaterale (derivazioni I e aVL) e l'area anteroapicale (derivazioni V1 – V3), anche se è presente solo una derivazione da ciascuna di queste aree.

ALLA RICERCA DELL'ARTERIA COLPEVOLE

Osserviamo un sopraslivellamento del tratto ST nelle derivazioni inferiori con un sottoslivellamento reciproco in derivazione aVL. È presente anche un sottoslivellamento reciproco in derivazione V2, ma non è reciproco al sopraslivellamento del tratto ST nelle derivazioni II, III o aVF. Un'occlusione di una qualsiasi delle tre arterie coronarie può produrre un sopraslivellamento del tratto ST nelle derivazioni inferiori con un sottoslivellamento reciproco in derivazione aVL. Tutte e tre le arterie possono farlo! Ma elimineremo la DA a causa del sottoslivellamento del tratto ST in derivazione V2. Perché?

Il sottoslivellamento del tratto ST in derivazione V2 è una variazione reciproca dovuta a un infarto inferobasale (a volte chiamato inferolaterale) (precedentemente chiamato infarto posteriore). La DA non può produrre un infarto inferobasale; quindi, non può produrre la sua variazione reciproca nelle derivazioni V1-V3. Pertanto, la DA non può essere la nostra arteria colpevole.

Rimangono la Cx e la coronaria coronaria destra. Entrambe possono causare un infarto miocardico inferiore accompagnato da un infarto miocardico inferolaterale. Tuttavia, si osserva un sopraslivellamento del tratto ST maggiore in derivazione III rispetto a derivazione II (1,5 mm contro 1,0 mm). Pertanto, possiamo supporre che l'arteria destra sia l'arteria colpevole (ricordate: questa è una regola generale e non è accurata al 100%).

OK... quindi abbiamo determinato che l'arteria destra è l'arteria colpevole.

DOVE SI TROVA L'OCCLUSIONE NELL'ARTERIA?

Quando si gestiscono gli infarti miocardici della parete inferiore dovuti a un'occlusione dell'arteria destra, vogliamo sapere se l'occlusione è prossimale o distale al ramo marginale acuto. Questo è molto importante! Un'occlusione prossimale al ramo marginale acuto provocherà un infarto del ventricolo destro. Tali infarti comportano un aumento della morbilità e della mortalità e una prognosi molto negativa a breve termine. I pazienti che sopravvivono, tuttavia, tendono a guarire. Ogni paziente che si presenta con sopraslivellamento del tratto ST nelle derivazioni II, III e aVF – o anche solo in due di queste derivazioni – dovrebbe essere sottoposto immediatamente a un ECG destro (o almeno nelle derivazioni V3R e V4R)! Nel corso della mia carriera di internista e medico d'urgenza, ho visto cosa può accadere a un paziente con infarto miocardico ventricolare destro quando gli viene somministrata nitroglicerina prima di registrare un ECG destro e prima di stabilire un accesso endovenoso sicuro.

Quindi, cosa suggerisce la possibile presenza di un infarto miocardico ventricolare destro? È l'interazione tra il sopraslivellamento del tratto ST nella derivazione V1 causato dall'ischemia acuta del ventricolo destro e il concomitante sottoslivellamento del tratto ST nella derivazione V1, che reagiscono reciprocamente all'ischemia acuta dell'area inferolaterale. Ecco cosa è probabilmente accaduto su questo ECG:

L'entità dell'ischemia del setto basilare e l'ischemia della parete inferolaterale del ventricolo sinistro erano approssimativamente uguali e si annullavano a vicenda, con conseguente presenza di un tratto ST di aspetto normale nella derivazione V1. Il sottoslivellamento del tratto ST in derivazione V2 causato dall'ischemia inferolaterale aveva una profondità maggiore rispetto all'altezza del sopraslivellamento del tratto ST causato dall'ischemia ventricolare destra. Pertanto, il sopraslivellamento del tratto ST causato dall'ischemia ventricolare destra è stato completamente annullato e il sottoslivellamento del tratto ST causato da un'ischemia inferolaterale più estesa ha prevalso, seppur di poco.

Sembrano ora esserci lievi sopraslivellamenti del tratto ST nelle derivazioni V3-V6. O questa arteria coronaria destra è superdominante, oppure l'infarto ventricolare destro si manifesta lievemente fino alle derivazioni V5 e V6, in cui la perdita della circolazione fornita dai rami posterolaterali dell'arteria coronaria destra ha provocato un'ischemia transmurale acuta nell'area apicolaterale (derivazioni V5 e V6). È anche possibile che i lievissimi sopraslivellamenti del tratto ST siano in realtà un'illusione causata da qualche irregolarità della linea di base.

PERLA | Nella mia esperienza, ho riscontrato che il massimo sopraslivellamento del tratto ST durante un infarto ventricolare destro acuto si verifica più spesso in derivazione V2. E l'ho osservato in quasi tutti i casi. L'ampiezza dell'elevazione del tratto ST inizia a diminuire rapidamente dalla derivazione V2 alla derivazione V4.

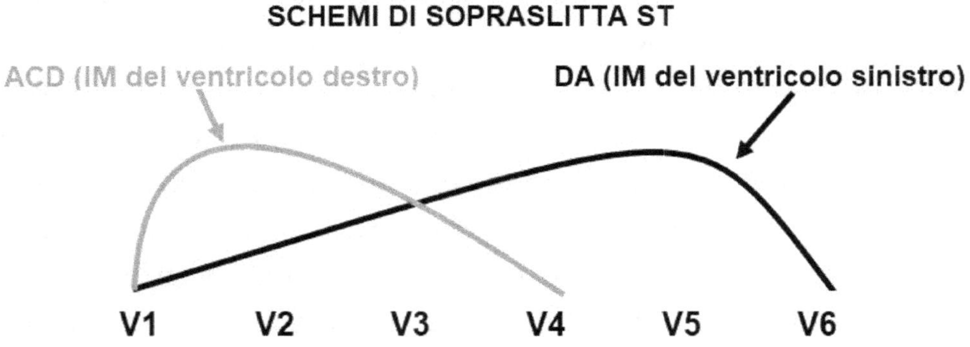

Figura 19-4

RICERCA DI POSSIBILI COMPLICAZIONI

Il fatto che vi sia un'occlusione di una coronaria destra dominante significa che è necessario prestare molta attenzione ai blocchi, in particolare ai blocchi AV. Il vaso dominante, che sia la coronaria destra o la coronaria sinistra, fornisce circolazione al nodo AV, quindi può verificarsi qualsiasi blocco AV, diverso dal blocco AV di Mobitz II*. I blocchi AV di primo grado sono abbastanza comuni con le occlusioni della coronaria destra. Probabilmente si osserverà un blocco di Mobitz I intermittente (anch'esso molto comune) e un occasionale blocco AV di terzo grado. Questi blocchi sono solitamente temporanei; il paziente in genere riprende la normale conduzione dopo la riperfusione. Un blocco AV di terzo grado può richiedere un supporto pacemaker a breve termine, ma spesso un pacemaker giunzionale fornisce il ritmo di scappamento e il paziente sta bene.

Anche l'arteria coronaria destra fornisce circolazione al nodo senoatriale in circa il 55% dei casi, il che non implica dominanza. Un'arteria non dominante può comunque essere la fonte di circolazione al nodo senoatriale. Il coinvolgimento dell'arteria del nodo senoatriale porta spesso a fibrillazione atriale, ma più spesso si osserva bradicardia. La comparsa di fibrillazione atriale durante un infarto miocardico acuto non è mai favorevole e generalmente ha una prognosi sfavorevole.

Se è coinvolto il ventricolo destro, è necessario essere consapevoli che un collasso cardiovascolare può verificarsi in qualsiasi momento. Naturalmente, conosciamo i rischi della somministrazione di nitroglicerina, morfina o altri vasodilatatori a questi pazienti, ma troppo spesso dimentichiamo che il collasso può verificarsi anche senza la somministrazione di nessuno di questi farmaci.

E, come per qualsiasi infarto miocardico acuto dovuto all'occlusione di un'arteria coronaria, è necessario prestare attenzione a tachicardia ventricolare improvvisa o fibrillazione ventricolare entro la prima o le prime due ore dall'ischemia acuta e di nuovo tre o quattro giorni dopo.

*I blocchi atrioventricolari di tipo Mobitz II si verificano al di sotto del nodo atrioventricolare, quindi non se ne verificherà uno in caso di ischemia nodale atrioventricolare.

ANALISI FINALE COMPLETA DELL'ECG

È presente un infarto miocardico acuto della parete inferiore del ventricolo sinistro, che coinvolge la parete inferobasale e, molto probabilmente, il ventricolo destro. È presente un ritmo sinusale con frequenza normale. Non vi sono segni di blocchi o aritmie.

ECG 3

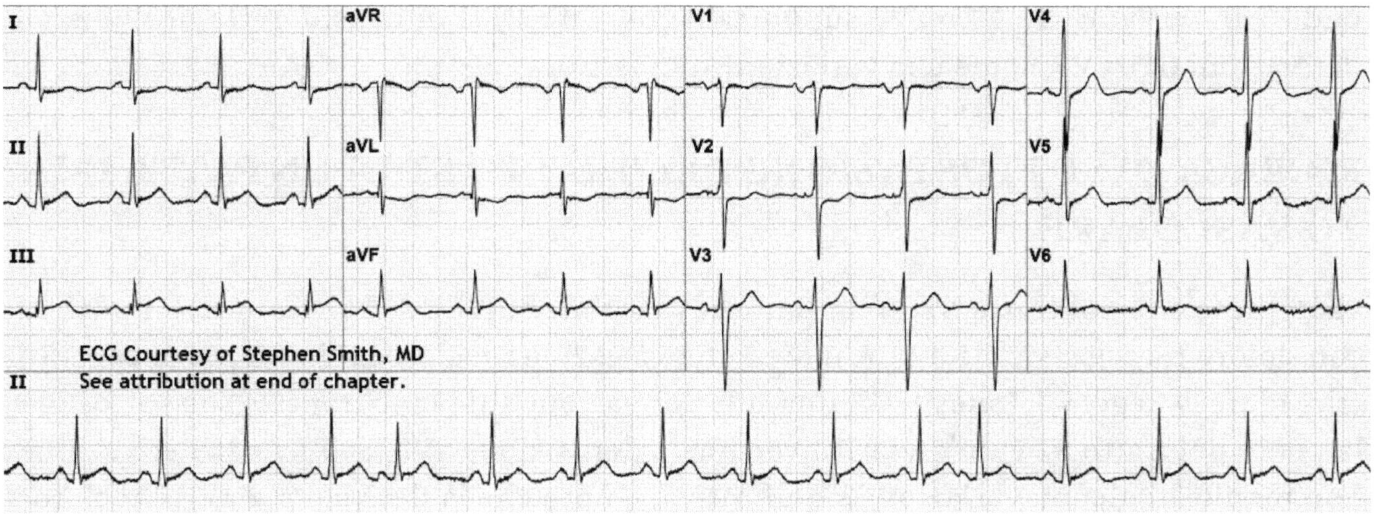

Figura 19-5

INFORMAZIONI DI BASE

Il ritmo è sinusale e leggermente irregolare a causa di alcuni complessi atriali prematuri (PAC), la frequenza è di circa 100/minuto e gli intervalli QRS sono stretti e normali. Non vi è evidenza di blocchi o ritardi di conduzione.

RICERCA DI UN EVIDENTE SOPRALZO DEL TRATTO ST

Le derivazioni III e aVF mostrano un evidente sopraslivellamento del tratto ST (≥ 1 mm), che soddisfa il protocollo STEMI.

PERLA | Qualsiasi condizione che soddisfi il protocollo STEMI è accettabile dal paradigma OMI. Tuttavia, il paradigma OMI considera comunque le deviazioni del tratto ST che non rientrano nel protocollo STEMI.

RICERCA DI UN SOTTILE SOPRALZO DEL TRATTO ST

Il sopraslivellamento del tratto ST nella derivazione II è lieve. È presente un sopraslivellamento del tratto ST, ma inferiore a 1 mm.

RICERCA DI ONDE T IPERACUTE

Osservare le onde T nelle derivazioni II, III e aVF e confrontarle con quelle nelle derivazioni I, aVL e aVR (immaginare le onde T in aVR in posizione verticale). Le onde T nelle derivazioni inferiori sono più grandi e molto più larghe alla base rispetto alle altre derivazioni. Inoltre, il fatto che l'onda T in derivazione II sia esattamente uguale alle onde T in derivazione III e aVF supporta il concetto OMI di considerarla, insieme alle derivazioni III e aVF, come una variazione indicativa.

RICERCA DI SOTTOSTAZIONE DEL TRATTO ST IN UN PATTERMATO VASCOLARE

La depressione del tratto ST in un pattern vascolare sull'ECG registrato in un paziente con dolore toracico simile a SCA indica una variazione reciproca fino a prova contraria (ricordare la Regola di Jones!). C'è una sola derivazione sul piano frontale con sottoslivellamento del tratto ST e un'onda T invertita: la derivazione aVL. Sebbene la derivazione I non manifesti alcuna variazione significativa, è noto che la derivazione aVL è reciproca alla derivazione III. Sul piano orizzontale (trasversale), è presente un sottoslivellamento del tratto ST in V2. Tuttavia, il tratto ST in V1 è isoelettrico e questo è un reperto molto suggestivo di infarto del ventricolo destro.

Nota: a volte, il gruppo delle derivazioni I e aVL è rappresentato solo dalla derivazione aVL, mentre il gruppo delle derivazioni V1-V3 è rappresentato solo dalla derivazione V2.

RICERCA DELL'ARTERIA COLPEVOLE

Ci stiamo già concentrando su un'infarto miocardico della parete inferiore. Ma questa potrebbe essere causata da una qualsiasi delle tre arterie coronarie. Un'occlusione distale di una discendente anteriore sinistra di tipo 3 ("wrap around") potrebbe causare questa presentazione ECG. Anche un'occlusione del Cx distale al ramo marginale ottuso e un'occlusione distale dell'arteria coronaria destra potrebbero creare questo quadro.

Mentre occlusioni complete o parziali di tutti e tre i vasi potrebbero causare un sottoslivellamento del tratto ST in V2, è improbabile che ciò accada anche per la discendente anteriore sinistra, dato il sopraslivellamento del tratto ST nelle derivazioni inferiori e un sottoslivellamento isolato del tratto ST in V2. Ciò lascia la Cx e la ACD come possibili arterie responsabili. Confrontando il sopraslivellamento del tratto ST nelle derivazioni II e III come segue:

1. Se il sopraslivellamento del tratto ST in derivazione II è maggiore del sopraslivellamento del tratto ST in derivazione III, allora la Cx è la responsabile.

2. Se il sopraslivellamento del tratto ST in derivazione III è maggiore del sopraslivellamento del tratto ST in derivazione II, allora la ACD è la responsabile.

3. Se il sopraslivellamento del tratto ST in entrambe le derivazioni è UGUALE, allora la Cx è considerata la responsabile.

Quindi... affinché la ACD sia considerata l'arteria responsabile, il sopraslivellamento del tratto ST in derivazione III deve essere più alto di quello in derivazione II.

Osserviamo che il sopraslivellamento del tratto ST in derivazione III è più alto del sopraslivellamento del tratto ST in derivazione II. Pertanto, la ACD è l'arteria responsabile.

DOVE SI TROVA L'OCCLUSIONE NELL'ARTERIA?

Conoscere il sito esatto dell'occlusione nell'arteria coronaria destra è meno importante. Vogliamo semplicemente sapere se è prossimale o distale all'arteria marginale acuta (che irrora il ventricolo destro). Il coinvolgimento acuto del ventricolo destro porta a un aumento della morbilità e mortalità per collasso cardiovascolare. Il sottoslivellamento del tratto ST in V2 indica un'estensione inferolaterale dell'ischemia inferiore acuta. Tuttavia, l'assenza di deviazione del tratto ST in V1 è fortemente suggestiva di coinvolgimento del ventricolo destro. L'angiogramma sembrava mostrare un'occlusione del ramo marginale acuto. A questo paziente è stato negato un intervento vascolare tempestivo perché l'ECG non soddisfaceva i criteri per STEMI!

RICERCA DI POSSIBILI COMPLICAZIONI

Non vi è alcuna ectopia ventricolare che possa minacciare una tachidisritmia ventricolare e nessun segno di tachicardia ventricolare destra, con il suo alto tasso di morbilità/mortalità. Esistono PAC con diversi intervalli di accoppiamento, incluso uno sulla discesa di un'onda T. Questo può predisporre alla fibrillazione atriale improvvisa. Pertanto, sembra esserci una certa irritabilità degli atri, suggerendo che l'occlusione sia prossimale all'arteria del nodo senoatriale. Il blocco atrioventricolare di primo grado è comune in questi pazienti, quindi non sorprendetevi se si manifesta. Generalmente, blocchi o ritardi limitati al nodo atrioventricolare (di primo grado, Mobitz I e terzo grado) durante un infarto miocardico acuto inferiore sono temporanei, incluso il blocco atrioventricolare di terzo grado.

ANALISI COMPLETA FINALE DELL'ECG

Questo ECG mostra un infarto miocardico della parete inferiore con estensione alla parete inferolaterale e probabilmente al ventricolo destro. L'ectopia atriale può riflettere una lieve ischemia dell'atrio. L'arteria del nodo senoatriale (ACD 55%, Cx 45%) fornisce anche una circolazione significativa all'atrio destro. Sarebbe stato utile registrare un ECG del lato destro.

ECG 4

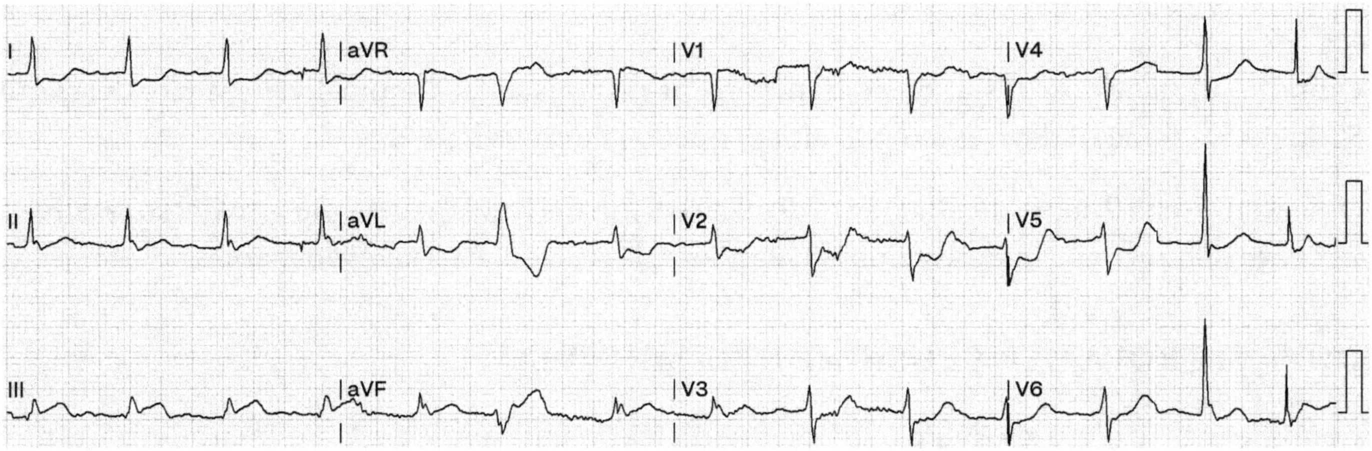

Figura 19-6

INFORMAZIONI DI BASE

Si tratta di una donna di circa 70 anni in trattamento per ipertensione e diabete mellito con bradicardia. Lamenta ipotensione e dolore al torace inferiore/epigastrico intermittente da una settimana.

Il ritmo è sinusale e il ritmo atriale è regolare. Il ritmo ventricolare è irregolare a causa di ectopia. La frequenza è normale (60-100/minuto) e gli intervalli QRS sono stretti e normali. C'è la possibilità di dissociazione AV, ma la linea di base è così caotica che non posso esserne certo.

RICERCA DI UN EVIDENTE SOPRASLIVELLO ST

È evidente il sopraslivellamento del tratto ST nelle derivazioni III e aVF, sebbene la derivazione aVF potrebbe non raggiungere la soglia di 1 mm.

RICERCA DI UN SOTTILE SOPRASLIVELLO ST

Non sono presenti altri sopraslivellamenti del tratto ST all'ECG. Come accade troppo spesso, non sono state registrate derivazioni destre o posteriori.

RICERCA DI ONDE T IPERACUTE

La derivazione III presenta onde T iperacute che stanno passando a sopraslivellamento del tratto ST. Le onde T in derivazione aVF non sono alte, ma sono ampie.

RICERCA DI SOTTOSLIVELLO ST IN UN PATERNAGGIO VASCOLARE

È presente un sottoslivellamento del tratto ST nelle derivazioni I e aVL sul piano frontale. Ciò rappresenta alterazioni reciproche nella regione basolaterale in risposta a un'ischemia transmurale acuta nella parete inferiore. È presente anche un sottoslivellamento del tratto ST nelle derivazioni da V1 a (probabilmente) V6. Questo, combinato con un sopraslivellamento del tratto ST nelle derivazioni III e aVF, indica un'alterazione reciproca in un infarto inferolaterale, che avrebbe potuto essere registrato direttamente come sopraslivellamento del tratto ST se fossero state acquisite derivazioni posteriori.

RICERCA DELL'ARTERIA COLPEVOLE

La combinazione di sopraslivellamento del tratto ST nelle derivazioni inferiori con sottoslivellamento del tratto ST nelle derivazioni precordiali destre esclude la discendente anteriore come vaso colpevole. Restano quindi la coronarartrosi destra e la clavicola sinistra come possibili cause. Poiché è presente almeno 1 mm di sopraslivellamento del tratto ST in derivazione III e nessuno in derivazione II, l'arteria coronaria destra è considerata l'arteria colpevole.

DOVE SI TROVA L'OCCLUSIONE NELL'ARTERIA?

Sappiamo che l'arteria coronaria destra è l'arteria colpevole, ma l'occlusione è prossimale o distale al ramo marginale acuto? Non possiamo dirlo con certezza assoluta, ma c'è un forte indizio su questo ECG. L'avete già riconosciuta?

Sebbene entrambe le derivazioni V1 e V2 presentino un sottoslivellamento del tratto ST, il sottoslivellamento del tratto ST in V2 è piuttosto consistente, mentre il sottoslivellamento del tratto ST in V1 è molto lieve, persino impercettibile. Potrebbe essere dovuto al fatto che un sopraslivellamento del tratto ST compete per il tratto ST in V1? Per me, questo suggerisce un coinvolgimento del ventricolo destro. Sebbene esiterei a considerarlo una diagnosi effettiva, sarei certamente molto attento a monitorare le complicanze del ventricolo destro. Anche in questo caso, le derivazioni destre avrebbero potuto essere registrate... ma non lo sono state!

ALLA RICERCA DI POSSIBILI COMPLICAZIONI

Vi consiglio vivamente di leggere la presentazione originale di questo caso sul blog ECG del Dott. Smith (riferimento alla fine di questo capitolo). Poiché ritenevano che l'ECG non soddisfacesse i criteri per STEMI, i cardiologi hanno procrastinato il trasporto della paziente in sala di emodinamica, che è lentamente deceduta al pronto soccorso. In questo ECG eseguito prima del decesso (Figura 19-7), possiamo vedere che ha sviluppato fibrillazione atriale. La perdita della "spinta" atriale avrà sicuramente un impatto negativo sul riempimento e lo svuotamento del ventricolo sinistro. Sembra che il nodo senoatriale e l'atrio destro siano diventati vittime dell'ischemia.

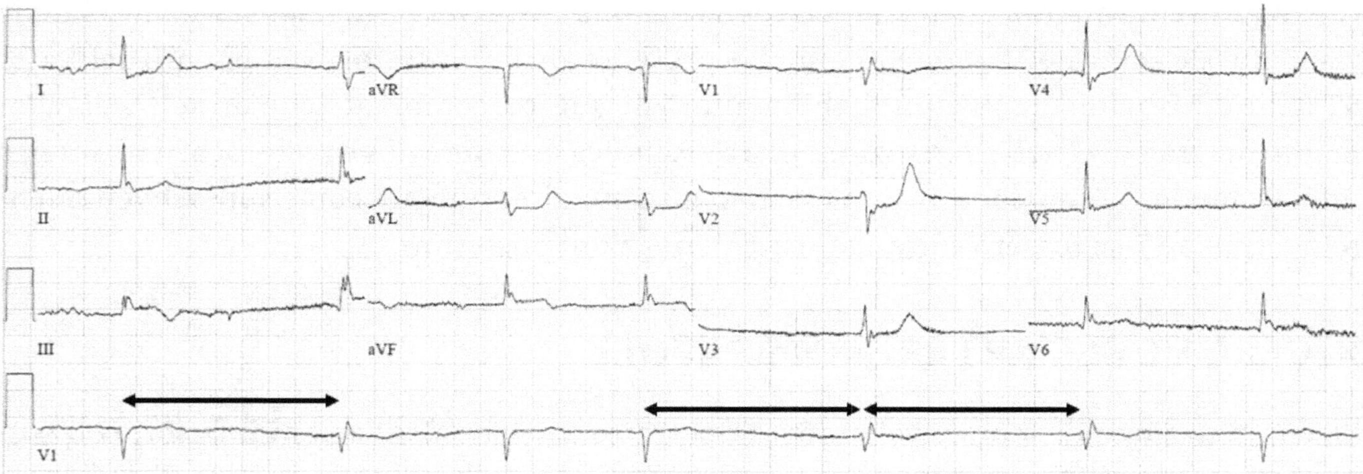

Figura 19-7

Quale arteria è la responsabile in questo caso? La ACD!

E quale arteria fornisce circolazione al nodo senoatriale e all'atrio destro nel 55-60% dei casi? La ACD!

ANALISI FINALE COMPLETA DELL'ECG

Infarto miocardico da occlusione (OMI) delle pareti inferiore e inferolaterale del ventricolo sinistro e possibile OMI del ventricolo destro. Questo caso è stato probabilmente complicato da un blocco atrioventricolare di terzo grado. Le frecce indicano un ritmo di scappamento giunzionale anormalmente lento. L'eventuale degenerazione in fibrillazione atriale con perdita del kick atriale ha provocato un ulteriore scompenso cardiovascolare.

ECG 5

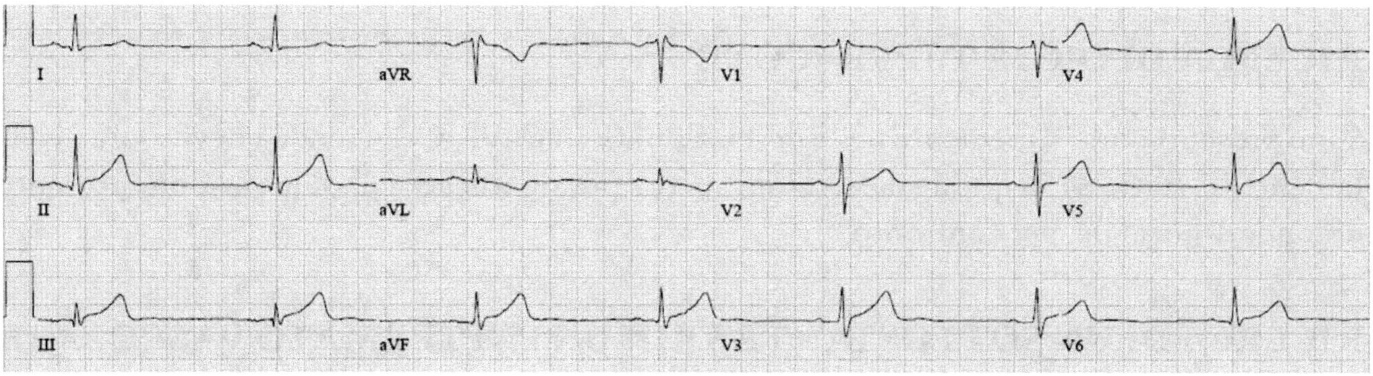

Figura 19-8

INFORMAZIONI DI BASE

Il paziente è un uomo sulla trentina con una storia clinica di ipertensione, iperlipidemia e diabete mellito. Ha avuto dolore toracico retrosternale centrale, di tipo pressorio, irradiato al braccio sinistro e alla mandibola sinistra. È stato presente ininterrottamente per circa dodici ore.

Il ritmo è bradicardico sinusale con una frequenza di circa 43 battiti/minuto senza blocchi di conduzione.

> **PERLA** | Una bradicardia sinusale è molto comune negli infarti del miocardio inferiore: o una risposta parasimpatica al dolore o un'ischemia del nodo senoatriale... o entrambe!

CERCO UN SOPRASTILLO ST EVIDENTE

Non c'è sopraslivellamento del tratto ST maggiore di ≥ 1 mm nel punto J; pertanto, non c'è un sopraslivellamento del tratto ST evidente.

CERCO UN SOTTILE SOPRASLIVELLO ST

SÌ! C'è un lievissimo sopraslivellamento del tratto ST nel punto J nelle derivazioni II, III e aVF.

PERLA | Suggerisco vivamente di misurare le deviazioni del tratto ST dal punto J; tuttavia, leggerete spesso articoli in cui la deviazione del tratto ST è stata misurata a 60 o 80 msec dopo il punto J. I ricercatori e alcuni autori lo fanno per evitare eventuali alterazioni introdotte da un'onda T atriale (onda Ta).

RICERCA DI ONDE T IPERACUTE

Sono presenti onde T iperacute nelle derivazioni II, III e aVF, il che rende i lievi sopraslivellamenti del tratto ST in queste derivazioni ancora più significativi. La derivazione I presenta un'onda T normale, per confronto.

RICERCA DI UN SOTTOSTANTE ST IN UN PATTERMATO VASCOLARE

È presente un evidente sottoslivellamento del tratto ST nella derivazione aVL, sebbene assente nella derivazione I. Sebbene le derivazioni I e aVL completino il gruppo basolaterale di derivazioni, non è insolito che la derivazione aVL sia l'unica di quel gruppo a manifestare il sottoslivellamento del tratto ST di una variazione reciproca. Quindi... è presente un sottoslivellamento del tratto ST in un quadro vascolare.

ALLA RICERCA DELL'ARTERIA COLPEVOLE

Consideriamo prima la discendente anteriore sinistra (sì, mi rendo conto che tutto ciò che vedremo in questo capitolo sarà un'occlusione della coronaria destra, ma è davvero importante saperlo!). Prima che tu inizi a sentirti troppo intelligente, devo informarti che "SÌ!": un'occlusione distale di una discendente anteriore sinistra di tipo 3 "avvolgente" potrebbe dare origine a un ECG molto simile. Le onde T nelle derivazioni V3-V5 sono simili alle onde T iperacute nelle derivazioni II, III e aVF. Persino l'onda T nella derivazione V6 appare inappropriatamente grande. Prenditi un momento e confronta la derivazione I con la derivazione V6. I complessi QRS sono di dimensioni simili, ma osserva la differenza nelle onde T!

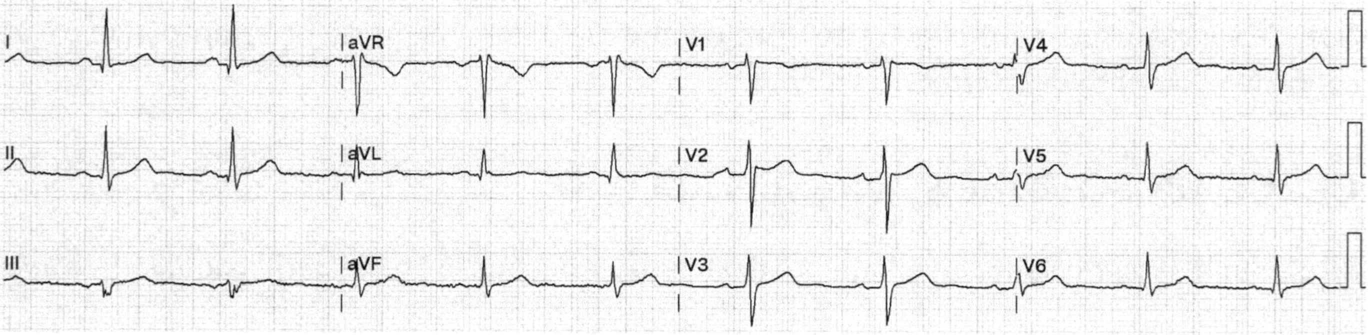

Figura 19-9

Nella Figura 19-9, vedrete un ECG precedente, non ischemico, di questo giovane uomo, che vi offrirà un'eccellente opportunità per migliorare il riconoscimento – e il sospetto – di onde T iperacute. Tuttavia, un'occlusione della discendente anteriore sinistra (DA) senza sopraslivellamento del tratto ST in nessuna delle derivazioni precordiali sarebbe estremamente insolita, ma non impossibile (un'occlusione pre-apicale con una circolazione sufficiente fornita dal ramo posterolaterale della coronaria destra, dalla Cx e da un ramo intermedio potrebbe prevenire qualsiasi alterazione ischemica dell'ECG prima di raggiungere la parete inferiore). Ma ancora una volta, sebbene possibile, molto improbabile.

Questo lascia da considerare la coronaria destra e la LCx. Confrontando il sopraslivellamento del tratto ST nelle due derivazioni, vedo che la derivazione III ha il tratto ST più alto di una frazione di millimetro quando ingrandita notevolmente al computer. Pertanto, la coronaria destra è l'arteria responsabile.

DOVE SI TROVA L'OCCLUSIONE NELL'ARTERIA?

Non vi sono evidenze di coinvolgimento del ventricolo destro, quindi l'occlusione è distale al ramo marginale. Cosa vi farebbe pensare a un coinvolgimento del ventricolo destro?

RICERCA DI POSSIBILI COMPLICAZIONI

Prestate sempre attenzione ai blocchi e ai ritardi del nodo AV. Anche un blocco di Mobitz I, solitamente considerato benigno, può avere effetti molto avversi quando il paziente presenta già bradicardia. Un collasso cardiovascolare improvviso è molto meno probabile senza coinvolgimento del ventricolo destro, ma, ripeto, non è un caso insolito. Prestate molta attenzione quando somministrate farmaci che dilatano il letto vascolare (nitroglicerina, morfina) quando il paziente è fortemente bradicardico. Se la bradicardia è dovuta a un aumento del tono vagale (come nella maggior parte degli infarti del miocardio inferiore), la somministrazione di nitroglicerina può provocare un aumento reattivo della frequenza cardiaca senza effetti avversi sulla pressione arteriosa, ma se, per qualche motivo, la bradicardia è risolta, potreste precipitare in un collasso cardiovascolare catastrofico.

ANALISI FINALE COMPLETA DELL'ECG

L'ECG mostra un infarto miocardico inferiore nelle sue fasi iniziali. Non vi è alcun segno di coinvolgimento inferolaterale o ventricolare destro. Sebbene sia presente sopraslivellamento del tratto ST nelle derivazioni inferiori, le onde T iperacute attirano maggiormente la nostra attenzione.

Letture consigliate

Birnbaum Y, et al. Common pitfalls in the interpretation of electrocardiograms from patients with acute coronary syndromes with narrow QRS: a consensus report. Journal of Electrocardiology 45 (2012) 463–475.

Devitt PA, et al. Nondominant Right Coronary Artery Occlusion - Small Vessel, Dramatic Sequelae. JACC: CASE REPORTS VOL. 4, NO. 3, 2022: 156-160.

Fiol M, Cygankiewicz I, Carrillo A, et al. Value of electrocardiographic algorithm based on "ups and downs" of ST in assessment of a culprit artery in evolving inferior wall acute myocardial infarction. Am J Cardiol. 2004;94(6):709-714.

Fiol M, et al. New Criteria Based on ST Changes in 12-Lead Surface ECG to Detect Proximal versus Distal Right Coronary Artery Occlusion in a Case of Acute Inferoposterior Myocardial Infarction. A. N. E. 2004;9(4):383-388.

Garcia-Niebla J, Goldwasser D, de Luna AB. Proximal right coronary artery occlusion with ST elevation in all precordial leads. J Electrocardiol. 2009;42(2):119.e1-119.e2.

Nair R, Glancy DL. ECG Discrimination Between Right and Left Circumflex Coronary Arterial Occlusion in Patients With Acute Inferior Myocardial Infarction - Value of Old Criteria and Use of Lead aVR. CHEST 2002; 122:134–139.

Wung S-F. Discriminating Between Right Coronary Artery And Circumflex Artery Occlusion By Using A Noninvasive 18-Lead Electrocardiogram. AMERICAN JOURNAL OF CRITICAL CARE, January 2007, Volume 16, No. 1: 63-71.

Zhou P, Wu Y, Wang M, Zhao Y, Yu Y, Waresi M, Li H, Jin B, Luo X, Li J. Identifying the culprit artery via 12-lead electrocardiogram in inferior wall ST-segment elevation myocardial infarction: A meta-analysis. Ann Noninvasive Electrocardiol. 2023 Jan;28(1):e13016.

Ristampato dal blog ECG del Dott. Smith

I seguenti ECG sono ristampati con la gentile autorizzazione del Dott. Stephen W. Smith. Potete trovare questi e altri casi molto interessanti e istruttivi sul suo blog ("Dr. Smith's ECG Blog") all'indirizzo: https://hqmeded-ecg.blogspot.com/

Figura 19-3
Da: venerdì 30 aprile 2021
"This patient with 'NSTEMI' was not allowed to go to the cath lab. Then the ED provider obtained an emergent coronary CT angio. What do you think it showed?"

Figura 19-5
Da: venerdì 9 settembre 2022
"Two patients with chest pain. Do either of them need emergent reperfusion? Both? Neither?"

Figure 19-6 e 19-7
Da: domenica 19 gennaio 2020
"A woman in her 70s with bradycardia and hypotension."

Figure 19-8 e 19-9
Da: 20 novembre 2019
"A man in his 30s with 12 hours of chest pain; is the ECG consistent with 12 hours of occlusion?"

20
Occlusioni Cx classiche

ECG 1

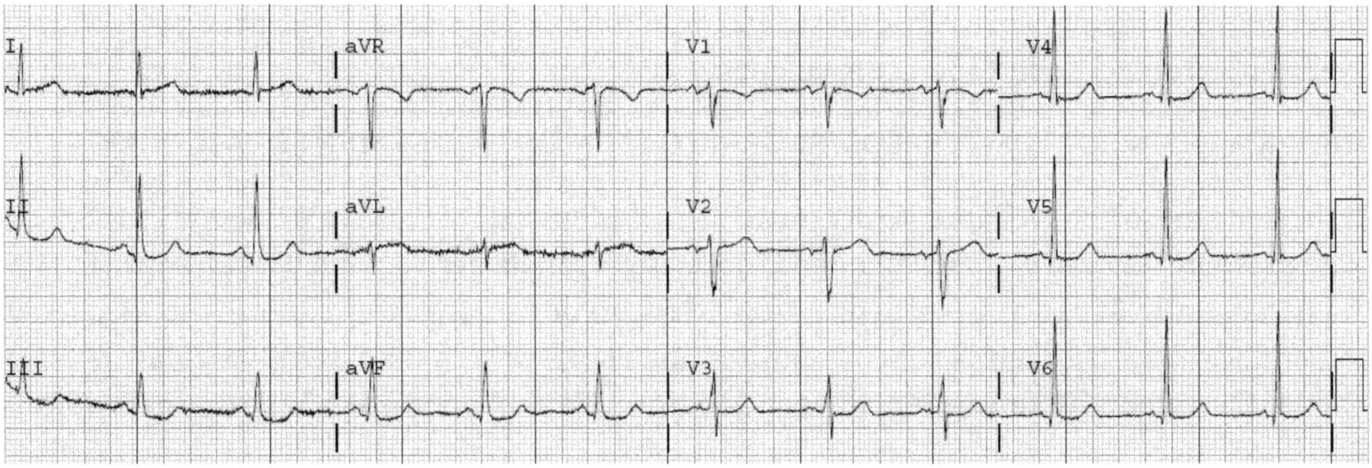

Figura 20-1

INFORMAZIONI DI BASE

NOTA | Poiché l'infarto miocardico da occlusione (OMI) e il primo ramo marginale ottuso (OM1) hanno sigle che appaiono molto simili, in questo capitolo mi riferirò al ramo marginale ottuso come OMA, dato che non è necessario preoccuparsi se il marginale ottuso corrisponda al primo, al secondo o al terzo ramo marginale.

Il paziente è un uomo di 72 anni con una storia di ipertensione, iperlipidemia e coronaropatia. Ha subito un intervento di bypass aorto-coronarico (CABG) quadrivasale 17 anni prima e ora si presenta dopo otto ore di dolore toracico retrosternale irradiato alla parte superiore della schiena.

Il ritmo è sinusale e regolare, la frequenza è normale (60-100/minuto) e gli intervalli QRS sono stretti e normali. Non vi sono segni di blocchi o ritardi di conduzione.

RICERCA DI UN SOVRASTILLO ST EVIDENTE

Non vi è alcun sopraslivellamento ST "evidente" (≥ 1 mm) su questo ECG. RICERCA DI UN SOTTILE SOPRASLIVELLO DEL TRATTO ST

La derivazione aVL presenta un sopraslivellamento del tratto ST di circa 0,5 mm. Sebbene questo non soddisfi i criteri di "STEMI", è significativo all'interno del paradigma OMI. Il segno di Jones è presente anche nella derivazione aVL.

RICERCA DI ONDE T IPERACUTE

Non sono presenti onde T iperacute su questo ECG.

RICERCA DI UN SOTTOSLIVELLO DEL TRATTO ST IN UN PATTERMENTE VASCOLARE

È presente un sottoslivellamento del tratto ST nelle derivazioni II, III e aVF. Sembra inoltre essere presente un lieve sottoslivellamento del tratto ST nella derivazione V3. Tali sottoslivellamenti del tratto ST raggruppati in un pattern territoriale vascolare non sono dovuti a ischemia subendocardica. L'ischemia subendocardica non si presenta in un pattern vascolare preciso. (Vedere la sezione "Definizione della sede dell'ischemia subendocardica" alla fine del Capitolo 2.)

RICERCA DELL'ARTERIA COLPEVOLE

Utilizzando il metodo di eliminazione di Jones, sappiamo che l'arteria circonflessa sinistra (LCx) è l'arteria colpevole perché un'occlusione dell'arteria coronaria destra non produce mai sopraslivellamento del tratto ST in derivazione aVL, e l'arteria discendente anteriore non produce mai sopraslivellamento del tratto ST in derivazione aVL con sottoslivellamento del tratto ST in derivazione V3 (o in qualsiasi derivazione V1-V3).

DOVE SI TROVA L'OCCLUSIONE NELL'ARTERIA?

L'arteria marginale ottusa (OMA) fornisce circolazione alla parete basolaterale; pertanto, l'occlusione deve essere anteriore all'OMA o prossimalmente all'interno dell'OMA. L'LCx è probabilmente non dominante per diverse ragioni:

1. È dominante solo nel 10-15% dei casi, quindi statisticamente parlando, è improbabile che sia l'arteria dominante.
2. Quando non è dominante, non fornisce circolazione alla parete inferiore del ventricolo sinistro, ma può irrorare la parete inferolaterale (precedentemente "posteriore") e la

parete basolaterale. Quando l'arteria coronaria destra è non dominante, generalmente perde l'arteria discendente posteriore e i suoi rami posterolaterali. Quando la LCx è non dominante, perde solo il ramo discendente posteriore.

3. Vi è un'indicazione di ischemia inferolaterale, suggerita dal sottoslivellamento del tratto ST in V3. Quando una LCx dominante è occlusa, di solito produce sia un infarto miocardico della parete inferiore che un infarto miocardico inferolaterale.

Un infarto miocardico isolato della parete inferolaterale è quasi sempre dovuto all'occlusione di una LCx non dominante. Tuttavia,... un'occlusione isolata in un ramo posterolaterale dell'arteria coronaria destra non è rara (anche se, a dire il vero, piuttosto rara).

ALLA RICERCA DI POSSIBILI COMPLICAZIONI

NOTA | Poiché queste possibili complicazioni si applicano a TUTTI gli ECG trattati in questo capitolo, le presenterò solo in questo primo ECG. Farò riferimento a questa discussione per quanto riguarda gli altri ECG trattati in questo capitolo.

Tachicardia ventricolare/Fibrillazione ventricolare – La prima complicanza che colpisce molte ischemie transmurali acute è la tachicardia ventricolare o fibrillazione ventricolare. È più comune entro le prime due ore dall'insorgenza dell'occlusione e poi di nuovo tre o quattro giorni dopo. Bisogna essere preparati, indipendentemente dall'arteria occlusa.

Colpo cardiovascolare improvviso – È meno comune di una tachidisritmia ventricolare. Tuttavia, può verificarsi quando l'occlusione coinvolge il tronco comune sinistro o la porzione prossimale di qualsiasi altra arteria coronaria. Tali occlusioni comportano aree a rischio molto estese. Altre complicanze possono portare al collasso cardiovascolare. Nell'arteria circonflessa sinistra, ciò potrebbe includere:

- **Infarto del muscolo papillare anterolaterale** – Anche quando non dominante, il LCx fornisce sangue al muscolo papillare anterolaterale. Tuttavia, quando il LCx è dominante, anche il muscolo papillare posteromediale potrebbe infartuare, poiché riceve il suo apporto ematico interamente dall'arteria discendente posteriore. L'infarto e la rottura di un muscolo papillare possono portare a morte molto rapidamente, a meno che il paziente non venga sottoposto a intervento chirurgico d'urgenza. Anche oggi, con il miglioramento delle modalità diagnostiche, il tasso di mortalità immediata rimane di circa il 50% nelle prime 24 ore. La rottura del muscolo papillare si verifica in genere circa tre giorni dopo l'infarto, quindi è necessario prestare particolare attenzione ai pazienti che arrivano in stato subacuto.

- **Rottura della parete libera del ventricolo sinistro** – Rara, si verifica di solito 4-7 giorni dopo l'evento.

- **Rottura del setto** – In caso di occlusione di un LCx dominante, e soprattutto se si è verificata una precedente occlusione della discendente anteriore prossimale a S1, anche il setto può rompersi. Questo di solito si verifica circa 4-5 giorni dopo l'evento. Non è così drammatico come una rottura del muscolo papillare o una rottura della parete libera, ma deve essere affrontato immediatamente con consulenze di chirurgia cardiovascolare urgente.

Blocchi AV e ritardi di conduzione – se il LCx è dominante, sarà il principale fornitore di sangue al nodo AV (anche se non necessariamente l'unico). Ciò può causare un nuovo blocco AV di primo grado, un blocco AV di Mobitz I o un blocco AV di terzo grado. Il blocco AV di primo grado e il blocco AV di Mobitz I raramente destano preoccupazione. Il blocco AV di terzo grado è solitamente temporaneo, accompagnato da un ritmo di scappamento giunzionale, e dura da poche ore ad alcuni giorni. Alcuni pazienti potrebbero aver bisogno di un pacemaker temporaneo fino alla guarigione del nodo AV. Si tenga presente che i giovani e, in generale, le persone sane di tutte le età non subiranno effetti avversi da un blocco AV di primo grado o da un blocco AV di Mobitz I. I pazienti con riserve cardiopolmonari limitate, tuttavia, possono andare incontro a sofferenza a causa della sovrapposizione della sistole atriale e ventricolare durante un blocco AV di primo grado con una tachicardia sinusale o pause frequenti o lunghe durante un blocco AV di Mobitz I.

Danno al nodo SA e all'atrio destro – l'arteria che porta al nodo SA è fornita dalla coronaria destra o dal LCx; circa il 55% delle volte, la coronaria destra fornisce l'arteria al nodo SA, mentre il LCx la fornisce nel restante 45%. Il ramo è situato molto prossimalmente in entrambe le arterie, quindi solo un'occlusione molto prossimale avrà un effetto sull'attività del nodo SA. Il termine "arteria che porta al nodo SA" è in qualche modo improprio: in realtà fornisce la maggior parte della circolazione all'intero atrio destro. Possono verificarsi aritmie atriali che vanno dalla sindrome del nodo del seno malato alla fibrillazione atriale. La maggior parte dei casi che coinvolgono il nodo AV è temporanea, con il ripristino della normale funzionalità entro poche ore o giorni. Purtroppo, questo non accade quando l'arteria nodale SA è compromessa. La perdita del kick atriale dovuta alla fibrillazione atriale può avere conseguenze gravi per un paziente affetto da infarto miocardico acuto.

ANALISI FINALE COMPLETA DELL'ECG

Il paziente presentava un lieve sopraslivellamento del tratto ST nelle derivazioni I e aVL e un lieve sottoslivellamento del tratto ST in V3. Questo è caratteristico di un'occlusione del LCx prossimale o prossimale all'interno di un ramo marginale ottuso. Al momento del cateterismo, un graft venoso al margine ottuso è stato occluso e stentato con ritorno del flusso TIMI 3. Il paziente ha avuto un buon esito.

ECG 2

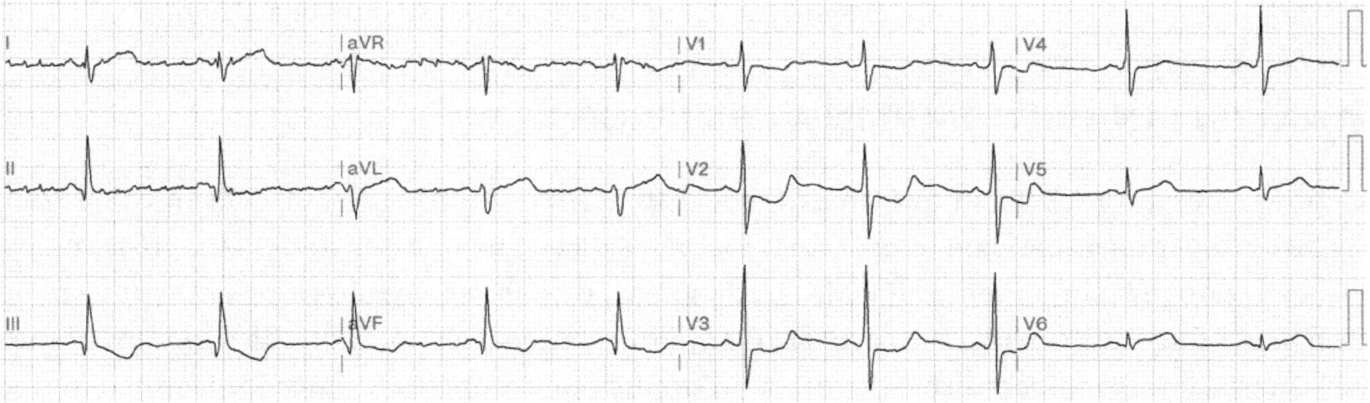

Figura 20-2

INFORMAZIONI DI BASE

Il paziente è un uomo di 59 anni che lamenta dolore toracico retrosternale, costrittivo, irradiato al braccio sinistro nell'ultima ora, con diaforesi e lieve dispnea. È moderatamente obeso e ha una storia di ipertensione, diabete di tipo 2 e iperlipidemia. È un fumatore di due pacchetti di sigarette al giorno da 20 anni.

Il ritmo sembra essere una tachicardia atriale con conduzione 2:1 (discusso più avanti).

RICERCA DI UN SOVRASTILLO ST EVIDENTE

Non è presente un sopraslivellamento ST evidente che soddisfi i criteri di STEMI di 1 mm.

RICERCA DI UN SOTTILE SOPRASLIVELLO ST

È presente un sottile sopraslivellamento ST nelle derivazioni I, aVL, V5 e V6 inferiore a 1 mm. Il segno di Jones è presente nelle derivazioni I e aVL e probabilmente anche in V6.

RICERCA DI ONDE T IPERACUTE

Le onde T nelle derivazioni I e aVL sono iperacute. Anche le onde T nelle derivazioni V5 e V6 sono iperacute, data la loro ampiezza in relazione alle dimensioni dei complessi QRS precedenti.

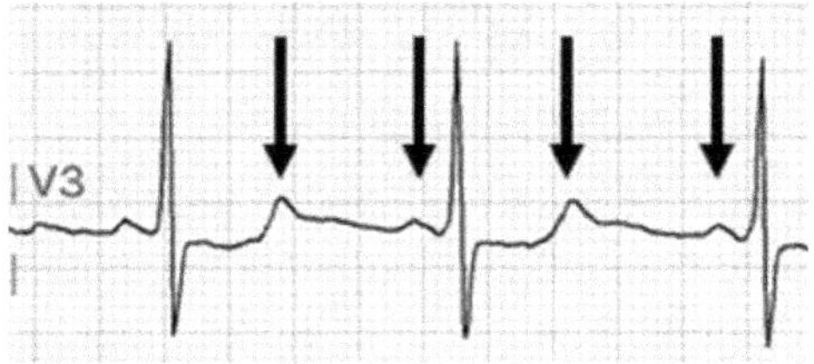

Figura 20-3

Questo paziente presenta una tachicardia atriale. Non conosco alcun motivo specifico per cui dovrebbe presentare una tachicardia atriale. Non sappiamo se si sia sviluppata durante l'infarto miocardico o se fosse già presente. Non ci sono ulteriori informazioni su questo paziente. Vedi sotto per considerazioni più dettagliate su questa aritmia.

ANALISI FINALE COMPLETA DELL'ECG

Sebbene nessun reperto su questo ECG soddisfi i criteri del paradigma STEMI, ce ne sono sufficienti per diagnosticare un infarto miocardico da occlusione (OMI) del LCx prossimale – o localizzato prossimalmente all'OMA. La diagnosi potrebbe essere ulteriormente confermata con uno o due ECG ripetuti e un ecocardiogramma statico. La domanda che sorge spontanea è: "Questo infarto miocardico è dovuto a un'occlusione completa (infarto miocardico di tipo I) oppure a una stenosi critica nel LCx aggravata da un aumento della richiesta di O2 causato dalla tachicardia atriale (infarto miocardico di tipo II)?" Invece di essere una complicazione dell'infarto miocardico acuto, la tachicardia atriale potrebbe averlo effettivamente precipitato.

ECG 3

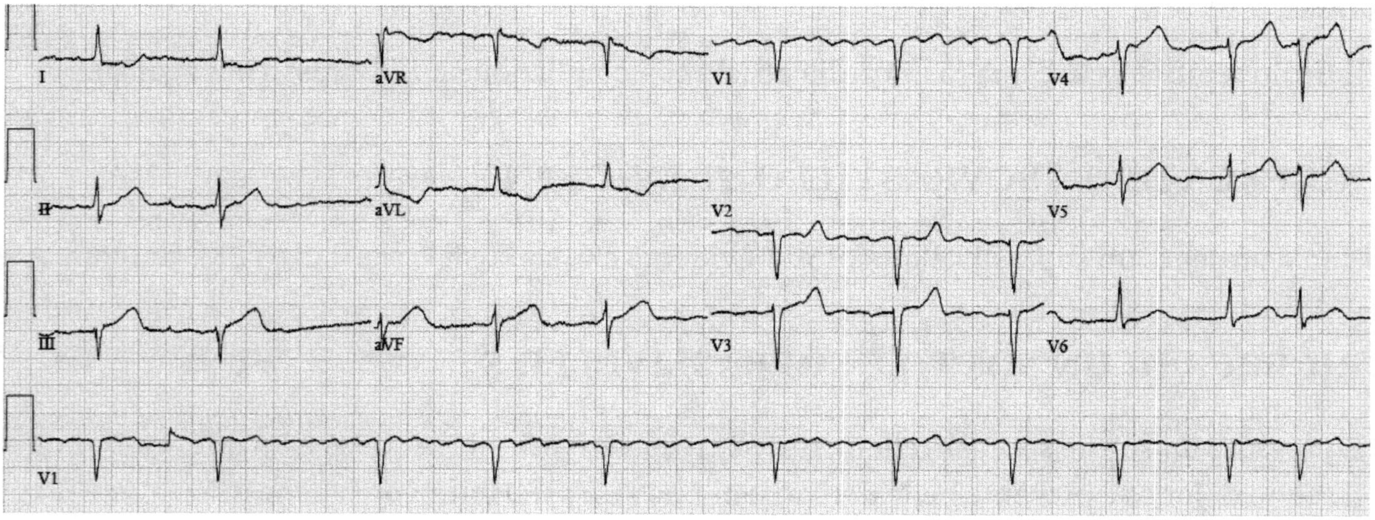

Figura 20-4

INFORMAZIONI DI BASE

Non c'è storia clinica di questo ECG. Il ritmo è di fibrillazione atriale, la frequenza è controllata (60-100/minuto) e gli intervalli QRS sono stretti e normali. Non ci sono segni di blocchi o ritardi di conduzione.

RICERCA DI UN EVIDENTE SOPRASLIVELLO DEL TRATTO ST

Ingrandendo l'ECG (Figura 20-5), si nota solo 1 mm di sopraslivellamento del tratto ST nella derivazione III.

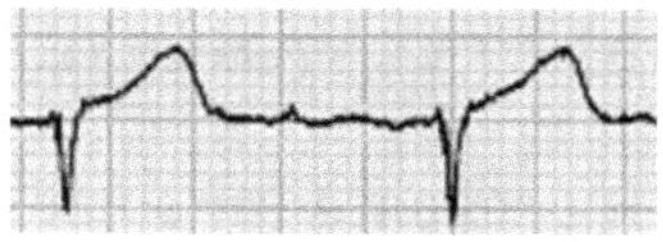

Figura 20-5

RICERCA DI UN SOTTILE SOPRALZO DEL TRATTO ST

È possibile che sia presente un lieve sopraslivellamento del tratto ST nelle derivazioni II e aVF. La linea di base nella derivazione aVF presenta una pendenza verso l'alto, rendendo problematico il riconoscimento del sopraslivellamento del tratto ST. I tratti ST in queste derivazioni sono rettilinei dal punto J al picco dell'onda T. Nelle mie Masterclass, questo viene definito Segno di Jones.

Nel contesto appropriato, può rappresentare un normale tratto ST concavo verso l'alto durante la sua trasformazione in un tratto ST convesso verso l'alto, indicativo di ischemia transmurale acuta. La registrazione ECG cattura casualmente il momento della transizione in cui il tratto ST si trova esattamente tra concavità e convessità ed è molto rettilineo.

In elettrocardiografia, il contesto è tutto! Alcuni segni possono avere significati o connotazioni molto diversi a seconda del contesto in cui vengono valutati. RICERCA DI ONDE T IPERACUTE

Le derivazioni II, III e aVF presentano onde T iperacute. Sebbene solo la derivazione III presenti un sopraslivellamento del tratto ST idoneo (per i criteri di STEMI), sarà sicuramente opportuno tenere sotto controllo le derivazioni II e aVF, soprattutto in presenza del segno di Jones. È lì che è probabile che si riscontrino i segni di ischemia transmurale acuta della parete inferiore del ventricolo sinistro (ovvero, sopraslivellamento del tratto ST nelle derivazioni II, III e aVF).

Sono presenti anche onde T iperacute nelle derivazioni V4 e V5. Queste onde T non sono estremamente grandi, ma piuttosto grandi rispetto alle dimensioni dei complessi QRS.

> **CONSIGLIO** | Alcune derivazioni possono manifestare onde T iperacute senza mai progredire verso il sopraslivellamento del tratto ST. Questo perché l'area esaminata da una particolare derivazione potrebbe avere una buona circolazione collaterale sufficiente a prevenire l'ischemia transmurale e/o l'area potrebbe essere stata soggetta a precondizionamento ischemico.

RICERCA DI UN SOTTOSTAMENTO DEL TRATTO ST IN UN PATTERMATO VASCOLARE

È presente un sottoslivellamento del tratto ST nelle derivazioni I e (soprattutto) aVL. Questo è il pattern basolaterale che agisce reciprocamente alle deviazioni del tratto ST nelle derivazioni inferiori (derivazioni II, III e aVF). Si tratta di una variazione reciproca, non di ischemia subendocardica basolaterale! Il primo corollario della Regola di Jones è: le variazioni reciproche di un'ischemia transmurale acuta possono comparire prima del sopraslivellamento del tratto ST! È necessario pianificare la registrazione di ECG seriali ogni 15-20 minuti circa.

ALLA RICERCA DELL'ARTERIA COLPEVOLE

Questa è una determinazione difficile. Ciò che dovresti imparare da questo ECG è che a volte l'arteria colpevole non può essere determinata basandosi solo sull'ECG. Potrebbe trattarsi di ischemia dovuta a occlusione o stenosi di una qualsiasi delle tre arterie coronarie: la discendente anteriore sinistra, la clavicola anteriore sinistra o la coronaria destra.

1. Si osserva un sopraslivellamento del tratto ST di 1 mm in derivazione III e onde T iperacute in tutte e tre le derivazioni inferiori. Questo è altamente indicativo di un'ischemia acuta della parete inferiore del ventricolo sinistro. Si osservano anche evidenti alterazioni reciproche in derivazioni I e aVL. Quale delle tre arterie coronarie considerate può causare questo? TUTTE E TRE!

2. Si riscontrano probabilmente onde T iperacute in derivazioni V4 e V5. Quale delle tre arterie coronarie considerate può causare questo? TUTTE E TRE!

3. Quando si verifica un sopraslivellamento del tratto ST nelle derivazioni inferiori e nelle derivazioni V4-V6 (ma non nelle derivazioni V1-V3), è più probabile che la causa sia la LCx anziché la LAD, eliminando così la LAD come causa.

4. Se il sopraslivellamento del tratto ST in derivazione III è maggiore del sopraslivellamento del tratto ST in derivazione II, l'arteria colpevole è la coronaria coronaria destra. Se il sopraslivellamento del tratto ST in derivazione II è uguale o maggiore del sopraslivellamento del tratto ST in derivazione III, l'arteria colpevole è la LCx. Il sopraslivellamento del tratto ST in derivazione III in questo ECG è maggiore del sopraslivellamento del tratto ST in derivazione II; pertanto, la coronaria coronaria destra è la causa...

...tranne per il fatto che è stato eseguito un angiogramma ritardato (dopo 28 ore di ritardo perché "i criteri per STEMI non erano soddisfatti") che ha rivelato un'occlusione del 100% della LCx da media a distale!

Ci sono due lezioni da imparare da questo:

1. Le occlusioni della LCx sono tra le più difficili da riconoscere.

2. Sebbene la regola che distingue la LCx dalla RCA come arteria colpevole sia molto valida (la uso frequentemente), non è accurata al 100%. Chi ha sviluppato questa regola non ha mai affermato che lo fosse. È importante comprendere che le numerose regole che utilizziamo nella valutazione degli ECG e in altre attività mediche sono raramente, se non mai, accurate al 100%. Ho visto altri esempi in cui questa regola ha fallito, ma continuo a usarla perché funziona molto più spesso che no.

IN DOVE SI TROVA L'OCCLUSIONE NELL'ARTERIA?

Dato che ora sappiamo che la LCx è effettivamente l'arteria colpevole, dove si trova l'occlusione? Dato che tutte e tre le arterie (LAD, LCx e RCA) avrebbero potuto presentare questo ECG, dove si troverebbe l'occlusione in ciascuna?

Arteria discendente anteriore sinistra (LAD) – Dovrebbe trattarsi di un'occlusione di una LAD di tipo 3 ("avvolgente") distale al primo ramo diagonale. Solo una derivazione discendente anteriore (LAD) "avvolgente" potrebbe influenzare le derivazioni della parete inferiore. La prima diagonale è il ramo della LAD che fornisce circolazione all'area basolaterale (derivazioni I e aVL). Se l'occlusione fosse stata prossimale – o situata prossimalmente all'interno – della prima branca diagonale, si sarebbe verificato un sopraslivellamento del tratto ST nelle derivazioni I e aVL. Tuttavia, le derivazioni I e aVL hanno reagito reciprocamente manifestando un sottoslivellamento del tratto ST. Nessuna delle due derivazioni avrebbe potuto farlo se l'area basolaterale fosse stata ischemica a causa del coinvolgimento della prima branca diagonale.

PERLA | Affinché una derivazione agisca reciprocamente all'ischemia situata di fronte, il miocardio monitorato da tale derivazione deve essere normale; non può essere ischemico! Se fosse anch'essa ischemica, avrebbe una propria corrente di lesione e si verificherebbe un annullamento delle forze, non una reazione reciproca.

Arteria circonflessa sinistra (LCx) – L'arteria marginale ottusa è un ramo della LCx e irrora l'area basolaterale (derivazioni I e aVL). L'occlusione di una LCx dominante avrebbe dovuto essere distale a questa arteria affinché l'area basolaterale rimanesse non ischemica, consentendole di reagire reciprocamente. In effetti, il referto del cateterismo menzionava un'occlusione del 100% della LCx medio-distale, il che spiega questo. Forse possiamo ragionare un po' più a fondo. Il/i ramo/i posterolaterale/i e il ramo discendente posteriore sono distali alla marginale ottusa. Un'occlusione prossimale all'arteria circonflessa sinistra può talvolta causare un infarto miocardico inferolaterale (precedentemente posteriore). Il ramo posterolaterale può anche irrorare l'area inferolaterale e la sua occlusione può anch'essa causare un infarto miocardico inferolaterale. Tuttavia, questo ECG (Figura 20-5) non mostra alcuna indicazione conclusiva o affidabile della presenza di ischemia inferolaterale. Poiché il ramo discendente posteriore della LCx fuoriesce dal tronco principale dopo il ramo posterolaterale, l'occlusione deve essere distale a qualsiasi ramo in cui un'occlusione avrebbe causato un infarto miocardico inferolaterale. Pertanto, è probabile che l'occlusione sia distale al ramo posterolaterale. Naturalmente, è sempre necessario considerare la presenza di circolo collaterale e/o precondizionamento ischemico. Rivedere gli schemi nel Capitolo 9, "Anatomia dell'arteria circonflessa sinistra".

Arteria coronaria destra (ACD) – Un'occlusione di una RCA dominante distale all'arteria marginale acuta potrebbe causare questo ECG se il/i ramo/i posterolaterale/i fosse/fossero sufficientemente lungo/i da raggiungere l'area apicolaterale del cuore. Non è insolito che un infarto miocardico acuto inferiore sia accompagnato da sopraslivellamento del tratto ST nelle derivazioni V5 e V6. Un sopraslivellamento del tratto ST nella derivazione V4 sarebbe insolito... ma non inaudito.

RICERCA DI POSSIBILI COMPLICAZIONI

Fare riferimento a questa discussione nell'ECG 1.

ANALISI FINALE COMPLETA DELL'ECG

Purtroppo, questo ECG non soddisfaceva i criteri per lo STEMI per la cateterizzazione immediata. Procrastinare 28 ore e poi trovare un'arteria venosa profonda occlusa al 100% che avrebbe tratto grande beneficio da una PTCA eseguita in emergenza dimostra l'inutilità di aderire rigidamente al protocollo obsoleto per lo STEMI.

Su questo ECG è presente un'otomia parziale (OMI). Il fatto che non sia stato possibile identificare una specifica arteria responsabile basandosi solo sull'ECG non cambia nulla. Questo paziente meritava una gestione più tempestiva.

ECG 4

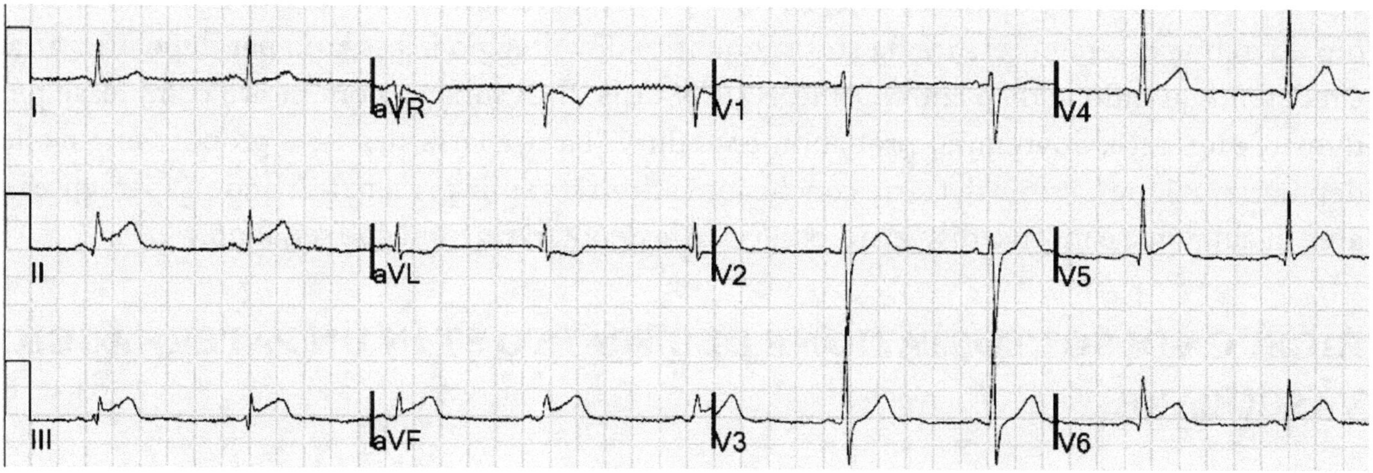

Figura 20-6

INFORMAZIONI DI BASE

Le uniche informazioni su questo paziente sono "un uomo di 35 anni precedentemente sano con un'ora di dolore toracico". Il ritmo è sinusale e regolare, la frequenza è normale (60-100/minuto) e gli intervalli QRS sono stretti e normali. Non vi sono segni di blocchi o ritardi di conduzione. RICERCA DI UN SOVRASTILLO ST EVIDENTE

È presente un sopraslivellamento ST evidente (≥ 1 mm) nelle derivazioni II, III e aVF, nonché nelle derivazioni V5 e V6 (meglio visibile con ingrandimento).

RICERCA DI UN SOTTILE SOPRASLIVELLO ST

Sebbene il sopraslivellamento ST nelle derivazioni V5 e V6 sia di almeno 1 mm, è piuttosto difficile da visualizzare. Pertanto, anche lo STE nelle derivazioni V5 e V6 potrebbe essere definito "sottile".

RICERCA DI ONDE T IPERACUTE

Le onde T nelle derivazioni inferiori appaiono iperacute e sono in transizione verso il sopraslivellamento ST.

Ora, ecco la parte in cui è necessario prestare attenzione. Cercate di non "sovradiagnosticare" onde T iperacute. È facile farlo; a volte mi sorprendo ancora a farlo. Osservate le derivazioni V2-V4. Non sembrano anche loro iperacute? C'è solo un problema (e vi darò un "avviso spoiler": mentre la LCx può irrorazione sanguigna delle aree del miocardio visualizzate dalle derivazioni V4-V6, non irrorazione sanguigna delle aree coperte dalle derivazioni V1-V3!

Quando si osserva l'ampiezza totale dei complessi QRS nelle derivazioni V2-V4, le onde T appaiono di dimensioni più appropriate. In teoria (e solo in teoria!), la ripolarizzazione dovrebbe essere uguale alla depolarizzazione; ovvero, per ripolarizzare una quantità fissa di miocardio dovrebbe essere necessaria la stessa quantità di voltaggio necessaria per depolarizzarla. Credetemi quando vi dico che NON FUNZIONA COSÌ! Ci sono ragioni molto complesse per questo. Piuttosto, dovremmo probabilmente dire: "La ripolarizzazione è proporzionale alla depolarizzazione". Prima di trarre conclusioni affrettate sulla presenza di onde T iperacute in aree in cui non c'è motivo di averne, osservate le depolarizzazioni che seguono.

RICERCA DI SOTTOSTAZIONE DEL TRATTO ST IN UN PATERNAGGIO VASCOLARE

C'è un sottoslivellamento del tratto ST in derivazione aVL ma non nelle altre Derivazione basolaterale, Derivazione I. Questo non è un problema: la nostra attenzione principale è rivolta alle Derivazioni III e aVL. Si tratta comunque di una variazione reciproca.

ALLA RICERCA DELL'ARTERIA COLPEVOLE

Utilizzando la nostra regola (a cui abbiamo trovato un'eccezione nell'ultimo ECG) relativa al confronto del sopraslivellamento del tratto ST nelle Derivazioni II e III, in questo ECG le due derivazioni sembrano avere la stessa entità di sopraslivellamento del tratto ST. In questi casi, la LCx viene dichiarata l'arteria colpevole.

IN DOVE SI TROVA L'OCCLUSIONE NELL'ARTERIA?

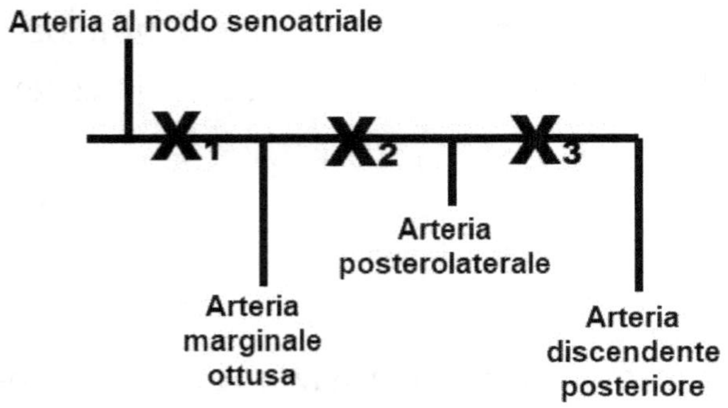

Figura 20-7

Consideriamo ora questo schema molto elementare di un'arteria circonflessa sinistra dominante (Figura 20-7).

In caso di occlusione prossimale in X1, l'area basolaterale (Derivazioni I e aVL), l'area inferolaterale (Derivazioni V7-V9) e le derivazioni inferiori (Derivazioni II, III e aVF) manifesteranno un sopraslivellamento del tratto ST. Le derivazioni anteriori (V1-V3) manifesteranno un sottoslivellamento del tratto ST reciproco verso le derivazioni V7-V9.

Ma in genere si presenta un problema nell'interpretazione di un'occlusione prossimale dell'LCx: cosa succede al sottoslivellamento del tratto ST reciproco nelle derivazioni inferiori quando anche queste ultime manifestano un sopraslivellamento del tratto ST? Analogamente, cosa succede al sottoslivellamento del tratto ST reciproco nelle derivazioni I e aVL quando anche queste manifestano un sopraslivellamento del tratto ST? Potrebbe verificarsi un annullamento delle forze e non si potrebbero osservare deviazioni del tratto ST nelle derivazioni del piano frontale. Lo stesso accade quando un'occlusione è prossimale a D1 in una disfunzione diastolica anteriore di tipo 3 "avvolgente". In caso di occlusione a livello di X2, l'area basolaterale (Derivazioni I e aVL) sarà normale e non ischemica, ma si verificherà un sopraslivellamento del tratto ST nell'area inferolaterale (Derivazioni V7-V9) e nelle derivazioni inferiori (Derivazioni II, III e aVF). Si verificherà anche un sottoslivellamento reciproco del tratto ST nelle derivazioni anteriori (Derivazioni V1-V3). Questa volta, tuttavia, le Derivazioni I e aVL saranno in grado di reagire reciprocamente. Da ricordare: una derivazione non può agire reciprocamente se è anche ischemica, perché manifesterà la propria corrente di lesione.

In caso di occlusione a livello di X3, solo le derivazioni inferiori (Derivazioni II, III e aVF) manifesteranno un sopraslivellamento del tratto ST, mentre le Derivazioni I e aVL saranno in grado di reagire reciprocamente.

Un caso è essenzialmente patognomonico per un'occlusione del LCx: l'occlusione prossimale di un LCx non dominante. Ciò produrrà un sopraslivellamento del tratto ST nelle derivazioni I e aVL e un sottoslivellamento reciproco del tratto ST nelle derivazioni anteriori (derivazioni V1-V3). Poiché l'arteria non è dominante, non vi sarà alcun coinvolgimento della parete inferiore del ventricolo sinistro, quindi le derivazioni inferiori non saranno alterate. Un'occlusione dell'arteria coronaria destra non può produrre un sopraslivellamento del tratto ST nella derivazione aVL (o nella derivazione I, peraltro), e un'occlusione della discendente anteriore non può produrre un sopraslivellamento del tratto ST nella derivazione aVL PIÙ un sottoslivellamento reciproco del tratto ST nelle derivazioni V1-V3.

RICERCA DI POSSIBILI COMPLICAZIONI

Fare riferimento a questa discussione nell'ECG n. 1.

ANALISI FINALE COMPLETA DELL'ECG

Al momento del cateterismo, è stato dimostrato che si trattava di un'occlusione medio-distale del LCx. Poiché l'unica area interessata sembra essere la parete inferiore del ventricolo sinistro, l'occlusione doveva verificarsi distalmente a tutti i rami, il che avrebbe causato il coinvolgimento delle pareti basolaterali o inferolaterali. Ciò è del tutto possibile con il LCx. Una lesione in X3 sul diagramma (Figura 20-8) produrrà tali risultati.

ECG 5

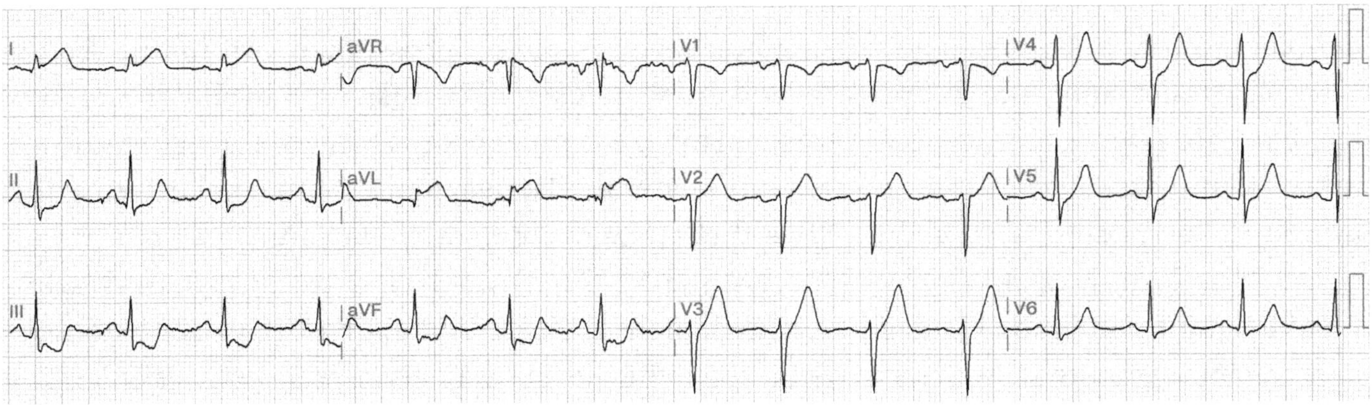

Figura 20-8

INFORMAZIONI DI BASE

Il paziente è un uomo di 35 anni, precedentemente sano, che ha iniziato ad avere dolore toracico retrosternale.

Il ritmo è sinusale e regolare, la frequenza è normale (60-100/minuto) e gli intervalli QRS sono stretti e normali. Non vi sono segni di blocchi o ritardi di conduzione.

RICERCA DI UN EVIDENTE SOPPRESSIONE DEL TRATTO ST

Vi è un evidente sopraslivellamento del tratto ST nelle derivazioni I e aVL.

RICERCA DI UN SOTTILE SOPPRESSIONE DEL TRATTO ST

Non vi è alcun lieve sopraslivellamento del tratto ST.

RICERCA DI ONDE T IPERACUTE

Non vi sono onde T iperacute in questo ECG. Le onde T ampie nelle derivazioni precordiali non sembrano avere la massa necessaria per essere iperacute.

RICERCA DI UN SOTTOSLIVELLO DEL TRATTO ST IN UN PATER-NAGGIO VASCOLARE

Vi è un sottoslivellamento del tratto ST nelle derivazioni II, III e aVF. RICERCA DELL'AR-TERIA COLPEVOLE

Poiché è presente sopraslivellamento del tratto ST nelle derivazioni I e aVL, la coronarografia destra è esclusa.

La discendente anteriore sinistra è improbabile. Se avesse causato ischemia nell'area basolaterale, dovremmo osservare un sopraslivellamento del tratto ST anche nelle derivazioni precordiali.

L'arteria LCx è l'arteria colpevole.

DOVE SI TROVA L'OCCLUSIONE NELL'ARTERIA?

L'occlusione è probabile nell'arteria marginale ottusa, poiché non vi è ischemia delle pareti inferolaterali o inferiori.

RICERCA DI POSSIBILI COMPLICAZIONI

Fare riferimento alla discussione nell'ECG n. 1.

ANALISI FINALE COMPLETA DELL'ECG

Si tratta di un'occlusione dell'arteria marginale ottusa dell'LCx. Non è possibile determinare dall'ECG se l'LCx sia dominante o meno. L'ischemia della regione basolaterale e della regione inferolaterale senza coinvolgimento della parete inferiore del ventricolo sinistro sarebbe patognomonica per un'occlusione del LCx.

ECG 6

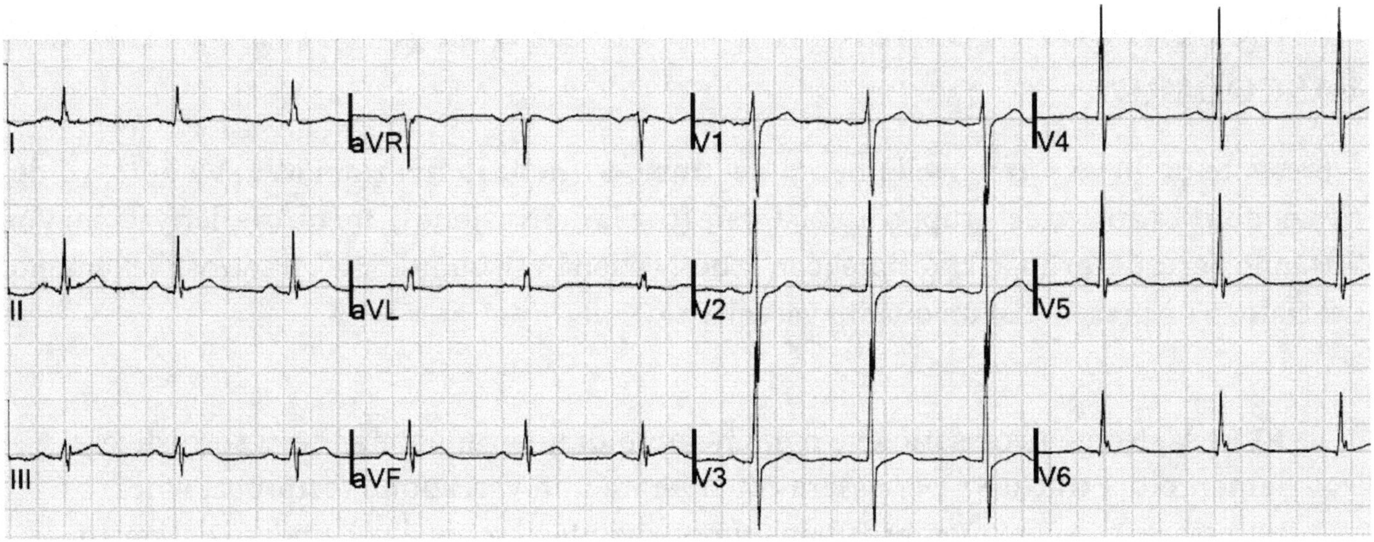

Figura 20-9

INFORMAZIONI DI BASE

Un uomo sano di 50 anni si presenta con un'ora di dolore epigastrico e toracico inferiore.

Il ritmo è sinusale e regolare, la frequenza è normale (60-100/minuto) e gli intervalli QRS sono stretti e normali. Non vi sono segni di blocchi o ritardi di conduzione.

RICERCA DI UN EVIDENTE SOPRASLIVELLO ST

Non vi è alcun evidente sopraslivellamento del tratto ST su questo ECG. Un ECG eseguito circa un'ora e mezza dopo durante una recidiva di dolore toracico acuto è mostrato nella Figura 20-12. Questo ECG successivo verrà considerato successivamente (come ECG n. 7), quindi non è necessario andare avanti.

RICERCA DI UN SOTTILE SOPRASLIVELLO ST

Non vi è alcun sottile sopraslivellamento del tratto ST su questo ECG. Gli intervalli QRS nelle derivazioni inferiori sembrano presentare delle tacche caratteristiche di ripolarizzazione precoce o di una variante normale. Si tratta di complessi QRS frammentati, non di segni di ripolarizzazione precoce. Inoltre, vi è un sospetto sottoslivellamento del tratto ST nella derivazione aVL.

RICERCA DI ONDE T IPERACUTE

Non ci sono onde T iperacute su questo ECG. Tuttavia, terrei d'occhio le onde T nelle derivazioni inferiori. Mi sembrano come se stessero cercando di allargarsi.

RICERCA DI SOTTOSTAZIONE DEL TRATTO ST IN UN PATTERMATO VASCOLARE

È presente un lieve sottoslivellamento del tratto ST nelle derivazioni aVL, V2 e V3. La derivazione aVL fa parte del gruppo basolaterale (con la derivazione I), mentre le derivazioni V2 e V3 fanno parte del gruppo anteriore (con la derivazione V1), quindi "SÌ!". Il sottoslivellamento del tratto ST è presente in un quadro vascolare.

> **PERLA** | Non è necessario che ogni membro di un gruppo manifesti sottoslivellamento del tratto ST per essere considerata una variazione reciproca, e non è necessario che ogni membro di un gruppo manifesti sopraslivellamento del tratto ST per essere considerata un'ischemia acuta.

RICERCA DELL'ARTERIA COLPEVOLE

Il primo corollario della Regola di Jones è che il sottoslivellamento del tratto ST di una variazione reciproca può comparire prima del sopraslivellamento del tratto ST dell'ischemia transmurale. Sulla base di ciò, dovremmo aspettarci un sopraslivellamento del tratto ST nelle derivazioni II, III e aVF e nelle derivazioni V7-V9. Ci aspetteremmo anche un sottoslivellamento del tratto ST più evidente nelle derivazioni V1-V3. Un'occlusione dell'arteria coronaria destra o del LCx potrebbe produrre tale quadro. Non disponiamo ancora di informazioni sufficienti per determinare quale arteria sia la responsabile.

DOVE SI TROVA L'OCCLUSIONE NELL'ARTERIA?

Non applicabile al momento.

RICERCA DI POSSIBILI COMPLICAZIONI

Fare riferimento a questa discussione nell'ECG n. 1.

ANALISI FINALE COMPLETA DELL'ECG

Continua con l'ECG successivo (Figura 20-10).

ECG 7

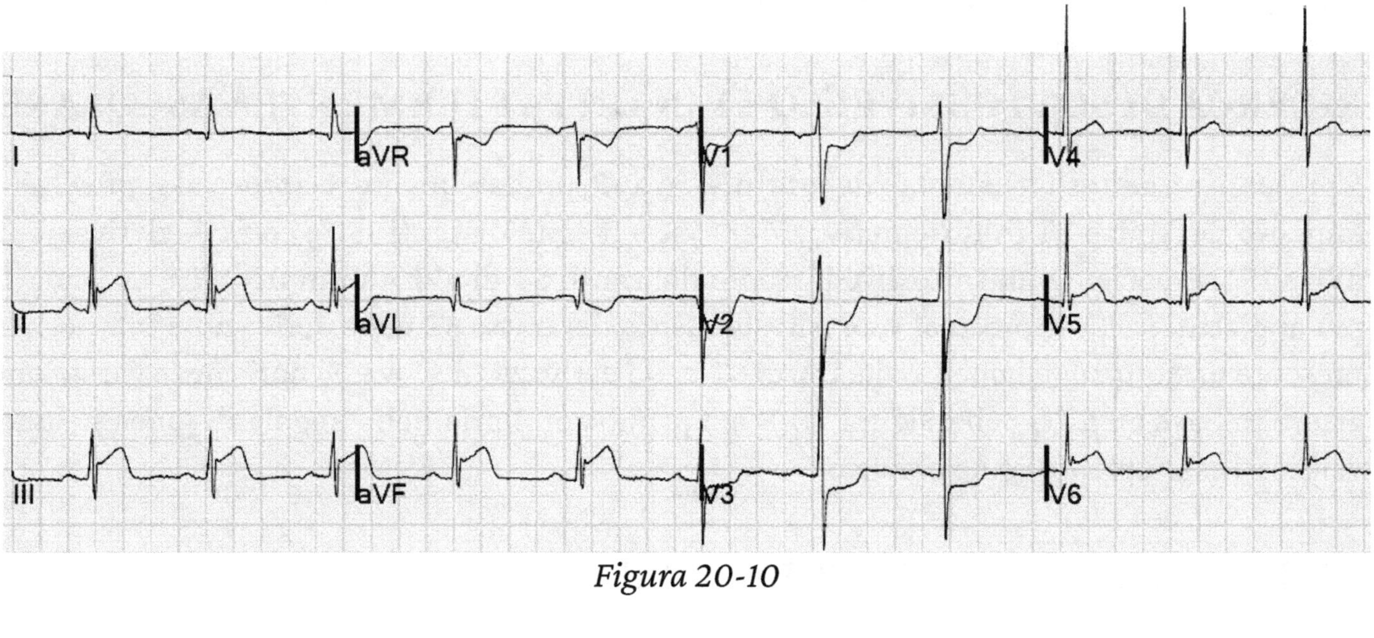

Figura 20-10

INFORMAZIONI DI BASE

Lo stesso paziente, come nella Figura 20-9, presenta un'improvvisa insorgenza di dolore toracico durante il trattamento in pronto soccorso e viene registrato un altro ECG a 12 derivazioni (Figura 20-10). Continua dall'ECG precedente.

Il ritmo è sinusale e regolare, la frequenza è normale (60-100/minuto) e gli intervalli QRS sono stretti e normali. Non vi sono segni di blocchi o ritardi di conduzione.

RICERCA DI UN SOVRASTILLO ST EVIDENTE

Vi è un evidente sopraslivellamento del tratto ST (≥ 1 mm) nelle derivazioni II, III, aVF, V5 e V6. I sopraslivellamenti del tratto ST nelle derivazioni inferiori mostrano una concavità verso l'alto in corrispondenza del punto J anziché la tipica convessità verso l'alto. Questo si verifica occasionalmente. Smith et al. hanno descritto questo fenomeno nelle derivazioni antero-apicali durante l'occlusione della discendente anteriore (LAD).

RICERCA DI UN SOTTILE SOPRASLIVELLO ST

Nessuno dei sopraslivellamenti del tratto ST in questo ECG è lieve.

RICERCA DI ONDE T IPERACUTE

Le onde T nelle derivazioni inferiori (II, III e aVF) e nelle derivazioni apicolaterali (V5 e V6) sono iperacute e in transizione verso il sopraslivellamento del tratto ST.

RICERCA DI SOTTOSLIVELLO ST IN UN PATTERMENTE VASCOLARE

È presente un sottoslivellamento del tratto ST in aVR, probabilmente reciproco al sopraslivellamento del tratto ST in II (le derivazioni aVR e II sono distanti 150°, come le derivazioni aVL e III). È presente un sottoslivellamento del tratto ST in aVL e un tratto ST e un'onda T più appiattiti in I, reciproco al sopraslivellamento del tratto ST nelle derivazioni inferiori. È presente un sottoslivellamento del tratto ST nelle derivazioni V1-V3. Si noti che le variazioni attese in base all'ECG nella Figura 20-9 e il primo corollario della Regola di Jones si sono verificati esattamente come previsto.

RICERCA DELL'ARTERIA COLPEVOLE

Sia la coronaria destra che la LCx possono produrre sopraslivellamento del tratto ST nelle derivazioni inferiori, alterazioni reciproche nelle derivazioni I e aVL, sottoslivellamento del tratto ST nelle derivazioni V1-V3, che sono reciproci ai sopraslivellamenti del tratto ST nelle derivazioni V7-V9 (non registrati), e sopraslivellamento del tratto ST nelle derivazioni V5 e V6. Tuttavia, il sopraslivellamento del tratto ST nella derivazione II è uguale o maggiore (≥) del sopraslivellamento del tratto ST nella derivazione III. Questo è altamente indicativo di un'occlusione nella LCx. La LAD è stata esclusa dalla valutazione a causa del sopraslivellamento del tratto ST nelle derivazioni inferiori concomitante ai sottoslivellamenti del tratto ST nelle derivazioni V1-V3.

DOVE SI TROVA L'OCCLUSIONE NELL'ARTERIA?

Innanzitutto, deve trattarsi di una LCx dominante, perché altrimenti non potrebbe produrre sopraslivellamento del tratto ST nelle derivazioni inferiori. Poiché tre delle quattro aree del cuore che ricevono il sangue dal LCx (parete inferiore, inferolaterale, basolaterale e apicolaterale) sono state interessate dall'occlusione, dove potrebbe essere localizzata l'occlusione?

Ci sono due possibili scenari...

1. La prima opzione è un'occlusione distale al ramo dell'OMA (attenzione: era presente un'OMA), che risparmierebbe l'area basolaterale. Con un'occlusione prossimale alle restanti arterie marginali (che produce ischemia acuta nell'area apicolaterale), al ramo posterolaterale (che produce ischemia nell'area inferolaterale e forse anche nell'area apicolaterale) e all'arteria discendente posteriore (che produce ischemia della parete inferiore), potremmo osservare il pattern mostrato su questo ECG (Figura 20-10). Tuttavia, c'è un'altra possibilità che deve essere sempre considerata...

2. L'occlusione potrebbe essere prossimale all'OMA, ma una prima branca diagonale della discendente anteriore sinistra (LAD), magari con un ramo intermedio, potrebbe fornire tutto il sangue necessario all'area basolaterale per evitare l'ischemia. Quando più aree servite dalla LCx sviluppano ischemia, ma l'area basolaterale (Derivazioni I e aVL) rimane normale (e per "normale" intendo l'assenza di deviazione del tratto ST o il sottoslivellamento del tratto ST dovuto a una variazione reciproca), si sospetta sempre che una prima diagonale della discendente anteriore sinistra (LAD) stia salvando l'area basolaterale. L'apporto di sangue all'area basolaterale è una delle funzioni principali della prima branca diagonale della discendente anteriore sinistra (LAD).

In sala di emodinamica, è stata riscontrata un'occlusione prossimale all'OMA, quindi il nostro secondo scenario era quello corretto.

RICERCA DI POSSIBILI COMPLICAZIONI

Fare riferimento a questa discussione nell'ECG n. 1.

ANALISI FINALE COMPLETA DELL'ECG

L'occlusione è risultata prossimale a OM1, tuttavia l'area basolaterale del ventricolo sinistro è stata risparmiata. Lo sappiamo perché la derivazione aVL è stata in grado di reagire reciprocamente. Ciò non sarebbe potuto accadere se anche l'area basolaterale fosse stata ischemica. La ragione più probabile per cui è stata risparmiata è la presenza di un circolo collaterale sufficiente dal ramo D1 della discendente anteriore sinistra e, probabilmente, di un'arteria del ramo intermedio (presente solo nel 30% dei soggetti). Il ramo intermedio copre essenzialmente la stessa area di D1. Un'ampia area è a rischio in questo caso: la parete inferiore, la parete inferolaterale (precedentemente parete posteriore) e la parete apicolaterale (derivazioni V5 e V6).

CONSIGLIO | Quando il sopraslivellamento del tratto ST nelle derivazioni II, III e aVF è accompagnato da sopraslivellamento del tratto ST nelle derivazioni V5 e V6, la LCx è quasi sempre l'arteria responsabile.

Letture consigliate

Birnbaum Y, et al. Acute myocardial infarction entailing ST-segment elevation in lead aVL: Electrocardiographic differentiation among occlusion of the left anterior descending, first diagonal, and first obtuse marginal coronary arteries. American Heart Journal. Volume 131, Number 1;January 1996: 38-42.

Birnbaum Y, et al. Common pitfalls in the interpretation of electrocardiograms from patients with acute coronary syndromes with narrow QRS: a consensus report. Journal of Electrocardiology 45 (2012) 463–475.

Chen HY. Sudden Cardiac Death in a Case of Non-Dominant Coronary Artery Obstruction Without Depressed Left Ventricular Function. Cardiol Res • 2013;4(3):121-125.

Dunn RF, Newman HN, Bernstein L, et al. The clinical features of isolated left circumflex coronary artery disease. Circulation. 1984;69:477-484.

Huey BL, Beller GA, Kaiser DL, et al. A comprehensive analysis of myocardial infarction due to left circumflex artery occlusion: Comparison with infarction due to right coronary artery and left anterior descending artery occlusion. J Am Coll Cardiol 1988;12:1156–1166.

Jim MH, Ho HH, Siu CW, et al. Value of ST-segment depression in lead V4R in predicting proximal against distal left circumflex artery occlusion in acute inferoposterior myocardial infarction. Clin Cardiol 2007;30(1):36–41.

Kontos MK, Kurdziel KA, Ornato JP, et al. A nonischemic electrocardiogram does not always predict a small myocardial infarction: Results with acute myocardial perfusion imaging. Am Heart J 2001;141(3):360–66.

Kuriya Y, et al. Electrocardiographic Diagnosis of Left Circumflex Artery Occlusion and the Occlusion Site. Internal Medicine Vol. 35, No. 4 (April 1996): 261-265.

Matetzky S, et al. Acute Myocardial Infarction With Isolated ST-Segment Elevation in Posterior Chest Leads V7–9. Journal of the American College of Cardiology Vol. 34, No. 3, 1999.

Metaxa S, et al. Concealed Myocardial Infarction Revealed by High Lateral and Posterior Electrocardiographic Leads. Hospital Chronicles 2011, 6(2): 91–95.

Stribling WK, et al. Clinical Outcomes in Patients with Acute Left Circumflex/Obtuse Marginal Occlusion Presenting with Myocardial Infarction. Journal of Interventional Cardiology. Vol. 24, No. 1, 2011: 27-33.

Stribling WK, et al. Myocardial infarctions involving acute left circumflex occlusion: are all occlusions created equally? Interv. Cardiol. (2010) 2(5), 695–704.

Ristampato dal blog ECG del Dott. Smith

I seguenti ECG sono ristampati con la gentile autorizzazione del Dott. Stephen W. Smith. Potete trovare questi e altri casi molto interessanti e istruttivi sul suo blog ("Dr. Smith's ECG Blog") all'indirizzo: https://hqmeded-ecg.blogspot.com/

Figura 20-1
Da: domenica 4 luglio 2010
"Inferior ST depression in ACS is reciprocal to ST elevation in aVL."

Figura 20-5
Da: lunedì 12 novembre 2018
"Two cases texted to me for concern of inferior hyperacute T waves and a flipped T in aVL - do either, neither, or both need emergent reperfusion?"

Figure 20-6 e 20-8
Da: lunedì 4 ottobre 2010
"Inferior STEMI: can we predict the infarct related artery?"

Figure 20-9 e 20-10
Da: domenica 6 maggio 2018
"Is There a Delayed Activation Wave???"

21

Occlusione e subocclusione dell'arteria coronaria principale sinistra (LCA)

In articoli di giornale e soprattutto su internet sono state diffuse informazioni errate riguardo alle occlusioni dell'arteria coronaria principale sinistra (LMCA). I problemi con l'LMCA si presentano in due modi molto diversi:

1. come occlusione totale dell'arteria con sopraslivellamenti del tratto ST che indicano i territori vascolari interessati o

2. come occlusione subtotale dell'arteria, caratterizzata da circa otto o nove derivazioni con sottoslivellamento del tratto ST ma con sopraslivellamento del tratto ST nella derivazione aVR.

Occlusione subtotale

Nella maggior parte dei casi, quando una persona subisce un'occlusione improvvisa e totale dell'LMCA, muore molto rapidamente, di solito prima dell'arrivo di assistenza medica qualificata e certamente prima di raggiungere una struttura medica. I pochissimi che sopravvivono abbastanza a lungo da raggiungere un pronto soccorso ospedaliero di solito hanno sviluppato un circolo collaterale significativo prima dell'occlusione completa. Spesso hanno avuto un'occlusione subtotale di lunga data che ha permesso sia il tempo che lo stimolo per sviluppare vasi collaterali. Potrebbero anche aver beneficiato di una coronaria destra superdominante (detta anche "megaarteria"), che fornisce circolazione alle pareti inferiore, laterale e inferolaterale del ventricolo sinistro.

Per molto tempo, in letteratura si è affermato che l'occlusione dell'arteria coronaria sinistra (LMCA) causava ischemia subendocardica circonferenziale con sottoslivellamento del tratto ST in almeno otto derivazioni, accompagnato da sopraslivellamento del tratto ST in derivazione aVR maggiore di qualsiasi sopraslivellamento del tratto ST presente in derivazione V1. Questo non è corretto. Descrive un'occlusione subtotale dell'arteria coronaria sinistra (LMCA), non un'occlusione completa. Le occlusioni subtotali dell'arteria coronaria sinistra (LMCA) possono causare infarti del miocardio anche in assenza di un'occlusione totale del vaso. Diamo un'occhiata a un'occlusione subtotale dell'arteria coronaria sinistra (LMCA), un vaso molto stenotico, ma ancora pervio...

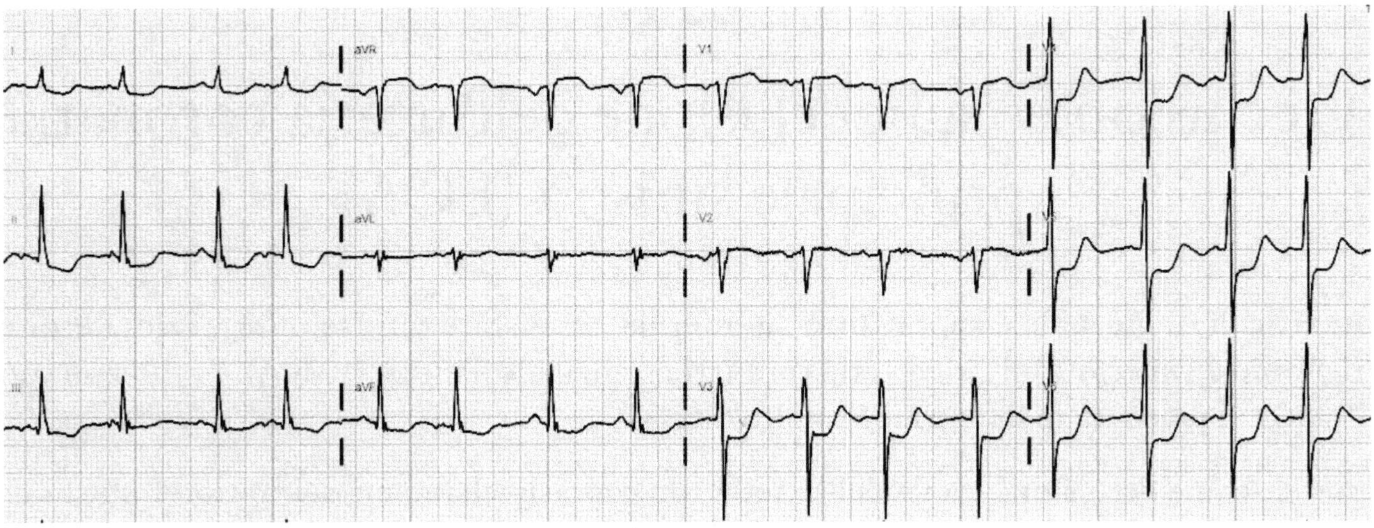

Figura 21-1

Come mostrato nella Figura 21-1, è presente un sottoslivellamento del tratto ST in otto derivazioni. È inoltre presente un evidente sopraslivellamento del tratto ST nelle derivazioni aVR e V1 e un lieve sopraslivellamento del tratto ST nella derivazione V2. In caso di ischemia subendocardica – che è questa – il sopraslivellamento del tratto ST nella derivazione aVR è previsto, poiché vede sempre il vettore di lesione dell'ischemia subendocardica dirigersi verso di essa. Non si tratta di un'alterazione "reciproca" (se necessario, consultare il Capitolo 2). Una stenosi cronica della discendente anteriore prossimale potrebbe generare un ECG molto simile? Sì, potrebbe. Una patologia trivasale potrebbe generare un ECG molto simile? Sì, potrebbe.

Quando i pazienti si presentano al pronto soccorso, ad esempio, con dolore toracico e presentano ECG simili a questo (Figura 21-1), è probabile che stiano riscontrando uno squilibrio tra domanda e offerta. L'organismo – e in definitiva il cuore – richiede improvvisamente più circolazione di quanta il cuore possa fornire, anche a se stesso! Ciò può portare a un infarto miocardico di tipo II, un infarto miocardico causato non da un'occlusione improvvisa, ma piuttosto dall'incapacità di fornire sangue ossigenato a sufficienza ai tessuti... incluso il miocardio. L'ECG potrebbe continuare a essere lo stesso, ma i livelli di troponina inizieranno ad aumentare, a volte drasticamente, segnalando un infarto miocardico. Ecco perché gli infarti subendocardici possono avere lo stesso aspetto dell'ischemia subendocardica. Questi sono infarti miocardici di tipo II, non di tipo I, causati dall'occlusione totale (o quasi totale) improvvisa a seguito della rottura di una placca ateromasica con conseguente formazione di trombi.

PERLA | Se vi trovate di fronte a un paziente che lamenta dolore toracico e mancanza di respiro, e il suo ECG a 12 derivazioni appare simile a quello della Figura 21-1, è probabile che abbia un infarto miocardico di tipo II. Non date per scontato che abbiano "ischemia cronica" o un "disturbo elettrolitico" perché non c'è sopraslivellamento del tratto ST in un pattern vascolare. L'ischemia subendocardica e l'infarto subendocardico possono apparire esattamente uguali! Gli infarti subendocardici sono infarti miocardici di tipo II. Non sono causati dalla rottura di una placca aterosclerotica; sono invece dovuti a un disallineamento tra domanda e offerta di O2.

Occlusione completa

Un'occlusione completa dell'arteria coronaria sinistra (LMCA) può assomigliare più a un'occlusione prossimale di una disfunzione discendente anteriore (LAD) di tipo 3 "avvolgente". Poiché l'occlusione è anche prossimale all'origine del LCx, elementi di un'occlusione del LCx possono essere confusi con i segni di un'occlusione della LAD. La situazione può diventare molto confusa, soprattutto quando intervengono interazioni come l'annullamento delle forze. Ecco una vera occlusione al 100% dell'arteria coronaria principale sinistra (Figura 21-2):

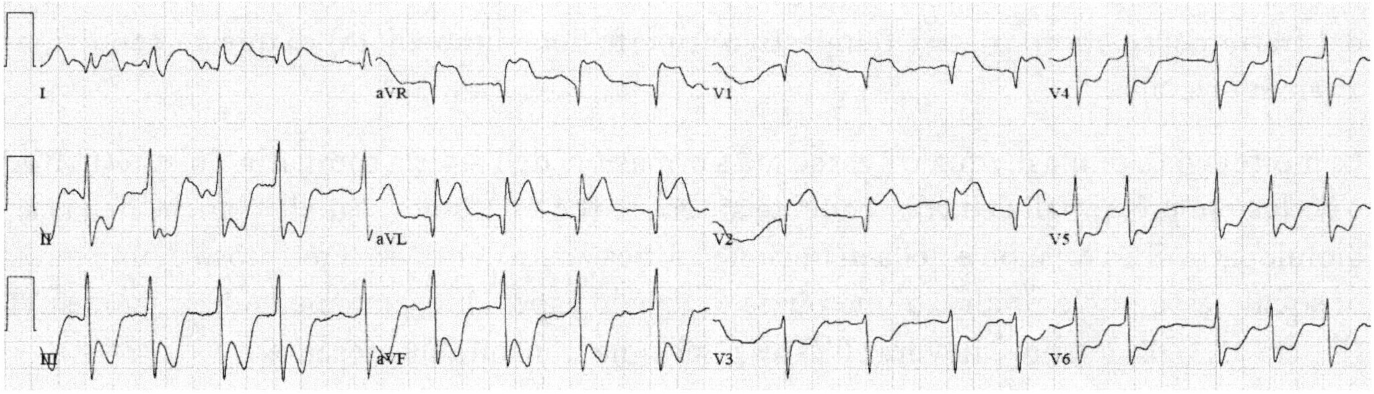

Figura 21-2

Su questo ECG continua a essere presente un'elevata sottoslivellamento del tratto ST, per l'esattezza in sette derivazioni. Tuttavia, è presente anche un sopraslivellamento del tratto ST in un pattern vascolare: derivazioni I, aVL, V1 e V2. Tale pattern è compatibile con un'occlusione prossimale della discendente anteriore sinistra... ma questa occlusione è prossimale alla discendente anteriore sinistra stessa. Le occlusioni prossimali della discendente anteriore sinistra e del Cx possono causare un sopraslivellamento del tratto ST nelle derivazioni I e aVL. L'occlusione della discendente anteriore sinistra può produrre un sopraslivellamento del tratto ST nelle derivazioni V1 e V2 (l'occlusione del Cx non può), ma l'occlusione del Cx può contribuire al sottoslivellamento del tratto ST nelle derivazioni V3 e V4. Ecco un'altra occlusione completa (Figura 21-3):

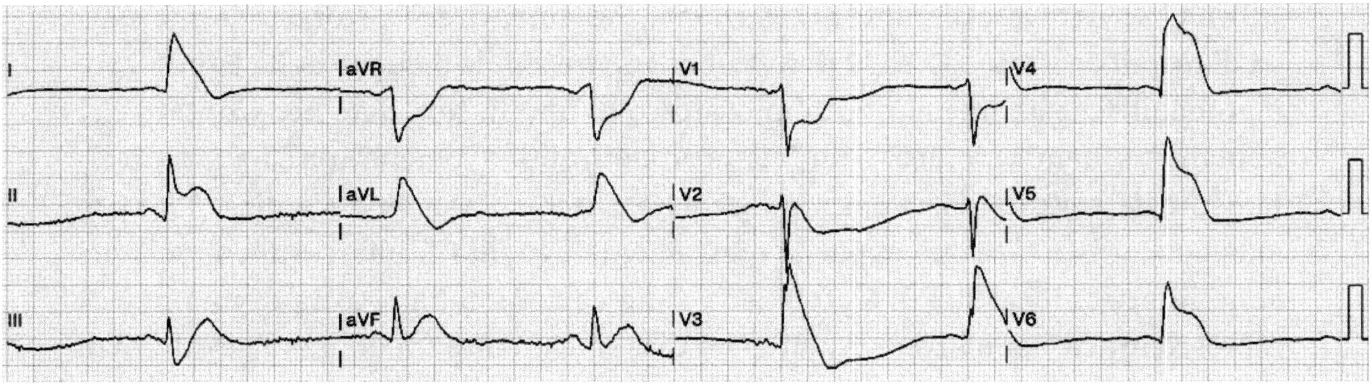

Figura 21-3

Si osserva un marcato sopraslivellamento del tratto ST nelle derivazioni I, aVL e V3-V6, che manifesta il pattern "a pinna di squalo" o "lambda". Si osserva inoltre un evidente sopraslivellamento del tratto ST in derivazione II e onde T iperacute in derivazione III e aVF. La morfologia a pinna di squalo è un reperto molto infausto ed è associata a fibrillazione ventricolare, shock cardiogeno e una prognosi molto negativa con elevata mortalità intraospedaliera. NON si tratta di un "QRS largo". Si tratta di un sopraslivellamento profondo del tratto ST, ovvero una fusione di QRS, segmento ST e onda T. Provate a localizzare un'onda T separata in una qualsiasi delle derivazioni con "pinna di squalo". Non ce ne sono. La fase 2 del potenziale d'azione è accorciata con diverse lunghezze di refrattarietà lungo la parete ventricolare. Ciò può causare un "rientro di fase 2" e portare rapidamente a tachicardia/fibrillazione ventricolare e arresto cardiaco. Questo riscontro è spesso interpretato come iperkaliemia, che distoglie dal trattamento appropriato e tempestivo (riperfusione immediata) di questa condizione altamente letale.

La morfologia a pinna di squalo è associata a occlusioni dell'arteria coronaria sinistra (LMCA) e occlusioni prossimali della discendente anteriore (LAD). È stata segnalata anche nella cardiomiopatia di Takotsubo e nella dissezione aortica acuta di tipo A. Il reciproco di una pinna di squalo assomiglia proprio a una pinna di squalo capovolta, come nella derivazione aVR (Figura 21-3). La letalità è dovuta all'estesa ischemia transmurale presente.

Da ricordare:

1. Un'occlusione subtotale (stenosi di vario grado) dell'arteria coronaria sinistra (LCA) provoca principalmente un'ischemia subendocardica circonferenziale, dimostrata dal sottoslivellamento del tratto ST in otto o più derivazioni, solitamente con sopraslivellamento del tratto ST nella derivazione aVR che funge da derivazione intracavitaria virtuale. Lo sviluppo della stenosi è lento, lasciando il tempo necessario allo sviluppo di circoli collaterali.

2. Anche in caso di occlusione subtotale, l'infarto può comunque verificarsi sotto forma di infarto miocardico di tipo II causato da uno squilibrio tra domanda e offerta di O_2. Sebbene il livello di troponina aumenti – il che è diagnostico per l'infarto – l'ECG

potrebbe continuare ad avere lo stesso aspetto! Ecco perché diciamo che l'ischemia subendocardica e l'infarto subendocardico appaiono uguali all'ECG a 12 derivazioni. È solo il subendocardio a infartuare, non l'intero spessore della parete ventricolare. Pertanto, non si osserva sopraslivellamento del tratto ST nella maggior parte delle derivazioni.

3. Un'occlusione totale (100%) dell'arteria coronaria sinistra (LCA) avrà un aspetto molto diverso. Si osserverà un sopraslivellamento del tratto ST in un pattern vascolare come in altri infarti, ma l'aspetto ECG potrebbe essere complicato dalla sovrapposizione di due arterie coronarie separate: la discendente anteriore (DA) e la Cx. Non è insolito osservare elementi di entrambi gli infarti sull'ECG a 12 derivazioni con un'occlusione completa dell'arteria coronaria sinistra (LCA).

Letture consigliate

Almutairi AM, Alotaibi WS, Almuhana AH, Suliman I. Shark Fin Electrocardiogram: A Deadly Electrocardiogram Pattern in Takotsubo Cardiomyopathy During 15 Years of Follow-Up. Cureus. 2023 Mar 22;15(3)

Baek JY, Seo SM, Park HJ, Kim PJ, et al. Clinical outcomes and predictors of unprotected left main stem culprit lesions in patients with acute ST segment elevation myocardial infarction. Catheter Cardiovasc Interv. 2014;83:E243-E250.

Burgazli KM, Bilgin M, Soydan N, Chasan R, Erdogan A. Acute left main coronary artery occlusion. Pak J Med Sci. 2013 Jan;29(1):216-7.

Knotts RJ, Wilson JM, Kim E, Huang HD, Birnbaum Y. Diffuse ST depression with ST elevation in aVR: Is this pattern specific for global ischemia due to left main coronary artery disease? J Electrocardiol. 2013;46:240-248.

Prieto-Solís JA, et al. Electrocardiographic Diagnosis of Left Main Coronary Artery Obstruction Using ST-Segment and QRS-Complex Vector Analysis. Rev Esp Cardiol. 2008;61(2):137-45.

Smith SW. Updates on the electrocardiogram in acute coronary syndromes. Curr Emerg Hosp Med Rep. 2013;1:43-52.

Zhan Z-Q, et al. Different ECG patterns of left main coronary artery occlusion signifying varying degress of ischemic severity. Jousrnal of Electrocardiology. 60 (2000) 12-14.

Zweiker R, Stoschitzky K, Klein W. Occlusion of the left main coronary artery without myocardial infarction. Heart 2000;83:672.

Ristampato dal blog ECG del Dott. Smith

I seguenti ECG sono ristampati con la gentile autorizzazione del Dott. Stephen W. Smith. Potete trovare questi e altri casi molto interessanti e istruttivi sul suo blog (blog ECG del Dott. Smith) all'indirizzo: https://hqmeded-ecg.blogspot.com/

Figura 21-2 e Figura 21-3
Da: venerdì 9 agosto 2019
"How does Acute Total Left Main Coronary occlusion present on the ECG?"

22
Infarti del ventricolo destro

La discendente anteriore sinistra (LAD) è un importante irroratore di sangue al ventricolo destro anteriore. Presenta anche un ramo destro, chiamato arteria della fascia moderatrice, che irrora il ventricolo destro.

Tuttavia, un'occlusione del LCx o della discendente anteriore sinistra (LAD) non comporterà alcuna compromissione emodinamica dovuta a un infarto del ventricolo destro. Un'occlusione prossimale della coronaria destra (RCA), d'altra parte, può provocare un collasso cardiovascolare devastante, la cui gestione può presentare una sfida piuttosto complessa.

Un'occlusione prossimale della coronaria destra (RCA) produrrà un infarto del ventricolo destro, indipendentemente dal fatto che la coronaria destra sia dominante o non dominante! L'infarto è causato da un'occlusione prossimale o interna all'arteria marginale acuta (detta anche "arteria marginale" o "marginale acuta").

ECG 1

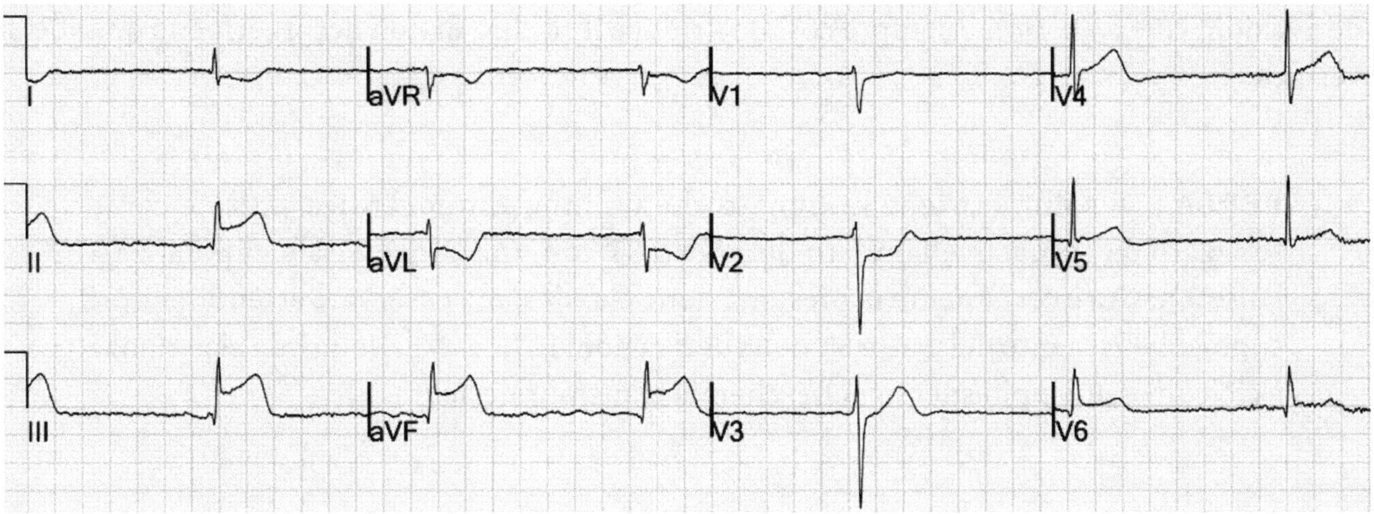

Figura 22-1

INFORMAZIONI DI BASE

Il paziente è un uomo sulla cinquantina che si presenta in stato di shock clinico (pallido, freddo, diaforetico, forse un po' confuso) con una pressione arteriosa intorno a 108/56.

Non si osservano onde P convincenti in nessun punto di questo ECG, eppure il ritmo è costituito da complessi QRS stretti e ben formati, perfettamente regolari. Ci sono almeno due possibilità:

Fibrillazione atriale fine con blocco AV di terzo grado e pacemaker di scappamento giunzionale con frequenza compresa tra 30 e 40 Hz.

È possibile avere fibrillazione atriale e un ritmo ventricolare perfettamente regolare, ma è necessario anche avere un blocco AV di terzo grado.

Arresto sinusale e pacemaker di scappamento giunzionale con frequenza compresa tra 30 e 40 Hz (+ blocco AV retrogrado).

Non sono presenti blocchi di branca.

RICERCA DI UN EVIDENTE SOPRALZO DEL TRATTO ST

È presente un evidente sopraslivellamento del tratto ST nelle derivazioni II, III e aVF. È presente un'ischemia transmurale acuta della parete inferiore del ventricolo sinistro (un "infarto miocardico acuto inferiore").

C'è un dettaglio che cerco sempre quando vedo un sopraslivellamento del tratto ST nelle derivazioni II, III e aVF: noto se il sopraslivellamento del tratto ST nella derivazione III è significativamente inferiore rispetto al sopraslivellamento del tratto ST nelle derivazioni II e aVF. Se appare significativamente inferiore, sospetto sempre un annullamento di forze tra derivazioni III e aVL. Non è sempre così, ma riduce il rischio di non accorgermene quando si verifica.

> **PERLA** | Di solito ci viene insegnato che un infarto miocardico acuto è caratterizzato da sopraslivellamento del tratto ST con una convessità a cupola verso l'alto. Questa è certamente la presentazione classica, ma osservate attentamente il sopraslivellamento del tratto ST nelle derivazioni II, III e aVF. Nella mia esperienza, è ciò che osservo più spesso nell'ischemia transmurale acuta.

RICERCA DI UN SOTTILE SOPRASLIVELLO DEL TRATTO ST

Si osserva un sottile sopraslivellamento del tratto ST in V6.

RICERCA DI ONDE T IPERACUTE

Si osservano "residui" di onde T iperacute in tutte le derivazioni inferiori; tuttavia, queste stanno rapidamente trasformandosi in sopraslivellamento del tratto ST. Onde T iperacute compaiono anche in V3 e V4. Ma perché proprio lì?

RICERCA DI UN SOTTOSLIVELLO DEL TRATTO ST IN UN PATERNAGGIO VASCOLARE

Il sottoslivellamento del tratto ST è localizzato nel gruppo basolaterale – derivazioni I e aVL. Questo sottoslivellamento del tratto ST è reciproco al sopraslivellamento del tratto ST nelle derivazioni inferiori. Si osserva anche un leggero sottoslivellamento del tratto ST in V1, un evidente sottoslivellamento del tratto ST in V2 e un leggerissimo sottoslivellamento del tratto ST in V3. Le derivazioni V1-V3 costituiscono il gruppo anteriore. Perché il sottoslivellamento del tratto ST è così evidente in V2 ma non in V1 e V3?

RICERCA DELL'ARTERIA COLPEVOLE

Il sopraslivellamento del tratto ST in Derivazione III è maggiore del sopraslivellamento del tratto ST in Derivazione II; pertanto, l'arteria coronaria destra è l'arteria colpevole. I sottoslivellamenti visibili nel gruppo anteriore (Derivazioni V1-V3) indicano un'ischemia transmurale acuta della parete inferolaterale (precedentemente "posteriore") del ventricolo sinistro. Il sopraslivellamento del tratto ST in Derivazione V6 indica che il ramo posterolaterale dell'arteria coronaria destra ha raggiunto la parete apicolaterale (precedentemente "laterale inferiore") del ventricolo sinistro, inducendovi una certa ischemia. L'area apicolaterale del ventricolo sinistro è forse l'area del cuore meglio perfusa. Riceve irrorazione dalla discendente anteriore, dal clavicolo sinistro e dall'arteria coronaria destra e, in circa il 30% dei pazienti, dal ramo intermedio (un terzo ramo occasionale dell'arteria coronaria principale sinistra).

DOVE SI TROVA L'OCCLUSIONE NELL'ARTERIA?

Per rispondere, dobbiamo analizzare più attentamente le derivazioni V1-V3. Perché le derivazioni V1 e V3 non presentano un sottoslivellamento del tratto ST maggiore rispetto alla derivazione V2? Perché il sottoslivellamento del tratto ST in queste derivazioni compete con il sopraslivellamento del tratto ST di un infarto ventricolare destro! Ecco un esempio (Figura 22-2):

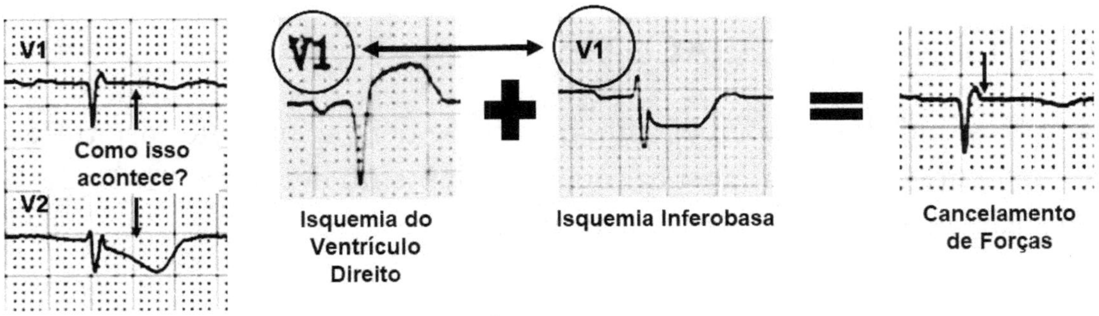

Figura 22-2

L'ischemia transmurale acuta del ventricolo destro – solitamente nella regione del setto basilare – si presenta con sopraslivellamento del tratto ST in V1. Il sopraslivellamento del tratto ST è massimo nelle derivazioni V1 e V2, ma diminuisce rapidamente concentrandosi sulle derivazioni V3 e V4. Il sopraslivellamento del tratto ST in V4 sarà generalmente visibilmente inferiore a quello nelle derivazioni V1 o V2 durante un infarto del ventricolo destro. Al contrario, il sopraslivellamento del tratto ST durante l'occlusione della discendente anteriore (LAD) aumenterà fino a raggiungere il massimo nelle derivazioni V4 o V5.

Il problema presentato dall'infarto del ventricolo destro è illustrato nella Figura 22-2: il sopraslivellamento del tratto ST dell'infarto del ventricolo destro e il sottoslivellamento del tratto ST reciproco dell'ischemia inferolaterale si annullano a vicenda, lasciando una derivazione V1 normale, o quasi normale.

> **PERLA** | Se vi è evidenza di ischemia inferolaterale, soprattutto in presenza di sopraslivellamento del tratto ST nelle derivazioni II, III e aVF, e la derivazione V1 appare relativamente normale, sospettate sempre un infarto del ventricolo destro e ricercatelo specificamente! Registrate un ECG destro... che dovrebbe essere eseguito in ogni caso di infarto miocardico acuto inferiore. Ma anche in assenza di sopraslivellamento del tratto ST nelle derivazioni inferiori, se l'ECG rimane non diagnostico, registrate comunque un ECG destro. Fino al 5% di TUTTI gli infarti miocardici acuti sono infarti del ventricolo destro causati da un'occlusione prossimale di un'arteria coronaria destra non dominante. Dovete al paziente di continuare a ricercare!

Su questo ECG vi è evidenza di infarto del ventricolo destro, insieme a un infarto della parete inferiore, un infarto inferolaterale e probabilmente un infarto apicolaterale. Ciò indicherebbe un'occlusione prossimale di un'arteria coronaria destra superdominante. Per l'arteria coronaria destra, "prossimale" si riferisce a un'occlusione "prossimale al ramo marginale acuto", che provoca un infarto del ventricolo destro, indipendentemente dal fatto che l'arteria coronaria destra sia dominante, non dominante... o superdominante. Un'arteria coronaria destra superdominante è una occlusione che avrà effetti di vasta portata, coinvolgendo ogni possibile area in cui l'arteria coronaria destra possa inviare un ramo. Ciò si traduce in un'area a rischio molto ampia a causa dell'occlusione di un'arteria coronaria destra ampia ed estesa.

Mentre un'arteria coronaria destra "superdominante" può essere molto problematica in caso di occlusione, quando è pervia, può essere molto utile in caso di insufficienza della discendente anteriore (LAD), del LCx o dell'arteria coronaria sinistra (LMCA).

ALLA RICERCA DI POSSIBILI COMPLICAZIONI

Un infarto del ventricolo destro è un infarto miocardico molto, molto pericoloso. Non solo è spesso difficile da diagnosticare (e di conseguenza inizialmente non viene riconosciuto), ma è in grado di causare un collasso cardiovascolare improvviso piuttosto devastante e drammatico... e spesso senza preavviso! Quando il ventricolo destro diventa ischemico, rimane stordito e sostanzialmente smette di funzionare.

La sua frazione di eiezione si riduce improvvisamente in modo significativo, a volte quasi a zero! Se rimanesse così, non ci sarebbe più gittata ventricolare sinistra. Quindi, cosa mantiene in vita il paziente... almeno momentaneamente? Ricordate quel piccolo e debole atrio destro con le pareti sottili?

Nel giro di pochi minuti, l'atrio destro diventa la pompa che muove il sangue attraverso il ventricolo destro, poi attraverso i polmoni e nell'atrio sinistro, fornendo così circolazione al resto del corpo. Questo sarebbe relativamente facile se l'atrio destro avesse avuto qualche settimana di preparazione per ipertrofizzarsi. Ma non è così. Anche lui è stato colto di sorpresa. Quindi, deve dipendere da un concetto chiamato "Legge di Starling del Cuore".

In breve, questa legge afferma che più si allunga il miocardio, maggiore sarà la forza che eserciterà durante la contrazione. In circostanze normali, l'unico momento in cui l'atrio destro si contrae in modo significativo è durante il "calcio atriale", quando spinge l'ultima quantità di sangue nel ventricolo destro prima della sistole ventricolare. Ora, deve contrarsi più a lungo e con maggiore forza per far passare il sangue attraverso il ventricolo destro nella circolazione polmonare e poi attraverso i polmoni nell'atrio sinistro.

Cosa si può fare per aiutare l'atrio destro in cattive condizioni? Si può aumentare la quantità di ritorno venoso all'atrio destro, aumentando ulteriormente lo stiramento delle pareti atriali. Quindi, secondo la legge di Starling, queste possono contrarsi ancora più duramente e spingere il sangue attraverso il ventricolo destro in modo più efficiente. Questo si ottiene con frequenti boli di soluzione fisiologica per via endovenosa, di solito circa 500 ml alla volta.

OK... quindi hai somministrato il fluido, l'atrio destro si contrae molto più forte e spinge più sangue attraverso il ventricolo destro. Per ora va tutto bene... giusto?

Mi dispiace, ma "NO!" L'arteria coronaria destra è dominante circa l'80% delle volte. Se si è verificata un'occlusione prossimale di un'arteria coronaria destra dominante che ha causato un infarto del ventricolo destro, allora posso assicurarti che si è verificato un infarto acuto della parete inferiore del ventricolo sinistro e forse un infarto della parete inferolaterale del ventricolo sinistro e, a seconda delle dimensioni dell'arteria coronaria destra (e dello stato delle altre arterie coronarie), forse anche un infarto apicolaterale del ventricolo sinistro.

Quindi, vedi, trasferire quel sangue dall'atrio destro al ventricolo sinistro non ha ancora risolto automaticamente tutti i tuoi problemi! Sei appena riuscito a spostare il sangue da un ventricolo sostanzialmente non funzionante a uno che è molto malato e probabilmente con prestazioni inferiori. Ora, capisci perché dico che gli infarti del ventricolo destro sono molto, molto pericolosi?

Si stima che fino al 50% di tutti gli infarti del ventricolo destro includa un infarto del ventricolo destro, molti dei quali inizialmente non vengono riconosciuti. La mortalità interna è molto alta. Fino al 30% di coloro che manifestano una qualche forma di ipotensione o shock non lascerà l'ospedale vivo.

E non dimenticare, c'è sempre il rischio di un'improvvisa tachidisritmia ventricolare perché si tratta, dopotutto, di un infarto acuto.

CONSIGLIO | Se un paziente si presenta lamentando dolore toracico e l'ECG è indicativo di un infarto del ventricolo destro, registra immediatamente un ECG del lato destro. Se suggerisce un infarto del ventricolo destro, non somministrare farmaci (nitroglicerina, morfina) che possano aumentare la capacità venosa o ridurre significativamente il postcarico finché non si siano predisposte due flebo di grosso calibro. Parlo per esperienza di quasi 40 anni.

Se un paziente ha un collasso cardiovascolare improvviso e profondo, non sarà possibile iniettare una quantità di liquido sufficiente attraverso un singolo catetere EV da 20 gauge per aiutarlo. Chiedete a qualsiasi infermiere quanto sia difficile avviare una flebo in un paziente con collasso cardiovascolare profondo. Naturalmente, si vorrà inserire un catetere venoso centrale, ma sarà molto più facile quando il paziente ha un volume intravascolare adeguato.

ANALISI FINALE DELL'ECG

Si verifica un'occlusione prossimale di un'arteria coronaria destra superdominante, con conseguente ischemia transmurale acuta della parete inferiore del ventricolo sinistro, della parete inferolaterale del ventricolo sinistro, della parete apicolaterale del ventricolo sinistro e del ventricolo destro. Si tratta di un'occlusione estremamente complessa con morbilità e mortalità molto elevate.

ECG 2

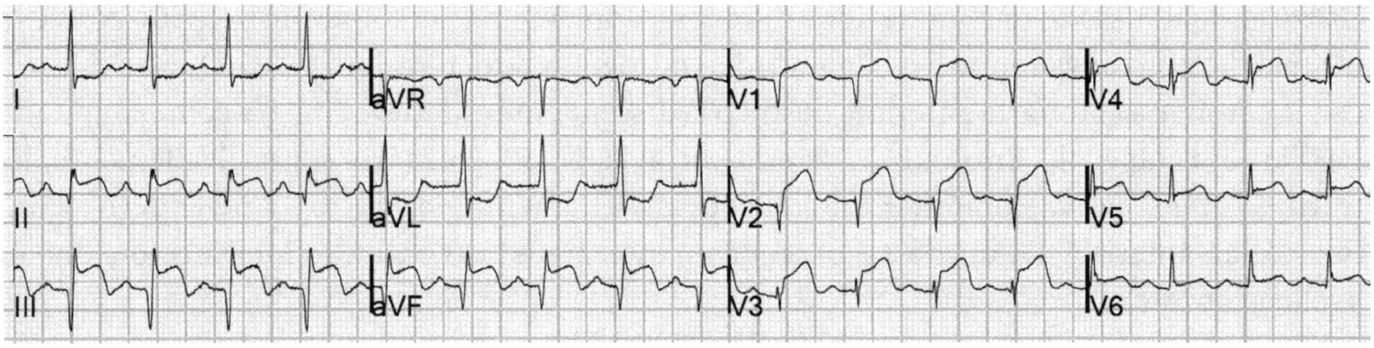

Figura 22-3

INFORMAZIONI DI BASE

Il ritmo (Figura 22-3) è tachicardia sinusale. È presente un blocco AV di primo grado.

RICERCA DI UN EVIDENTE SOPRALZO DEL TRATTO ST

È presente un evidente sopraslivellamento del tratto ST nelle derivazioni II, III e aVF, così come nelle derivazioni da V1 a V5.

RICERCA DI UN SOTTILE SOPRALZO DEL TRATTO ST

È presente un sottile sopraslivellamento del tratto ST in V6.

RICERCA DI ONDE T IPERACUTE

Sono presenti onde T iperacute nelle derivazioni da V1 a V4. Ci sono altre derivazioni (derivazioni II, III, aVF, V5) che probabilmente presentavano onde T iperacute ma sono passate a sopraslivellamento del tratto ST.

RICERCA DI UN SOTTOSLIVELLO DEL TRATTO ST IN UN PATTERMATO VASCOLARE

È presente un sottoslivellamento del tratto ST nel gruppo basolaterale (derivazioni I e aVL), che è reciproco al sopraslivellamento del tratto ST nelle derivazioni inferiori. Ricorda: affinché un elettrocatetere agisca reciprocamente, il suo elettrodo deve trovarsi su tessuto normale, non ischemico.

RICERCA DELL'ARTERIA COLPEVOLE

Utilizzando il metodo di eliminazione di Jones, sappiamo che la colpevole non può essere la LCx perché non causa sopraslivellamento del tratto ST nelle derivazioni V1-V3. Questo ci lascia con la coronaria coronaria anteriore destra o la discendente anteriore sinistra come candidate per l'arteria colpevole. Entrambe le arterie, tuttavia, possono causare sopraslivellamento del tratto ST nelle derivazioni inferiori con sopraslivellamento del tratto ST nelle derivazioni precordiali anteriori. È qui che TU passi da un interprete ECG di livello intermedio a uno di livello avanzato...

Se si trattasse di un'occlusione della discendente anteriore sinistra, dovrebbe trattarsi di una discendente anteriore sinistra "avvolgente" di tipo 3 per includere le derivazioni II, III e aVF nell'ischemia. Questo dovrebbe essere ovvio per un interprete di livello intermedio. Tuttavia, un'occlusione in quella discendente anteriore sinistra (LAD) "avvolgente" prossimale a D1 provocherebbe un sopraslivellamento del tratto ST nelle derivazioni basolaterali (derivazioni I e aVL), che annullerebbe il sopraslivellamento del tratto ST nelle derivazioni inferiori. Qualsiasi sopraslivellamento del tratto ST in queste derivazioni, se presente, sarebbe minimo e la derivazione aVL non sarebbe in grado di reagire reciprocamente e in modo così drastico. Un'arteria circonflessa sinistra potrebbe fornire una circolazione sufficiente all'area basolaterale per prevenire l'ischemia, ma con il sopraslivellamento del tratto ST in tutte le derivazioni, suggerirei che non fosse in grado di farlo.

Un altro risultato che allontana la discendente anteriore sinistra come responsabile e più la coronaria destra (RCA) è il pattern di progressione del sopraslivellamento del tratto ST nelle derivazioni precordiali. Un'occlusione della discendente anteriore sinistra (LAD) provoca il massimo sopraslivellamento del tratto ST nelle derivazioni sinistre (derivazioni V4-V6), mentre un infarto del ventricolo destro dovuto a un'occlusione prossimale della coronaria destra (RCA) presenta il massimo sopraslivellamento del tratto ST nelle derivazioni precordiali destre (V1-V3). Questo ECG mostra il pattern della coronaria destra (RCA). Ecco un diagramma che illustra le differenze nei modelli LAD e RCA di sopraslivellamento del tratto ST nelle derivazioni precordiali (V1 – V4):

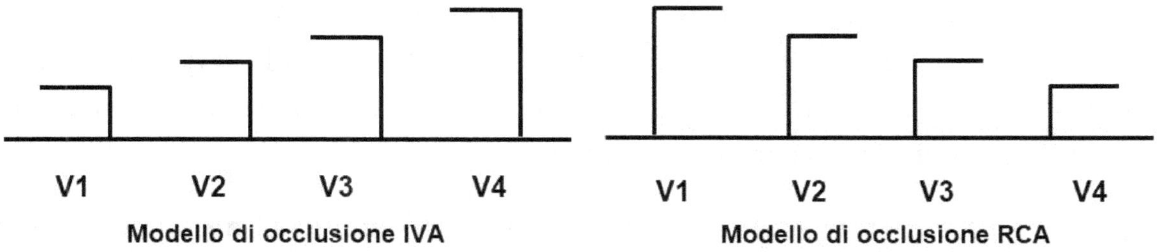

Figura 22-4

In questo caso, l'arteria responsabile è la coronaria destra (RCA).

Leggerete spesso che il sopraslivellamento del tratto ST nelle derivazioni precordiali durante un infarto del ventricolo destro sarà massimo in V1 e poi diminuirà gradualmente fino al raggiungimento della derivazione V4. Questa è stata raramente la mia esperienza. Ciò che osservo più spesso è un lieve sopraslivellamento del tratto ST in V1, seguito da un sopraslivellamento del tratto ST massimo in V2, per poi diminuire gradualmente, come nell'ECG sopra riportato (Figura 22-3).

PERLA | Il sopraslivellamento del tratto ST nelle derivazioni inferiori causato dall'occlusione di una discendente anteriore sinistra (DA) "avvolgente" è solitamente lieve. Deviazioni del tratto ST così marcate sarebbero molto insolite per un'occlusione di una discendente anteriore sinistra (DA) di tipo 3.

DOVE SI TROVA L'OCCLUSIONE NELL'ARTERIA?

Il pattern di sopraslivellamento del tratto ST nelle derivazioni precordiali destre stabilisce automaticamente che l'occlusione della coronaria destra è prossimale al ramo marginale acuto. Il ramo marginale acuto è l'ultimo ramo dell'arteria coronaria destra completamente dedicato al ventricolo destro: tutti i rami successivi irrorano solo il ventricolo sinistro.

RICERCA DI POSSIBILI COMPLICAZIONI

Consultare "Ricerca di possibili complicazioni" nell'ECG n. 1 all'inizio di questo capitolo.

ANALISI FINALE DELL'ECG

I sopraslivellamenti e i sottoslivellamenti del tratto ST non sono gli unici problemi di questo ECG. Ho segnalato altri due problemi nella sezione "BASE" della presentazione di questo ECG: la tachicardia sinusale e la sovrapposizione dell'onda P all'onda T causata da un blocco AV di primo grado.

La tachicardia sinusale non è mai un reperto atteso durante un infarto miocardico acuto. Al contrario, molti infarti miocardici manifestano bradicardia sinusale, soprattutto quelli della parete inferiore. Considerate sempre la tachicardia sinusale come un meccanismo compensatorio per un'imminente crisi cardiovascolare ipotensiva.

Un altro problema è la sovrapposizione dell'inizio dell'onda P con la fine dell'onda T. In questo caso, l'ECG vi sta dicendo qualcosa: vi sta dicendo che la sistole atriale si verifica contemporaneamente alla sistole ventricolare. Ciò significa che gli atri stanno cercando di contrarsi contro le valvole AV chiuse. Il sangue nell'atrio sinistro deve andare da qualche parte, ma in questo caso non sembra essere un'opzione! Il paziente sperimenterà un rigurgito di sangue nei polmoni, con conseguente dispnea e ipossia. Il sangue nell'atrio destro refluirà nelle vene cave e si presenterà come distensione venosa giugulare (JVD) e/o epatopatia pulsatile. Quando la JVD si verifica a causa di un problema isolato del cuore destro, i campi polmonari saranno liberi; se si verificano rantoli o crepitii nei polmoni con JVD, allora si è in presenza di insufficienza di entrambi i ventricoli.

L'ECG mostra un'occlusione prossimale dell'arteria coronaria destra, manifestata da un'ischemia transmurale acuta delle pareti inferiore, inferolaterale e probabilmente apicolaterale del ventricolo sinistro. Inoltre, è presente un infarto del ventricolo destro. È probabile che questo paziente stia già sperimentando un collasso cardiovascolare. Si tratta di un infarto miocardico acuto di grandi dimensioni! Con un trattamento competente, tempestivo e appropriato, questo paziente ha una probabilità di sopravvivenza non superiore al 70%. Oh... ho detto che le occlusioni prossimali di un'aorta coronarica destra dominante sono casi molto complessi e impegnativi? Cosa ne pensi ora?

ECG 3

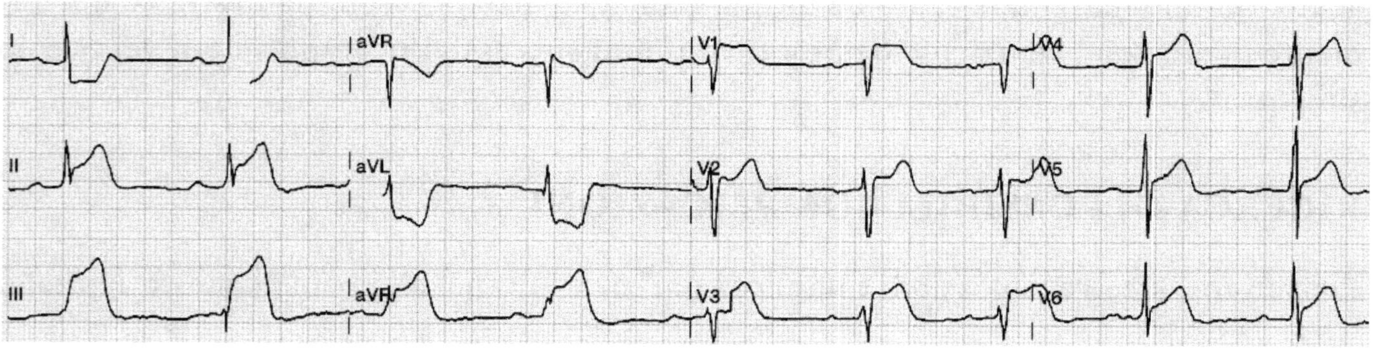

Figura 22-5

INFORMAZIONI DI BASE

Il paziente è un uomo di 42 anni che ha avuto una crisi convulsiva in seguito a un intenso sforzo sportivo. Sono stati chiamati i soccorsi e il paziente è stato trovato pallido, diaforetico e in stato di shock.

Il ritmo sul primo ECG registrato è bradicardia sinusale con blocco AV di primo grado.

RICERCA DI UN EVIDENTE SOPRALZO DEL TRATTO ST

È presente un evidente sopraslivellamento del tratto ST nelle derivazioni II, III, aVF e V1-V6.

RICERCA DI UN SOTTILE SOPRALZO DEL TRATTO ST

Tutti i sopraslivellamenti del tratto ST su questo ECG sono evidenti.

RICERCA DI ONDE T IPERACUTE

Sono state presenti onde T iperacute nelle derivazioni inferiori (derivazioni II, III e aVF) e nelle derivazioni V1-V4. Tuttavia, queste onde T iperacute sono già passate (o sono in fase di transizione) a sopraslivellamento del tratto ST. Le onde T iperacute permangono nelle derivazioni V5 e V6. RICERCA DEL SOTTOSTANTE DEL SOTTOSTANTE DEL SOTTOSTANTE IN UN QUADRO VASCOLARE

È presente un sottoslivellamento del tratto ST reciproco nel gruppo basolaterale (Derivazioni I e aVL).

RICERCA DELL'ARTERIA COLPEVOLE

Il sopraslivellamento del tratto ST in Derivazione III è visibilmente molto maggiore del sopraslivellamento del tratto ST in Derivazione II; pertanto, possiamo presumere che l'arteria coronaria destra sia l'arteria colpevole.

DOVE SI TROVA L'OCCLUSIONE NELL'ARTERIA?

Quando si parla del sito di occlusione nell'arteria coronaria destra, un solo punto di repere ci interessa: l'arteria marginale acuta. Se l'occlusione è prossimale all'arteria marginale acuta (o al suo ramo), si verificherà un infarto acuto del ventricolo destro con tutti i relativi rischi, morbilità e mortalità. Se l'occlusione è distale al ramo marginale acuto, non si verificherà alcun infarto del ventricolo destro.

Il sopraslivellamento del tratto ST nelle derivazioni precordiali nel quadro dell'arteria coronaria destra suggerisce fortemente un'occlusione prossimale al ramo marginale acuto. Non sembra esserci alcuna ischemia inferolaterale che crei sottoslivellamento del tratto ST nelle derivazioni precordiali destre, tale da produrre forze di cancellazione. Non sono state registrate derivazioni destre (V3R o V4R).

RICERCA DI POSSIBILI COMPLICAZIONI

Questo infarto del ventricolo destro si è verificato in una coronaria destra dominante, poiché è presente un sopraslivellamento del tratto ST nelle derivazioni inferiori. È presente un blocco AV di primo grado, che potrebbe rappresentare una lieve ischemia del nodo AV dovuta all'occlusione, e una bradicardia sinusale che potrebbe essere dovuta a un'occlusione prossimale all'arteria del nodo SA (situata molto prossimalmente sulla coronaria destra). Tuttavia, entrambi questi reperti sono caratteristici di infarti miocardici acuti della parete inferiore e indotti da stimolazione parasimpatica, quindi non presumo immediatamente che uno dei due sia una conseguenza diretta di ischemia del nodo AV o atriale.

Si prega di fare riferimento all'ECG n. 1 all'inizio di questo capitolo per una discussione sulle possibili complicanze più comuni.

ANALISI FINALE DELL'ECG

Questo ECG rappresenta un'occlusione prossimale acuta di una coronaria destra. Sono presenti un'ischemia transmurale acuta della parete inferiore del ventricolo sinistro e un infarto del ventricolo destro. Questo infarto miocardico acuto si è presentato inizialmente come una "crisi convulsiva". Lo vedrete occasionalmente. Ma cosa ha causato la "crisi convulsiva"? La prima cosa da considerare sarebbe un calo improvviso della pressione arteriosa sufficiente a causare la perdita di coscienza. Non deve essere necessariamente brusco: l'ipotensione potrebbe essere iniziata pochi minuti prima e aver raggiunto un punto in cui la circolazione cerebrovascolare non è più riuscita a compensare.

Molto probabilmente, l'ipotensione ha causato il collasso, ma cosa ha causato l'ipotensione? Potrebbe essere dovuto a un collasso cardiovascolare causato dall'infarto miocardico del ventricolo destro, oppure potrebbe essere stato causato da un'improvvisa aritmia ventricolare (tachicardia/fibrillazione ventricolare). Ricordate: si tratta di un infarto miocardico acuto e le tachidisritmie ventricolari si verificano molto probabilmente entro le prime due ore dall'insorgenza dell'occlusione e circa tre o quattro giorni dopo.

Osservate le derivazioni V2 e V3. C'è qualcosa di insolito in queste due derivazioni? Sebbene si dica che il pattern RCA manifesti un sopraslivellamento del tratto ST massimo nella derivazione V1 con progressiva diminuzione fino alla derivazione V4, il sopraslivellamento del tratto ST precordiale in questo ECG sembra diminuire, quindi aumentare e poi diminuire di nuovo. Il pattern atteso sarebbe presente se scambiassimo gli elettrodi per le derivazioni V2 e V3. Lo scambio involontario di queste due derivazioni è piuttosto comune.

ECG 4

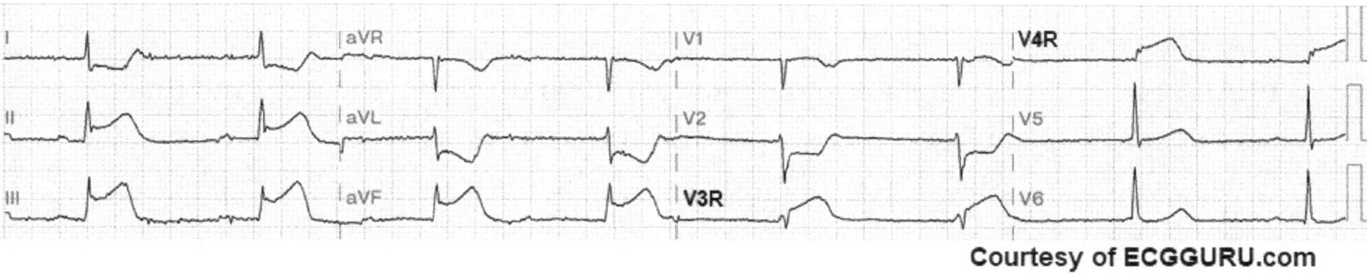

Figura 22-6

INFORMAZIONI DI BASE

L'unica anamnesi di questa paziente è che si tratta di una donna anziana con dolore toracico. L'ECG è stato registrato da paramedici sul campo, molto attenti e hanno riconosciuto la possibilità di un infarto miocardico ventricolare destro... da qui le derivazioni destre.

Il ritmo è sinusale con probabile blocco AV di terzo grado. Il ritmo di scappamento giunzionale è di 50 battiti/minuto e la frequenza sinusale è leggermente più veloce.

RICERCA DI UN EVIDENTE SOPRALZO DEL TRATTO ST

È presente un evidente sopraslivellamento del tratto ST nelle derivazioni II, III, aVF, V3R e V4R (e un plauso a chi ha registrato questo ECG per aver indicato la variazione nelle derivazioni, cosa che spesso non viene fatta).

RICERCA DI UN SOTTILE SOPRALZO DEL TRATTO ST

È possibile che vi sia un lieve sopraslivellamento del tratto ST nella derivazione V1? In questo caso particolare... probabilmente. Tuttavia, quando si interpretano le derivazioni V1-V3, sorge sempre la domanda: si dovrebbe tenere conto della "normale" quantità di sopraslivellamento del tratto ST tipicamente presente in quelle derivazioni, anche in assenza di ipertrofia ventricolare sinistra? La risposta è: se è presente dolore toracico, la situazione è cambiata, a meno che non sia disponibile un ECG precedente e recente per il confronto. Quel "livello normale di sopraslivellamento del tratto ST" è stato determinato in uomini sani e normali, senza disturbi cardiovascolari.

RICERCA DI ONDE T IPERACUTE

Le derivazioni V3R e V4R presentano ischemia di Grado 3 e onde T iperacute che sono passate a sopraslivellamento del tratto ST. Le derivazioni II, III e aVF presentano onde T iperacute che ora sembrano in transizione verso sopraslivellamento del tratto ST. Con il sopraslivellamento del tratto ST, la presenza o l'assenza di onde T iperacute diventa un punto controverso.

> **PERLA** | Le onde T iperacute sono fenomeni subendocardici che indicano un'area del miocardio in cui l'ischemia sta per diventare transmurale, ma non lo è ancora! Il sopraslivellamento del tratto ST indica un'ischemia transmurale completa.

RICERCA DI SOTTOSLIVELLO DEL TRATTO ST IN UN PATERNAGGIO VASCOLARE

È presente sottoslivellamento del tratto ST nelle derivazioni I e aVL. Queste derivazioni formano il gruppo basolaterale e sono reciproche al gruppo inferiore (derivazioni II, III e aVF).

È presente anche un sottoslivellamento del tratto ST nella derivazione V2. Superficialmente, questa potrebbe sembrare una derivazione isolata, singola... ma non lo è! Fa parte del gruppo anteriore (derivazioni V1-V3). Il sottoslivellamento del tratto ST nelle derivazioni V1 e V3 non è visibile a causa della sovrapposizione del sopraslivellamento del tratto ST causato da un infarto ventricolare destro concomitante.

In genere, durante un infarto miocardico inferolaterale (in precedenza "posteriore"), la derivazione V1 presenterà un sottoslivellamento del tratto ST da lieve a moderato, mentre la derivazione V2 presenterà il sottoslivellamento del tratto ST maggiore tra tutte e tre le derivazioni. La derivazione V3 presenterà un sottoslivellamento del tratto ST pari o leggermente superiore al sottoslivellamento del tratto ST nella derivazione V1. Quando il sopraslivellamento del tratto ST di un infarto miocardico ventricolare destro si sovrappone a questi sottoslivellamenti del tratto ST, la derivazione V1 appare spesso isoelettrica, la derivazione V2 continua a presentare sottoslivellamento del tratto ST, mentre la derivazione V3 può presentare sottoslivellamento del tratto ST o una linea di base isoelettrica.

ALLA RICERCA DELL'ARTERIA COLPEVOLE

La domanda è: l'arteria colpevole è la coronaria destra... o la clavicola sinistra? Sappiamo già che è presente un infarto ventricolare destro concomitante; in teoria, un'occlusione della clavicola sinistra può causare un infarto ventricolare destro, ma le probabilità di riscontrarne uno saranno trascurabili. Inoltre, il sopraslivellamento del tratto ST in derivazione III è visibilmente maggiore del sopraslivellamento del tratto ST in derivazione II. Sebbene questo riscontro non sia accurato al 100% (come avete visto in precedenza in questo libro), rimane un indicatore ragionevole dell'arteria colpevole.

L'arteria colpevole è una coronaria destra dominante.

DOVE SI TROVA L'OCCLUSIONE NELL'ARTERIA?

Affinché un'occlusione della coronaria destra provochi un infarto ventricolare destro, l'occlusione deve verificarsi all'interno dell'arteria marginale acuta, o in sua prossimità. In caso di occlusione dell'arteria coronaria destra, è fondamentale determinare immediatamente se l'occlusione si è verificata prossimalmente o distalmente all'arteria marginale acuta. Se prossimale, si verificherà un aumento significativo di morbilità e mortalità; se distale, morbilità e mortalità saranno inferiori.

È importante che, in presenza di sopraslivellamento del tratto ST in almeno due delle derivazioni inferiori (derivazioni II, III e aVF), venga registrato immediatamente un ECG destro! Se i vostri tecnici ECG sono addestrati a riconoscere i sopraslivellamenti del tratto ST nel gruppo inferiore, stabilite un protocollo che consenta loro di registrare immediatamente un ECG destro.

> **PERLA |** Perché è così importante registrare immediatamente un ECG destro? Perché le pareti del ventricolo destro sono spesse solo circa un terzo di quelle del ventricolo sinistro. Un'ischemia transmurale può progredire in un infarto transmurale molto più rapidamente rispetto al ventricolo sinistro. La diagnosi di sopraslivellamento del tratto ST di un infarto ventricolare destro scomparirà quando ciò si verifica. Ciò può verificarsi entro 8-12 ore dall'occlusione.

RICERCA DI POSSIBILI COMPLICAZIONI

È già presente un probabile blocco AV di terzo grado. Fortunatamente per questo paziente, un ritmo di scappamento giunzionale produce un battito cardiaco normale (nessun blocco o ritardo di conduzione intraventricolare, ovvero nessun blocco di branca) a una frequenza sufficiente (anche se certamente non ottimale) a sostenere la funzione degli organi vitali. In caso di perdita del ritmo di scappamento giunzionale, il cuore dovrebbe dipendere da un ritmo di scappamento ventricolare che potrebbe anche non comparire. Se un ritmo di scappamento ventricolare si manifesta, potrebbe continuare o meno. E se continua, potrebbe essere sufficiente o meno a sostenere la vita. Fortunatamente, i ritmi di scappamento giunzionali sono più affidabili.

Si prega di fare riferimento all'ECG n. 1 per una discussione sulle possibili complicanze più comuni.

ANALISI COMPLETA FINALE DELL'ECG

Questo paziente ha subito un'occlusione di una coronaria destra dominante prossimale all'arteria marginale acuta. Ciò ha causato un infarto miocardico della parete inferiore, un infarto miocardico inferolaterale e un infarto miocardico del ventricolo destro. Una delle prime cose che abbiamo notato su questo ECG è stata che sembrava esserci una dissociazione AV, ma una dissociazione AV molto insolita. Diamo un'occhiata più da vicino...

Di solito, quando si verifica una semplice dissociazione AV, la frequenza ventricolare è più veloce di quella atriale. Questo perché la maggior parte delle dissociazioni AV – non associate a blocco AV di terzo grado – è causata da un rallentamento del nodo del seno, da lunghe pause che si verificano durante il ritmo sinusale o da un pacemaker di scappamento giunzionale o ventricolare anormalmente attivo. Durante il blocco AV di terzo grado, la frequenza atriale è tipicamente più veloce di quella ventricolare. Non vi è alcun problema con il ritmo sinusale, ma il blocco ha causato un ritmo di scappamento ventricolare a una frequenza inferiore. Ma in questo ECG, osserviamo una bradicardia sinusale con un ritmo di scappamento giunzionale ancora più lento. Come avviene?

La prima cosa da fare è capire esattamente quali vasi sono interessati dall'occlusione prossimale di una coronaria destra dominante (sappiamo che è dominante perché altrimenti non si potrebbe verificare un sopraslivellamento del tratto ST così marcato nelle derivazioni inferiori). Un'occlusione prossimale potrebbe anche essere prossimale all'arteria del nodo senoatriale. Il termine "arteria del nodo senoatriale" è un po' improprio, perché fornisce anche circolazione a gran parte dell'atrio destro. Mentre un'occlusione prossimale a quest'arteria potrebbe plausibilmente causare una bradicardia sinusale moderata, è più probabile che causi più aritmie atriali patologiche: pause sinusali, vari blocchi senoatriale, arresto sinusale o fibrillazione atriale. Cos'altro potrebbe causare una bradicardia sinusale? La stimolazione parasimpatica potrebbe spostare il sito di pacemaking all'interno del nodo senoatriale (SA) nella parte inferiore del nodo, che è più reattiva all'input parasimpatico e potrebbe causare bradicardia sinusale. Le onde P alla fine scompaiono per poi ricomparire alla fine dell'ECG. Quindi, sebbene il ritmo sinusale sia molto lento e instabile, il ritmo di fuga giunzionale – anch'esso molto lento – è comunque più veloce. E si verifica una dissociazione AV con onde P che avrebbero dovuto condurre ma non lo hanno fatto. Questa è l'essenza di un blocco AV di terzo grado.

Un'occlusione prossimale all'arteria del nodo AV (come nel caso in questione) potrebbe causare ischemia del nodo con ritardi di conduzione, blocco AV di primo grado, blocco AV di tipo Mobitz I o persino blocco AV di terzo grado, che sarà probabilmente temporaneo.

ECG 5

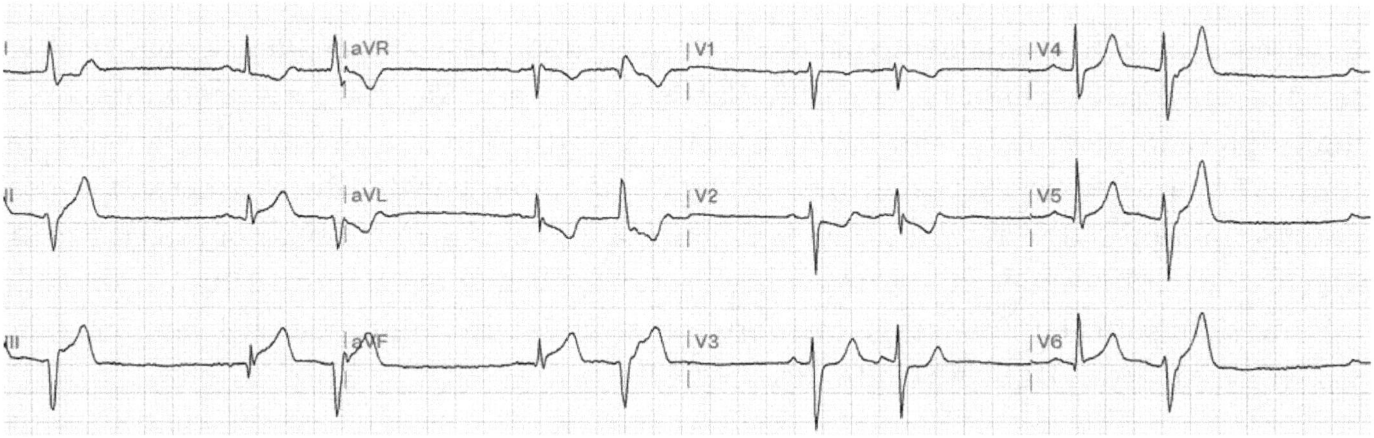

Figura 22-7

INFORMAZIONI DI BASE

Si tratta di un uomo di 67 anni che lamentava dolore toracico. È stato trasportato in ospedale dai paramedici e tutti e tre gli ECG sono stati registrati durante quel tragitto di 22 minuti. Meno di una settimana prima, aveva subito un cateterismo cardiaco, un'angioplastica e l'inserimento di stent (i vasi sottoposti a stent sono sconosciuti)! Mancano molte informazioni: il cateterismo cardiaco era per un'occlusione o era un cateterismo elettivo per angina ricorrente? Sono state aperte delle occlusioni o sono state inserite delle stenosi strette? Naturalmente, vorremmo sapere quali arterie sono state sottoposte a stent.

Il ritmo è bradicardia sinusale con bigeminismo ventricolare. La maggior parte dei casi di bigeminismo ventricolare, sebbene decisamente anormale, non è solitamente motivo di allarme e di ricovero immediato. Tuttavia, quando si verifica in presenza di dolore toracico e sopraslivellamento del tratto ST, è un fattore di cui preoccuparsi molto, come vedrete. RICERCA DI UN EVIDENTE SOPRASLIVELLO ST

È presente un evidente sopraslivellamento del tratto ST nelle derivazioni II, III e aVF.

RICERCA DI UN SOTTILE SOPRASLIVELLO ST

È presente un sottile sopraslivellamento del tratto ST nelle derivazioni V5 e V6.

RICERCA DI ONDE T IPERACUTE

Le onde T iperacute nelle derivazioni II, III e aVF stanno passando a un sopraslivellamento del tratto ST.

RICERCA DI UN SOTTOSLIVELLO ST IN UN PATTERMENTE VASCOLARE

È presente un sottoslivellamento del tratto ST nel gruppo basolaterale (derivazioni I e aVL), che è una reazione reciproca al sopraslivellamento del tratto ST nelle derivazioni inferiori. È inoltre presente un evidente sottoslivellamento del tratto ST in V2 e un sottoslivellamento del tratto ST molto lieve in V3. Le derivazioni V2 e V3 rappresentano due delle tre derivazioni del gruppo anteriore. La derivazione rimanente, V1, non presenta alcuna deviazione del tratto ST. Con un tratto ST normale in V1 e un evidente sottoslivellamento del tratto ST in V2, abbiamo informazioni sufficienti per sospettare fortemente un infarto miocardico del ventricolo destro. ALLA RICERCA DELL'ARTERIA COLPEVOLE

Quando si riscontrano più casi di ectopia ventricolare su un ECG – e, come in questo caso, in ogni derivazione – è necessario prestare attenzione a capire quali complessi si stanno utilizzando per determinare l'arteria colpevole. Sebbene sia i battiti normali che quelli ectopici possano fornire informazioni preziose, è sempre opportuno iniziare esaminando i battiti normali. "Normali" si riferisce a quei complessi QRS prodotti da un impulso sopraventricolare senza alcun ritardo di conduzione intraventricolare, ovvero un blocco di branca.

Osservando i battiti "normali", osserviamo che il sopraslivellamento del tratto ST in derivazione III è maggiore del sopraslivellamento del tratto ST in derivazione II. Ciò rende molto più probabile che l'arteria destra sia la causa. Sebbene questo metodo per differenziare l'arteria destra dalla LCx non sia accurato al 100%, per noi è sufficiente (non sorprendetevi troppo nei rari casi in cui porta a un'ipotesi errata). I battiti ectopici ventricolari possono aiutarci in questo? È possibile. Innanzitutto, un po' di contesto: gli ECG che registriamo e interpretiamo sono chiamati levocardiogrammi. A causa della preponderanza del ventricolo sinistro rispetto al ventricolo destro, la maggior parte di ciò che vediamo sull'ECG riflette il ventricolo sinistro, da cui il prefisso levo-. Tuttavia, quando si verifica un blocco di branca o un'ectopia ventricolare, possiamo ottenere una visione unica di ciò che accade in ciascun ventricolo separatamente. Cosa hanno in comune un blocco di branca e un battito ectopico ventricolare?

In entrambi i casi, un ventricolo si depolarizza dopo l'altro invece di depolarizzarsi simultaneamente. Quando i ventricoli vengono attivati in successione, a volte possiamo vedere cose che sarebbero state nascoste o oscurate quando entrambi i ventricoli fossero stati attivati simultaneamente. Osserviamo un evidente sopraslivellamento del tratto ST nelle derivazioni II, III e aVF nei battiti ectopici e normali. In altri ECG, i battiti normali potrebbero non presentare alcuna deviazione del tratto ST, mentre un complesso ventricolare prematuro potrebbe rivelare una deviazione ischemica acuta del tratto ST. Controllare sempre eventuali battiti ectopici per eventuali indizi.

DOVE SI TROVA L'OCCLUSIONE NELL'ARTERIA?

In questo caso è presente un infarto miocardico del ventricolo destro, quindi l'occlusione deve essere prossimale all'arteria marginale acuta.

ALLA RICERCA DI POSSIBILI COMPLICAZIONI

Invece di limitarmi a discutere delle possibili complicazioni, ve ne mostrerò alcune.

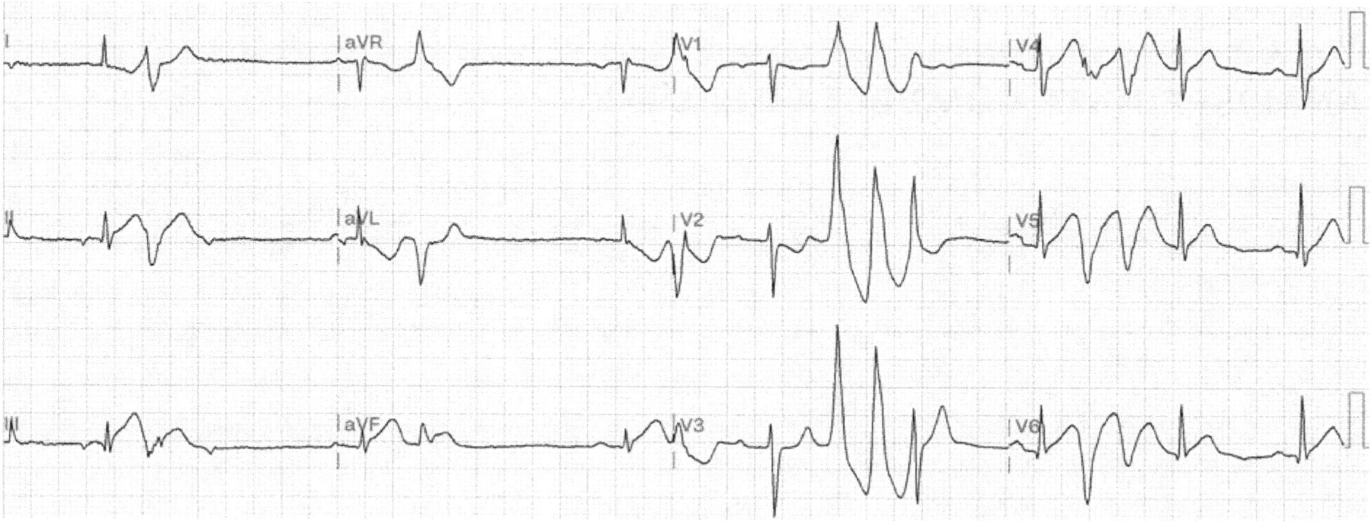

Figura 22-8

Come ho detto, siate sempre preoccupati quando vedete un'ectopia ventricolare sull'ECG di un paziente con dolore toracico. Questo paziente ha iniziato ad avere brevi periodi di tachicardia ventricolare. Questa situazione molto pericolosa potrebbe sfociare in tachicardia ventricolare sostenuta o fibrillazione ventricolare in qualsiasi momento. Inoltre, vorrei che confrontaste gli intervalli di accoppiamento nella Figura 22-8 con quelli nella Figura 22-7. (Un intervallo di accoppiamento è l'intervallo tra l'inizio di un QRS normale e l'inizio di un QRS ectopico che lo segue. Gli intervalli di accoppiamento nella Figura 22-8 si sono notevolmente accorciati. Osservate dove compaiono ora i battiti ectopici: sulla pendenza discendente dell'onda T precedente! Questo è il contesto perfetto per la torsione di punta.

Il breve episodio di tachicardia ventricolare, tuttavia, non è una torsione di punta. Questo episodio inizia durante la fase 4 successiva alla fine dell'onda T. La torsione di punta inizierà durante la fase 2 del potenziale d'azione (il tratto ST) o la fase 3 (l'onda T). Per ulteriori informazioni su questo argomento, leggete il mio libro "Getting Acquainted With Wide Complex Tachycardias – A Workbook for the Electrocardiographically Confused!".

In questo momento si manifesta anche un altro disturbo del ritmo. Osservando le derivazioni II e III, vedrete un paio di onde P negative e invertite. Queste onde P retrograde non sono costantemente presenti. Anche all'interno di queste derivazioni. Concentrandosi ancora più attentamente, nella derivazione V3, si vedranno due onde P nettamente diverse. Questo probabilmente rappresenta un pacemaker atriale mobile che a volte si verifica in caso di eccesso di attività parasimpatica, il che non è insolito in caso di occlusione dell'arteria coronaria destra. Tuttavia, tre diverse morfologie di onde P devono comparire nella stessa derivazione per diagnosticare correttamente un pacemaker atriale mobile. Questa aritmia è solitamente riconosciuta su una striscia di ritmo, ma non è presente in questo tracciato ECG perché l'apparecchiatura utilizzata era un registratore ECG a tre canali. Pertanto, possiamo solo sospettare un pacemaker atriale mobile. Sfortunatamente, non possiamo essere certi della frequenza sinusale a causa dell'interferenza delle pause post-ectopiche e della mancanza di due onde P consecutive della stessa morfologia senza una pausa intermedia.

ANALISI FINALE COMPLETA DELL'ECG

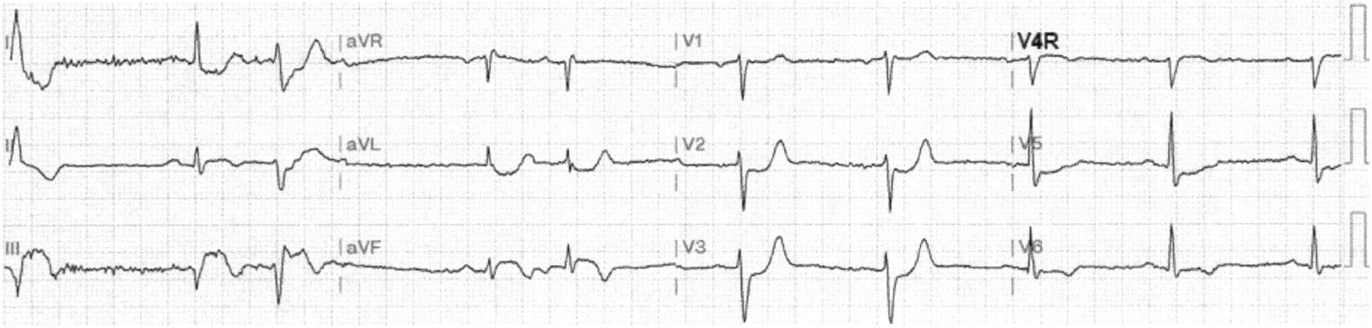

Figura 22-9

In questo ECG, registrato dallo stesso paziente durante il trasporto, osserviamo l'inizio della risoluzione dello squilibrio tra domanda e offerta di O2. I tratti ST sono ancora sopraslivellati, ma le onde T iniziano a invertirsi. È presente anche un'onda Q di aspetto patologico in derivazione III. Il "sottile" sottoslivellamento del tratto ST in derivazione V3 che abbiamo visto nel primo ECG (Figura 22-) è ora piuttosto evidente. La derivazione V4R conferma l'infarto miocardico ventricolare destro con un sopraslivellamento del tratto ST molto lieve (suggerendo che l'ischemia acuta nel ventricolo destro è quasi terminata). Osservando il gruppo anteriore (derivazioni V1-V3), si osserva il classico pattern che indica un infarto miocardico ventricolare destro sovrapposto a un infarto miocardico inferolaterale: un tratto ST isoelettrico in derivazione V1 con sottoslivellamenti del tratto ST in derivazioni V2 e V3 (ma più consistentemente in derivazione V2). Non dimenticate questo schema: suggerisce fortemente la presenza di tre aree ischemiche: il ventricolo destro, la regione inferolaterale e la parete inferiore del ventricolo sinistro.

Allora... come si conclude questa ischemia? Il paziente non è ancora arrivato in ospedale e non ha ricevuto trombolitici. L'ischemia è progredita in infarto? È per questo che la derivazione III presenta un'onda Q? Questo ECG (Figura 22-) è stato registrato circa 20 minuti dopo il primo contatto medico. Sarebbe troppo rapido per completare un infarto miocardico. Notate prima che ho parlato di "risoluzione dello squilibrio tra domanda e offerta di O2". Non ho detto "infarto".

Abbiamo imparato negli ultimi anni – e soprattutto dopo il classico articolo di Wellens su quella che oggi chiamiamo "Sindrome di Wellens" – che l'insorgenza di ischemia acuta non sempre progredisce inesorabilmente in infarto. L'arteria coinvolta può subire una o più riperfusioni spontanee prima che si verifichi definitivamente un infarto. Questo è esattamente ciò che accade durante la sindrome di Wellens, ed è probabilmente ciò che è accaduto in questo caso. Venti minuti circa sono semplicemente troppo rapidi per passare dall'ischemia a un infarto completo. Quando qualcuno subisce un'occlusione improvvisa e completa di un'arteria coronaria principale, come la principale arteria sinistra o una discendente anteriore prossimale, e muore immediatamente, non è morto di infarto! La morte è stata causata da fibrillazione ventricolare improvvisa. In ogni caso, non è stata causata da un infarto transmurale completo che si è verificato in pochi secondi o minuti.

E le onde Q? La mia risposta è: "E allora? Mi preoccupano? In queste circostanze, no... per niente!". È stato dimostrato in diversi studi che oltre il 50% dei pazienti sottoposti a ECG entro un'ora dall'insorgenza dei sintomi presenta già onde Q. Queste non sono onde Q da infarto. Sono onde Q causate da una conduzione rallentata attraverso il miocardio ischemico (ma ancora vitale). Senza trattamento, ricercare le onde Q dell'infarto circa 10-12 ore dopo l'insorgenza dei sintomi.

Ultimamente, si è molto discusso in letteratura sull'affidabilità del ricordo del paziente del momento dell'insorgenza dei sintomi. In generale, direi che è affidabile... ma a volte la natura può ingannare il paziente. Un paziente che ha sofferto di angina instabile con frequenza e gravità crescenti può valutare erroneamente quale episodio fosse angina e quale fosse l'effettivo inizio dell'ischemia transmurale – un errore comprensibile. Lasciate che sia l'ECG a rivelarvi l'acutezza dell'ischemia.

Letture consigliate

Cecconi A, Bartol EG, Bastante T, et al. Anterior ST-segment elevation secondary to right coronary occlusion: the sheep in wolf's clothing. J Electrocardiol. 2018;51:935–937.

Cohn, J N,MD, et al. Right Ventricular Infarction – Clinical and Hemodynamic Features. The American Journal of Cardiology. February 1974; Volume 33, 209 – 214.

Devitt, P, Gaine, S, Magdy, J. et al. Nondominant Right Coronary Artery Occlusion: Small Vessel, Dramatic Sequelae. J Am Coll Cardiol Case Rep. 2022 Feb, 4 (3) 156–160.https://doi.org/10.1016/j.jaccas.2021.12.017

Fiol M, Cygankiewicz I, Carrillo A, et al. Value of electrocardiographic algorithm based on "ups and downs" of ST in assessment of a culprit artery in evolving inferior wall acute myocardial infarction. Am J Cardiol. 2004;94(6):709-714.

Forman MB, et al. Electrocardiographic Changes Associated With Isolated Right Ventricular Infarction. JACC Vol. 4. No.3; September 1984: 640-3.

García-Niebla J, et al. Letter to the Editor: Electrocardiographic Diagnosis of Right Ventricular Infarction by Proximal Occlusion of a Very Dominant Right Coronary Artery. The American Journal of Medicine, Vol 129, No 6, June 2016.

Kakouros N, Cokkinos DV. Right ventricular myocardial infarction: pathophysiology, diagnosis, and management. Postgrad Med J. 2010;86:719–728.

Kim SE, Lee JH, Park DG, Han KR, Oh DJ. Acute Myocardial Infarction by Right Coronary Artery Occlusion Presenting as Precordial ST Elevation on Electrocardiography. Korean Circ J. 2010 Oct;40(10):536-8.

Kinch JW, Ryan TJ. Right ventricular infarction. N Engl J Med. 1994;330:1211–1217.

Nagam MR, Vinson DR, Levis JT. ECG diagnosis: Right ventricular myocardial infarction. Perm J 2017;21:16-105. DOI: https://doi.org/10.7812/TPP/16-105.

Robalino BD, et al. Electrocardiographic manifestations of right ventricular infarction. American Heart Journal; July, 1989; Vol118(1); 138-144.

Wong C-K, et al. Prognostic Value of Lead V1 ST Elevation During Acute Inferior Myocardial Infarction. Circulation. 2010;122: 463-469.

Woo JW, et al. Isolated right ventricle infarction. Singapore Med J. 2019; 60:3; 124-129.

Zheng J, Lin J, Shen N, Qu B. Proximal complete occlusion of right coronary artery presenting with precordial ST-segment elevation: A case report. Medicine (Baltimore). 2016 Oct;95(41):e5113.

Ristampato dal blog ECG del Dott. Smith

I seguenti ECG sono ristampati con la gentile autorizzazione del Dott. Stephen W. Smith. Potete trovare questi e altri casi molto interessanti e istruttivi sul suo blog (blog ECG del Dott. Smith) all'indirizzo: https://hqmeded-ecg.blogspot.com/

Figura 22-1
Da: martedì 30 maggio 2023
"Chest pain and shock: Is there a right ventricular OMI on this ECG? And should he undergo transcutaneous pacing?"

Figura 22-3
Da: sabato 6 giugno 2020
"50-something with STEMI and hypotension: What is the infarct artery?"

Figura 22-4
Da: lunedì 7 ottobre 2019
"A 40-Something male with a "Seizure," Hypotension, and Bradycardia"

23
Le ischemie e gli infarti problematici

Il cuore può giocare brutti scherzi a chi cerca di interpretare un ECG. Ve ne mostrerò alcuni, così eviterete di cadere in una diagnosi errata. Questi scherzi possono consistere nel nascondervi qualcosa, nel fornirvi distrazioni e nel violare regole che generalmente consideriamo affidabili. Cominciamo!

Trucco 1

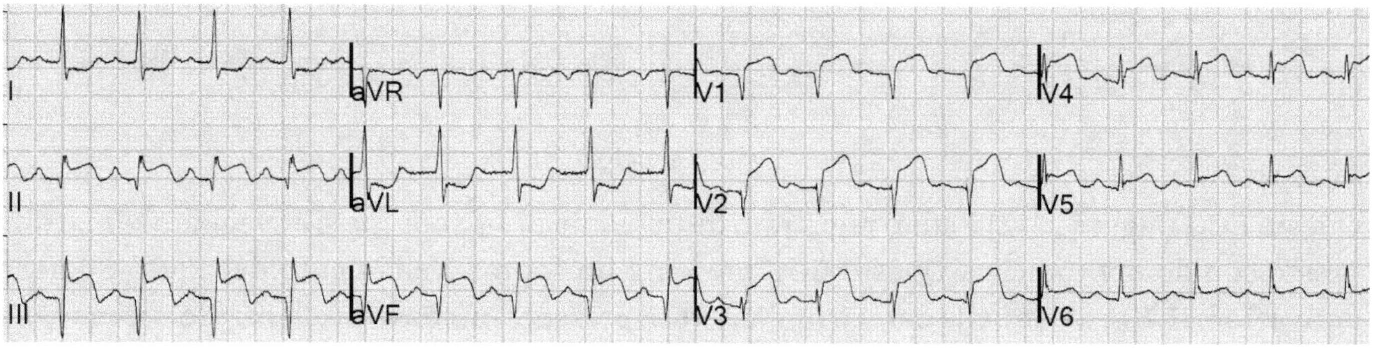

Figura 23-1

Questo ECG (Figura 23-1) è stato registrato da una donna sulla cinquantina che presentava dolore toracico mediosternale. Cosa è successo?

C'è una lieve tachicardia sinusale con un blocco AV di primo grado molto evidente.

> **PERLA |** Fate sempre attenzione a una tachicardia sinusale con un blocco AV di primo grado. Innanzitutto, se la frequenza cardiaca aumenta o l'intervallo PR si allarga ulteriormente, l'onda P può scomparire nell'onda T e innescare una serie di battiti non condotti e perturbazioni del ritmo che possono causare un tremendo mal di testa nel tentativo di decifrare cosa sta succedendo. Una delle aritmie più difficili che abbia mai cercato di diagnosticare si è rivelata essere niente più che un blocco AV di primo grado con tachicardia sinusale. In secondo luogo, se il paziente ha riserve cardiopolmonari limitate, l'invasione della sistole atriale sulla sistole ventricolare può causare una difficoltà respiratoria molto significativa.

Si osserva un sopraslivellamento del tratto ST nelle derivazioni II, III e aVF e nelle derivazioni V1-V6. Si osserva un sottoslivellamento reciproco del tratto ST nelle derivazioni I e aVL, come ci si aspetterebbe dato il sopraslivellamento del tratto ST nelle derivazioni inferiori. Non sono state registrate derivazioni posteriori, quindi non sappiamo se ci siano alterazioni reciproche nelle derivazioni V7-V9, anche se mi aspetterei tali alterazioni. Il sopraslivellamento del tratto ST nelle derivazioni precordiali è massimo in V1-V3 e poi diminuisce rapidamente nelle derivazioni V4-V6. Tra un attimo le chiederò una diagnosi, ma prima voglio mostrarle un altro ECG:

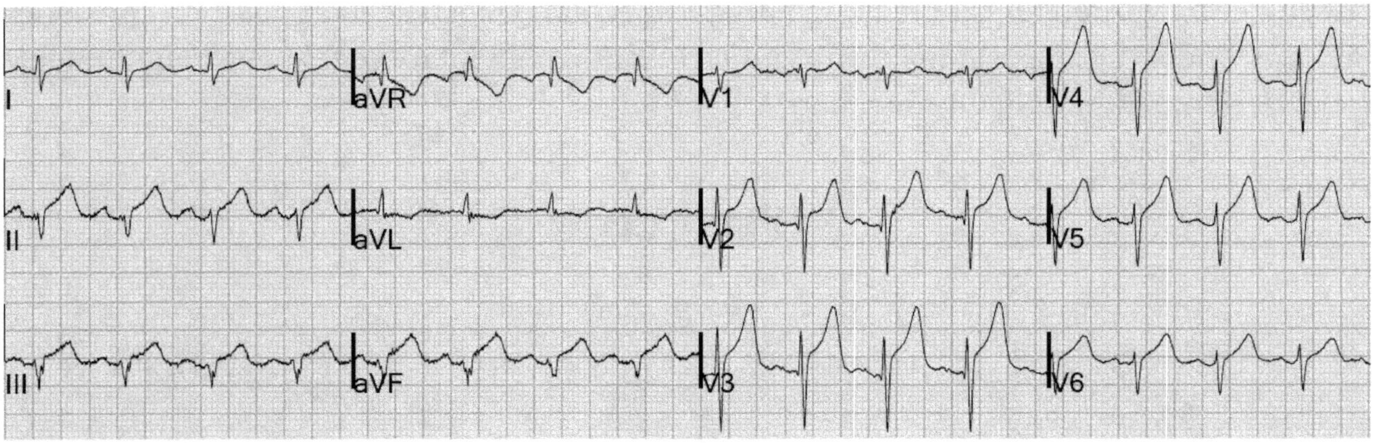

Figura 23-2

Questo ECG (Figura 23-2) è stato registrato da un uomo di 54 anni che si è svegliato la mattina presto con dolore toracico. Questo ECG presenta un sopraslivellamento del tratto ST nelle derivazioni II, III e aVF e nelle derivazioni V2-V6. È presente un sottoslivellamento del tratto ST dovuto a una variazione reciproca nella derivazione aVL. Questo ECG è molto simile all'ECG in Figura 23-1... tranne per una differenza molto importante! La vedete?

Osservate la progressione dei sopraslivellamenti del tratto ST nelle derivazioni precordiali in ciascun ECG. Nella Figura 23-1, la predominanza del sopraslivellamento del tratto ST nelle derivazioni precordiali destre è molto evidente, mentre nella Figura 23-2, la progressione del sopraslivellamento del tratto ST verso sinistra è altrettanto evidente. Qual è la differenza? La differenza è che un ECG mostra un'occlusione prossimale dell'arteria coronaria destra, mentre l'altro manifesta un'occlusione della discendente anteriore appena distale alla prima branca diagonale (D1).

L'occlusione dell'arteria coronaria destra ha causato un infarto del ventricolo destro, manifestato da sopraslivellamento del tratto ST nelle derivazioni inferiori e sopraslivellamento del tratto ST nelle derivazioni precordiali destre. Il fatto che ci sia sopraslivellamento del tratto ST nelle derivazioni inferiori ci indica che si tratta di un'arteria coronaria destra dominante. Tuttavia, un'occlusione prossimale dell'arteria coronaria destra causerà un infarto del ventricolo destro, indipendentemente dal fatto che l'arteria coronaria destra sia dominante o meno. Anche quando l'arteria coronaria destra non è dominante, un'occlusione può comunque causare un sopraslivellamento del tratto ST nelle derivazioni inferiori, poiché la parete libera (anterolaterale) del ventricolo destro si trova sulla superficie del diaframma. (Se l'arteria coronaria destra non è dominante, TUTTE le occlusioni sono "prossimali"). Nella vita "reale", l'arteria marginale acuta decorre verso il basso e lungo la base del cuore (vedere Capitolo 8, Figura 8-2). Pertanto, è ancora possibile che una corrente di lesione viaggi inferiormente verso l'elettrodo del piede sinistro, con conseguente sopraslivellamento del tratto ST nelle derivazioni inferiori. L'occlusione della LAD di Tipo 3 ha causato ischemia anterolaterale e ischemia inferiore, con conseguente sopraslivellamento del tratto ST nelle derivazioni inferiori e nelle derivazioni V2-V6. Poiché l'occlusione era distale a D1, che serve l'area basolaterale supervisionata dalle derivazioni I e aVL, la derivazione aVL è stata in grado di reagire reciprocamente all'ischemia inferiore. Si consiglia di rivedere il concetto di Annullamento delle Forze nel Capitolo 12, pagina 96. Se l'occlusione fosse stata prossimale a D1, anche l'area basolaterale sarebbe stata ischemica e incapace di reagire reciprocamente. Questo perché le correnti di lesione delle pareti inferiore e basolaterale sarebbero state dirette in direzioni opposte. Invece di agire reciprocamente, le forze si sarebbero annullate a vicenda.

PERLA | Considerate questo: il 75-80% di tutte le arterie discendenti anteriori sinistre sono arterie "avvolgenti", che irrorano la parete anterolaterale del ventricolo sinistro e il 25% o più della sua parete inferiore. Cosa succede quando una di queste arterie discendenti anteriori si occlude prossimalmente al ramo D1, producendo ischemia nelle pareti basolaterale e inferiore? Ancora una volta, le due aree produrranno vettori di lesione che puntano in direzioni opposte. Ora, ecco la parte importante: un'occlusione della arteria discendente anteriore prossimale a D1 creerà un'area a rischio molto ampia, ma... i vettori di lesione che viaggiano in direzioni opposte possono annullarsi completamente a vicenda, tanto che non si verifica praticamente alcun sopraslivellamento del tratto ST nelle derivazioni inferiori e poco o quasi nessun sopraslivellamento del tratto ST nelle derivazioni basolaterali. Pertanto, si verificherà un infarto miocardico molto pericoloso e letale con pochissime evidenze elettrocardiografiche della sua presenza. E non dimenticate: la arteria discendente anteriore "avvolgente" è di gran lunga il tipo più comune di arteria discendente anteriore!

Si dice spesso che quando si riscontra un sopraslivellamento del tratto ST nelle derivazioni inferiori con sottoslivellamento del tratto ST in aVL, la variazione reciproca in aVL garantisce la diagnosi di occlusione dell'arteria coronaria destra. Lo vediamo nella Figura 23-1. Ma anche l'ECG nella Figura 23-2 presenta un sopraslivellamento del tratto ST in tutte le derivazioni inferiori con un sottoslivellamento del tratto ST reciproco in aVL... causato da un'occlusione della DAC di tipo 3 "avvolgente" distale a D1. Pertanto, questa "regola" non è affidabile al 100%.

Ora, confrontate il sopraslivellamento del tratto ST nelle derivazioni inferiori in entrambi gli ECG. Sebbene la discendente anteriore sinistra occlusa manifesti un sopraslivellamento del tratto ST nelle derivazioni inferiori, tale sopraslivellamento è solitamente di ampiezza lieve o moderata a causa delle forze opposte nelle derivazioni anterolaterali quando l'occlusione è prossimale a D1 e del fatto che è coinvolta una porzione minore della parete inferiore. Pertanto, un'occlusione dell'arteria coronaria destra si tradurrà solitamente in sopraslivellamenti del tratto ST di ampiezza maggiore rispetto a quelli causati da una discendente anteriore sinistra occlusa "avvolgente".

> **PERLA** | Se volete vedere le derivazioni ECG che agiscono reciprocamente alle derivazioni V1-V3, registrate le derivazioni V7-V9. Queste sono le derivazioni reciproche alle derivazioni V1-V3!
>
> I concetti di reciprocità e annullamento delle forze sono generati interamente all'interno dell'apparecchiatura ECG, non nel cuore. Si basano su piani concettualizzati e idealizzati all'interno del cuore. Non cercate di metterli in relazione con le pareti cardiache reali.

In caso di sopraslivellamento del tratto ST sia nelle derivazioni inferiori che in quelle precordiali, cercare un pattern o una distribuzione che indichi se il sopraslivellamento del tratto ST precordiale è dovuto a un'occlusione della discendente anteriore sinistra (DA) o di un'arteria coronaria anteriore prossimale (cioè prossimale all'arteria marginale acuta). Le occlusioni della discendente anteriore sinistra (DA) manifestano un sopraslivellamento del tratto ST che diminuisce da V1 a V4. Le occlusioni della discendente anteriore sinistra (DA) manifestano un sopraslivellamento del tratto ST che aumenta da V1 a V4. Spesso si noterà un maggiore sopraslivellamento del tratto ST tra le derivazioni V1-V4 in caso di occlusione della discendente anteriore sinistra (DA) e un maggiore sopraslivellamento del tratto ST da V3-V6 circa in caso di occlusione della discendente anteriore sinistra (DA). Esaminare nuovamente i due ECG in questa sezione.

> **PERLA** | Nella mia esperienza, ho riscontrato che negli infarti del ventricolo destro, il massimo sopraslivellamento del tratto ST si verifica in V2, non in V1. Spesso è più facile confrontare il sopraslivellamento del tratto ST in V2 con quello in V4. Negli infarti del ventricolo destro, V2 > V4. Nelle occlusioni della discendente anteriore sinistra (DA), V4 > V2.

OK... c'è solo un ultimo, crudele trucco. Guarda questo ECG (Figura 23-3):

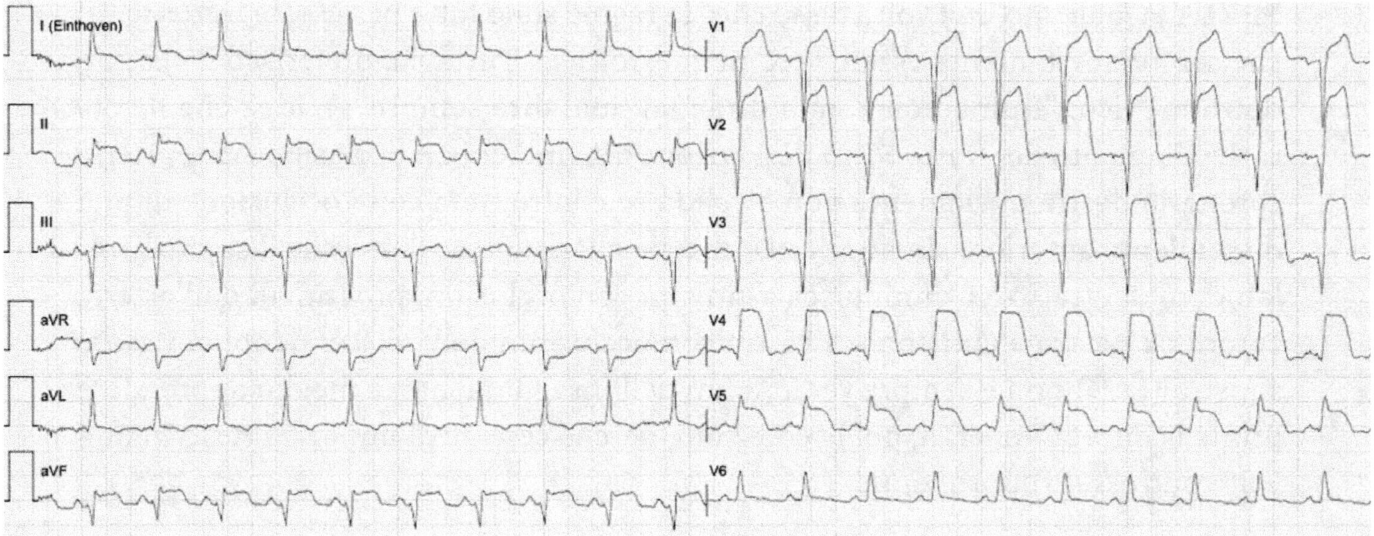

Figura 23-3

Un sopraslivellamento del tratto ST davvero impressionante nelle derivazioni precordiali! Ricordando quello che ti ho appena detto sulla progressione precordiale del pattern di sopraslivellamento del tratto ST nelle occlusioni dell'arteria coronaria destra e dell'arteria discendente anteriore... quale arteria coronaria è occlusa qui (confronta le derivazioni V2 e V4)? Quale pattern è suggerito? Se hai detto il pattern di occlusione dell'arteria coronaria destra prossimale, congratulazioni! Hai ragione! È esattamente il pattern in questo ECG... solo che non si tratta di un'occlusione dell'arteria coronaria destra. Questo ECG mostra un'occlusione di un ECG "wraparound" di Tipo 3 prossimale a D1. Ovviamente... la progressione del sopraslivellamento del tratto ST non è sempre affidabile al 100%. E questo significa che dovrai usare il cervello per capire PERCHÉ si tratta di un'occlusione dell'arteria discendente anteriore e NON di un'occlusione dell'arteria coronaria destra. Potresti sforzarti e angosciarti su come dimostrare che si tratta di un'occlusione "avvolgente" della discendente anteriore (LAD) di tipo 3 e non di un'occlusione prossimale dell'arteria coronaria destra (RCA), oppure potresti risolvere il problema in 2 o 3 secondi utilizzando il metodo di eliminazione della diagnosi di Jones. Poiché la nostra diagnosi differenziale si basa solo sull'occlusione dell'arteria coronaria destra (RCA) e dell'arteria coronaria sinistra (LAD), c'è qualche reperto su questo ECG che eliminerebbe una di queste diagnosi? Sì! C'è un lieve sopraslivellamento del tratto ST nella derivazione aVL e un sopraslivellamento del tratto ST molto evidente nella derivazione I. Nessuna occlusione dell'arteria coronaria destra produrrà un sopraslivellamento del tratto ST in nessuna di queste derivazioni. Pertanto, un'occlusione dell'arteria coronaria destra viene eliminata dalla nostra lista, lasciando un'occlusione della discendente anteriore come arteria responsabile. Inoltre, in tutta la mia carriera non ho mai visto sopraslivellamenti del tratto ST come quelli di un infarto miocardico ventricolare destro. Il sopraslivellamento del tratto ST di un infarto miocardico ventricolare destro varia in genere da lieve a moderato.

PERLA | Qualcuno una volta disse che "le regole sono fatte per essere infrante", il che sembra certamente essere vero in questo caso. Tuttavia, preferisco il vecchio detto medico: "In medicina, mai dire mai; mai dire sempre". L'idea che il sottoslivellamento del tratto ST in derivazione aVL indichi un'occlusione dell'arteria coronaria destra ovviamente non è valida se confrontata con l'occlusione di una discendente anteriore sinistra (LAD) distale a D1. Inoltre, l'idea che il sopraslivellamento del tratto ST diminuisca a sinistra con occlusioni prossimali dell'arteria coronaria destra e aumenti a sinistra con occlusioni della discendente anteriore sinistra (LAD) non è sempre vera. Ai fini dell'insegnamento, è meglio apprendere prima i concetti generali, poi le eccezioni, perché cercare di imparare tutto in una volta può essere opprimente!

Trucco 2

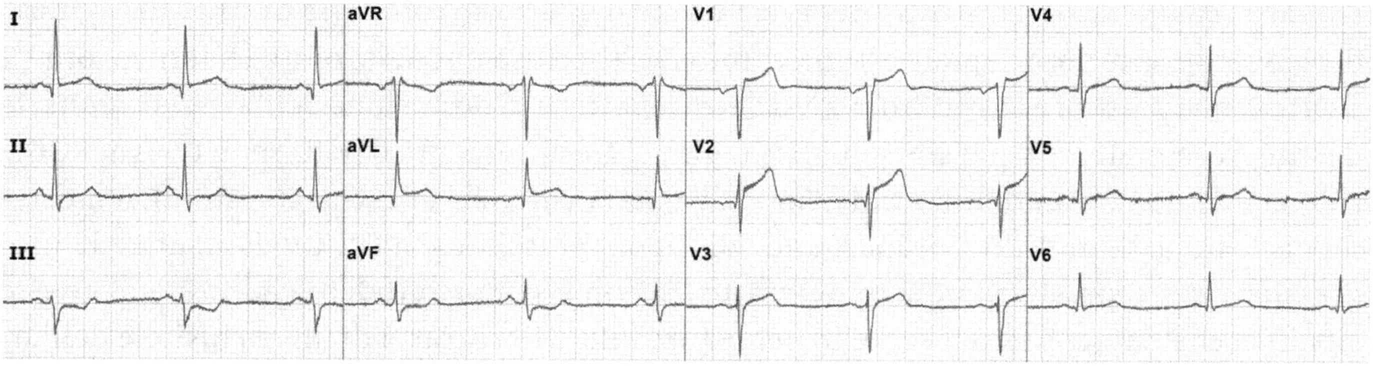

Figura 23-4

Questo ECG (Figura 23-4) è stato registrato da un uomo di circa 40 anni che lamentava dolore toracico da 24 ore. Cosa vedete su questo ECG?

Non dovrebbe essere passato molto tempo prima che si notasse il sopraslivellamento del tratto ST nelle derivazioni I e aVL, il sottoslivellamento reciproco del tratto ST nelle derivazioni III e aVF e un lieve sottoslivellamento in derivazione II. In aVL, il sopraslivellamento del tratto ST è evidente, mentre in derivazione I è lieve. Si osserva inoltre un sopraslivellamento del tratto ST di 2,5 mm in derivazione V2, che soddisfa i criteri di STEMI se accompagnato da un sopraslivellamento del tratto ST di 1,0 mm in derivazione V1. Si osserva inoltre un lieve sopraslivellamento del tratto ST in derivazione V3. Osservando le derivazioni I, aVL e V3, si può osservare un esempio del Segno di Jones: il tratto ST rettilineo e ascendente dal punto J al picco dell'onda T. Questo segno è noto da molti anni e, nel giusto contesto, è altamente indicativo di un segmento ST registrato durante la sua transizione dalla normale concavità ascendente alla convessità ascendente ischemica. Alcuni studenti hanno aggiunto l'eponimo "Jones" durante una delle mie Masterclass in Elettrocardiografia Avanzata.

Quindi, abbiamo un'ischemia acuta della parete basolaterale (Derivazioni I e aVL) manifestata da sopraslivellamento del tratto ST in derivazione aVL, dal suggerimento di imminente sopraslivellamento del tratto ST in derivazione I e dal sottoslivellamento reciproco in derivazione III. Ma perché è presente sopraslivellamento del tratto ST nelle derivazioni V1 e V2, in particolare in V2? Il sopraslivellamento del tratto ST in V2 suggerisce l'occlusione di un vaso branca, un ramo della discendente anteriore sinistra. In questo caso, si tratta del primo ramo diagonale, D1.

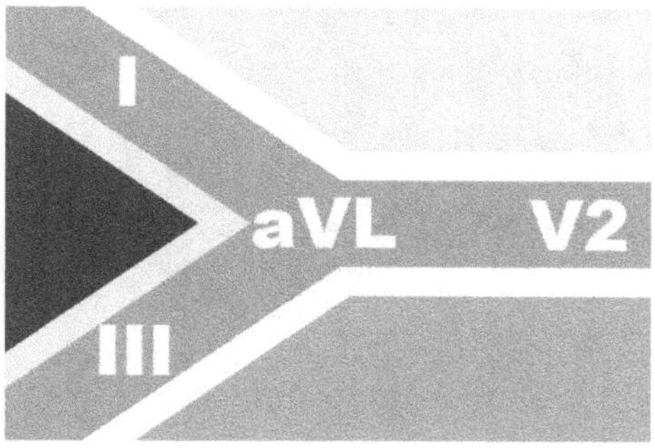

23-5

L'occlusione del ramo D1 produce quello che è stato chiamato il segno della bandiera sudafricana (Figura 23-5) a causa dell'allineamento delle derivazioni diagnostiche I, aVL, III e V2.

Ora, il trucco crudele del cuore n. 2: con un'occlusione isolata del ramo D1, non dovrebbero esserci altri sopraslivellamenti del tratto ST nelle derivazioni precordiali. Naturalmente, c'è un sopraslivellamento del tratto ST nelle derivazioni basolaterali, derivazioni I e aVL, che si trovano sul piano frontale. Ma è questo il caso delle derivazioni precordiali in questo caso? NO! C'è un sopraslivellamento del tratto ST in derivazione V1 e un leggero sopraslivellamento del tratto ST con il segno di Jones in derivazione V3. Questo è più di una semplice occlusione isolata del ramo D1. Il trucco messo in atto qui è quello che chiamo "ti lancio un osso". Se dovessi passare accanto a un cane che ringhia e minaccia, potresti distrarlo lanciandogli un osso e, mentre è impegnato con l'osso, puoi continuare per la tua strada. Questo è il trucco crudele che ci hanno giocato qui. Ci viene diagnosticata un'occlusione del ramo D1 per distrarci da una più grave occlusione prossimale – e separata – della discendente anteriore sinistra (LAD). L'angiografia ha rivelato un'occlusione della discendente anteriore sinistra (LAD) con un'occlusione embolica di D1.

PERLA | Non smettere di cercare solo perché sei riuscito a fare una diagnosi. Nessuna legge stabilisce che ci possa essere una sola diagnosi per ECG.

UN'ALTRA PERLA | Solo due arterie coronarie provocheranno un sopraslivellamento del tratto ST delle derivazioni basolaterali (derivazioni I e aVL) quando occluse: la discendente anteriore sinistra (LAD) e l'arteria circonflessa sinistra (LCx). L'ischemia basolaterale è più frequentemente causata dall'occlusione della discendente anteriore sinistra (LAD). Ma è necessario comprendere che non è sempre il tronco principale della discendente anteriore sinistra (cioè la discendente anteriore sinistra stessa) a causare l'ischemia basolaterale: potrebbe essere solo la prima branca diagonale (D1) a servire quell'area. Pertanto, un'occlusione della discendente anteriore prossimale all'origine del ramo D1 causerà ischemia basolaterale, ma un'occlusione all'interno del ramo D1 stesso senza alcun coinvolgimento della discendente anteriore produrrà anch'essa ischemia basolaterale con sopraslivellamento del tratto ST nelle derivazioni I e aVL. Un'occlusione dell'arteria coronaria destra non produce mai sopraslivellamento del tratto ST nelle derivazioni I o aVL.

Trucco 3

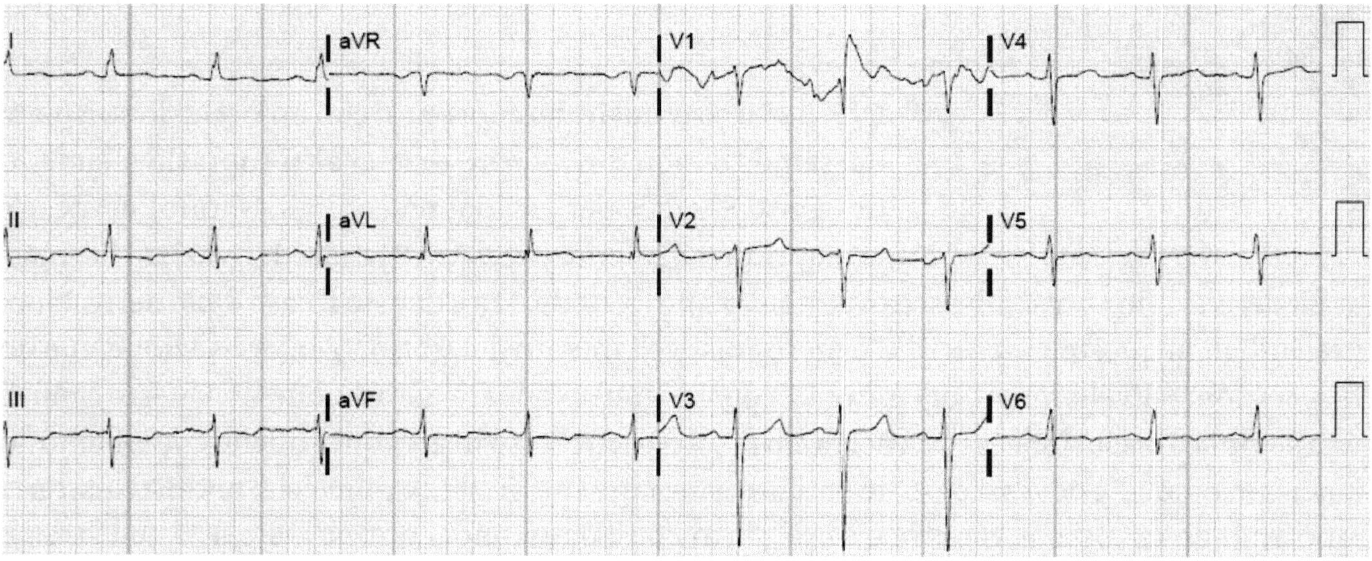

Figura 23-6

Questo ECG (Figura 23-6) è stato registrato da un uomo di 61 anni con dolore toracico retrosternale irradiato a entrambe le braccia per circa un'ora.

Questo trucco crudele è ciò che chiamo "mettere i buoi davanti al carro". In altre parole, l'ordine previsto delle cose viene invertito. Osservando le derivazioni II, III e aVF, possiamo vedere un lieve, ma netto, sottoslivellamento del tratto ST. Non c'è altra deviazione del tratto ST sull'ECG. Quindi, cos'è questo sottoslivellamento del tratto ST? Si tratta di ischemia subendocardica?

PEARL | Ricordate sempre la Regola di Jones e i suoi due corollari: qualsiasi sottoslivellamento del tratto ST sull'ECG di un paziente con dolore toracico compatibile con una sindrome coronarica acuta (SCA) deve essere considerato un cambiamento reciproco di un'ischemia transmurale acuta fino a prova contraria. Corollario n. 1: il cambiamento reciproco può comparire prima del cambiamento indicativo del sopraslivellamento del tratto ST. Corollario n. 2: anche quando il sopraslivellamento del tratto ST e il cambiamento reciproco sono entrambi presenti, il cambiamento reciproco può sembrare molto più impressionante. NON LASCIATEVI INGANNARE! Il problema è il sopraslivellamento del tratto ST!

In questo ECG, il trucco crudele è che il sottoslivellamento del tratto ST di una variazione reciproca nelle derivazioni II, III e aVF è comparso prima di qualsiasi sopraslivellamento diagnostico del tratto ST nelle derivazioni basolaterali, in particolare la derivazione aVL. Il pericolo in questo caso sarebbe quello di confondere il sottoslivellamento del tratto ST con un'ischemia subendocardica cronica e dimettere il paziente. Per qualche ragione che mi rimane sconosciuta, molti operatori sanitari sembrano considerare il sopraslivellamento del tratto ST acuto e il sottoslivellamento del tratto ST cronico. Entrambe le condizioni possono essere acute. Entrambe le condizioni possono essere croniche.

Trucco 4

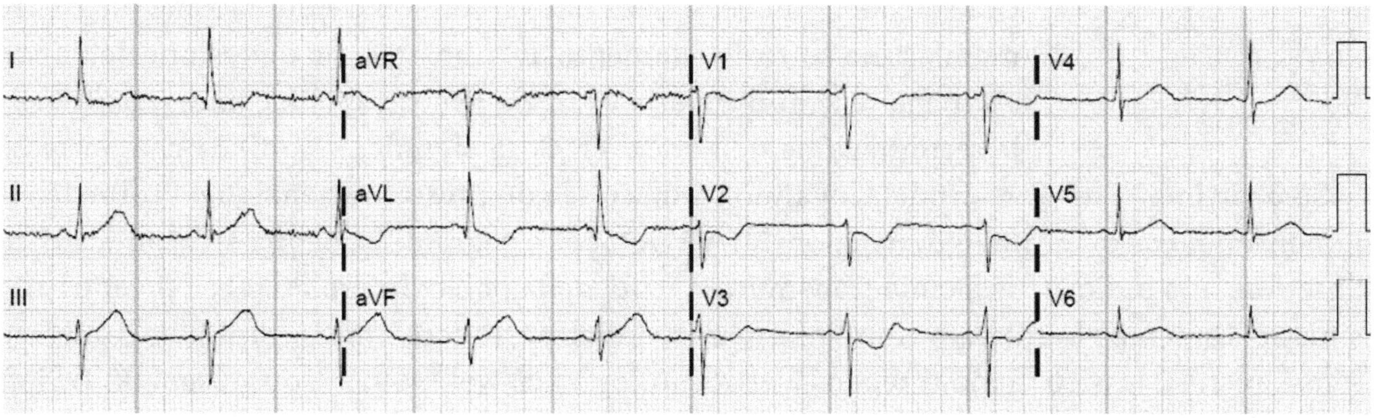

Figura 23-7

Questo ECG (Figura 23-7) è stato registrato da una donna di 67 anni che lamentava dolore toracico retrosternale irradiato al braccio sinistro e alla mandibola per circa 45 minuti.

Il ritmo è sinusale, senza blocchi o anomalie di conduzione. È presente un lieve sopraslivellamento del tratto ST (meno di 1,0 mm) nelle derivazioni inferiori, con sottoslivellamento del tratto ST più evidente nelle derivazioni I e aVL e sottoslivellamento del tratto ST molto evidente nelle derivazioni V1-V3. Cosa colpisce di più in questo ECG?

Spero abbiate parlato delle onde T iperacute nelle derivazioni inferiori! La maggior parte dei libri di testo introduttivi all'interpretazione dell'ECG e dei corsi online vi farebbero credere che tutte le onde T iperacute siano molto alte e assomiglino a onde T iperkaliemiche. La maggior parte di esse è alta, ma ricordate la definizione della parola "la maggior parte": significa "non tutte!" Non cercate di misurare le onde T iperacute facendo riferimento a un riferimento di altezza standard. Confrontate la dimensione dell'onda T iperacute con il QRS che la precede.

La caratteristica più affidabile delle onde T iperacute è la loro larghezza, non la loro altezza! Questo crudele trucco cardiaco serviva a farti trascurare le evidenti onde T iperacute perché non sono particolarmente alte. Ma guarda quanto sono larghe!

PERLA | Quando assisti un paziente con un dolore toracico credibile (cioè, dolore tipico di una sindrome coronarica acuta) e vedi che le onde T in una specifica regione vascolare sembrano iniziare nel punto J senza un segmento ST intermedio... considera sempre la possibilità che le onde T siano iperacute. La larghezza alla linea di base è la misura corretta delle onde T iperacute, non la loro altezza! E ricorda sempre che le onde T iperacute possono essere invertite.

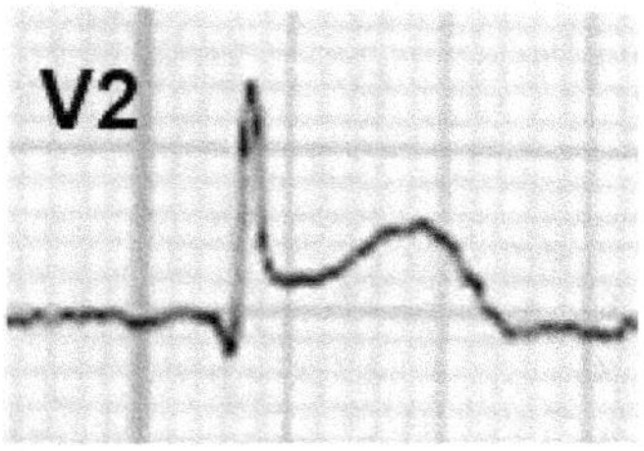

Figura 23-8

Ecco la derivazione V2 capovolta (Figura 23-8). Sembra più un'onda T iperacuta in transizione verso un sopraslivellamento del tratto ST?

Ora consideriamo le derivazioni V1-V3. Non c'è dubbio che tutte e tre manifestino sottoslivellamento del tratto ST con inversione dell'onda T (anche se la derivazione V3 inizia a mostrare un cambiamento nella terminazione dell'onda T). Cosa significa? Significa che potreste cadere vittima di un altro crudele inganno cardiaco se non prestate attenzione! I sottoslivellamenti del tratto ST nelle derivazioni V1-V3 non sono segni di ischemia subendocardica anteriore, ma indicano ischemia transmurale acuta della parete inferolaterale del ventricolo sinistro. Un tempo lo chiamavamo "infarto miocardico posteriore", ma i tempi sono cambiati, e così anche il lessico di molti reperti elettrocardiografici. Nel 1964, il Dott. Joseph K. Perloff scrisse il suo articolo rivoluzionario, "Il riconoscimento dell'infarto miocardico strettamente posteriore mediante elettrocardiografia scalare convenzionale", che ci insegnò che era possibile diagnosticare un infarto miocardico "posteriore" da un ECG a 12 derivazioni. Fino ad allora, nessuno lo pensava. A quei tempi, quello che oggi chiamiamo infarto miocardico inferiore era chiamato infarto miocardico posteriore. Sì, il sopraslivellamento del tratto ST nelle derivazioni II, III e aVF era un "infarto miocardico posteriore". Dopo l'articolo di Perloff, gli infarti miocardici inferiori furono rinominati infarti miocardici "diaframmatici" e gli infarti miocardici "posteriori" furono chiamati infarti miocardici "veri posteriori". Oggi sappiamo che quello che Perloff chiamava infarto miocardico "posteriore" è in realtà un'ischemia transmurale della parete laterale del ventricolo sinistro. L'elettrocardiografia scalare convenzionale è ciò che oggi chiamiamo ECG. Ora, sono sicuro che la maggior parte di voi che leggete questo libro abbia molta familiarità con gli infarti inferolaterali, ma ecco il trucco crudele: Perloff ha descritto l'infarto inferolaterale "posteriore" come caratterizzato da un'onda R alta, un sottoslivellamento del tratto ST e un'onda T verticale – ed è questo che molti cercano per diagnosticare un infarto inferolaterale. Eppure l'unica parte della sua definizione che vediamo su questo ECG è il sottoslivellamento del tratto ST. Come può questo rappresentare veramente un infarto inferolaterale ("posteriore")? Perché Perloff ha descritto un infarto completo, non un'ischemia transmurale prima dell'infarto. L'onda R alta rappresentava un'onda Q ampia nelle derivazioni posteriori V7-V9, e l'onda T verticale rappresentava un'onda T post-riperfusione. Quello che vedete qui è una parete inferolaterale ancora ischemica, non infartuata. Naturalmente, questo è ciò che vogliamo vedere perché significa che il miocardio della parete inferolaterale è ancora recuperabile.

PERLA | Le onde T sono verticali durante l'ischemia transmurale. Non si invertono fino a quando non si è verificata la riperfusione. A quel punto, l'ischemia si è risolta, l'offerta e la domanda di O_2 sono tornate in equilibrio e il paziente non avverte più dolore. Ricordate: le onde T non si invertono fino a quando non si è verificata la riperfusione. Tutto è opposto nelle derivazioni precordiali destre quando riflettono cambiamenti sul lato opposto del ventricolo.

Trucco 5

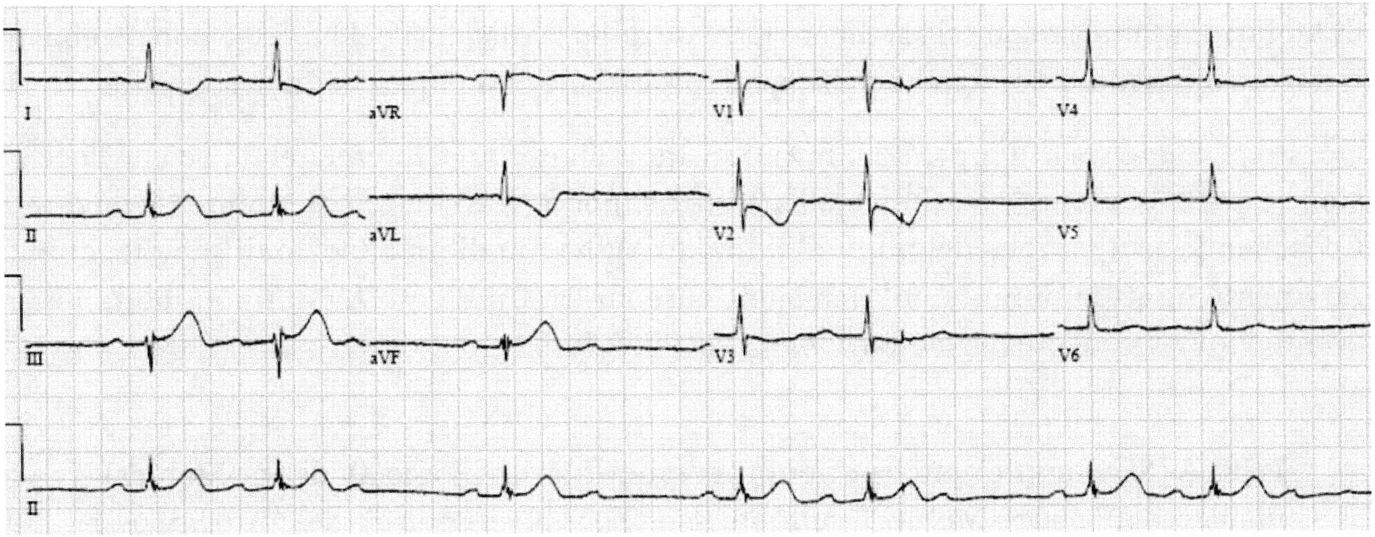

Figura 23-9

Questo ECG (Figura 23-9) è stato registrato da un uomo di 48 anni, un forte fumatore con una storia di ipertensione.

Ricordate il Cruel Heart Trick n. 2, in cui l'ECG "ti lanciava un osso"? Fate molta attenzione! Qual è il problema con questo ECG?

Se avete subito notato il ritmo irregolare, andatevene in un angolo! Il problema sono le molteplici aree di ischemia acuta su questo ECG!

Naturalmente, questo paziente non è qui in questo momento, quindi abbiamo tempo per esaminare tutto. Se aveste partecipato a una delle mie Masterclass, avreste notato immediatamente il blocco atrioventricolare di Mobitz I... e poi avreste proseguito. Il ritmo è sinusale, ma perché è presente un blocco atrioventricolare di Mobitz I?

Ci sono onde T iperacute nelle derivazioni II, III e aVF. Sono alte? No... ma non devono esserlo per forza! Devono solo essere ampie. Non è presente un sopraslivellamento del tratto ST definito. Conosco diversi colleghi che sottolineano un sopraslivellamento del tratto ST inferiore a 0,25 mm e ne discutono il significato. La mia risposta: "Bene, fai un altro ECG tra 20 minuti e fammi sapere a quanto ammonta il sopraslivellamento del tratto ST!". Se il sopraslivellamento del tratto ST è così minuscolo che si discuterà sulla sua presenza, come può essere considerato un reperto affidabile? Controllalo di nuovo tra qualche minuto.

Ci sono evidenti alterazioni reciproche nelle derivazioni I, aVL, V1 e V2. C'è un sottoslivellamento del tratto ST molto sottile in V3. Concentriamoci sulle derivazioni I, aVL e V2. Sono alterazioni che si potevano vedere dall'altra parte della stanza! Ricordate il secondo corollario della Regola di Jones? Sottolinea che la variazione reciproca potrebbe essere molto più evidente della variazione primaria (in questo ECG, le onde T iperacute). E questo è certamente il caso. Ma il crudele trucco del cuore consisteva nel "tirarti un osso": il blocco atrioventricolare di Mobitz I. Molte persone si sarebbero fermate dopo la diagnosi del blocco e non avrebbero indagato oltre. Molti non sarebbero rimasti colpiti dalle onde T perché "non sono alte".

Questo paziente sta sviluppando infarti transmurali inferiori e inferolaterali. Poiché l'occlusione è probabilmente prossimale all'arteria del nodo AV, il blocco di Mobitz I è dovuto a un'ischemia temporanea del nodo AV. Il nodo AV ha più di un apporto di sangue, quindi raramente infartua durante un'occlusione coronarica. Un blocco AV di tipo Mobitz I è un evento molto frequente negli infarti miocardici inferiori.

PERLA | Si è sempre detto che non si vedranno mai un blocco AV di tipo Mobitz I e un blocco AV di tipo Mobitz II sullo stesso ECG. Sebbene non sia del tutto impossibile, è estremamente improbabile. Perché? Perché richiede due lesioni distinte: una nel nodo AV (Mobitz I) e l'altra infranodale o addirittura infrahisiana (Mobitz II).

Letture consigliate

Ghani AR, Mughal MS, Kumar S, Muskula P, Abo-Salem E. Wrapped Left Anterior Descending Artery Presenting As Inferior Myocardial Infarction: Case Report and Review of the Literature. Cureus. 2021 Feb 15;13(2):e13358.

Kobayashi N, Maehara A. Left anterior descending artery wrapping around the left ventricular apex predicts additional risk of future events after anterior myocardial infarction. Anatol J Cardiol. 2019 Apr;21(5):259-260.

Littmann L. South African flag sign: a teaching tool for easier ECG recognition of high lateral infarct. Am J Emerg Med 2016; 34:107–9.

Nabeel Jafri A, Ali Salem Al Shehri M, Ahmed Anwar M, Said Abdelmonem M. Acute Inferior ST-Elevation Myocardial Infarction Due to Wraparound Left Anterior Descending Artery. Cureus. 2021 Oct 12;13(10):e18701.

Rajendran G, Mahalingam S, Kagne R, Nathan B. The South African flag sign—an electrocardiographic sign to predict the culprit artery, QJM: An International Journal of Medicine, Volume 114, Issue 9, September 2021, Pages 665–666.

Ristampato dal blog ECG del Dott. Smith

I seguenti ECG sono ristampati con la gentile autorizzazione del Dott. Stephen W. Smith. Potete trovare questi e altri casi molto interessanti e istruttivi sul suo blog ("Dr. Smith's ECG Blog") all'indirizzo: https://hqmeded-ecg.blogspot.com/

Figura 23-1
Da: sabato 6 giugno 2020
"50-something with STEMI and hypotension: What is the infarct artery?"

Figura 23-2
Da: martedì 28 giugno 2011
"Would you activate the cath lab prehospital?"

Figura 23-3
Da: martedì 23 maggio 2023
"A man in his early 40s with chest pain a 'normal ECG' by computer algorithm. Should we avoid interrupting a physician to interpret his ECG?"

24

Ischemia e i condizioni che simulano un infarto miocardico (IM)

Numerose condizioni possono simulare un'ischemia/infarto epicardico acuto. Alcune possono imitarla esattamente, mentre altre possono apparire abbastanza simili da confondere chi non è un esperto di interpretazione ECG.

Pensateci! | Sapete indicare un riscontro ECG patognomonico per un'ischemia o un infarto miocardico acuto?

Patognomonico significa che un riscontro diagnostica automaticamente una condizione in modo inequivocabile quando è presente sull'ECG a 12 derivazioni. Un riscontro patognomonico non si riscontra in nessun'altra condizione se non in quella che la sua presenza definisce.

E le onde Q? No, la maggior parte delle onde Q non ha nulla a che fare con l'ischemia.

E il sopraslivellamento del tratto ST? Variante normale (ripolarizzazione precoce), miocardite, pericardite, iperkaliemia, ipercalcemia, aneurisma ventricolare (sopraslivellamento persistente del tratto ST), cardiomiopatia di Takotsubo e pericardite post-infartuale precoce (EPIP) sono solo alcune delle condizioni che possono causare sopraslivellamento del tratto ST. La miocardite acuta e la cardiomiopatia di Takotsubo possono imitare perfettamente l'ischemia miocardica acuta! Miocardite, pericardite e variante normale (ripolarizzazione precoce) sono trattate più dettagliatamente nel Capitolo 26, "Ischemia acuta, pericardite acuta, miocardite acuta e variante normale".

E il sottoslivellamento del tratto ST? Ipokaliemia, uso di digitale, alterazioni reciproche, blocco di branca, ipotermia e tachicardia sono solo alcune delle condizioni, oltre all'ischemia acuta, che possono causare sottoslivellamento del tratto ST.

Condizione che simula IM 1 – Iperkaliemia

Uno dei più letali tra tutti i simil-ischemia/infarto acuto è l'iperkaliemia. In genere, non sarà difficile per l'elettrocardiografista di livello intermedio o avanzato riconoscere questo quadro di iperkaliemia come un simil-ischemia, non come un'ischemia miocardica acuta. Ma per cos'altro potrebbe essere confuso?

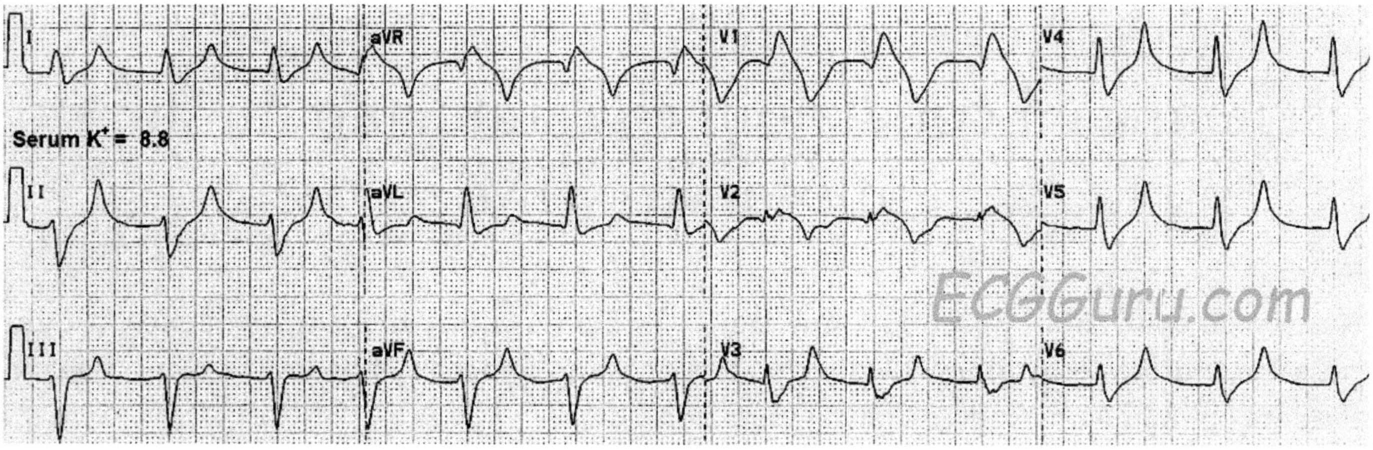

Figura 24-1

Osservando le derivazioni V1 e V2 nella Figura 24-1 (e persino la derivazione aVR), non sembra più un pattern di Brugada (una fenocopia di Brugada) che un infarto miocardico acuto? Le onde T alte, strette e appuntite nelle derivazioni laterali dovrebbero indirizzarvi rapidamente alla diagnosi corretta. Questo è un ECG che non potete non vedere. Le persone possono sopravvivere a un infarto miocardico acuto senza alcun trattamento, ma nessuno sopravvive all'iperkaliemia senza un trattamento tempestivo e appropriato!

Ecco un altro caso di iperkaliemia che simula uno STEMI (Figura 24-2):

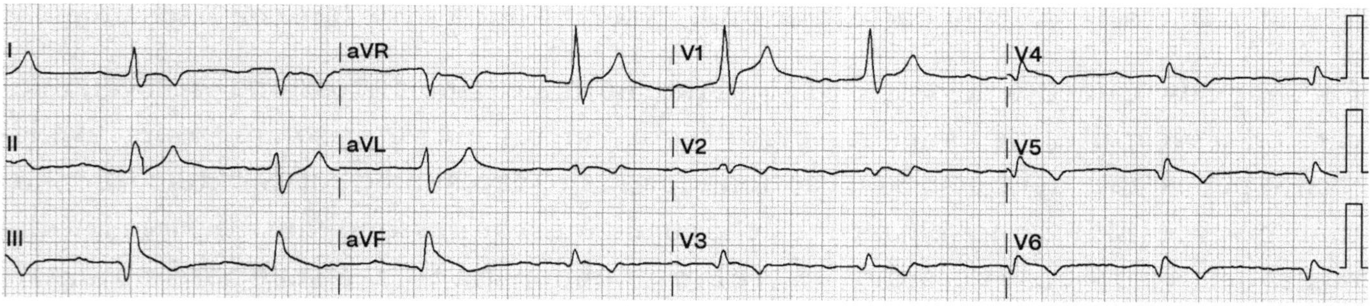

Figura 24-2

In questo caso, il sopraslivellamento del tratto ST si è spostato verso le derivazioni inferiori sul piano frontale, e ora sembra più simile a una vera ischemia transmurale acuta. Sembra persino esserci una certa alterazione reciproca. Un interprete ECG esperto avrebbe notato le peculiari onde T piccole ma rapidamente assottigliate e appuntite e avrebbe pensato immediatamente a un'iperkaliemia. Il paziente era un uomo di 70 anni e lamentava solo debolezza, senza dolore toracico.

PERLA | La debolezza è una delle presentazioni atipiche di un'occlusione miocardica acuta ed è più comune nei diabetici e negli anziani.

Queste (Figura 24-2) non sono le classiche onde T iperkaliemiche che ci hanno insegnato a riconoscere. Osservatele attentamente e ricordatele, non perché siano classiche, ma perché non lo sono! Confrontiamo le onde T iperacute con le onde T iperkaliemiche (Figura 24-3)...

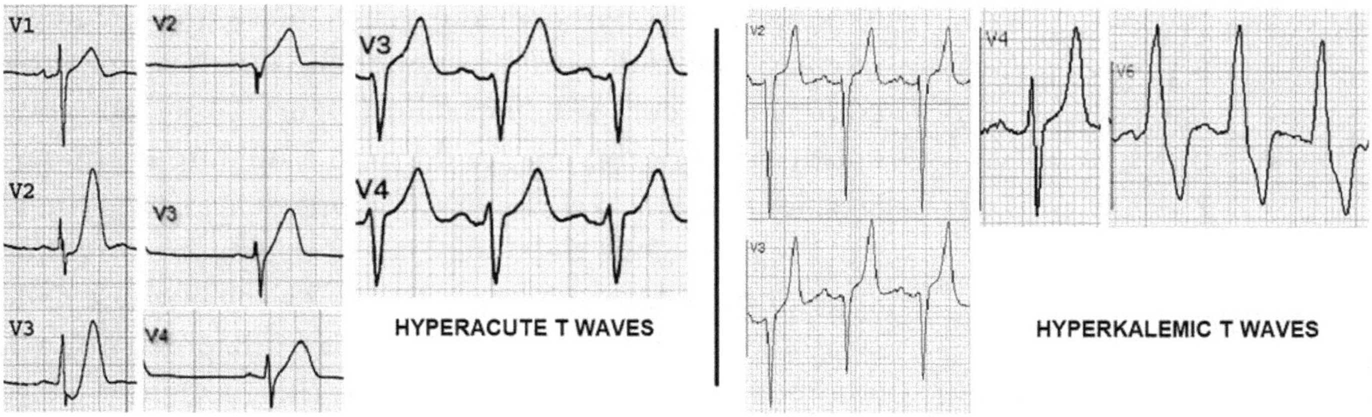

Figura 24-3A

Indipendentemente dall'altezza, le onde T iperacute (Figura 24-3A, a sinistra) hanno tutte una base molto ampia. Questo vale anche per le onde T iperacute invertite. Non devono essere alte, ma devono essere larghe! Al contrario, osservate la morfologia delle onde T iperkaliemiche (Figura 24-3A, a destra). Sono alte, più sottili delle onde T iperkaliemiche e terminano in una punta molto più netta. Notate che le onde T iperkaliemiche invertite sono state incluse nella Figura 24-3A. Non perdetevi una diagnosi molto importante perché stavate guardando dalla parte sbagliata della base! Vedi Figura 24-3B.

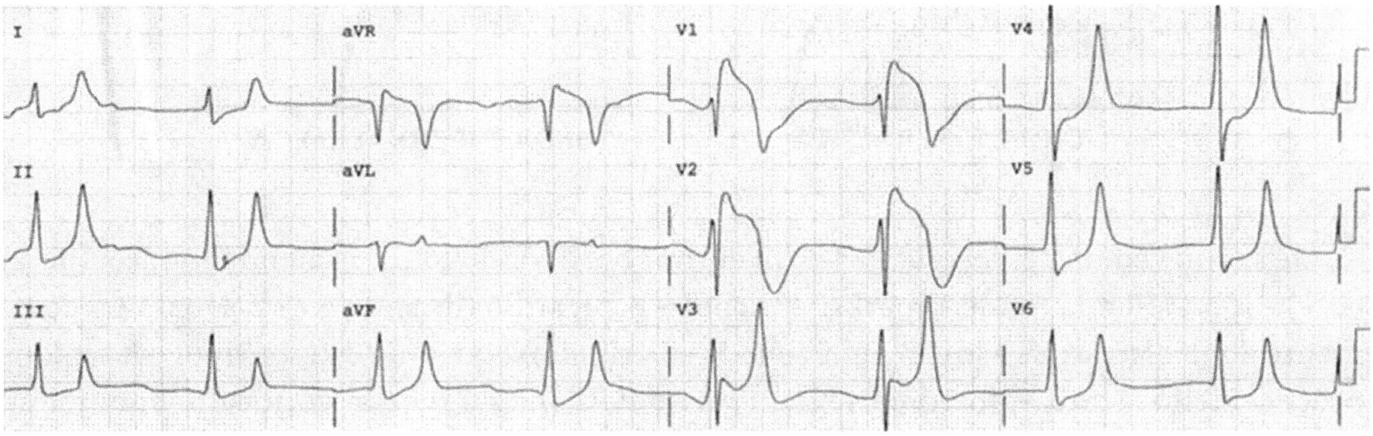

Figura 24-3B

OK... Ammetto che può essere difficile differenziare le due morfologie dell'onda T in rare occasioni, ma come ho detto, ciò accade solo raramente. Vi siete mai chiesti perché le onde T iperacute e iperkaliemiche siano così simili? In realtà, è perché entrambe hanno origine dallo stesso problema: l'iperkaliemia! La differenza è che le onde T iperacute derivano da un'iperkaliemia localizzata dovuta a ischemia localizzata, mentre le onde T iperkaliemiche sono dovute a un'iperkaliemia generalizzata che interessa tutto il corpo.

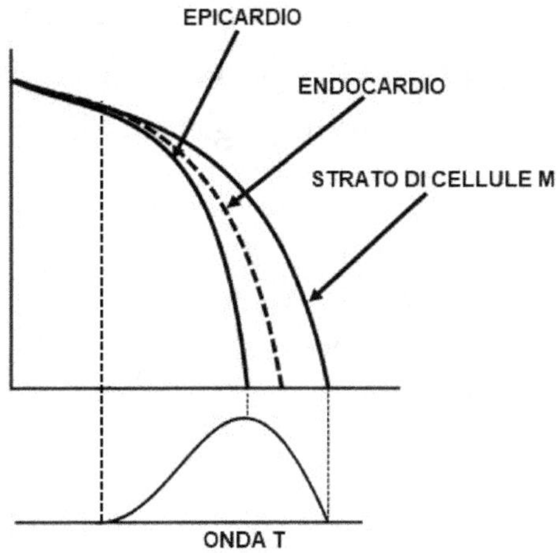

Figura 24-4

La parete ventricolare è divisa in tre strati: lo strato endocardico (che include il subendocardio), lo strato di cellule M (situato nella parete medio-ventricolare, a volte indicato come "subendocardio profondo") e lo strato epicardico (che include il subepicardio) (Figura 24-4). Lo strato epicardico è normalmente il primo a iniziare la ripolarizzazione, facendo sì che la sua rappresentazione (linea) sulla registrazione del potenziale d'azione scenda prima al potenziale di membrana a riposo. La separazione dello strato epicardico dalla Fase 2 segna l'inizio dell'onda T. Il punto in cui raggiunge il suo potenziale di membrana a riposo (RMP) segna il picco dell'onda T. Il punto in cui lo strato di cellule M (l'ultimo strato a iniziare la Fase 3) raggiunge il RMP segna la fine dell'onda T.

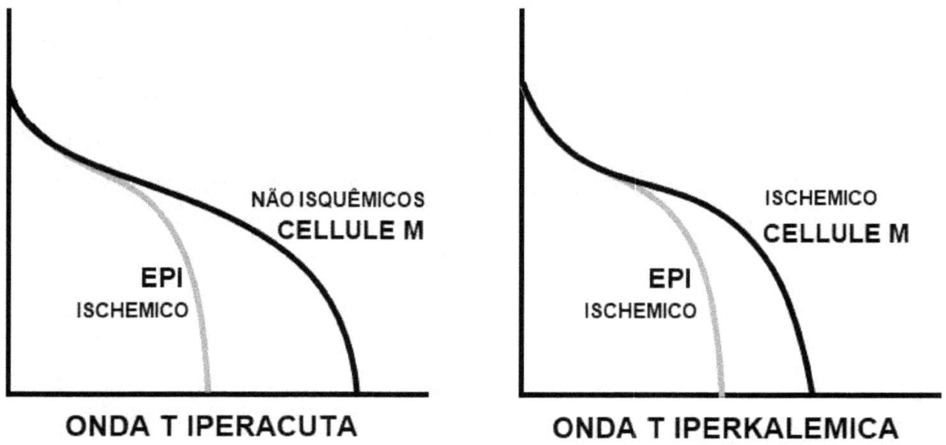

Figura 24-5

Come si può vedere nella Figura 24-5, in entrambe le condizioni – ischemia (onde T iperacute) e iperkaliemia (onde T iperkaliemiche) – l'epicardio (linea grigia) si separa precocemente dagli altri strati e inizia per primo la sua ripolarizzazione. Questa ripolarizzazione precoce dello strato epicardico segna l'inizio dell'onda T, che si verifica in condizioni normali, ischemiche e iperkaliemiche. Tuttavia, durante l'ischemia, gli strati di cellule M non ischemiche si ripolarizzano al loro ritmo normale e sono l'ultima parte del ventricolo a ripolarizzarsi. Pertanto, un inizio precoce ma una conclusione normale produrranno un'onda T ampia e iperacuta. Durante l'iperkaliemia generalizzata, che interessa tutto il corpo, nessuna area del cuore è risparmiata dagli effetti dell'elevato livello di potassio. Pertanto, lo strato di cellule M che normalmente ha la durata del potenziale d'azione più lunga si ripolarizzerà anche molto prima del normale. Questo determina un inizio precoce e una conclusione anormalmente precoce dell'onda T. Pertanto, l'onda T stretta dell'iperkaliemia appare all'ECG. Questo può essere visto nella Figura 24-5.

Solo il 22% di tutti i casi di iperkaliemia presenterà alterazioni riconoscibili dell'onda T all'ECG, il che significa che nel 78% dei casi sarà necessario riconoscere l'iperkaliemia senza il vantaggio di onde T alte e appuntite.

Ecco alcuni punti da ricordare sull'iperkaliemia come mimetismo dell'ischemia miocardica:

Sebbene possa causare sopraslivellamento del tratto ST, di solito assomiglia a una fenocopia di Brugada piuttosto che a un classico STEMI. (fenocopia - somiglianza con un'altra entità)

Il sopraslivellamento del tratto ST causato dall'iperkaliemia non è limitato alle derivazioni precordiali destre.

Quando il sopraslivellamento del tratto ST dell'iperkaliemia appare nelle derivazioni inferiori, può essere più facilmente confuso con un sopraslivellamento del tratto ST ischemico.

La debolezza può essere o meno un disturbo concomitante. Il dolore toracico retrosternale non è un disturbo insolito se il paziente è anche in dialisi.

> **PERLA** | L'iperkaliemia manifesta le sue caratteristiche onde T strette, alte e appuntite all'esordio. Con l'aumento del livello di K^+, tutte le deflessioni si allargano e si riducono in altezza, comprese le onde T. In caso di sopraslivellamento del tratto ST, le caratteristiche onde T dovrebbero aiutare nella diagnosi. Non è necessario diagnosticare definitivamente l'iperkaliemia con un ECG: è sufficiente sospettarla. Questo sospetto dovrebbe essere sufficiente per avviare immediatamente un'indagine e un trattamento.

Condizione che simula IM 2 – IVS (LVH)

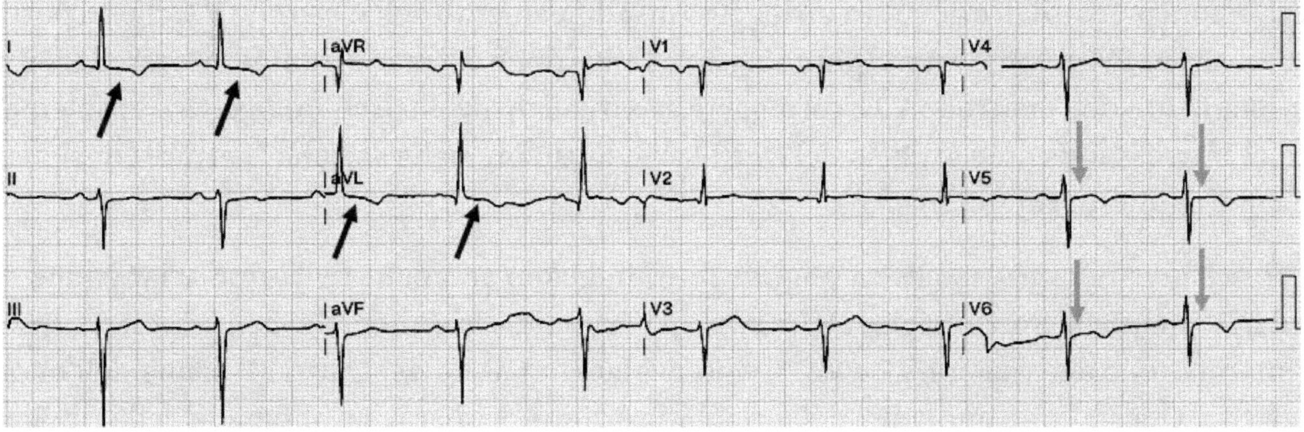

Figura 24-6

Il primo ECG (Figura 24-6) con ipertrofia ventricolare sinistra (LVH) che voglio mostrarvi è uno di quelli che spesso non viene riconosciuto. Mi piace perché dimostra entrambi i tipi di anomalie della ripolarizzazione. Per diagnosticare l'IVS su questo ECG, dovrete utilizzare le derivazioni periferiche. L'unico metodo che funziona con le derivazioni precordiali è il metodo Peguero-Lopresti, che utilizza sempre la derivazione V4; può utilizzare o meno una delle derivazioni periferiche. L'onda R nella derivazione aVL è > (NON "≥") 11 mm. Esiste un altro metodo che utilizza solo derivazioni periferiche che dovreste conoscere: l'onda R nella derivazione I + l'onda S nella derivazione III > (NON "≥") 24 mm (funziona in questo caso, provatelo!).

ANOMALIA DELLA RIPOLARIZZAZIONE PRIMARIA – dovuta a patologia intracellulare causata da ischemia, ipossia, acidosi, malattie ereditarie, tossicità da farmaci o farmaci.

ANOMALIA DELLA RIPOLARIZZAZIONE SECONDARIA – dovuta a condizioni extracellulari causate da un reindirizzamento della trasmissione dell'impulso: cicatrici fibrotiche (vecchi infarti, fibrosi da invecchiamento), origine ectopica dell'impulso, ipertrofia ventricolare, processi extracellulari (sarcoidosi, patologie del tessuto connettivo, amiloidosi, tumori). Le anomalie della ripolarizzazione secondaria sono attese in seguito a blocchi di branca ed ectopia ventricolare. Possono o meno accompagnare l'ipertrofia ventricolare.

PERLA | I criteri basati solo sulle derivazioni periferiche (I, II, III, aVR, aVL, aVF) possono essere utilizzati in pazienti di qualsiasi età. I criteri che utilizzano solo le derivazioni precordiali sono limitati a persone di età superiore ai 40 anni. Data la scarsa sensibilità della maggior parte dei metodi, l'ecocardiografia è il metodo preferito per la diagnosi definitiva.

Hai notato qualcosa di insolito nelle derivazioni V1 – V3 nella Figura 24-6? Qual è il confronto tra la derivazione V2 e le derivazioni V1 e V3? Sembra piuttosto fuori posto, vero? È un errore, uno scambio di derivazione? Questa irregolarità nella progressione del rapporto R/S nelle derivazioni precordiali è dovuta a un leggero disallineamento dell'elettrodo V2, che ha portato la derivazione V2 a comportarsi più come una derivazione del piano frontale. Controllare il posizionamento dell'elettrodo V2 e correggere eventuali dislivelli di solito risolve il problema. Si veda l'interessantissimo articolo del Dott. Lazlo Littmann nella sezione "Letture consigliate" alla fine di questo capitolo.

Le frecce nere rivolte verso l'alto (Figura 24-6) indicano anomalie della ripolarizzazione secondaria, mentre le frecce grigie rivolte verso il basso indicano anomalie della ripolarizzazione primaria. Nelle derivazioni V5 e V6, si noti il plateau basale del tratto ST prima dell'onda T invertita. Queste sono anomalie della ripolarizzazione primaria. Le anomalie della ripolarizzazione secondaria iniziano la discesa del tratto ST esattamente nel punto J.

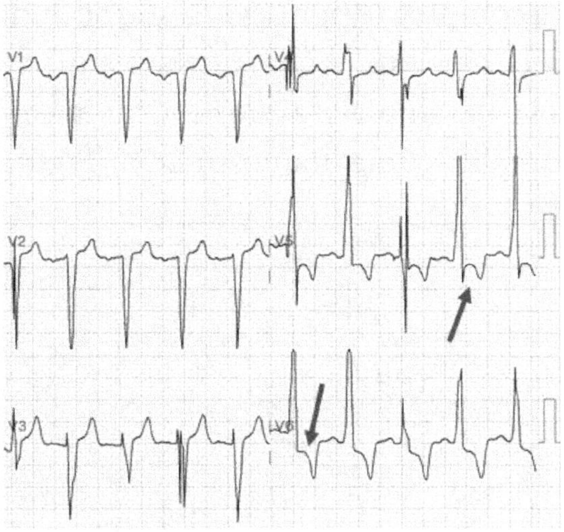

Figura 24-7

Tre anomalie primarie della ripolarizzazione sono facilmente confuse con le attese anomalie secondarie della ripolarizzazione. La prima è simile alle alterazioni della ripolarizzazione nelle derivazioni V5 e V6 (Figura 24-6): un segmento ST che rimane sulla linea di base fino all'onda T invertita, senza iniziare la discesa dal punto J. La seconda e la terza sono rappresentate nelle derivazioni precordiali di questo ECG (Figura 24-7):

La freccia rivolta verso il basso indica un'anomalia della ripolarizzazione secondaria apparentemente normale, tranne per il fatto che origina 2 mm sotto la linea di base. Questa NON è un'anomalia della ripolarizzazione secondaria normale, ma un'alterazione primaria. La freccia rivolta verso l'alto indica un'onda T invertita che inizia da un'onda S prima di poter tornare alla linea di base. Questa è un'alterazione primaria. Sospettare sempre un'ischemia quando si riscontra un'onda S seguita da un'onda T invertita.

Nella Figura 24-8, vediamo esempi classici di anomalia della ripolarizzazione secondaria nelle derivazioni laterali sinistre:

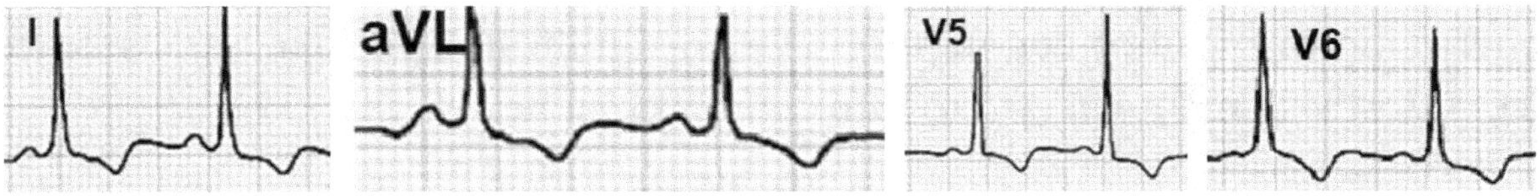

Figura 24-8

Una vera anomalia della ripolarizzazione secondaria ha un aspetto molto specifico e caratteristico. Le derivazioni con poli positivi sovrastanti il ventricolo ipertrofico presenteranno onde R, solitamente molto alte, ma occasionalmente l'ampiezza potrebbe non essere particolarmente marcata. Come mostrato nella Figura 24-8, l'anomalia della ripolarizzazione secondaria inizia al punto J e sulla linea di base. Occasionalmente può iniziare fino a 1 mm sotto la linea di base, ma non oltre. Se il punto J è depresso di oltre 1 mm, si dovrebbe considerare la presenza concomitante di ischemia miocardica.

Il punto J è seguito da una graduale discesa del tratto ST in un'onda T invertita. Ora, osservate attentamente il tratto ST. Dovreste vedere una lieve convessità verso l'alto tra il punto J e il nadir dell'onda T, che dà l'impressione di una forza che spinge verso l'alto sul tratto ST medio. Questa lieve convessità è molto caratteristica dell'anomalia della ripolarizzazione secondaria. La ripolarizzazione termina con un'onda T invertita, in cui il ramo ascendente ritorna bruscamente alla linea di base. La graduale discesa verso l'onda T invertita e il brusco ritorno alla linea di base creano un'onda T asimmetrica.

Ecco cosa bisogna ricordare: sebbene ogni blocco di branca completo e ogni PVC siano accompagnati da un'anomalia secondaria della ripolarizzazione, l'ipertrofia ventricolare sinistra non è necessariamente associata a un'anomalia secondaria della ripolarizzazione! E molti casi di ipertrofia ventricolare sinistra non presentano tale anomalia, come in questo ECG (Figura 24-9):

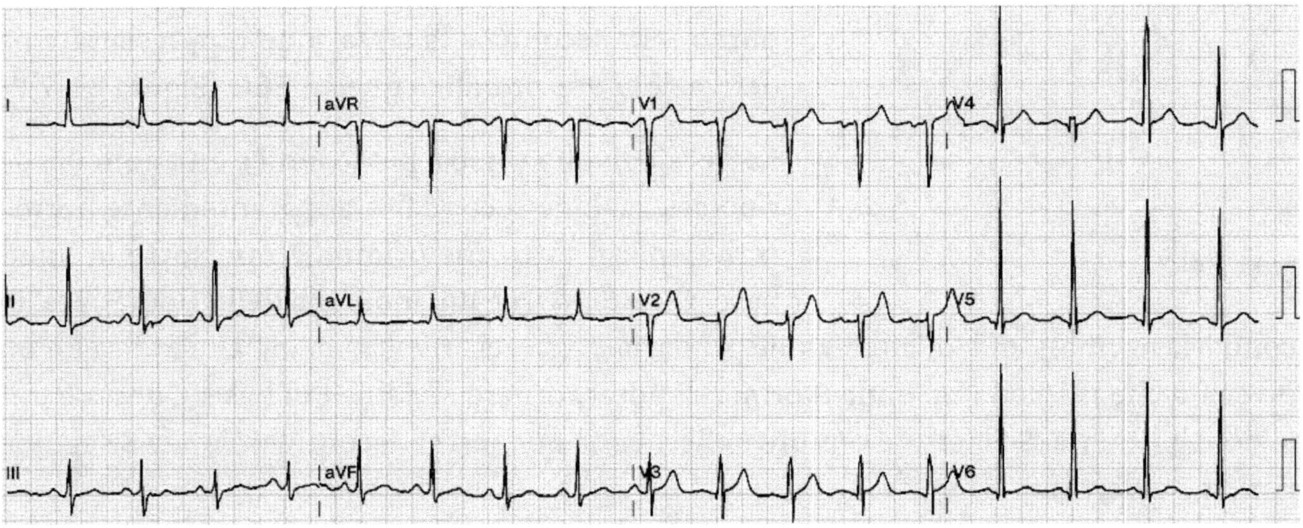

Figura 24-9

L'ECG in Figura 24-9 soddisfa i criteri per IVS (Sokolow-Lyon), ma non è presente alcuna anomalia secondaria della ripolarizzazione. Un'anomalia secondaria della ripolarizzazione è un reperto molto specifico con un'origine e un significato specifici. NON si tratta di un semplice sottoslivellamento del tratto ST o di un'inversione dell'onda T!

Il pericolo sorge quando una ripolarizzazione che NON è un'anomalia secondaria della ripolarizzazione viene erroneamente etichettata come tale semplicemente perché è presente IVS e si trascura un problema più serio. Diamo un'occhiata a questo ECG (Figura 24-10) con IVS:

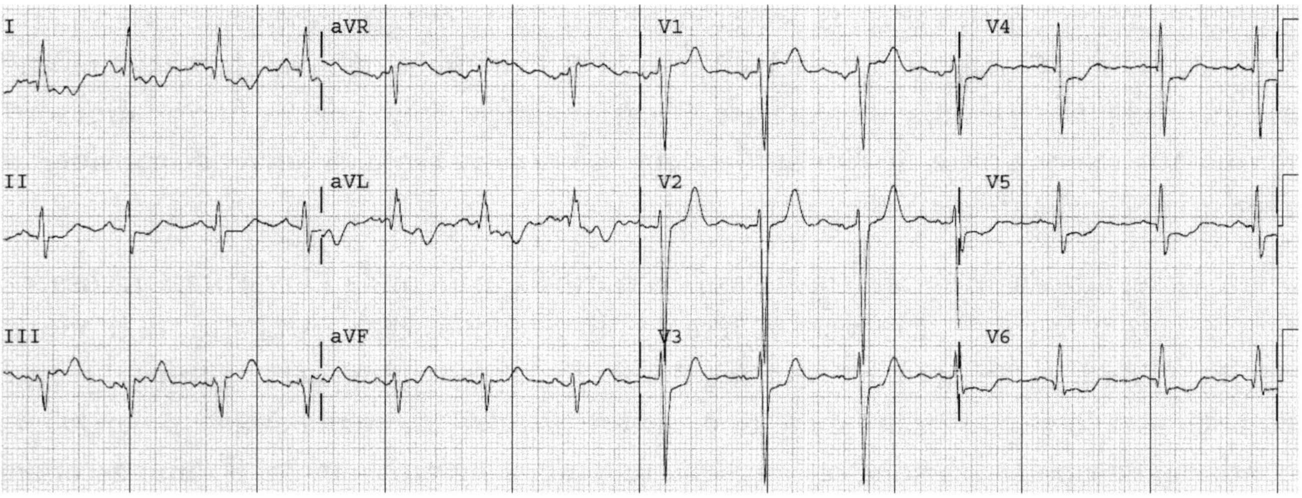

Figura 24-10

In questo caso è presente ipertrofia ventricolare sinistra (criteri di Peguero-Lo Presti) e sottoslivellamento del tratto ST nelle derivazioni sinistre, ma questi sottoslivellamenti del tratto

ST NON sono anomalie della ripolarizzazione secondaria. Rappresentano qualcosa di molto più grave: ischemia miocardica!

NON siete obbligati a diagnosticare un'anomalia della ripolarizzazione secondaria solo perché è presente ipertrofia ventricolare sinistra all'ECG. L'ipertrofia ventricolare sinistra non è inizialmente accompagnata da un'anomalia della ripolarizzazione secondaria. Osservate attentamente la ripolarizzazione nella Figura 24-11:

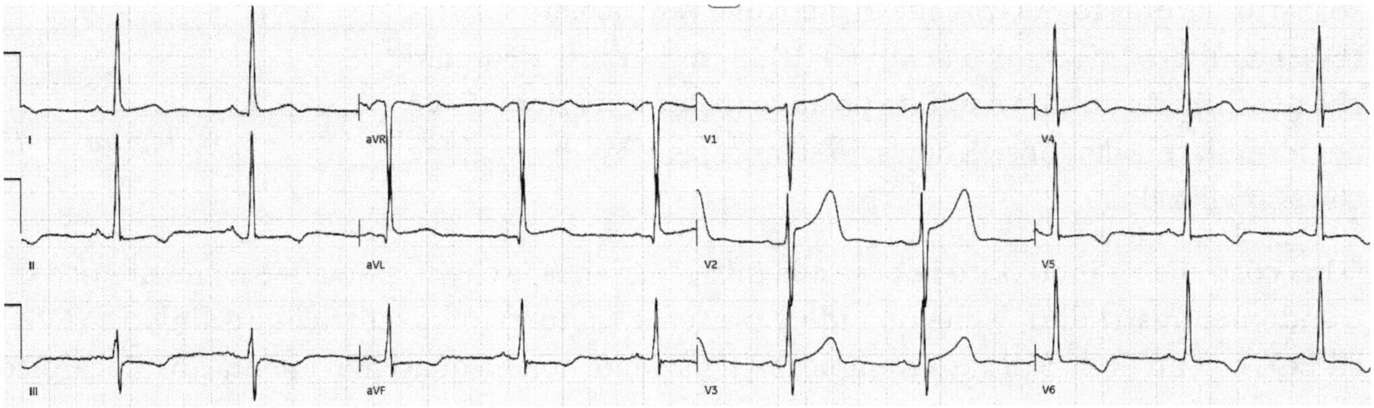

Figura 24-11

I tratti ST nelle derivazioni V5 e V6 sono isoelettrici per circa 200 msec prima della comparsa dell'onda T. Questa NON è un'anomalia della ripolarizzazione secondaria. Nessuna delle derivazioni sinistre (derivazioni I, aVL, V5 e V6) mostra un'anomalia della ripolarizzazione. Ciò che vedete NON è un'anomalia della ripolarizzazione secondaria. Sì, questa È ipertrofia ventricolare sinistra. No, non c'è alcuna anomalia della ripolarizzazione secondaria. La ripolarizzazione è certamente anomala, ma dovremmo considerare un'altra causa per l'anomalia.

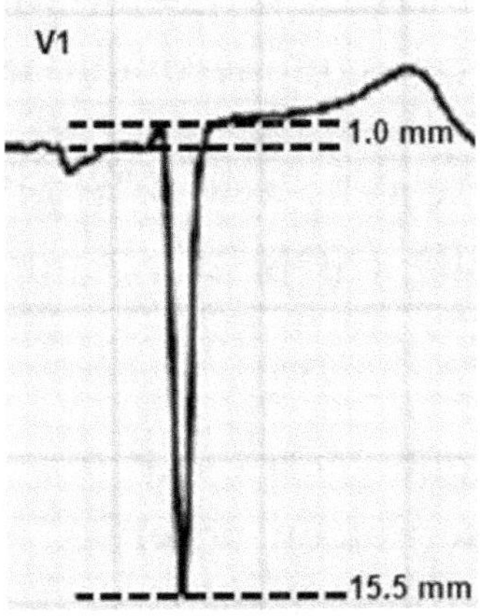

Figura 24-12

In genere, quando l'ischemia acuta colpisce la parete inferiore o basolaterale (in precedenza "laterale alta"), non si dovrebbero avere difficoltà a riconoscere le alterazioni della ripolarizzazione caratteristiche dell'ischemia/infarto miocardico acuto. Esiste quindi un modo per distinguere le alterazioni dell'ischemia ventricolare sinistra (LVH) da quelle dell'LVH con infarto miocardico?

Aslanger, Meyers e Smith hanno suggerito nel loro eccellente articolo del 2021 (vedi "Letture consigliate") che se l'ampiezza del sopraslivellamento del tratto ST è superiore a un sesto (> 0,17) dell'ampiezza dell'onda S in una qualsiasi delle derivazioni V1-V3, allora si dovrebbe sospettare fortemente un'ischemia ventricolare sinistra (OMI) combinata con l'ischemia ventricolare sinistra (LVH). Anche Armstrong et al. hanno suggerito lo stesso rapporto, ma hanno utilizzato 0,25 come cut-off tra l'ischemia ventricolare sinistra (LVH) e l'ischemia ventricolare sinistra (LVH) con l'ischemia ventricolare sinistra (OMI). Alcuni esperti ritengono che l'utilizzo di 0,25 comporti una perdita di sensibilità.

Nella Figura 24-12, il sopraslivellamento del tratto ST nella derivazione V1 è di 1,0 mm e la profondità dell'onda S dalla linea di base al nadir è di 15,5 mm. Il rapporto 1,0/15,5 è pari a 0,06. Questo è inferiore a 1/6 (0,17) STE/onda S, indicando ipertrofia ventricolare sinistra (LVH) senza infarto miocardico acuto (OMI). Tuttavia, se calcoliamo il rapporto utilizzando la derivazione V2 dello stesso ECG (Figura 24-13), il risultato è 0,30, il che rende molto sospetto che questo ECG manifesti ipertrofia ventricolare sinistra (LVH) e infarto miocardico acuto (OMI). È importante ricordare che è sufficiente un solo risultato positivo tra le derivazioni V1-V3 per formulare la diagnosi. E non sarà sempre la prima derivazione che si analizza!

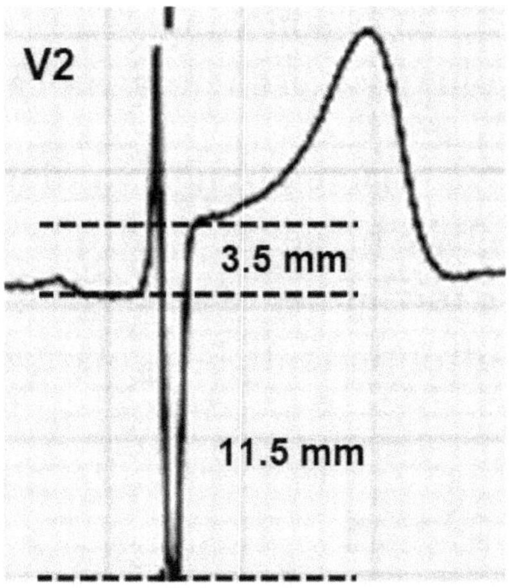

Figura 24-13

"Una cosa che ho ipotizzato in base alla mia esperienza, e che stiamo effettivamente riscontrando nei nostri dati, è che quando è presente un'ipertrofia ventricolare sinistra (LVH) all'ECG con un'onda S di ampia ampiezza, il paziente non ha quasi mai un infarto miocardico con sopraslivellamento del tratto ST! Questo perché coloro che presentano un'ipertrofia ventricolare sinistra (LVH) con un'onda S di ampia ampiezza perdono tale ampiezza quando la discendente anteriore sinistra (LAD) viene occlusa!!!" – Dott. Stephen Smith

Ecco alcune cose da ricordare:

1. Non tutti gli ECG che manifestano un'ipertrofia ventricolare sinistra (LVH) presenteranno anomalie della ripolarizzazione secondaria.

2. Non tutti gli ECG che manifestano un'ipertrofia ventricolare sinistra (LVH) con ripolarizzazione anomala saranno dovuti ad anomalie della ripolarizzazione secondaria.

3. Segni di IVS nelle derivazioni degli arti: 1) Onda R in derivazione aVL > (NON "≥") 11 mm oppure 2) Onda R in derivazione I + onda S in derivazione III > (NON "≥") 24 mm

PERLA | Poiché i criteri delle derivazioni precordiali per l'ipertrofia ventricolare sinistra (LVH) dipendono fortemente dall'età, è opportuno conoscere alcuni criteri delle derivazioni degli arti che non lo sono. Ho incluso i due criteri più utili al punto 3 (sopra). Inoltre, molti di questi criteri variano tra maggiore di (>), uguale o maggiore di (≥). Consiglio vivamente di apprendere tutti quelli che si intende utilizzare come strettamente maggiore di (>) o uguale o maggiore di (≥). Sarà necessario adattare il valore specifico dei criteri per conformarlo correttamente alla designazione (">" o "≥") scelta. I due criteri al punto 3 sopra sono entrambi maggiori di (">") e sono stati tratti direttamente dall'articolo classico di Sokolow e

Lyon. Questi criteri sono spesso elencati in modo errato su molti siti web. Cercate sempre di basare le vostre conoscenze sulla fonte, quando possibile.

Condizione che simula IM 3 – Cardiomiopatia di Takotsubo (TC)

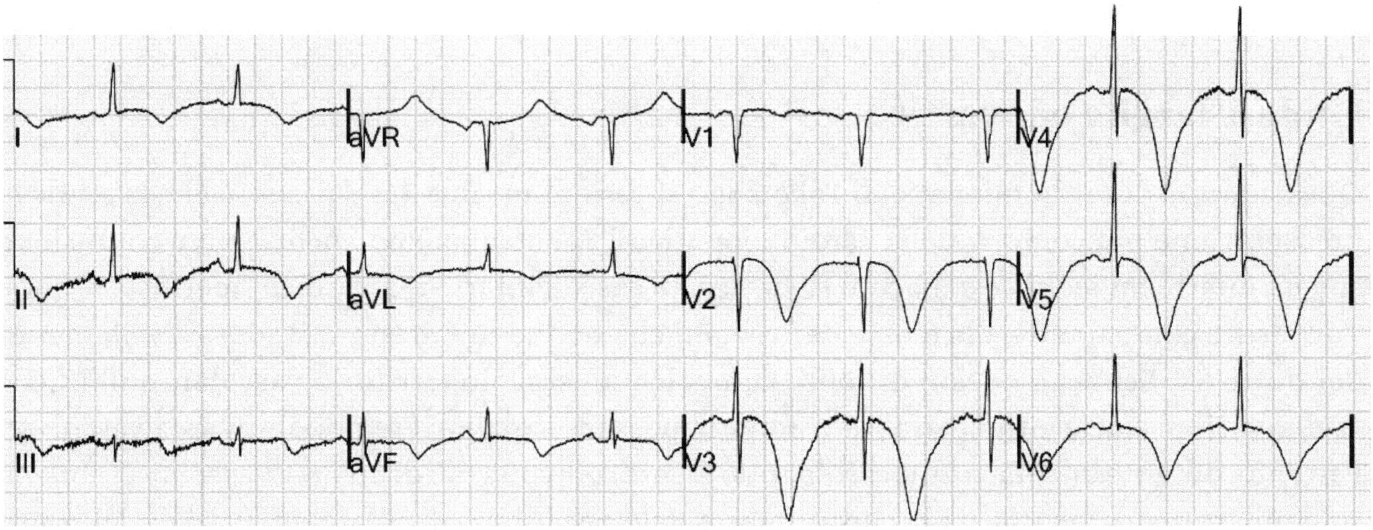

Figura 24-14

Questo capitolo non si propone di esaminare in modo esaustivo le condizioni discusse, ma di distinguere queste simulazioni di infarto miocardico dalla vera ischemia/infarto miocardico. La Figura 24-14 mostra onde T ampie, profonde e dall'aspetto bizzarro. Le basi allargate determinano un intervallo QT molto prolungato. Questa è una delle manifestazioni della cardiomiopatia di Takotsubo. La seconda manifestazione è il sopraslivellamento del tratto ST all'ECG all'ingresso.

La cardiomiopatia di Takotsubo si presenta solitamente clinicamente con dolore toracico e/o dispnea. Il dolore toracico può essere molto atipico (acuto, lancinante, peggiorato dalla tosse) o simile al dolore toracico avvertito durante una sindrome coronarica acuta (centrale, retrosternale, stretto, costrittivo). Può anche irradiarsi alle braccia, al collo o alla mandibola, proprio come nell'ischemia miocardica. Può essere presente pallore e/o diaforesi. In breve, la cardiomiopatia di Takotsubo può presentarsi clinicamente esattamente come un'ischemia/infarto miocardico acuto. La cardiomiopatia di Takotsubo segue la stessa progressione delle alterazioni della ripolarizzazione ECG della pericardite acuta, sebbene non siano correlate.

1. Inizialmente si presenta con sopraslivellamento del tratto ST.

2. Il sopraslivellamento del tratto ST ritorna alla linea di base.

3. Le onde T si invertono, di solito molto profondamente e con un intervallo QT prolungato.

4. Le onde T tornano in posizione verticale (nella maggior parte dei casi).

Circa il 70% dei casi di cardiomiopatia di Takotsubo si presenterà durante la fase 3 con inversioni dell'onda T. Le fasi 1 e 2 possono essere relativamente asintomatiche per il paziente o almeno non abbastanza problematiche da richiedere assistenza medica. Le prime due fasi possono anche essere molto brevi. Diamo un'occhiata più da vicino...

Onde T larghe e invertite

Questa forma di cardiomiopatia di Takotsubo si verifica in circa 2/3 dei casi, il che la rende la presentazione più comune della cardiomiopatia di Takotsubo. Può anche creare confusione con un infarto miocardico subacuto riperfuso. In caso di infarto miocardico riperfuso, le onde T invertite compaiono nelle stesse derivazioni che hanno manifestato il sopraslivellamento del tratto ST. Sebbene questo di solito coinvolga un singolo territorio vascolare sull'ECG a 12 derivazioni, tutte e tre le arterie coronarie possono coinvolgere più di un'area vascolare. Pertanto, durante un infarto miocardico può essere coinvolta più di un'area vascolare, sebbene solo un'arteria coronaria sia occlusa. Questo vale per i sopraslivellamenti iniziali del tratto ST e per le onde T invertite dopo la riperfusione. Le marcate inversioni delle onde T della cardiomiopatia di Takotsubo sono solitamente più diffuse e occupano più di un'area vascolare sull'ECG. È inoltre evidente dalla Figura 24-14 che le onde T della TC possono essere invertite molto più profondamente di quelle osservate in un infarto miocardico riperfuso, ma non è sempre così. Le onde T nella Figura 24-14 assomigliano certamente alle onde T osservate dopo un'emorragia intracranica.

> **PERLA |** Se la cardiomiopatia tricuspidale si presenta con inversioni dell'onda T, ha già superato la fase 1 e la fase 2 fino alla fase 3. La fase 3 è un pericolo reale perché l'intervallo QT è solitamente considerevolmente prolungato. È noto che si verifichino torsioni di punta, che degenerano in fibrillazione ventricolare e morte cardiaca improvvisa.

Questa variante della cardiomiopatia di Takotsubo potrebbe anche essere confusa con le onde T ampie e invertite osservate in seguito a emorragia intracranica (ictus emorragico, emorragia subaracnoidea) o cardiomiopatia ipertrofica apicale.

Sopraslivellamento del tratto ST

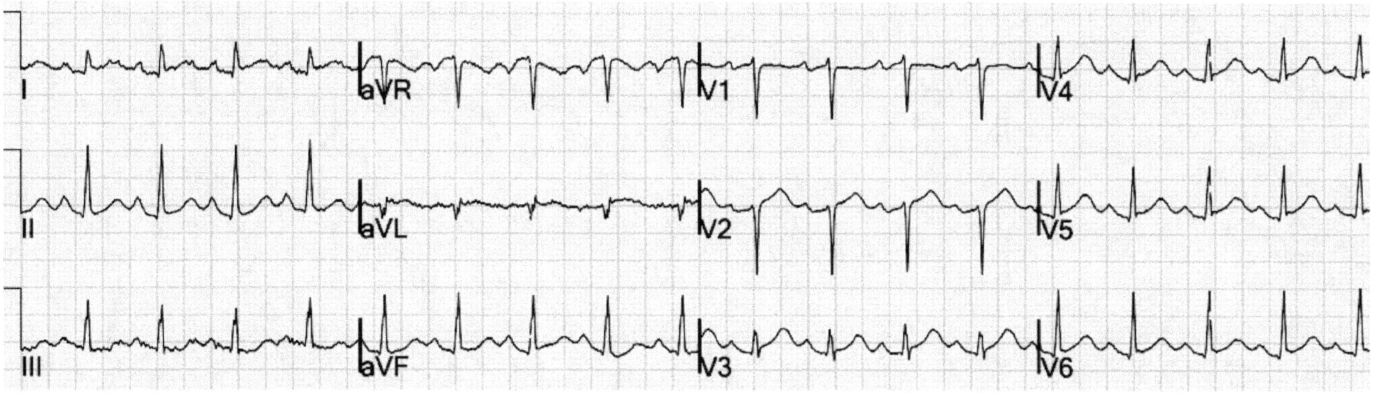

Figura 24-15

L'ECG in Figura 24-15 è stato registrato su una donna di 40 anni. Lamentava un'improvvisa insorgenza di dispnea. Osserviamo un sopraslivellamento del tratto ST nelle derivazioni da V2 a V5. Si noti che, mentre è presente un sottoslivellamento del tratto ST in derivazione aVR, non è presente alcun sottoslivellamento del tratto ST in derivazione V1 (questo è importante! – ricordatelo per dopo). È presente un sottoslivellamento del tratto ST nelle derivazioni III e aVF, che appare reciproco al sopraslivellamento del tratto ST in derivazione aVL. Questo sembra indicare un'occlusione prossimale della discendente anteriore (LAD)... solo che non lo è. È stato dimostrato che si tratta di cardiomiopatia di Takotsubo. Quando la TC si presenta come sopraslivellamento del tratto ST (fase 1), può simulare esattamente un'otite mediale (OMI), quindi la coronarografia sarà spesso inevitabile. È simile alle quattro fasi della pericardite acuta, sebbene le due patologie non abbiano alcuna associazione nota. Se il primo ECG registrato dal paziente manifesta un'inversione dell'onda T, sarebbe pericoloso diagnosticare la cardiomiopatia toracica basandosi su un singolo ECG e su un singolo incontro in un contesto di emergenza. Se il paziente rimane in sala operatoria abbastanza a lungo da poter eseguire ECG seriali, si può iniziare a osservare la progressione verso le fasi 2 e 3.

> **PERLA |** Un paziente con cardiomiopatia di Takotsubo che si presenta inizialmente in fase 2 è un'ulteriore causa di dolore toracico classico e un ECG "normale".

Ecco un ECG ripetuto sullo stesso paziente il giorno successivo:

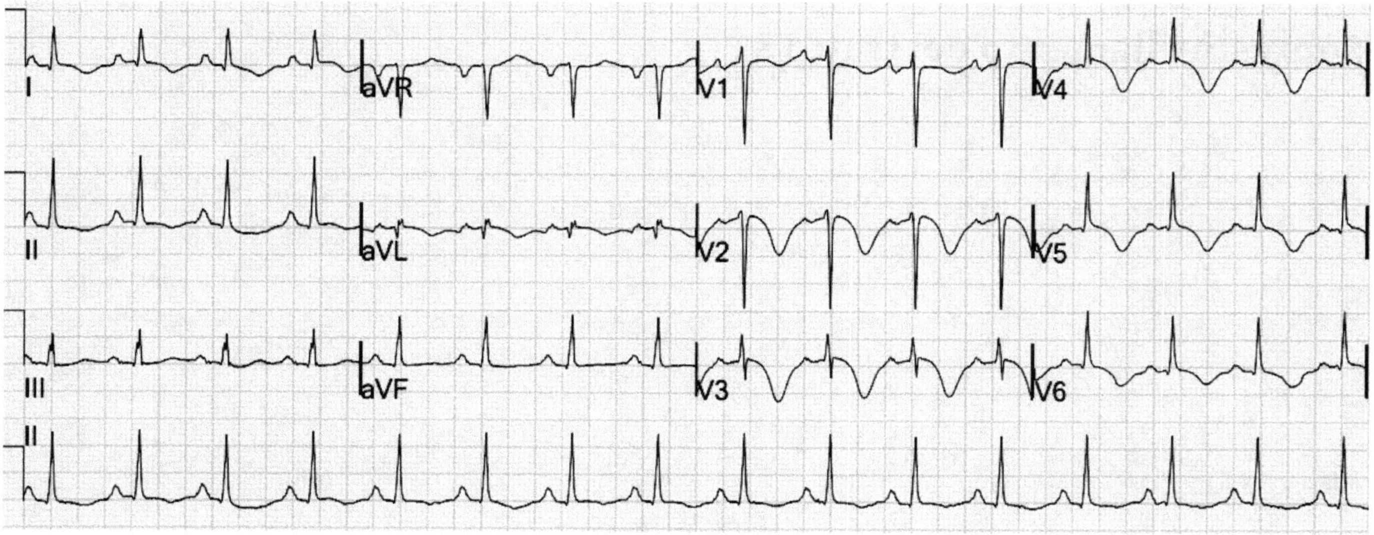

Figura 24-16

Questo ECG (Figura 24-16) assomiglia a un'otomia polmonare (OMI) riperfusa. Le inversioni dell'onda T potrebbero certamente essere confuse con onde T da riperfusione. È molto importante eseguire un ecocardiogramma su questi pazienti, ricercando la classica acinesia o ipocinesia delle pareti apicali e periapicali del ventricolo sinistro con ipercinesia alla base. Le pareti ipocinetiche inferiore, anteriore, laterale e apicale creeranno un effetto di rigonfiamento della parte inferiore del cuore, simile a una trappola per polipi giapponese (takotsubo).

Ma anche qui c'è un problema. Proprio come una singola lesione in un'arteria coronaria può causare un sopraslivellamento del tratto ST in più di un territorio vascolare ECG, anche un'occlusione prossimale di una discendente anteriore sinistra di tipo 3 ("wraparound") può interessare le pareti inferiore, laterale e apicale del ventricolo sinistro, determinando un simile effetto di rigonfiamento takotsubo all'ecocardiografia.

PERLA | La cardiomiopatia di Takotsubo presenta due problemi che la differenziano da un'ischemia/infarto miocardico acuto: la fase iniziale di sopraslivellamento del tratto ST e la fase di inversione dell'onda T. Durante la fase iniziale di sopraslivellamento del tratto ST, la TC può simulare esattamente un'otite media acuta (OMI) e solo una coronarografia (o eventualmente un ecocardiogramma) sarà in grado di distinguerle tempestivamente. Durante la fase 3, le inversioni dell'onda T della TC (quando più piccole e meno evidenti) possono essere confuse con le onde T di riperfusione di un'otite media acuta (OMI). È importante fare questa distinzione perché, a seconda di cosa possa aver scatenato la TC, potrebbe essere necessario sospendere la terapia anticoagulante fino a quando non venga esclusa un'emorragia intracranica, un trauma cranico o un'emorragia gastrointestinale.

Esaminiamo un altro caso di cardiomiopatia di Takotsubo e vediamo cosa possiamo trovare per sospettarlo:

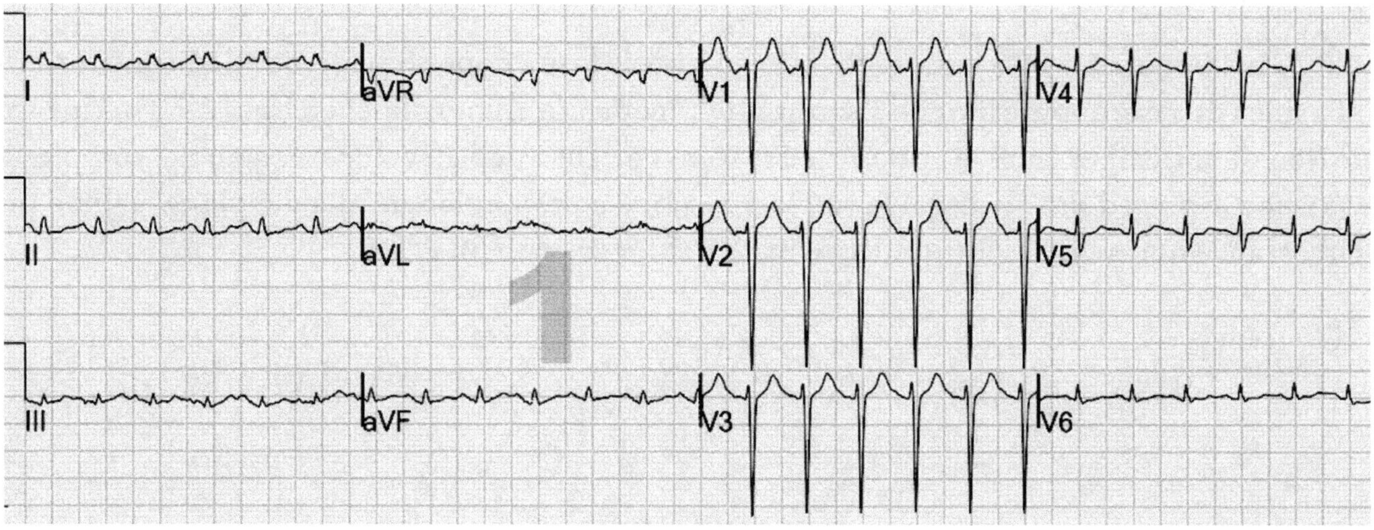

Figura 24-17

L'ECG n. 1 (Figura 24-17) è stato registrato da una donna (età sconosciuta) senza anamnesi cardiaca che ha manifestato un esordio acuto di edema polmonare. Presenta tachicardia sinusale (non inaspettata), ma senza alterazioni patologiche del tratto ST-T. Notate le dimensioni delle onde T nell'ECG n. 1: vi sembrano un po' grandi?

PERLA | Quando valutate se un'onda T appare ingrandita o meno, non dimenticate di considerare l'ampiezza dell'intervallo QRS che segue!

Ora diamo un'occhiata all'ECG n. 2 eseguito 2-3 ore dopo:

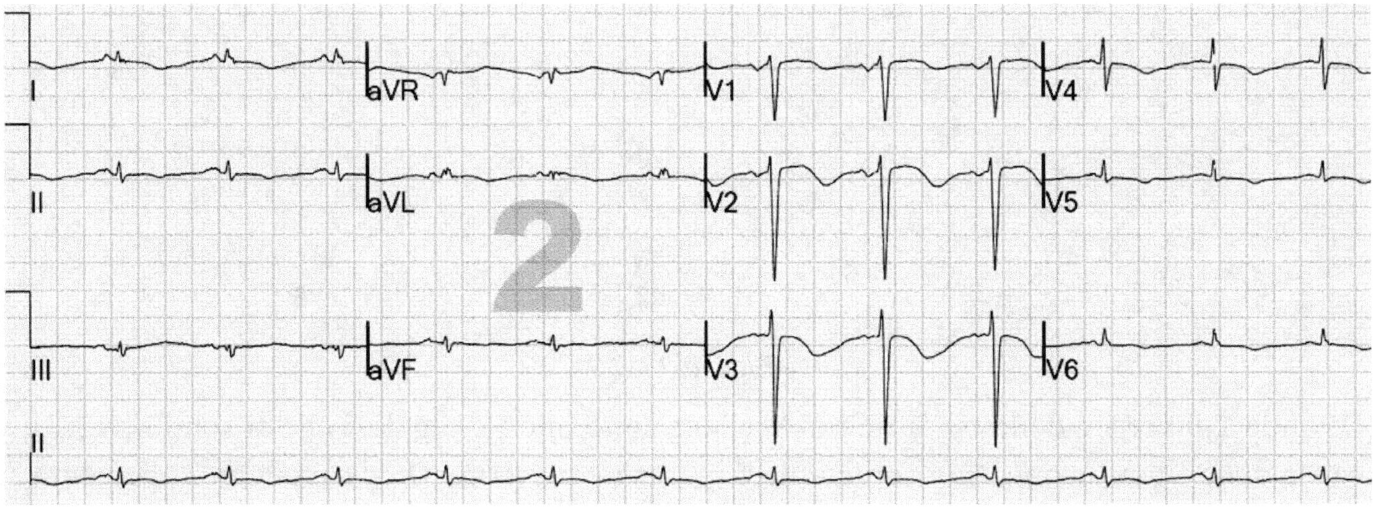

Figura 24-18

Le onde T nelle derivazioni I, aVL e V2-V5 hanno iniziato a invertirsi con basi larghe. E cosa cerchiamo sempre quando vediamo onde T con basi larghe (dritte o invertite)? Cerchiamo il prolungamento del QT! È lì!

L'ECG n. 1 (Figura 24-17) è stato registrato durante la fase 2 dopo che i segmenti ST sono tornati alla linea di base, oppure le onde T sono onde T iperacute, il che collocherebbe l'ECG n. 1 in fase 1? Non definirei iperacute le onde T nell'ECG n. 1 a causa dell'elevato voltaggio nei complessi QRS che le precedono. Ricorda: la ripolarizzazione è proporzionale alla depolarizzazione (in circostanze normali). Il giorno successivo è stato registrato un ECG:

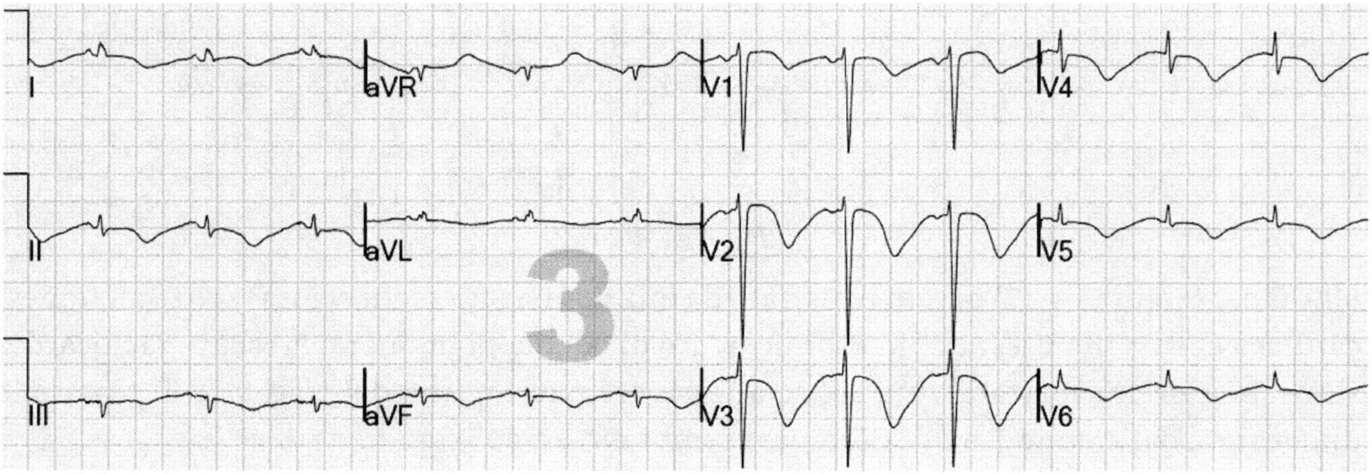

Figura 24-19

Le onde T nell'ECG n. 3 (Figura 24-19) si sono ulteriormente approfondite e allargate. Confrontiamole con un vero pattern di Wellens (Figura 24-20):

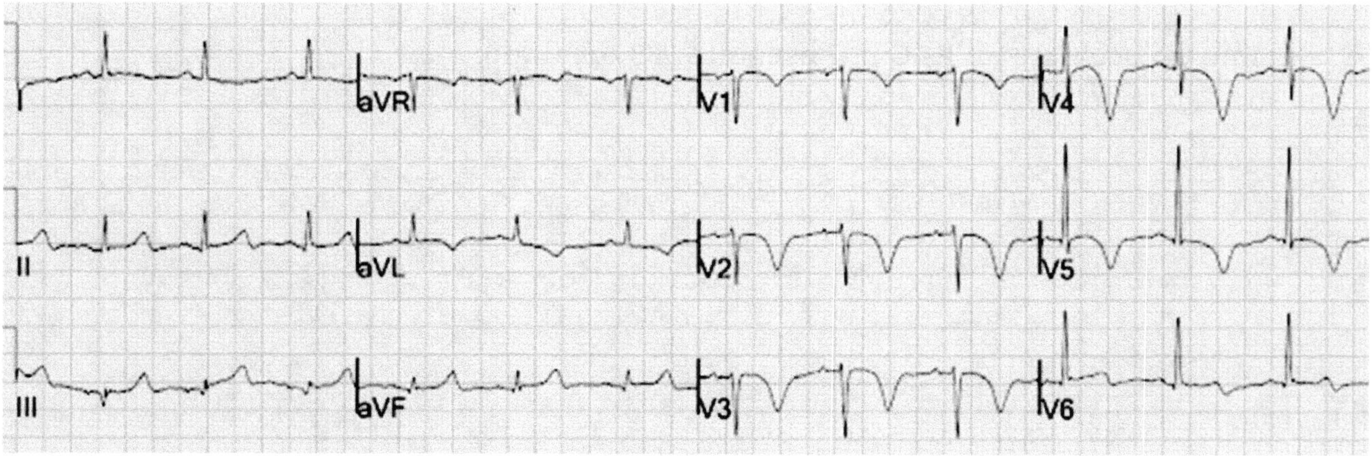

Figura 24-20

Le onde T invertite della sindrome di Wellens sono onde T regolari che si sono invertite a causa della riperfusione. Non sono onde T iperacute invertite. Qualsiasi onda T iperacuta si sarebbe risolta poco dopo l'inizio dell'ischemia. In questo esempio, le onde T invertite sono più strette e asimmetriche. Le onde T di Wellens sono inoltre tipicamente associate a una normale progressione dell'onda R senza perdita di altezza dell'onda R. La natura transitoria dell'occlusione coronarica non provoca alcuna perdita miocardica significativa. Sono stati suggeriti tre reperti ECG come mezzo per differenziare la cardiomiopatia di Takotsubo da un'ischemia/infarto miocardico acuto:

1. Sottoslivellamento del tratto ST in derivazione aVR senza sopraslivellamento del tratto ST in derivazione V1 (specificità 96%, sensibilità 91%, accuratezza predittiva 95% – Scafa-Udriste, A. et al.)

2. Onde T diritte in derivazione aVR senza onde T invertite in derivazione V1 ("fortemente indicativo" – Kosuge, M et al.)

3. Sollevamento del tratto ST nelle derivazioni V4-V6 > sopraslivellamento del tratto ST nelle derivazioni V1-V3 – Ogura, R. et al.

Man mano che si legge di più sulla cardiomiopatia di Takotsubo, si incontrano molte opinioni e risultati di ricerca contrastanti. Questo dovrebbe indurvi a diffidare di qualsiasi "regola" per distinguere la cardiomiopatia di Takotsubo dall'ischemia acuta o subacuta. Per formulare una diagnosi più certa, non basterà un elettrocardiogramma.

Condizione che simula IM 4 – Embolia polmonare acuta

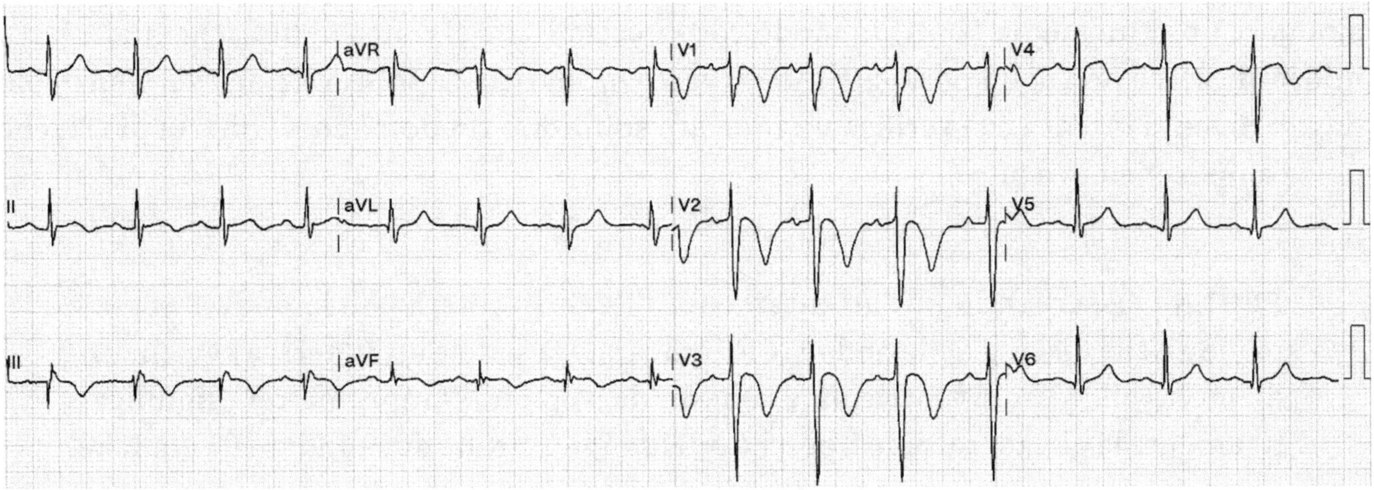

Figura 24-21

L'embolia polmonare acuta solitamente registra un ECG con segni di affaticamento acuto del cuore destro; nella Figura 24-21, questo è rappresentato da inversioni dell'onda T nelle derivazioni III, aVF e V1-V4. Questo è un classico! È opportuno concentrarsi in particolare sulle derivazioni III e V1. Nel contesto clinico appropriato, l'inversione dell'onda T in queste due derivazioni è praticamente diagnostica di affaticamento acuto del cuore destro, ovvero embolia polmonare acuta (EP). Ma esiste un altro modo in cui un'EP acuta può presentarsi:

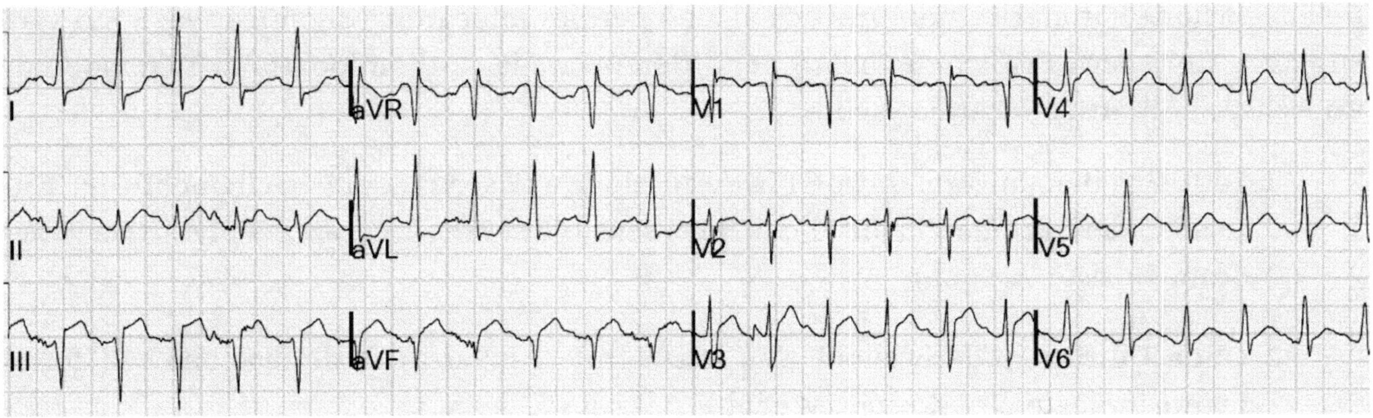

Figura 24-22

Questo ECG (Figura 24-22) può inizialmente apparire come un'occlusione della coronaria destra prossimale, con conseguente ischemia/infarto del ventricolo destro dovuto ai sopraslivellamenti del tratto ST nelle derivazioni II, III, aVF e V1-V3. Si osserva inoltre un sottoslivellamento del tratto ST nelle derivazioni I e aVL, che agisce reciprocamente al sopraslivellamento del tratto ST nelle derivazioni inferiori, in particolare nella derivazione III. Si tratta, in effetti, di un'occlusione che provoca ischemia miocardica acuta. A cosa serve quindi questo ECG in un capitolo intitolato "Ischemia e sue simulazioni?". Questo capitolo mira a distinguere tra un'otomia miocardica acuta e condizioni mediche che assomigliano a un'otomia miocardica acuta. L'occlusione che ha prodotto questa ischemia ventricolare destra acuta non si è verificata nella coronaria destra, ma in un ramo dell'arteria polmonare. Questo è un ECG registrato da un paziente con embolia polmonare acuta che purtroppo non è sopravvissuto. Il motivo per cui un'embolia polmonare acuta può simulare un'otite media (OMI) in modo così preciso è che si tratta di un'ischemia/infarto miocardico, ma non di un'occlusione di un vaso coronarico. La sollecitazione sul ventricolo destro diventa intensa e si verifica un marcato squilibrio tra domanda e offerta di O2, che porta a un'ischemia acuta.

PERLA | Osservando più attentamente l'ECG, si noterà che le onde P scompaiono nella discesa delle onde T. Ciò indica che la sistole atriale si sta avvicinando molto alla sistole ventricolare. Questo da solo può compromettere significativamente la gittata cardiaca, perché quel sangue atriale deve andare da qualche parte, e sembra che andare avanti stia diventando sempre meno un'opzione!

Come dico sempre: "In elettrocardiografia, il contesto è tutto!". Il primo indizio che si sta osservando un'otite media (OMI) sarà probabilmente il contesto in cui il paziente si presenta: durante uno sforzo, a seguito di un recente trauma emotivo o fisico, o dopo un lungo volo all'estero.

Condizione che simula IM 5: emorragia intracranica

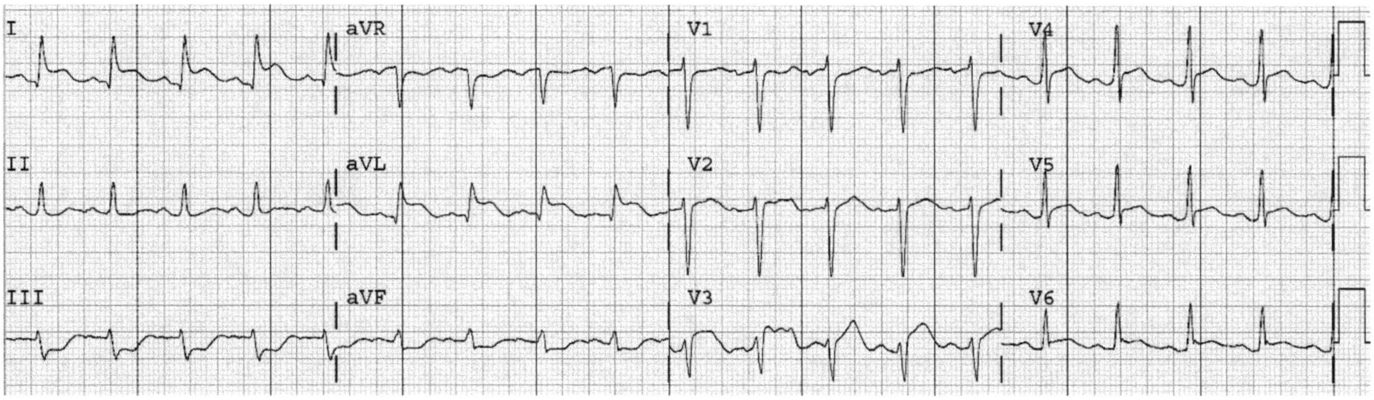

Figura 24-23

Sembra un'occlusione della discendente anteriore prossimale, vero? Ma non lo è! Questo ECG (Figura 24-23) è stato registrato da una donna di mezza età che stava aspettando tranquillamente un autobus quando improvvisamente ha gridato ed è crollata priva di sensi. Ha ricevuto una RCP competente da parte di un astante ed è stata successivamente cardiovertita per tachicardia ventricolare. È rimasta in coma profondo e non ha mai ripreso conoscenza. Una TC eseguita prima del suo decesso ha rivelato una grave emorragia subaracnoidea. Questa paziente probabilmente non aveva un'infarto miocardico, che ha causato il collasso. L'emorragia intracranica molto probabilmente ha causato le alterazioni dell'ECG. Da quanto abbiamo appreso sulla cardiomiopatia di Takotsubo, sappiamo che le perturbazioni cerebrali possono causare sopraslivellamento del tratto ST con inversione dell'onda T. Questo non è un caso isolato. Potrebbe trattarsi di un caso di TC? Direi che è estremamente improbabile. Non ho mai sentito parlare di un caso di TC in cui lo stress emotivo o fisico si sia verificato contemporaneamente alla lesione miocardica.

PERLA | Se un paziente improvvisamente perde conoscenza e rimane in stato comatoso profondo nonostante il polso palpabile, si dovrebbe immediatamente considerare la possibilità di un'emorragia intracranica come fattore scatenante.

Condizione che simula IM 6 – Sindrome di Brugada

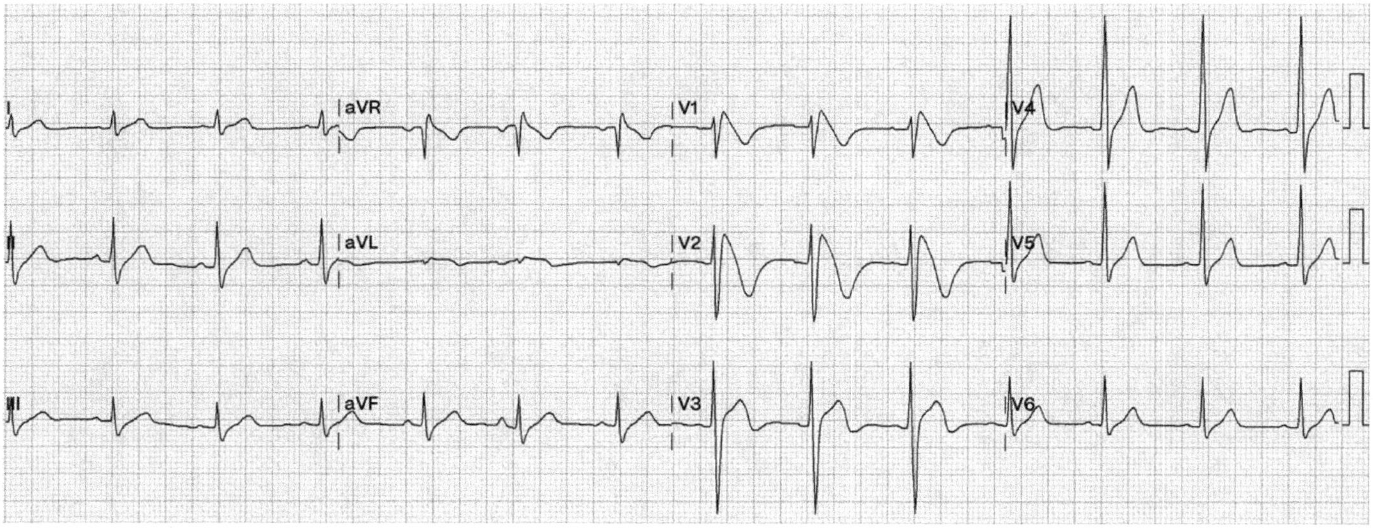

Figura 24-24

Non dovreste avere problemi a confondere un pattern di Brugada di Tipo 1 con un'ischemia/infarto miocardico antero-apicale acuto. Tuttavia, ci sono sempre così tante domande al riguardo che a quanto pare accade. Esaminiamo un pattern di Brugada di Tipo 1 autentico (Figura 24-24).

Inizialmente, si pensava che si trattasse di un'altra forma di blocco di branca destra, e i primi articoli di riviste su questo pattern lo chiamavano spesso "blocco di branca destra". Voglio essere molto chiaro: questo NON è un blocco di branca destra! Quell'onda terminale dritta e ampia è un'onda J. NON rappresenta un sopraslivellamento del tratto ST! Se notate, sia in V1 che in V2, l'onda J termina in un'onda T piuttosto invertita. Questo pattern si estende in parte anche alla derivazione V3. Ammetto che la ripolarizzazione in V3 potrebbe essere confusa con un'ischemia miocardica acuta, ma le derivazioni V1 e V2 non dovrebbero mai essere confuse con un'ischemia acuta. Questo è un classico pattern di Brugada di tipo 1. Diamo un'occhiata a un ECG che mostra una tipica ischemia/infarto acuto antero-apicale (precedentemente anterosettale):

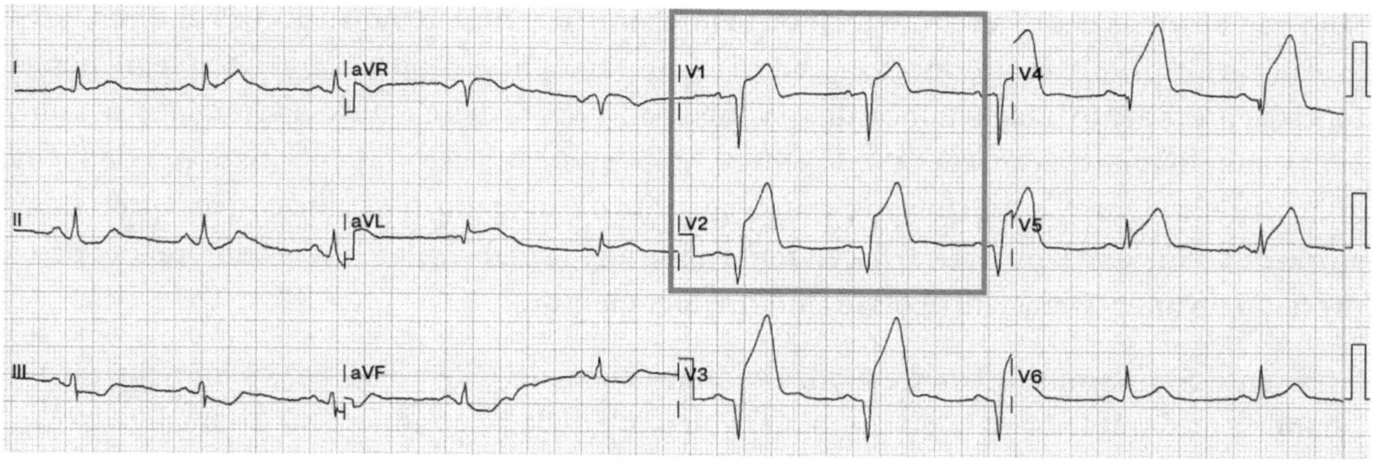

Figura 24-25

Si nota una differenza evidente confrontando le derivazioni V1 e V2 con l'ECG nelle Figure 24-24 e 24-25. Innanzitutto, le onde T durante l'ischemia miocardica acuta (Figura 24-25) non si invertono fino a dopo la riperfusione (o almeno dopo un ripristino dello squilibrio tra domanda e offerta). Tuttavia, nella sindrome di Brugada di tipo 1, le onde T profondamente invertite sono sempre presenti: fanno parte della morfologia. Nell'ischemia acuta, il sopraslivellamento del tratto ST è raramente limitato alle derivazioni V1 e V2; si osservi il coinvolgimento delle altre derivazioni nella Figura 24-25. Si confronti questo dato con quello della sindrome di Brugada di tipo 1 nella Figura 24-24.

Entrambe le condizioni sono potenzialmente letali, ma la loro gestione è drasticamente diversa.

Condizione che simula IM 7 – Aneurisma ventricolare (sopraslivellamento persistente del tratto ST)

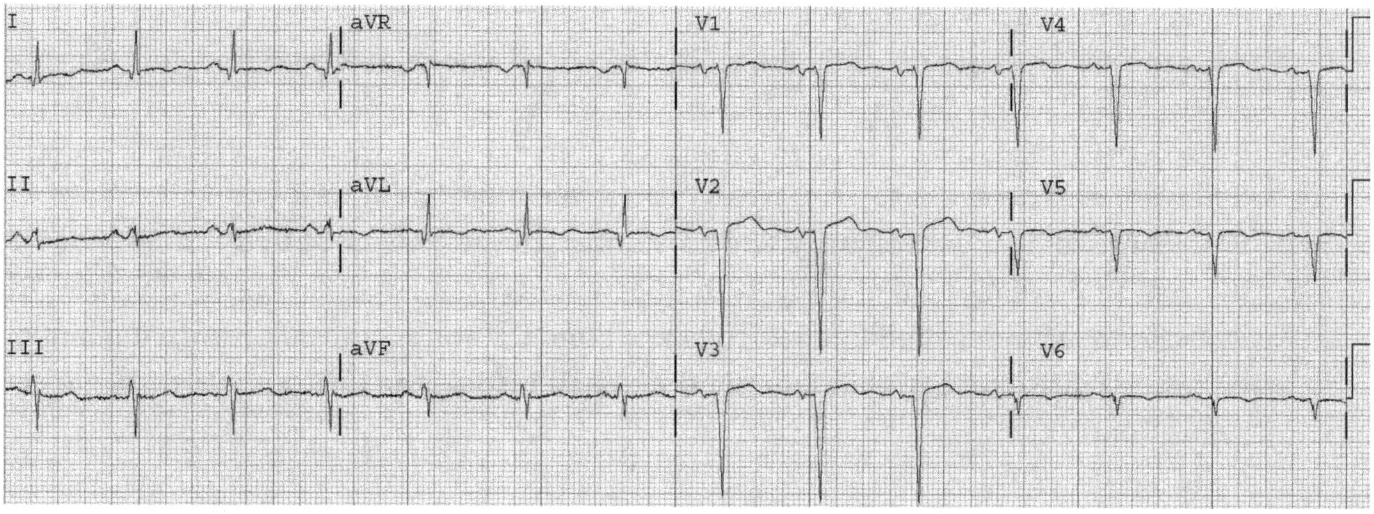

Figura 24-26

Solo perché un paziente ha avuto un infarto miocardico completo non significa che non possa averne un altro. Purtroppo, questo accade a molte persone ogni giorno. Quando i segni persistenti del precedente infarto miocardico si uniscono ai segni di una nuova ischemia miocardica acuta, una diagnosi accurata può diventare problematica. Diamo un'occhiata più da vicino all'ECG nella Figura 24-26. Questo è stato registrato da un uomo di 46 anni con una precedente storia di occlusione dell'arteria discendente anteriore (LAD) che lamentava dolore toracico. È presente un aneurisma ventricolare sinistro documentato.

È presente ritmo sinusale con frequenza cardiaca normale. Gli intervalli QRS sono tutti stretti e hanno una durata normale. So che la maggior parte delle persone cerca un sopraslivellamento persistente del tratto ST quando diagnostica un aneurisma ventricolare, ma io sono sempre molto più colpito dai complessi QS presenti nelle derivazioni precordiali. Questo è ciò che attira per primo la mia attenzione. Come si può osservare in questo ECG, tutte le derivazioni precordiali presentano complessi QS, ad eccezione della derivazione V6, che presenta un'onda R molto tenue. Il caratteristico sopraslivellamento persistente del tratto ST è molto tenue in questo ECG, sebbene a volte possa essere più evidente. È presente nelle derivazioni V2 e V3, dubbio nelle derivazioni V1 e V4 e assente nelle derivazioni V5 e V6. In particolare, sono presenti onde Q nelle derivazioni I e aVL, ma entrambe presentano un'onda R significativa. Non è presente sopraslivellamento del punto J né nella derivazione I né in aVL, ma entrambe presentano onde T piccole e invertite. Le onde R significative nelle derivazioni basolaterali indicano che l'aneurisma non si trova in quell'area, ma più probabilmente anteriormente e verso l'apice.

I sopraslivellamenti del tratto ST sono la causa della simulazione di infarto miocardico. Suppongo che si possa definire una "pseudo-mimica", poiché in effetti rappresenta un vero infarto miocardico, ma un infarto pregresso, non un'ischemia acuta. Vorrei introdurre tre "criteri" per la diagnosi di aneurismi ventricolari, e poi vedremo quanto questo ECG li rispetta:

1. Onda R alta in derivazione aVR (segno di Goldberger)
   Sebbene sia presente un'onda R terminale in derivazione aVR, non la definirei certamente "alta".

2. Sollevamento persistente del tratto ST con inversione dell'onda T
   È presente un sopraslivellamento persistente del tratto ST nelle derivazioni V2 e V3, ma non un'inversione dell'onda T. In queste derivazioni si osserva un'"illusione" di inversione terminale dell'onda T; tuttavia, l'onda T non scende al di sotto della linea di base e l'illusione è probabilmente dovuta all'insorgenza dell'onda U verticale che segue l'onda T.

3. Piccole onde R nelle derivazioni che ricoprono la parete ventricolare sinistra
   È presente un'onda R microscopica in derivazione V6, ma le onde R nelle derivazioni I

e aVL (anch'esse derivazioni sinistre) non sono certamente piccole!

Come probabilmente avrete intuito, non considero questi criteri delle regole assolute. Cosa è più impressionante in questo ECG: le onde QS nel precordio o il sopraslivellamento del tratto ST?

Gli aneurismi ventricolari non sempre presentano un sopraslivellamento persistente del tratto ST, sebbene la maggior parte presenti un certo sopraslivellamento del tratto ST. Tuttavia, come si può vedere in questo ECG (Figure 24-26), il sopraslivellamento del tratto ST può essere molto lieve.

Importanza dell'ampiezza delle onde T

Un'altra caratteristica importante degli aneurismi ventricolari è l'ampiezza delle onde T. Approfondiamo questo aspetto per comprendere meglio cosa accade sull'ECG.

Cosa rappresentano quei complessi QS profondi? Non rappresentano tessuto necrotico infartuato, bensì miocardio sano, vitale e conduttore... sul lato opposto del ventricolo! Le onde T che si osservano nelle derivazioni interessate, tuttavia, rappresentano la ripolarizzazione dell'area sottostante l'elettrodo di registrazione. A causa dell'infarto, la depolarizzazione al di sotto degli elettrodi di registrazione sovrastanti l'aneurisma ventricolare sarà molto lenta. Pertanto, la depolarizzazione della parete ventricolare opposta verrà registrata per prima come complesso QS. Se gli elettrodi registrassero le onde T associate a quei complessi QS profondi, queste sarebbero probabilmente più ampie.

Gli infarti transmurali di solito contengono alcuni residui di miocardio vitale, anche se spesso non sufficienti a produrre un'onda R. L'onda T del miocardio sano dall'altro lato del ventricolo dovrebbe produrre un'onda T con un'ampiezza proporzionale al suo QRS. Le onde T nelle derivazioni interessate dall'aneurisma sono dovute alla ripolarizzazione dei residui di miocardio vitale rimasti all'interno e intorno all'area infartuata. Queste onde T saranno piccole, solitamente sproporzionatamente piccole rispetto ai complessi QS o Qr in quelle derivazioni. Questo è in contrasto con le onde T dell'ischemia/infarti transmurali acuti, che sono generalmente molto più grandi. Le onde T nelle derivazioni interessate non rappresentano la ripolarizzazione sulla parete opposta come i complessi QS. Se così fosse, sarebbero invertite perché gli elettrodi sovrastanti l'area infartuata vedrebbero la testa negativa del vettore di ripolarizzazione viaggiare verso di loro.

Esaminiamo un altro esempio di un semplice aneurisma ventricolare che sembra nascondere un'otite mediale intraventricolare (OMI)...

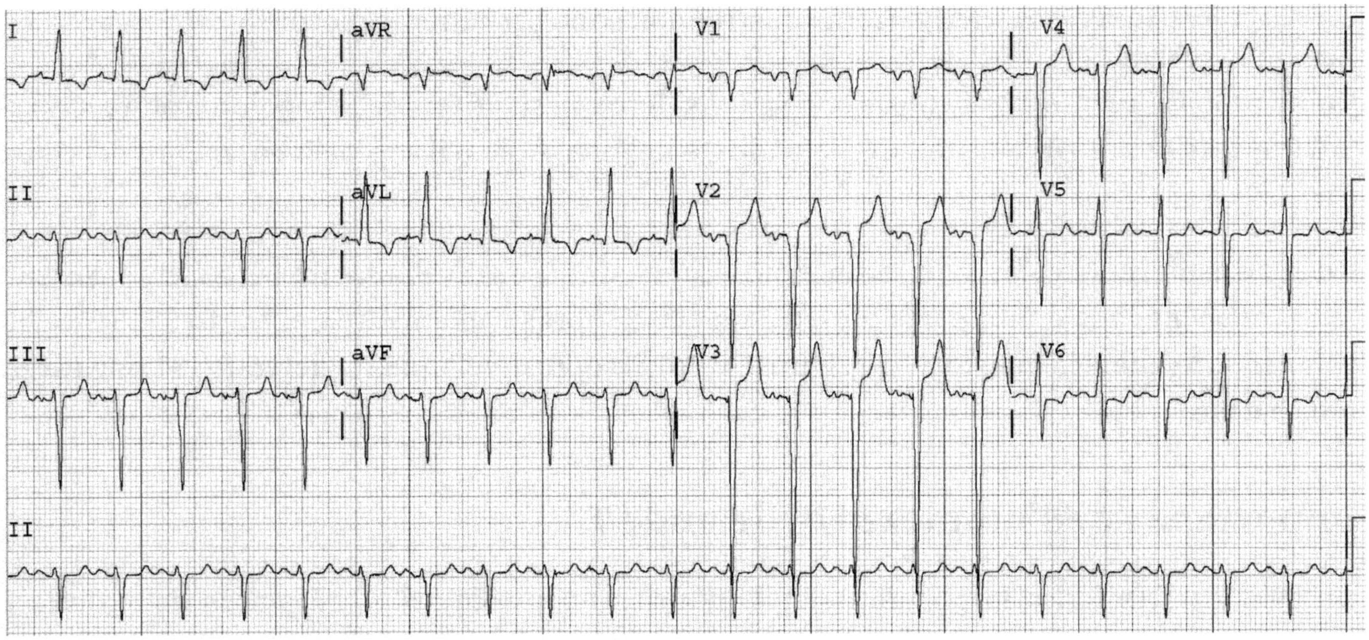

Figura 24-27

Questo sopraslivellamento del tratto ST è impressionante. Potrebbe nascondere un infarto miocardico da occlusione (OMI)? A complicare ulteriormente le cose, l'ipertrofia ventricolare sinistra è presente in base ai criteri delle derivazioni precordiali e degli arti. Smith et al. hanno ideato due formule per aiutare a rilevare la presenza effettiva di un OMI. Entrambe le formule confrontano l'altezza dell'onda T con l'ampiezza totale del complesso QRS (dal picco della R al nadir della S).

PRIMO METODO

Questo metodo confronta il rapporto tra l'ampiezza dell'onda T e l'ampiezza del QRS, misurata rispetto alla linea di base. Se il rapporto ampiezza dell'onda T/ampiezza del QRS in qualsiasi derivazione da V1 a V4 (incluse) è UGUALE O SUPERIORE A (≥) 0,36, allora è presente un OMI (sensibilità = 91,5%; specificità = 81,3%). Se inferiore, si tratta semplicemente di un aneurisma ventricolare (PSE).

SECONDO METODO

Un secondo metodo utilizza la SOMMA delle ampiezze dell'onda T in V1-V4 (incluse) e la divide per la SOMMA delle ampiezze del QRS di tutte le derivazioni da V1 a V4. Se il rapporto è MAGGIORE DI (>) 0,22, si prevede un'infarto miocardico acuto (sensibilità = 91,5%; specificità = 68,8%).

Utilizzando entrambe queste formule, i risultati indicano la presenza di un'infarto miocardico acuto.

Ma avete notato qualcos'altro? Il paziente è lievemente tachicardico! La tachicardia può alterare il tratto ST, causando un'ulteriore accentuazione dei precedenti sopraslivellamenti del tratto ST. Per inciso, la tachicardia ha l'effetto opposto sulla ripolarizzazione precoce, riducendo il sopraslivellamento del tratto ST. Tuttavia, NON eseguite un test da sforzo su questi pazienti se sospettate un aneurisma ventricolare. Diamo un'occhiata a un ECG precedente, non tachicardico, di questo paziente:

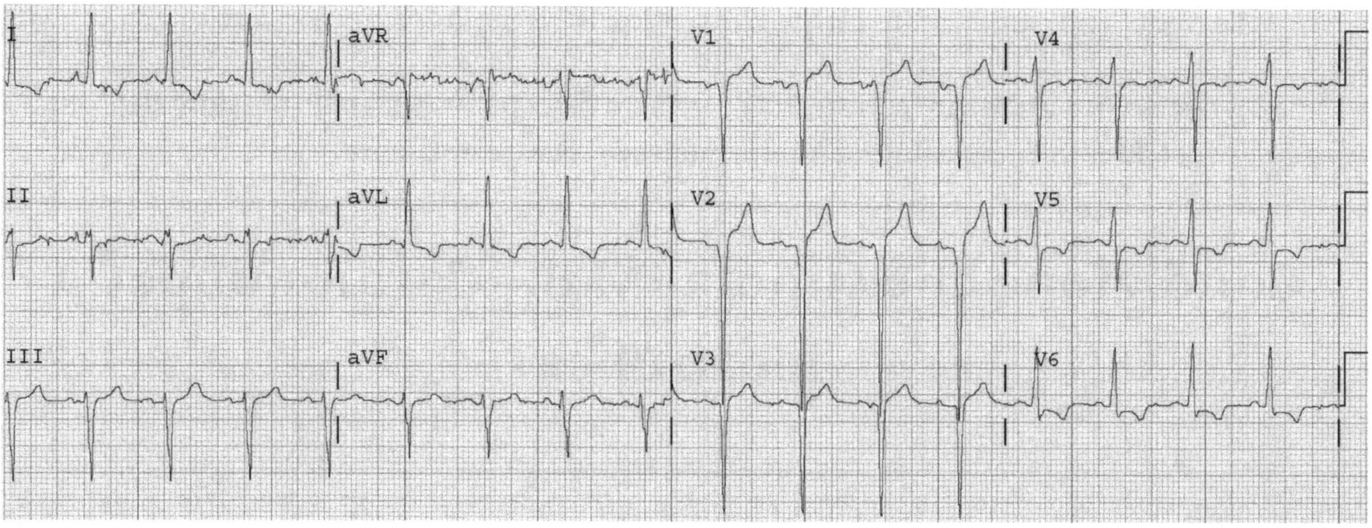

Figura 24-28

Questo ECG rivela un aneurisma ventricolare che non si qualifica come OMI quando si applicano le formule sopra riportate. Cosa hai notato per primo: il sopraslivellamento del tratto ST o le onde QS profonde nelle derivazioni V1-V3? Tuttavia, questo ECG presenta diversi altri reperti che dovresti riconoscere.

Innanzitutto, c'è ipertrofia ventricolare sinistra. Le derivazioni I e aVL mostrano entrambe anomalie classiche della ripolarizzazione secondaria. Tuttavia, osserva le derivazioni V5 e V6. Entrambi i complessi QRS terminano con un'onda S che si trasforma immediatamente in un sottoslivellamento del tratto ST con onda T invertita. Questa non è un'anomalia classica della ripolarizzazione secondaria, ma un'anomalia della ripolarizzazione primaria. Questo paziente ha già avuto un OMI e un aneurisma ventricolare. Il fatto che mostri una certa ischemia non è sorprendente!

> **CONSIGLIO** | Di solito NON è il sopraslivellamento del tratto ST a segnalare la presenza di un aneurisma ventricolare. Il sopraslivellamento del tratto ST di solito non è molto evidente. La presenza di onde QS in una distribuzione vascolare è solitamente l'attributo più evidente.

Cose da ricordare:

1. Non è necessario che vi sia alcun sopraslivellamento del tratto ST in presenza di

un aneurisma ventricolare; pertanto, il termine "sopraslivellamento persistente del tratto ST" è appropriato solo in presenza di almeno un certo sopraslivellamento del tratto ST.

2. Le onde R "alte" nella derivazione aVR non sono sempre presenti. Non fate affidamento su di esse per una diagnosi.

3. Le onde T possono essere diritte o invertite. NON sono "sempre invertite".

4. È necessario utilizzare calibri ECG digitali o fisici per misurare le tensioni dell'onda T e del QRS. Non è possibile semplicemente osservare e stimare.

Condizione che simula IM 8 – Cardiomiopatia ipertrofica

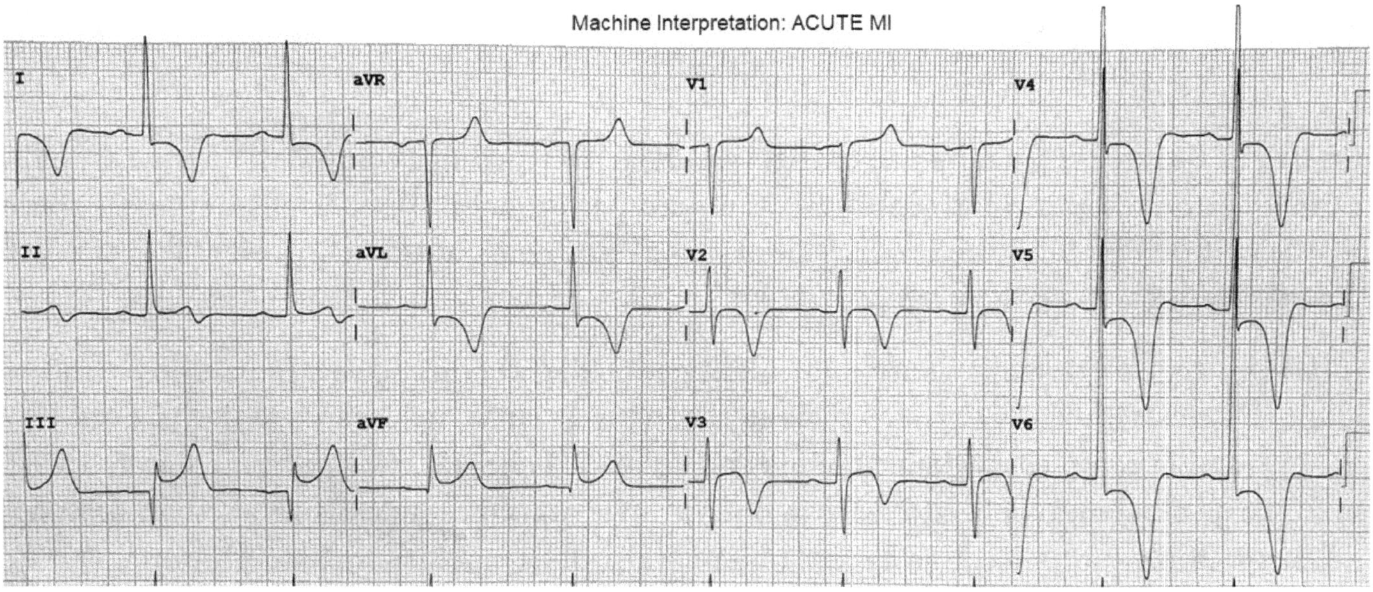

Figura 24-29

Si tratta di un uomo sulla cinquantina che lamenta dolori addominali. È stato registrato un ECG a 12 derivazioni.

Non si tratta di sindrome di Wellens: non aveva dolore toracico e non è esente da dolore. È vigile, con un sensorio normale e nessun mal di testa.

Non corrisponde al profilo di un soggetto con cardiomiopatia di Takotsubo. Questa è la classica cardiomiopatia ipertrofica apicale, quella che più facilmente può essere confusa con un infarto miocardico subacuto post-riperfusione. Notare la marcata ipertrofia ventricolare sinistra.

Non cercate ipertensione o stenosi aortica. Questa è una cardiomiopatia! L'ipertrofia si verifica senza alcun fattore causale. Si nota una marcata disorganizzazione delle miofibrille intervallata da tessuto fibrotico in eccesso. Questo è un substrato primario per aritmie ventricolari letali, come la tachicardia ventricolare che evolve rapidamente in fibrillazione ventricolare.

Condizione che simula IM 9 – Atleta maschio giovane e sano

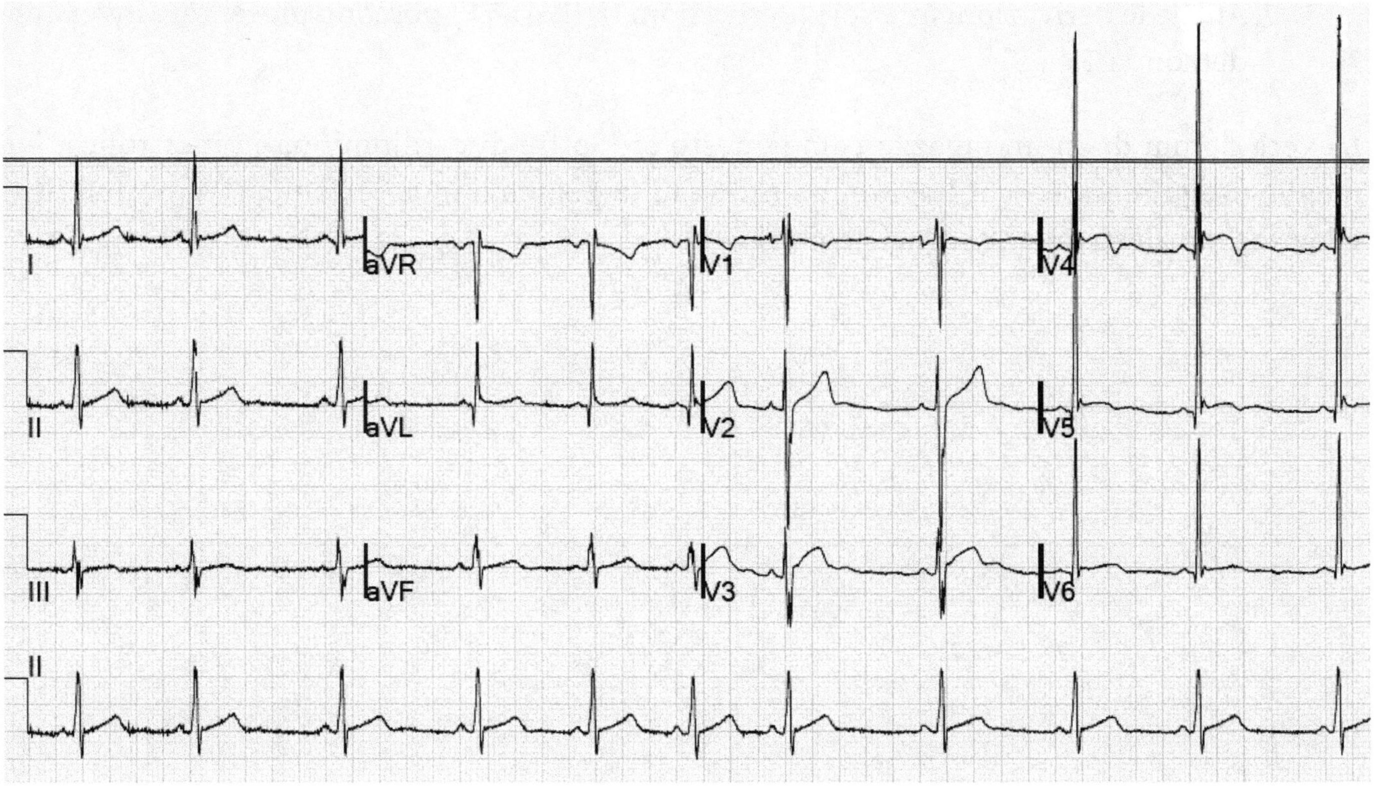

Figura 24-30

Questo ECG proviene da un atleta afroamericano di 15 anni. È stato registrato come follow-up di un esame di screening di routine prima di iniziare un programma sportivo.

Le derivazioni V2 e V3 presentano onde T ampie con un certo sopraslivellamento del tratto ST. Le derivazioni V5 e V6 presentano un sopraslivellamento del tratto ST. Si tratta di un ECG anomalo? Prima di rispondere immediatamente, c'è un altro dettaglio che dovresti sapere: la sua famiglia ha una storia di morte improvvisa. OK... ora, cosa ne pensi?

I dottori Stephen Smith e K. Wang hanno studiato questo fenomeno. Ecco alcuni riscontri da ricercare prima di formulare una diagnosi:

1. Il paziente è asintomatico.

2. Le inversioni dell'onda T presentano incisioni a livello del punto J.

3. Le inversioni dell'onda T sono stabili e non evolvono (ad esempio nell'arco di 24 ore).
4. Le derivazioni con inversioni dell'onda T presentano un certo sopraslivellamento del tratto ST.
5. Le onde T invertite nelle derivazioni V4-V6 sono precedute da onde R alte e onde S minime (o assenti).
6. Il QRS ha una durata normale, non è allargato.
7. Anche le derivazioni inferiori (derivazioni II, III e aVF) possono presentare inversioni dell'onda T.

La vera domanda in un ragazzo come questo è: "Soffre di cardiomiopatia ipertrofica?". È meglio eseguire un ecocardiogramma prima di impegnarsi in accertamenti approfonditi e generare inutili stress e ansia nei genitori.

Letture consigliate

Abarca E, MD, Baddi A, MD, Manrique R, MD. ECG manifestations in submassive and massive pulmonary embolism. Report of 4 cases and review of literature. Journal of Electrocardiology 47 2014) 75 – 79

Andrade, AA., Stainback, RF. Takotsubo Cardiomyopathy. Texas Heart Institute Journal. Vol. 41(3); 2014.

Armstrong, EJ et al. Electrocardiographic Criteria for ST-Elevation Myocardial Infarction in Patients With Left Ventricular Hypertrophy. Am J Cardiol. 2012; 110(7): 977-983.

Arvan S, Varat MA. Persistent ST-segment elevation and left ventricular wall abnormalities: a two-dimensional echocardiographic study. Am J Cardiol 1984;53(11):1542-6.

Aslanger, E MD, Meyers, HP MD, Smith, SW, MD. Recognizing electrocardiographically subtle occlusion myocardial infarction and differentiating it from mimics: Ten steps to or away from cath lab. Turk Kardiyol Dern Ars. 2021; 49(6): 488-500.

Beeman W. Shroff G. Smith SW. T/QRS Amplitude Ratio Is Significantly Higher In Acute Anterior ST Elevation Myocardial Infarction Than In Previous Myocardial Infarction With Persistent ST Elevation (left Ventricular Aneurysm Morphology): A Validation (abstract 371). Annals of EM Oct 2011 Suppl 58(4): S302.

Bybee KA, et al. Electrocardiography cannot reliably differentiate transient left ventricular apical ballooning syndrome from anterior ST-segment elevation myocardial infarction. Journal of Electrocardiology 40 (2007) 38.e1 – 38.e6.

Cohen, R. et al. Electrocardiogram manifestations in hyperkalemia. World Journal of Cardiovascular Diseases 2, 57-63; 2012,

Cokkinos DV, et al. Electrocardiographic criteria of left ventricular hypertrophy in left bundle-branch block. British Heart Journal, 1978, 40, 320-324.

de Chazal, HM. et al. Stress Cardiomyopathy Diagnosis and Treatment. JACC. Vol. 72(16); 2018.

"Dr. Smith's ECG Blog" (Friday, January 30, 2015 - "Diffuse ST Elevation with Apical Ballooning: is it Takotsubo Stress Cardiomyopathy?").

Imazio M., Gaita F., & LeWinter M. Evaluation and treatment of pericarditis: a systematic review. JAMA, 2015 Oct 13. 314 (14): 1498-506.

Jhamnani S, Fuisz A, Lindsay J. The spectrum of electrocardiographic manifestations of acute myocarditis: An expanded understanding. Journal of Electrocardiology 47 (2014) 941–947.

Klein, LR et al. Electrocardiographic criteria to differentiate acute anterior ST-elevation myocardial infarction from left ventricular aneurysm. Am J of Emerg Med. Volume 33, Issue 6, June 2015, Pages 786-790.

Kosuge, M et al. Differences in Negative T Waves Between Takotsubo Cardiomyopathy and Reperfused Anterior Acute Myocardial Infarction. Circulation J. Vol. 76; 2012.

Levis JT. ECG Diagnosis: Apical Hypertrophic Cardiomyopathy. Perm J 2013 Spring;17(2):84.

Littmann L. A new electrocardiographic concept: V1–V2–V3 are not only horizontal, but also frontal plane leads. Journal of Electrocardiology. 66 (2021) 62-68.

Manne JRR. Atrial Repolarization Waves (Ta) Mimicking Inferior Wall ST Segment Elevation Myocardial Infarction in a Patient with Ectopic Atrial Rhythm. Case Reports in Medicine. Volume 2018.

Miller DH, Kligfield P, Schreiber TL, Borer JS. Relationship of prior myocardial infarction to false-positive electrocardiographic diagnosis of acute injury in patients with chest pain. Arch Intern Med 1987;147:257-61.

Miranda DF, et al. New Insights Into the Use of the 12-Lead Electrocardiogram for Diagnosing Acute Myocardial Infarction in the Emergency Department. Canadian Journal of Cardiology. 34 (2018) 132-145.

Parham, WA. Hyperkalemia Revisited. THI Journal. 2006; 33(1): 40-47

Peguero JG, Lo Presti S, et al. Electrocardiographic Criteria for the Diagnosis of Left Ventricular Hypertrophy. JACC. Vol. 69, No. 13, 2017.

Raghav, KPS et al. A Review of Electrocardiography in Pulmonary Embolism: Recognizing Pulmonary Embolus Masquerading as ST Elevation Myocardial Infarction. Rev Cardiovasc Med. 2011;12(3):157-163

Ravi S, et al. Diagnosis of Left Ventricular Hypertrophy in the Presence of Left Anterior Fascicular Block: A Reexamination of the 2009 AHA/ACCF/HRS Guidelines. Ann Noninvasive Electrocardiol 2013;18(1):21–28.

Scafa-Udriste, A. et al. Diagnostic challenges between takotsubo cardiomyopathy and acute myocardial infarction – where is the emergency?: a literature review. Intl J of Emerg Med. 2024; 17(22)

Schocken, DD. Electrocardiographic left ventricular strain pattern: Everything old is new again. Journal of Electrocardiology 47 (2014) 595–598.

Sokolow, M., Lyon, TP. The Ventricular Complex in Left Ventricular Hypertrophy as Obtained by Unipolar and Precordial Limb Leads. Am Heart J. 37(2); 1949.

Weiss, JN et al. Electrophysiology of Hypokalemia and Hyperkalemia. Circulation: Arrhythmia and Electrophysiology. Volume 10(31); 2017.

Ristampato da "Dr. Smith's ECG Blog"

I seguenti ECG sono ristampati con la gentile autorizzazione del Dott. Stephen W. Smith. Potete trovare questi e altri casi molto interessanti e istruttivi sul suo blog (Dr. Smith's ECG Blog) all'indirizzo: https://hqmeded-ecg.blogspot.com/

Figura 24-2
Da: sabato 15 giugno 2013
"A Tragic Case, related to the last post"

Figura 24-6
Da: domenica 24 luglio 2016
"ST Elevation. What is it?"

Figura 24-7
Da: mercoledì 8 febbraio 2012
"The LAD occlusion formula did not work here. Why?"

Figura 24-10
Da: sabato 2 gennaio 2016
"Is this Acute Ischemia? More on LVH."

Figura 24-11
Da: lunedì 20 giugno 2022
"LVH and Anterior ST Elevation: is it OMI and would you activate the cath lab?"

Figura 24-12 e Figura 24-13
Da: venerdì 29 luglio 2022
"Two patients with chest pain and LVH: Neither STEMI criteria, nor Armstrong criteria, can identify occlusion or reperfusion"

Figura 24-14
Da: lunedì 19 settembre 2022
"This ECG is nearly pathognomonic. What is it? (hint: it's not Wellens')"

Figure 24-15 e Figura 24-16
Da: mercoledì 12 aprile 2023
"A 40-something woman with acute pulmonary edema -- see the Speckle Tracking echocardiogram."

Figura 24-17 fino alla Figura 24-19
Da: lunedì 20 dicembre 2010
"Takotsubo Stress Cardiomyopathy, with Echocardiogram"

Figura 24-20
Da: venerdì 12 agosto 2022
"Inferior ST Elevation and Hyperacute T-waves, but Patient is Pain Free. What is going on?"

Figura 24-22
Da: sabato 22 agosto 2015
"Sudden Severe SOB and ST Segment Elevation: What is the Diagnosis and Treatment?"

Figura 24-23
Lunedì 20 dicembre 2021
"Collapse, Ventricular Tachycardia, Cardioverted, Comatose on Arrival. OMI is a clinical diagnosis."

Figura 24-26
Da: mercoledì 26 agosto 2009
"Persistent ST elevation after previous MI, otherwise known as "LV aneurysm" morphology"

Figure da 24-26 a 24-28
Da: mercoledì 13 aprile 2022
"A man in his 50s with acute chest pain and history of prior MI"

Figure 27-9 e 27-30
Da: sabato 8 gennaio 2022
"A man in his 50s with abdominal pain and a computer read of ***Acute MI ***"

25
Le ischemie eponime

Tre tipologie di ischemia miocardica acuta possono risultare molto confuse per chi non le conosce. Non comprendere cosa accade durante queste ischemie può portare a esiti molto negativi.

Le ischemie omonime prendono il nome da un gruppo internazionale di cardiologi:

1. Dr. Hein J. J. Wellens dei Paesi Bassi
2. Dr. Robbert de Winter dei Paesi Bassi
3. Dr. Emre Aslanger della Turchia

Esaminiamole più da vicino...

Sindrome di Wellens

Questa sindrome prende il nome dal cardiologo che la descrisse per primo, il Dr. Hein J. J. Wellens dei Paesi Bassi.

> **PERLA** | Nota che "sindrome di Wellens" non ha apostrofo: il suo cognome termina con una "s". NON è la sindrome di "Wellen".

La sindrome di Wellens combina una storia di malattia attuale e i risultati dell'ECG. Entrambi devono essere presenti per essere definita sindrome di Wellens. Una tipica anamnesi è quella di una paziente (diciamo una donna di 58 anni) che avverte improvvisamente il classico dolore toracico retrosternale tipico di una sindrome coronarica acuta. Viene immediatamente chiamata un'ambulanza. Quando arriva al pronto soccorso, non ha più alcun dolore! Naturalmente, viene registrato un ECG (ricorda: la paziente deve essere completamente asintomatica durante la registrazione dell'ECG – questo è importante!). L'ECG si presenta così:

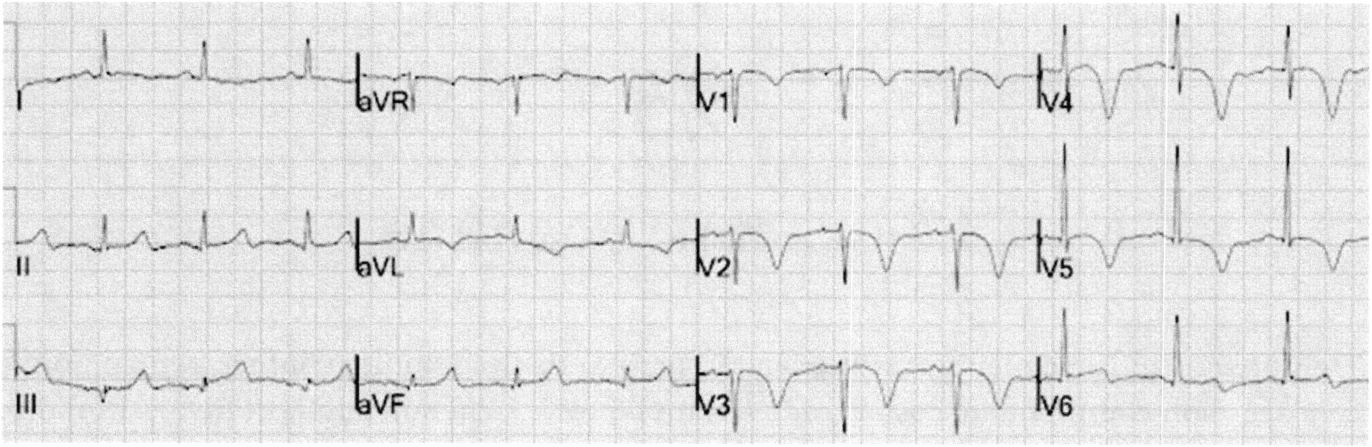

Figura 25-1

Come puoi vedere, il ritmo è sinusale e non ci sono blocchi. Non c'è sopraslivellamento del tratto ST, ma ci sono onde T profondamente invertite e simmetriche nelle derivazioni precordiali medio-precordiali.

PERLA | Considero "precordiale medio-precordiale" dalla derivazione V2 alla derivazione V4.

Ora, ripensando alla storia clinica della paziente, avvenuta letteralmente pochi minuti prima dell'ECG al pronto soccorso, cosa pensi sia successo?

Considera prima le onde T. Una paziente ha un dolore toracico così forte che chiama un'ambulanza. Ora, il primo ECG presenta onde T invertite. Che tipo di onde T potrebbero rappresentare? Sono onde T da riperfusione. Ma perché la paziente dovrebbe avere onde T da riperfusione? Non ha ancora avuto un infarto... o sì?

Prima di tutto, puoi dirmi come sarebbe stato l'ECG se ne fosse stato registrato uno prima del trasporto, o anche durante il trasporto? NO... certo che non puoi. Quindi, se non puoi dirmi esattamente come sarebbe stato l'ECG prima che lasciasse casa o durante il trasporto in ambulanza verso l'ospedale, come puoi dirmi che non c'è stata occlusione di un'arteria coronaria? Lascia che ti spieghi cosa rappresenta la sindrome di Wellens...

Si verifica un'improvvisa occlusione della discendente anteriore prossimale. Il paziente avverte dolore toracico e chiama un'ambulanza. Durante il trasporto in ospedale, il coagulo che ha causato l'occlusione si disintegra spontaneamente, consentendo la riperfusione del vaso occluso. Il paziente non avverte più dolore. Quando l'ECG viene registrato al pronto soccorso, si sono formate onde T di riperfusione, ma non si è verificato alcun sopraslivellamento del tratto ST in nessuna derivazione. Ci sono tre concetti da apprendere:

1. I coaguli possono disintegrarsi spontaneamente, consentendo la riperfusione senza un intervento diretto.

2. Il sopraslivellamento del tratto ST non fa parte della sindrome di Wellens. Questo non perché il sopraslivellamento del tratto ST si risolva così rapidamente (può o meno), ma perché non deve necessariamente verificarsi alcun sopraslivellamento del tratto ST. Potrebbero esserci state solo onde T iperacute che scompaiono rapidamente.

3. Non fatevi ingannare: la nostra paziente non è "al sicuro" ora che il dolore si è risolto e ci sono segni di riperfusione all'ECG. Ha appena avuto un'occlusione della discendente anteriore prossimale ed è stata fortunata ad avere una riperfusione spontanea. L'occlusione completa della discendente anteriore prossimale potrebbe ripresentarsi in qualsiasi momento, e questa volta in modo permanente. La nostra paziente deve recarsi in sala di emodinamica, anche se non necessariamente in urgenza.

C'è un altro pattern ECG della sindrome di Wellens che dovreste riconoscere:

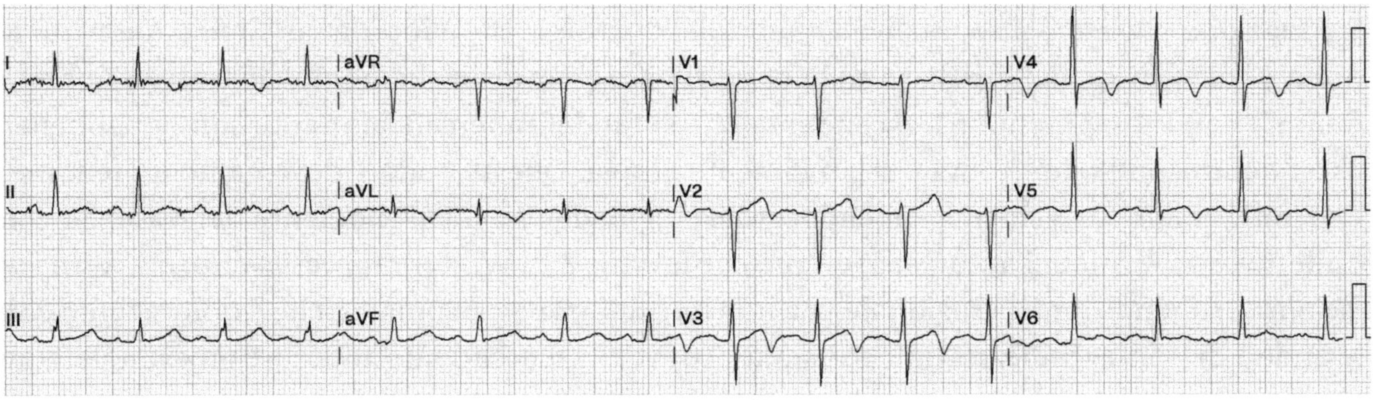

Figura 25-2

In questo esempio di sindrome di Wellens, le onde T da riperfusione sono bifasiche positive/negative. Le due morfologie delle inversioni delle onde T hanno subito un paio di cambiamenti di nome. Non faccio caso se vedo un pattern di Wellens di tipo A o di tipo B. Non c'è differenza di significato, trattamento o prognosi! Entrambe sono onde T da riperfusione, e questo è tutto ciò che chiunque deve sapere. Se si registra un ECG con il pattern bifasico delle onde T, si è semplicemente registrato il miocardio prima che avesse il tempo di invertire completamente le onde T.

È necessario comprendere due precauzioni prima di diagnosticare la sindrome di Wellens.

1. La sindrome di Wellens NON è solo una diagnosi ECG: è un'anamnesi del paziente e una diagnosi ECG. Se si osserva uno di questi ECG ma il paziente fornisce un'anamnesi molto diversa, NON si tratta di sindrome di Wellens. L'anamnesi del paziente è importante tanto quanto le alterazioni ECG.

   L'anamnesi richiesta è che il paziente presenti dolore toracico compatibile con una sindrome coronarica acuta. Il dolore toracico si risolve spontaneamente (anche se potrebbe essere stato alleviato dalla nitroglicerina) e il paziente è completamente privo di dolore quando viene registrato l'ECG. Senza un'anamnesi appropriata, si potrebbe parlare di alterazioni dell'ECG come di un pattern di Wellens, ma non si può parlare di sindrome di Wellens.

2. Le alterazioni dell'ECG della sindrome di Wellens rappresentano un processo dinamico. L'ECG o migliorerà molto rapidamente, o peggiorerà. L'unica cosa che NON farà è rimanere invariato!

Onde T di de Winter

Quando si parla di onde T di de Winter, non si parla solo di onde T, ma di un'occlusione prossimale dell'arteria discendente anteriore sinistra, manifestata da alterazioni della ripolarizzazione diverse dai sopraslivellamenti del tratto ST. De Winter et al. hanno descritto le onde T come se iniziassero da sotto la linea di base ("sottoslivellamento del tratto ST ascendente") con un segmento ST ascendente che si fonde impercettibilmente con la pendenza ascendente di un'onda T alta e relativamente ampia. Queste onde T descrivono un fenomeno simile chiamato ischemia subendocardica regionale: sottoslivellamento del tratto ST con onde T verticali. Alcuni autori sospettano che le onde T di Winter rappresentino una forma di ischemia subendocardica regionale, ma non ha importanza. Sappiamo che il dolore toracico e le onde T di Winter indicano un'occlusione acuta della discendente anteriore prossimale! Non si tratta di un infarto miocardico che si verificherà, ma sta già accadendo mentre si osservano queste onde T. Ecco alcune tipiche onde T di Winter:

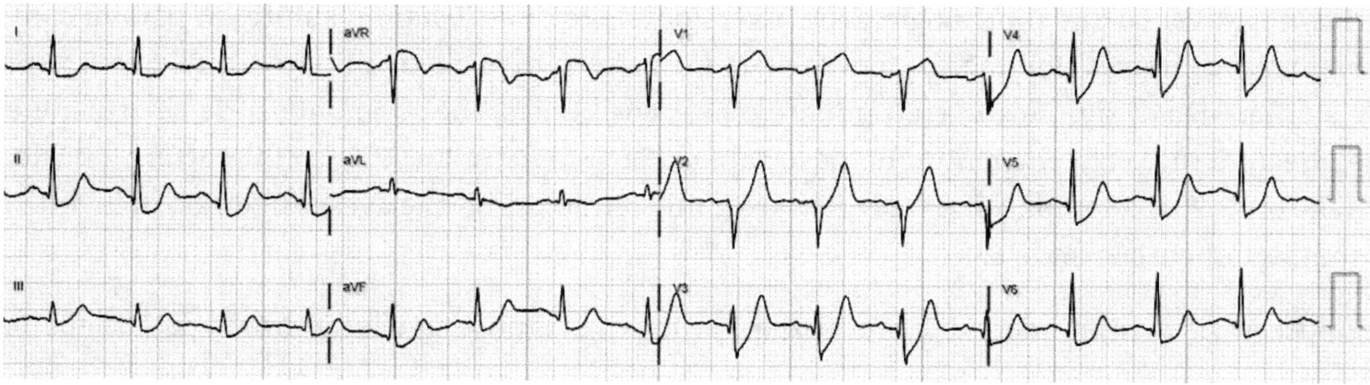

Figura 25-3

Le derivazioni V3-V6 mostrano la classica morfologia dell'onda T di De Winter. Non si tratta semplicemente di ischemia subendocardica, ma di ischemia transmurale dovuta a un'occlusione prossimale della discendente anteriore (LAD). Come si può osservare, è accompagnata da sopraslivellamento del tratto ST nelle derivazioni aVR e V1. Il sopraslivellamento del tratto ST nella derivazione aVR è parte del fenomeno dell'onda T di De Winter. A parte il sopraslivellamento del tratto ST nella derivazione aVR (Figura 25-3), le altre derivazioni periferiche (piano frontale) manifestano sottoslivellamento del tratto ST (sebbene la derivazione aVL sia un po' poco chiara a causa di una linea di base vagante).

Ricordate: il sopraslivellamento del tratto ST nella derivazione aVR, di qualsiasi entità, quando è coinvolta la discendente anteriore sinistra, indica un'occlusione prossimale a S1. Quindi... è la morfologia delle onde T di de Winter a indicare l'occlusione prossimale o è davvero il sopraslivellamento del tratto ST nella derivazione aVR?

Questo paziente deve essere sottoposto immediatamente a cateterismo cardiaco. Questo non è un ECG da ripetere ogni 30 minuti finché non soddisfa i criteri di STEMI. Probabilmente non soddisferà mai i criteri di STEMI. Nella sua lettera al direttore del NEJM, il Dott. de Winter ha affermato in modo molto inequivocabile che questo pattern era STATICO! NON si è evoluto. La morfologia QRS-T era la stessa durante il cateterismo come al primo incontro. Ci sono articoli ora in stampa che sembrano contestare tale affermazione. Affermano di vedere il cambiamento dell'ECG Avanti e indietro dalle onde T di Winter al sopraslivellamento del tratto ST. Non ho mai visto questo fenomeno e mi chiedo se alcuni stiano confondendo le onde T iperacute con le onde T di Winter. Vedo anche persone che chiamano "onde T di Winter" QUALSIASI onda T verticale con qualsiasi grado e tipo di sottoslivellamento del tratto ST.

> **PERLA** | Le onde T di Winter indicano un'occlusione prossimale della discendente anteriore (LAD). Morfologie simili possono verificarsi durante un infarto miocardico da occlusione, ma questo non le rende automaticamente onde T di Winter.

Il fatto che alcuni medici abbiano aspettato abbastanza a lungo per osservare il pattern di Winter trasformarsi in sopraslivellamento del tratto ST mi fa chiedere se comprendano davvero la gravità di questa morfologia! Ne dubito... stavano solo aspettando che l'ECG rispettasse il protocollo per lo STEMI.

Il pattern di Aslanger

Il pattern di Aslanger è il più complesso da comprendere tra questi tre pattern omonimi. Per vostra fortuna, sono qui per spiegarvelo. Userò la griglia di riferimento esassiale (GRE, [HRG]) per spiegarlo. Ecco un ECG che mostra il pattern di Aslanger:

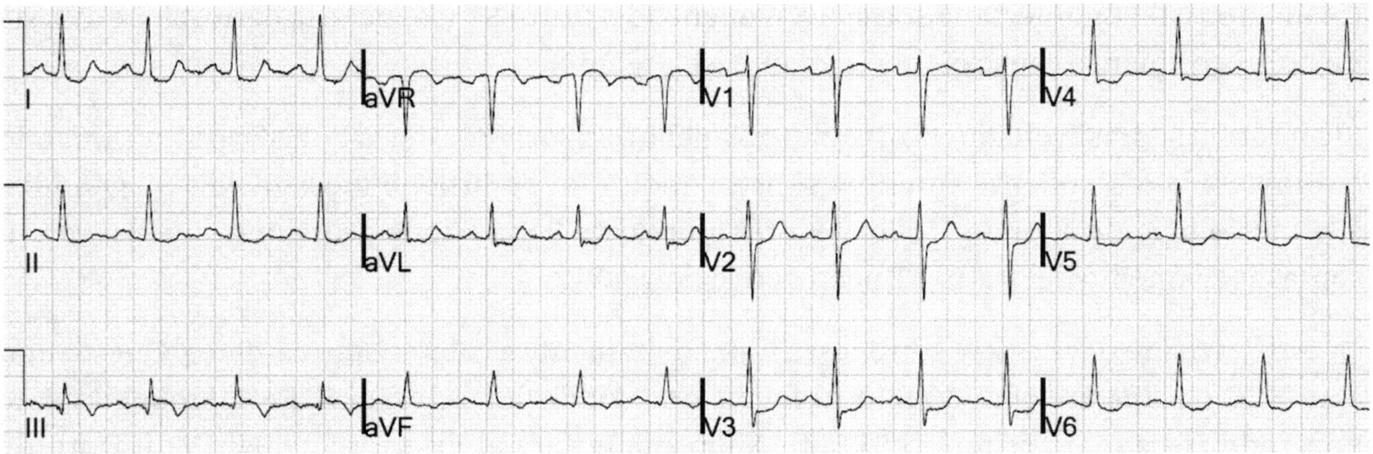

Figura 25-4

Il pattern di Aslanger è unico perché rappresenta un infarto miocardico della parete inferiore, ma solo una delle derivazioni inferiori (derivazione III) presenta sopraslivellamento del tratto ST. Sebbene violi certamente i criteri di STEMI di sopraslivellamento del tratto ST in "due derivazioni contigue", si tratta comunque di un'occlusione completa che richiede PCI immediata. Come avviene?

La Figura 25-4 mostra un infarto miocardico subacuto della parete inferiore. È presente sopraslivellamento del tratto ST in derivazione III – l'unica delle derivazioni inferiori a presentare sopraslivellamento del tratto ST – più il sottoslivellamento del tratto ST dovuto alla variazione reciproca nelle derivazioni I e aVL. La variazione reciproca permane finché è presente sopraslivellamento del tratto ST. È presente anche sottoslivellamento del tratto ST nelle derivazioni V2-V6. E si riscontra sopraslivellamento del tratto ST nelle derivazioni aVR e V1.

Prima di passare alla discussione delle variazioni nella sola derivazione III, affrontiamo la questione del sottoslivellamento diffuso del tratto ST nelle derivazioni precordiali. Il sottoslivellamento del tratto ST in tutte le derivazioni è causato dallo stesso fattore o potrebbero essere coinvolti fattori diversi? Esaminiamo le possibilità (supponiamo che tutte le deviazioni del tratto ST siano nuove):

1. Se quell'area non avesse altre fonti di circolazione, allora quelle derivazioni dovrebbero presentare un nuovo sopraslivellamento del tratto ST! Non è questo che sta accadendo in questo caso. L'area apicolaterale è la zona meglio perfusa del ventricolo sinistro. Può ricevere circolazione dal primo ramo diagonale della discendente anteriore sinistra (e anche da altri rami diagonali), dal ramo marginale ottuso del LCx, dal ramo intermedio (se presente) e, naturalmente, dal/dai ramo/i posterolaterale/i della coronaria coronaria destra.

2. Nella maggior parte delle occlusioni della coronaria coronaria destra, non si verifica alcuna deviazione del tratto ST nelle derivazioni V5 e V6. Ciò significa che o i rami posterolaterali non hanno mai fornito circolazione all'area, oppure le altre arterie

sono state in grado di compensare completamente la mancanza di circolazione dalla coronaria destra. In entrambi i casi, non si verificherebbe alcuna deviazione del tratto ST.

3. Ma si verifica un nuovo sottoslivellamento del tratto ST nelle derivazioni V4-V6. Osservando un ECG che evidenzia un'occlusione acuta di un'arteria coronaria, se è presente un sopraslivellamento del tratto ST, il sottoslivellamento del tratto ST sarà una variazione reciproca, non un'ischemia subendocardica acuta causata dall'occlusione del vaso responsabile. Tuttavia, potrebbe esserci ischemia subendocardica in quell'area solo SE la coronaria coronaria destra fosse solo uno dei due vasi che contribuiscono alla circolazione in quell'area. Supponiamo che la coronaria coronaria destra e la discendente anteriore (LAD) fossero gli unici a fornire circolazione all'area apicolaterale (il che accade spesso). E supponiamo che la discendente anteriore (LAD) sia essa stessa malata e possa contribuire solo al 25% della circolazione necessaria, mentre la coronaria coronaria destra (RCA) contribuisce al 75%. Ora la coronaria coronaria destra è stata occlusa e non contribuisce in alcun modo. La discendente anteriore (LAD) potrebbe fornire sangue sufficiente all'area apicolaterale per mantenerla in vita, ma non senza consentirle di diventare ischemica.

Quando si verifica un'occlusione dell'arteria coronaria destra o della clavicola sinistra (LCx) e si sviluppa un nuovo sottoslivellamento del tratto ST nelle derivazioni V5 e V6, ciò è dovuto al fatto che un'arteria discendente anteriore sinistra (LAD) malata è lasciata con la responsabilità di fornire circolazione a quell'area. Quando si verifica un'occlusione dell'arteria coronaria destra o della clavicola sinistra (LCx) e si verifica un nuovo sopraslivellamento del tratto ST nelle derivazioni apicolaterali, ciò è dovuto all'aumento del territorio servito dall'arteria occlusa, probabilmente un'arteria superdominante.

Il sottoslivellamento del tratto ST nelle derivazioni V2-V4 è probabilmente dovuto al coinvolgimento della parete inferolaterale. Il sottoslivellamento del tratto ST nelle derivazioni V5 e V6 è molto probabilmente dovuto al fatto che un'arteria discendente anteriore sinistra (LAD) malata cerca di gestire quell'area dopo la brusca interruzione della circolazione dall'arteria coronaria destra. Il sopraslivellamento del tratto ST in V1 è probabilmente la prova del coinvolgimento del ventricolo destro.

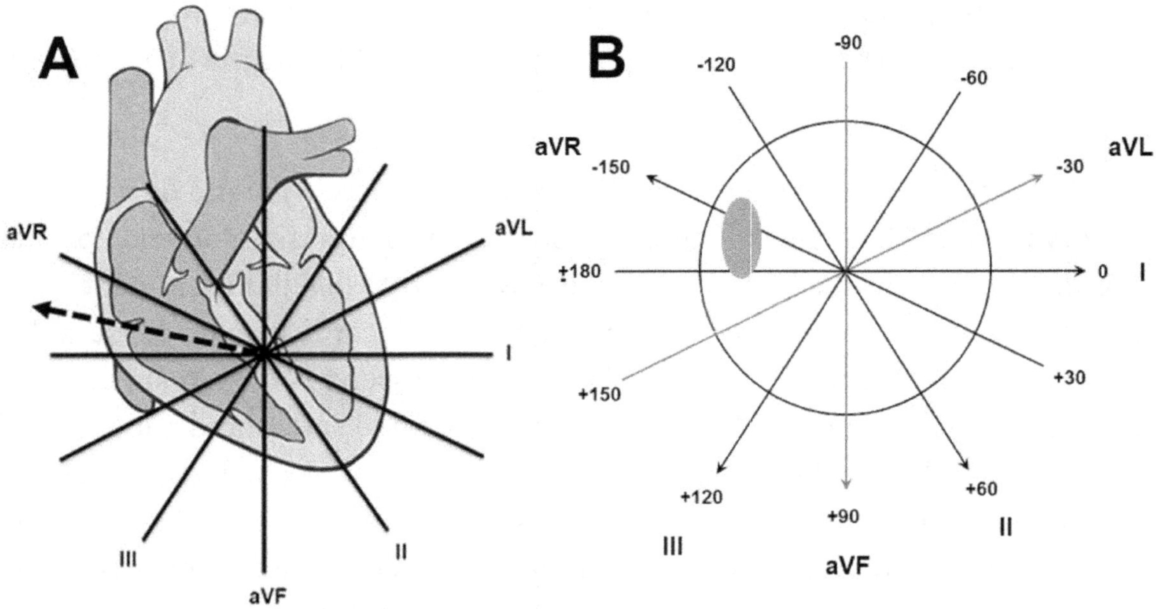

Figura 25-5

La freccia tratteggiata nella Figura 25-5A rappresenta la corrente del vettore di lesione per l'ischemia miocardica acuta nel pattern di Aslanger. Rientra nelle aree positive di Derivazione III e Derivazione aVR, ma al di fuori delle aree positive di Derivazione II e aVF. In teoria, dovrebbe riflettere un sottoslivellamento del tratto ST in queste derivazioni, ma osservando attentamente, si noterà che la corrente del vettore di lesione è quasi perpendicolare a queste due derivazioni. Un vettore perpendicolare all'asse di una derivazione è praticamente invisibile a quella derivazione, quindi, mentre si osserva un sopraslivellamento del tratto ST nelle Derivazioni III e aVR, non si noterà una deviazione significativa nelle Derivazioni II e aVF. La Figura 25-4 mostra un sottoslivellamento del tratto ST molto lieve nella Derivazione II e nessuna deviazione ST percepibile nella Derivazione aVF.

Per comprendere meglio lo sviluppo del pattern di Aslanger, si osservi la Figura 25-5B. L'ellisse grigia rappresenta l'area di ischemia acuta. Affinché una corrente del vettore di lesione produca un sopraslivellamento del tratto ST in una determinata derivazione, l'area ischemica deve rientrare nell'area positiva di quella derivazione.

Diamo un'occhiata alla derivazione II sull'HRG. Per determinare l'area positiva di una derivazione,

1. è necessario sapere dove si trova il polo positivo di quella derivazione (in questa illustrazione, i nomi delle derivazioni si trovano tutti sui poli positivi). OK... individua il polo positivo della derivazione II.

2. Poi, è necessario sapere quale asse della derivazione è perpendicolare alla derivazione II (ogni linea sulla griglia è un asse della derivazione: il numero romano "II" si trova sull'estremità positiva dell'asse della derivazione II). L'asse della derivazione perpendicolare all'asse della derivazione II è la derivazione aVL (dovresti saperlo!).

Perché l'asse perpendicolare? L'asse perpendicolare della derivazione aVL divide la derivazione II in due metà: una metà positiva e una metà negativa (o area). Ecco una griglia di riferimento esassiale che illustra le aree positive e negative di una derivazione (in questo caso, la derivazione II):

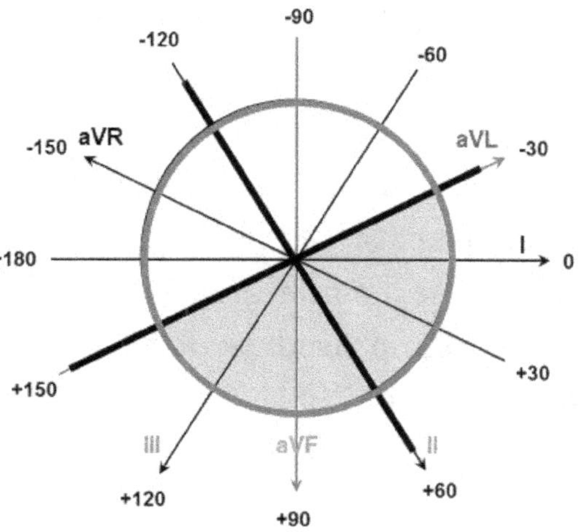

Figura 25-6

L'area positiva (grigia) si trova sullo stesso lato del polo positivo della derivazione II, mentre l'area negativa (bianca) si trova sul lato opposto. Qualsiasi vettore che punti verso il lato positivo inscriverà una deflessione positiva in quella derivazione; qualsiasi vettore che punti verso il lato negativo inscriverà una deflessione negativa. Un segmento ST è considerato una deflessione. La presenza di una corrente di lesione modifica le cose alterando la tensione e aggiungendo un vettore, quindi la corrente del vettore di lesione è responsabile della deviazione del tratto ST durante l'ischemia transmurale.

Ora, osserviamo l'ellisse grigia nella Figura 25-5B. Rappresenta l'area di ischemia epicardica acuta. In quali derivazioni apparirà come sopraslivellamento del tratto ST? Affinché appaia come sopraslivellamento del tratto ST nella derivazione II, almeno parte dell'area ischemica deve trovarsi sul lato positivo dell'asse della derivazione II. È così? No, non lo è. L'area ischemica è completamente sul lato negativo della derivazione II, quindi qualsiasi deviazione del tratto ST dovrebbe essere negativa, ovvero un sottoslivellamento del tratto ST. Osserviamo l'ECG nella Figura 25-4. Ecco qua: il sottoslivellamento del tratto ST previsto.

Ora osserviamo la derivazione aVF. L'asse della derivazione I è perpendicolare alla derivazione aVF, quindi se una qualsiasi parte dell'area ischemica scende al di sotto dell'asse della derivazione I, si troverà nell'area positiva della derivazione aVF. C'è una piccolissima quantità di ischemia nell'area positiva della derivazione aVF. Si manifesta un sopraslivellamento del tratto ST nella derivazione aVF? Non proprio, quindi la quantità di ischemia in quell'area deve essere troppo piccola per registrare un sopraslivellamento del tratto ST visibile.

Ok, osserviamo la derivazione III. Poiché l'asse della derivazione aVR è perpendicolare alla derivazione III, qualsiasi ischemia sullo stesso lato del polo positivo della derivazione III produrrà una corrente di lesione che si tradurrà in sopraslivellamento del tratto ST. Cosa vediamo quando osserviamo la derivazione III nella Figura 25-4? Eccolo: sopraslivellamento del tratto ST! Si tratta di un'area di ischemia molto eccentrica della parete inferiore del ventricolo sinistro che produce sopraslivellamento del tratto ST solo nella derivazione III (e, naturalmente, nella derivazione aVR, come potete facilmente vedere). Di nuovo, un'altra ischemia/infarto miocardico acuto che non soddisfa i criteri STEMI a meno che le derivazioni III e aVR non possano essere considerate contigue. Come per le onde T di De Winter, questi pazienti devono essere sottoposti immediatamente a cateterizzazione cardiaca. Quanti di questi infarti sono stati scartati per rivascolarizzazione perché non soddisfacevano i criteri STEMI?

PERLA IMPORTANTE | I criteri STEMI utilizzano il sopraslivellamento del tratto ST come surrogato dell'occlusione vascolare coronarica acuta. Ciò significa che se non c'è un sopraslivellamento del tratto ST specificamente definito, non può esserci occlusione. Per la convalida, la ricerca originale ha utilizzato un aumento del biomarcatore (CK-MB) per diagnosticare un'occlusione acuta. Le diagnosi non sono state verificate utilizzando dati angiografici. Ecco perché il paradigma STEMI ignora così tante occlusioni coronariche acute che richiedono procedure di rivascolarizzazione semplicemente perché non soddisfano i criteri STEMI. SI utilizza ancora il dosaggio della CK-MB per diagnosticare un infarto miocardico acuto? Lasciate che vi risponda... lo fate se utilizzate i criteri STEMI!

Letture consigliate

de Winter, RJ, Verouden, NJW, Wellens, HJJ, Wilde, AAM. "A New ECG Sign of Proximal LAD Occlusion." N Engl J Med 2008;359:2071-2073.

de Zwaan C, Bar FW, Janssen JH, Cheriex EC, Dassen WR, Brugada P, et al.: Angiographic and clinical characteristics of patients with unstable angina showing an ECG pattern indicating critical narrowing of the proximal LAD coronary artery. Am Heart J 1989; 117: 657 – 665.

Grandjean T, Degrauwe S, Tessitore E, Iglesias JF. "The 'de Winter' electrocardiogram pattern as a ST-elevation myocardial infarction equivalent: a case report." European Heart Journal - Case Reports. 2019.

Mahajan K, Batra A, Gupta A. de Winter sign-A STEMI Equivalent. Indian Heart J. 2018 Sep-Oct;70(5):761-764.

Prasad RM et al. The rare presentation of the de Winter's pattern: Case report and literature review, American Heart Journal Plus: Cardiology Research and Practice. Volume 3, 2021.

Tsuchida K, et al. Acute coronary syndrome with simultaneous two-vessel occlusion De Winter ST-segment depression or reciprocal change?, Journal of Electrocardiology, Volume 81: 70-74, 2023.

Ristampato dal blog ECG del Dr. Smith

I seguenti ECG sono ristampati con la gentile autorizzazione del Dott. Stephen W. Smith. Potete trovare questi e altri casi molto interessanti e istruttivi sul suo blog (blog ECG del Dr. Smith) all'indirizzo: https://hqmeded-ecg.blogspot.com/

Figura 25-1
Da: lunedì 22 aprile 2024
"Chest pain, resolved. Does it need emergent cath lab activation (some controversy here)? And much much more."

Figura 25-3
Da: lunedì 11 luglio 2022
"Instant easy save if you understand OMI, but incredibly dangerous if you only know STEMI. Readers of this blog will instantly understand this and save lives!"

Figure 25-4 e 25-5
Da: mercoledì 2 aprile 2014
"A Non STEMI that needs the cath lab now."

26

Ischemia acuta, pericardite acuta, miocardite acuta e variante normale

Esistono quattro condizioni, o diagnosi, che ogni elettrocardiografista dovrà prima o poi distinguere: *ischemia acuta, pericardite acuta, miocardite acuta* e *variante normale.* Ognuna ha il suo trattamento (o non trattamento) e la sua prognosi. Una diagnosi errata non solo porta a un trattamento inappropriato, ma potrebbe anche rivelarsi pericolosa per la vita! Troppo spesso, queste diagnosi vengono introdotte a livello introduttivo e con un approccio "da manuale": se vedete questo, allora la diagnosi è questa! Questo dà l'impressione errata che queste condizioni siano facili da diagnosticare sulla base di segni ECG che presto scoprirete non essere utili. Tali consigli possono portare a risultati disastrosi.

Sto discutendo queste diagnosi separatamente dalle "imitazioni" dell'ischemia perché a volte almeno due di queste diagnosi possono essere completamente indistinguibili su un ECG a dodici derivazioni senza cateterismo cardiaco, anche da esperti in elettrocardiografia e persino quando si utilizzano ecocardiogrammi e dosaggi della troponina. Seguitemi mentre presento queste condizioni e capirete perché il Dott. Stephen Smith afferma: "Diagnosticate la pericardite a vostro rischio e pericolo!"

Ischemia acuta

Avendo approfondito la conoscenza del paradigma dell'infarto miocardico occlusivo (OMI), saprete che l'ischemia acuta viene individuata in base all'anamnesi della malattia attuale, all'anamnesi medica e sociale, all'esame obiettivo, ai biomarcatori cardiaci, all'ECO, alla presenza di alterazioni ECG (tramite registrazioni iniziali e ripetute) e ad altre modalità. Il sopraslivellamento del tratto ST è solo uno dei fattori da considerare quando si segue il paradigma OMI.

Ecco alcuni reperti peculiari che si dovrebbero ricercare quando si diagnostica un episodio ischemico acuto, distinguendolo da pericardite acuta, miocardite acuta o sopraslivellamento del tratto ST normale:

Alterazioni reciproche non saranno presenti nella pericardite acuta (postvirale), ma possono esserlo nella miocardite, sebbene meno frequentemente rispetto ai casi di ischemia transmurale acuta. La presenza di un'alterazione reciproca esclude essenzialmente la pericardite acuta e la variante normale. Favorisce inoltre l'ischemia acuta e rende meno probabile la miocardite acuta, ma non la esclude! L'assenza di alterazioni reciproche non esclude nemmeno l'ischemia/infarto acuto. Vedrete un esempio più avanti.

Le onde T di riperfusione inizieranno con l'inversione terminale dell'onda T alla fine dell'episodio ischemico acuto, mentre il sopraslivellamento del tratto ST è ancora presente. L'inversione dell'onda T della pericardite acuta si verifica in genere dopo il ritorno del tratto ST alla linea di base. Le onde T della miocardite possono essere indistinguibili dalla progressione durante l'ischemia acuta.

Le onde Q spesso compaiono precocemente nel corso di un episodio ischemico acuto, ma non a causa dell'infarto. Non ci sono onde Q durante la pericardite acuta (a meno che non fossero presenti prima dell'insorgenza della pericardite), ma le onde Q possono essere presenti con la miocardite.

Pericardite acuta

Nei paesi sviluppati del mondo occidentale, la maggior parte dei casi di pericardite acuta è causata da una precedente sindrome virale, ovvero la pericardite postvirale acuta; in altre parti del mondo, la tubercolosi è una causa frequente di pericardite acuta. Si presume che quando parlo di pericardite acuta, mi riferisca alla pericardite postvirale acuta, salvo diversa indicazione. Alla fine di questa sezione, imparerete a conoscere un diverso tipo di pericardite acuta che segue regole diverse e può presentare reperti che la pericardite postvirale non può presentare.

> **PERLA |** Sebbene la pericardite postvirale acuta sia la forma più comune, è ancora poco frequente. Ricordate sempre che gli infarti miocardici acuti si verificano molto più frequentemente della pericardite acuta! Nei paesi in via di sviluppo, la tubercolosi è ancora una delle principali cause di pericardite acuta. L'anamnesi del paziente è sempre una buona fonte di informazioni sulla causa della pericardite acuta: insufficienza renale terminale, patologie avanzate del tessuto connettivo, neoplasia maligna, radioterapia per neoplasia e recente malattia virale (delle vie respiratorie superiori o gastrointestinali).

Qual è la prima cosa che ti insegnano a cercare quando diagnosticano una pericardite acuta? Ogni testo introduttivo o sito web che affronta l'argomento ti consiglia di cercare un sopraslivellamento del tratto ST in più di un territorio o area vascolare coronarica. Ed è vero! Ma quello che non ti dicono è quanto questo riscontro non sia diagnostico! Diamo un'occhiata a un ECG con una vera e documentata pericardite postvirale acuta:

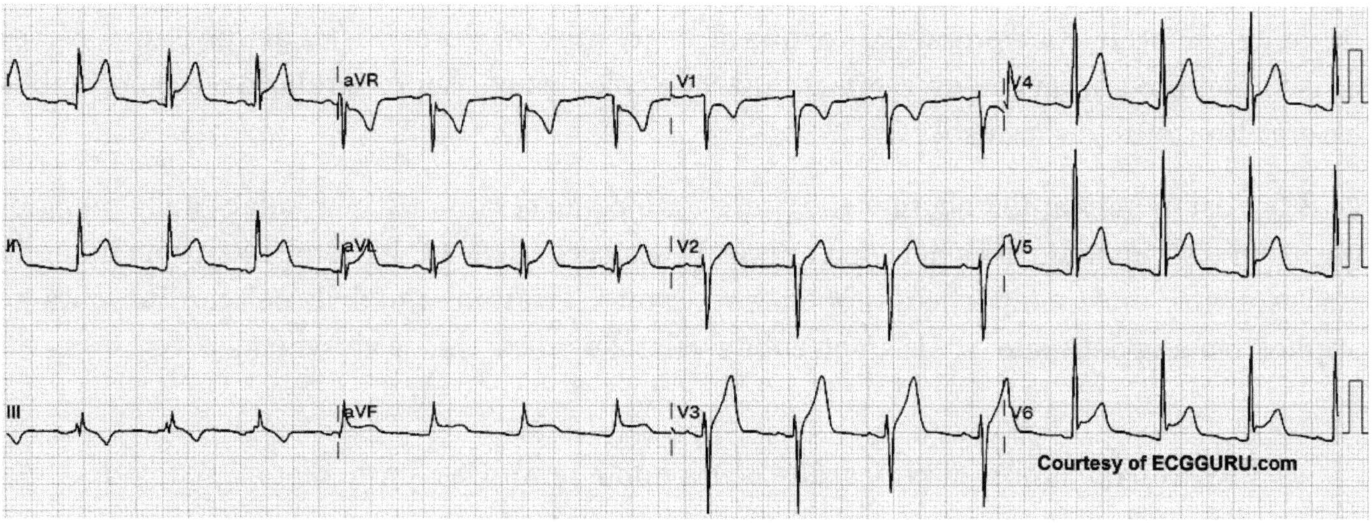

Figura 26-1

Come si può osservare, si riscontra un sopraslivellamento del tratto ST nelle derivazioni II, III e aVF (inferiore – CD, Cx o DA), nelle derivazioni I e aVL (basolaterale – DA o Cx), nelle derivazioni V2 e V3 (anteroapicale – DA o CD) e nelle derivazioni V4-V6 (apicolaterale – DA, Cx o CD). Questo è certamente un sopraslivellamento del tratto ST che si verifica in più di un'area vascolare coronarica. Esistono diverse altre indicazioni di pericardite acuta, che affronterò tra poco. Diamo un'occhiata a un altro ECG simile:

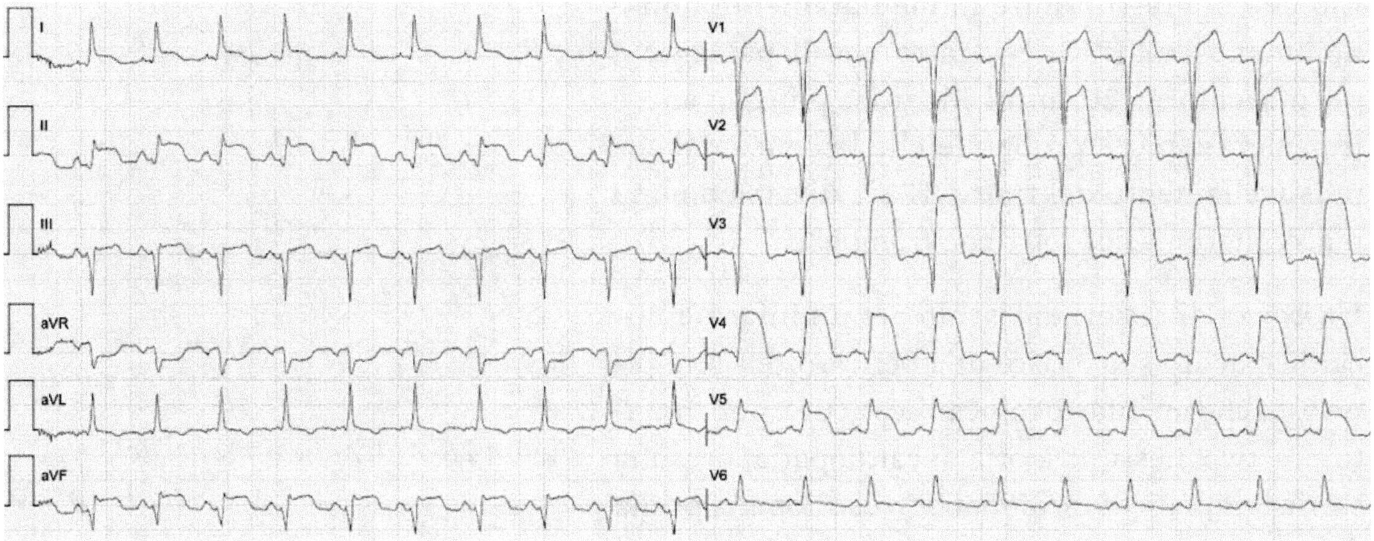

Figura 26-2

Come l'ECG in Figura 26-1, questo ECG mostra un sopraslivellamento del tratto ST in più di un territorio vascolare coronarico: inferiore (derivazioni II, III e aVF), basolaterale (derivazioni I e aVL), antero-apicale (derivazioni V1-V3) e apicolaterale (derivazioni V4-V6). C'è solo un problema: questo ECG rappresenta un'occlusione prossimale di una discendente anteriore sinistra di tipo 3 ("avvolgente")! E per sottolineare i pericoli di confondere l'una con l'altra, diagnosticare erroneamente la pericardite come occlusione coronarica acuta e, ad esempio, scegliere di somministrare trombolitici potrebbe causare un emopericardio disastroso e potenzialmente letale con tamponamento coronarico, molto difficile da controllare. D'altra parte, iniziare un paziente con occlusione prossimale di una discendente anteriore sinistra di tipo 3 con un'area a rischio molto ampia con un regime di FANS e colchicina e poi rimandarlo a casa potrebbe essere altrettanto disastroso!

La diagnosi di pericardite acuta viene presentata come semplice e immediata nella maggior parte dei testi introduttivi e dei corsi online. Vi assicuro: NON LO È! Come illustrano in modo così esplicito i due esempi che ho appena presentato, il trattamento della pericardite acuta, se applicato a una delle sue "sosia", potrebbe rivelarsi un disastro... e viceversa!

> **PERLA** | La diagnosi di pericardite acuta non è semplice e immediata. Esiste, tuttavia, un singolo segno patognomonico, che però non è presente sull'ECG. Si tratta di uno sfregamento pericardico, auscultabile solo con uno stetoscopio.

Quindi, dobbiamo guardare oltre il semplice sopraslivellamento del tratto ST in più di un'area vascolare coronarica. Diamo un'altra occhiata all'ECG nella Figura 26-1.

Dati demografici, background e contesto

Ciò che dovresti notare immediatamente non è nemmeno sull'ECG: è il fatto che il paziente è un maschio di 20 anni! Ricorda: più giovane è il paziente, più è probabile che la causa del sopraslivellamento del tratto ST sia diversa da una placca ateromasica rotta con trombosi.

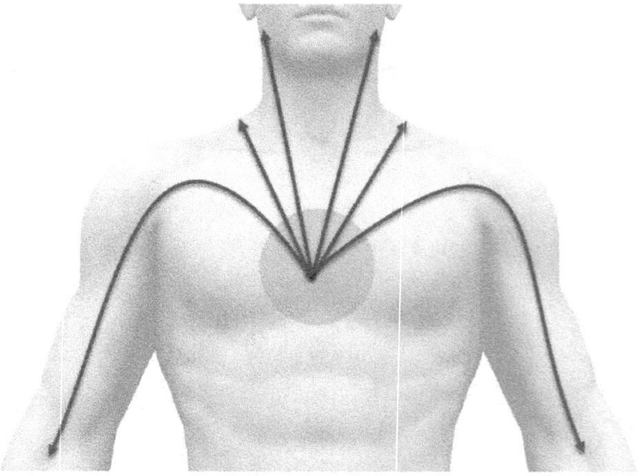

Figura 26-3 | Irradiazione del dolore pericardico

L'assenza di fattori di rischio per un infarto miocardico acuto suggerisce una pericardite acuta piuttosto che un infarto miocardico acuto: non fumatore, attivo, nessuna storia di cardiopatia, nessuna storia familiare di cardiopatia (o cardiopatia prima dei 40 anni), stile di vita sano, nessuna obesità, ecc. Inoltre, la qualità del dolore toracico può essere caratteristica: pleurico e localizzato retrosternale, peggiora in posizione sdraiata, si allevia sedendosi e piegandosi in avanti, non responsivo ai nitrati e irradiato al collo, alle braccia o (soprattutto) alle creste del trapezio su entrambi i lati (Figura 26-3).

Attenzione! | Non fissarti sulla descrizione classica del dolore pericardico: è stato anche descritto come pressorio e schiacciante. Le persone vivranno – e descriveranno – il loro dolore in modi unici e inaspettati.

ECG: Segmenti PR

Concentratevi sui segmenti PR, non sugli intervalli PR. Il segmento PR si estende dalla fine dell'onda P all'inizio della prima deflessione del QRS. Iniziate osservando la derivazione aVR: dovreste aspettarvi di vedere un segmento PR elevato o inclinato verso l'alto. Non troverete un esempio più classico di questo nella derivazione aVR nella Figura 26-1 (ingrandita nella Figura 26-4). Studiatelo attentamente. Imparatelo. Dovreste essere in grado di riconoscerlo immediatamente.

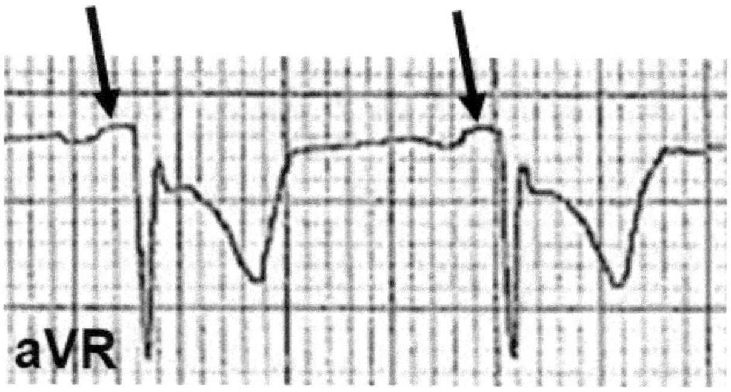

Figura 26-4

PERLA | Molte volte, il segmento PR nella derivazione aVR appare elevato quando non lo è. La terminazione dell'onda P invertita (ovvero l'inizio del segmento PR) dovrebbe essere più alta dell'inizio dell'onda P alla sua giunzione con la linea di base. Vedere la Figura 26-20 per un segmento PR che appare elevato... ma non lo è.

Osservate attentamente i segmenti PR nelle derivazioni I, II, aVL, V5 e V6 (Figura 26-1). (Vedi cosa hanno in comune queste derivazioni? Sono tutte derivazioni sinistre. La derivazione II è sia inferiore che sinistra!) Si tratta di segmenti PR con pendenza discendente, tipici di tutte le derivazioni tranne la derivazione aVR. In questo ECG (Figura 26-1), la derivazione V1 appare con pendenza ascendente come la derivazione aVR. Non basarti su questo per diagnosticare la pericardite acuta, perché potrebbe non essere sempre presente.

Attenzione! Esistono altre cause relativamente comuni di deviazioni del segmento PR. Se è visibile un'onda Ta (l'onda T atriale), potrebbe dare l'impressione di un segmento PR con pendenza discendente. Se è presente un'onda P' retrograda, l'onda Ta (onda T atriale) potrebbe dare l'illusione di un sopraslivellamento del tratto ST. Il sopraslivellamento dell'intervallo PR può anche indicare un infarto atriale. Gli infarti atriali sono sempre un'estensione di un'occlusione coronarica acuta con ischemia ventricolare... altri motivi per cui questa è una diagnosi che richiede un interprete ECG esperto e avanzato!

PERLA | Sebbene sia (ovviamente) possibile registrare un infarto miocardico acuto da occlusione (OMI) senza il sottoslivellamento del tratto ST dovuto a una variazione reciproca, ciò è comunque molto insolito (sebbene in questo libro sia presente un esempio). Con sopraslivellamento del tratto ST e assenza di variazioni reciproche, prenderei sicuramente in considerazione altre diagnosi... anche se alla fine potrei optare per una diagnosi di ischemia acuta/IM.

Segmenti TP discendente

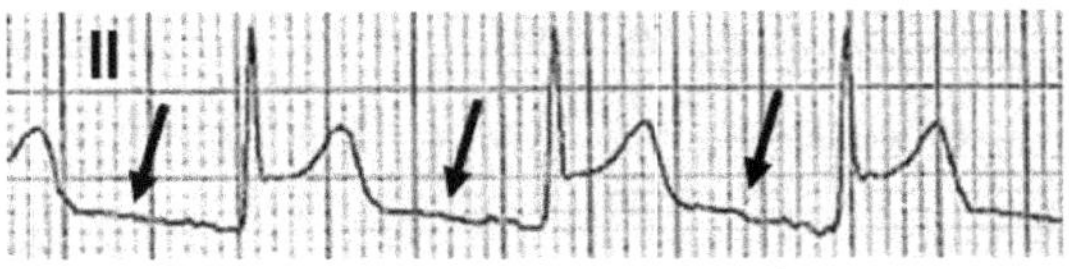

Figura 26-5

Si noti la pendenza discendente dei segmenti T-P (dalla fine dell'onda T all'inizio dell'onda P). Questo è chiamato segno di Spodick, dal nome del Dott. David Spodick, che ha studiato approfonditamente le patologie pericardiche e ci ha fornito gran parte della nostra conoscenza sull'argomento. Il *segno di Spodick* è evidente nelle derivazioni I, II, aVF e V4-V6. Si osserva tipicamente meglio nella derivazione II e nelle derivazioni laterali. Vi sono segni di Spodick impercettibili nelle derivazioni aVL e C3 (V3).

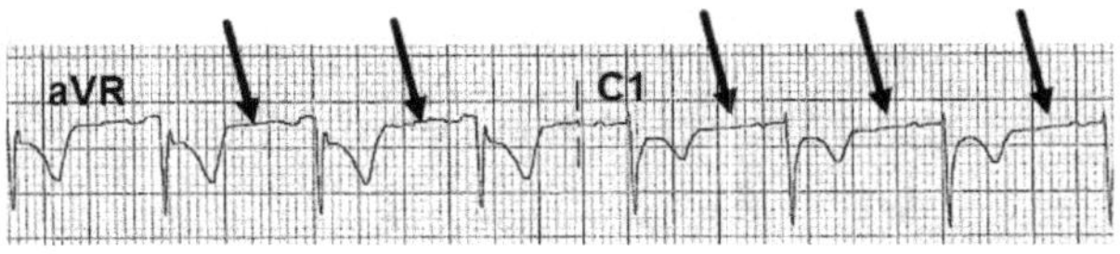

Figura 26-6

Nella Figura 26-6, le derivazioni aVR e C1 (V1) reagiscono reciprocamente alle altre variazioni T-P manifestando segmenti T-P con pendenza ascendente (segno di Spodick *inverso*). La pendenza è piuttosto sottile, quindi è necessario esercitarsi a riconoscere questi segni quando sono presenti.

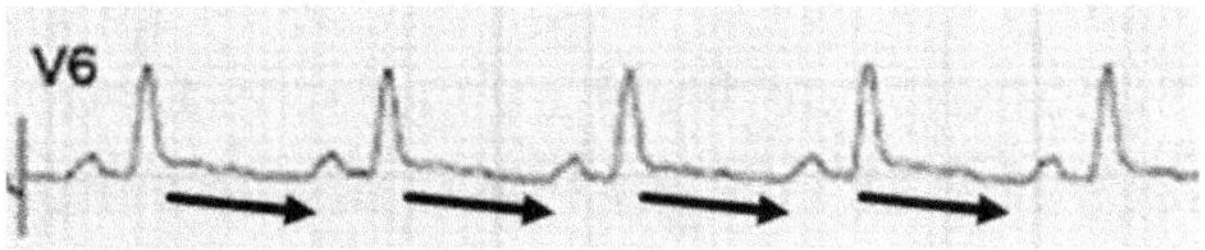

Figura 26-7

È stato affermato che il segno di Spodick si osserva in circa l'80% dei casi di pericardite acuta. Tuttavia, studi successivi hanno suggerito che la frequenza sia più vicina al 30%, quindi è importante comprendere che la sua assenza non esclude la pericardite acuta. È più evidente con frequenze cardiache più lente che determinano un segmento TP sufficientemente lungo da dimostrare la linea di base discendente.

Il segno di Spodick, tuttavia, può essere osservato anche in ECG non associati a pericardite acuta. La derivazione V6 nella Figura 26-7 è stata ricavata dall'ECG nella Figura 26-2 (infarto miocardico acuto anteriore). Si noti la pendenza discendente dei segmenti TP. Stranamente, il Dott. Spodick non ha mai menzionato il suo segno omonimo nei suoi scritti.

Morfologia dei segmenti ST

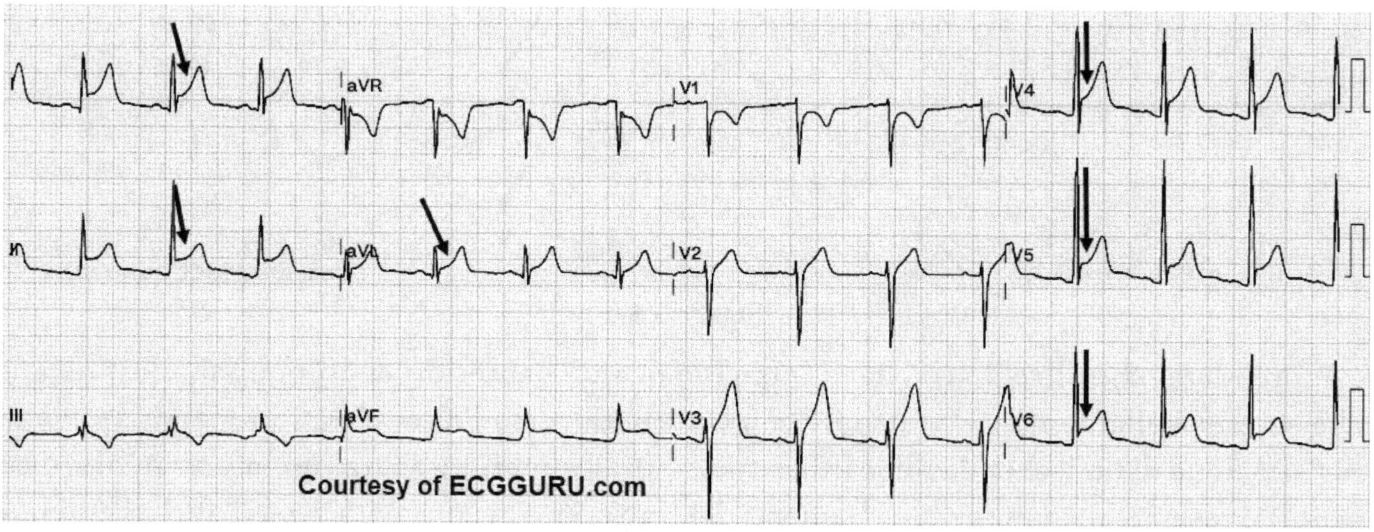

Figura 26-8

Osservate attentamente la morfologia dei tratti ST della pericardite (Figura 26-8). Naturalmente, dovrebbe esserci un sopraslivellamento del tratto ST in più di una distribuzione vascolare coronarica, ma vi ho già mostrato che tali reperti non sono patognomonici per la pericardite acuta e possono verificarsi nelle occlusioni coronariche acute (OMI). I tratti ST sopraslivellati dovrebbero tutti presentare una concavità verso l'alto simile a quella della ripolarizzazione precoce. Tuttavia, è importante comprendere che una concavità verso l'alto può essere evidente o impercettibile. Notate nella Figura 26-8 che solo le derivazioni II, V5 e V6 presentano concavità verso l'alto evidenti. (La Figura 26-8 è lo stesso ECG della Figura 26-1 con alcune annotazioni aggiunte.) Le altre frecce indicano concavità verso l'alto che sono molto più impercettibili, ma pur sempre concavità verso l'alto! L'ECG nella Figura 26-8 non mostra alcuna tacca a J.

PERLA | Le incisioni a punto J, caratteristiche della ripolarizzazione precoce, non si verificano nella pericardite acuta. La presenza di segmenti ST con convessità verso l'alto dovrebbe farvi considerare una diagnosi diversa dalla pericardite acuta.

E proprio quando pensate di avere una caratteristica affidabile della pericardite acuta che vi aiuti a formulare una diagnosi...

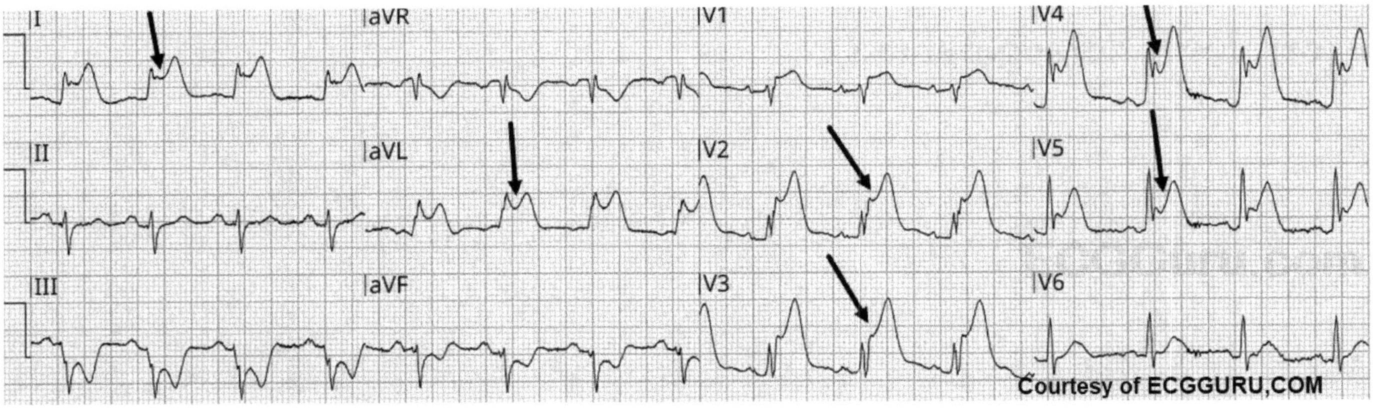

Figura 26-9

...apprenderai che oltre il 40% degli infarti miocardici anteriori acuti può manifestare anche sopraslivellamento del tratto ST con concavità verso l'alto. L'ECG in Figura 26-9 è la registrazione di un'ischemia miocardica transmurale anteriore acuta (un infarto miocardico acuto). Presenta anche sopraslivellamenti del tratto ST con concavità verso l'alto, alcuni impercettibili (derivazioni V2 e V3) e altri evidenti (derivazioni I, aVL, V4 e V5). Non confondere la cupola di un'onda T iperacuta verticale con una convessità verso l'alto.

Ora, parliamo del sottoslivellamento del tratto ST perché è altrettanto importante. Possiamo anche utilizzare il Metodo Diagnostico di Eliminazione di Jones per aiutarci a decidere se l'ECG mostra un'occlusione acuta o una pericardite acuta.

> **Metodo Diagnostico di Eliminazione di Jones** | Un metodo diagnostico che si concentra sui reperti che eliminano le patologie dall'elenco delle diagnosi differenziali piuttosto che cercare prove e reperti a supporto di una diagnosi specifica.

Esaminiamo un altro ECG...

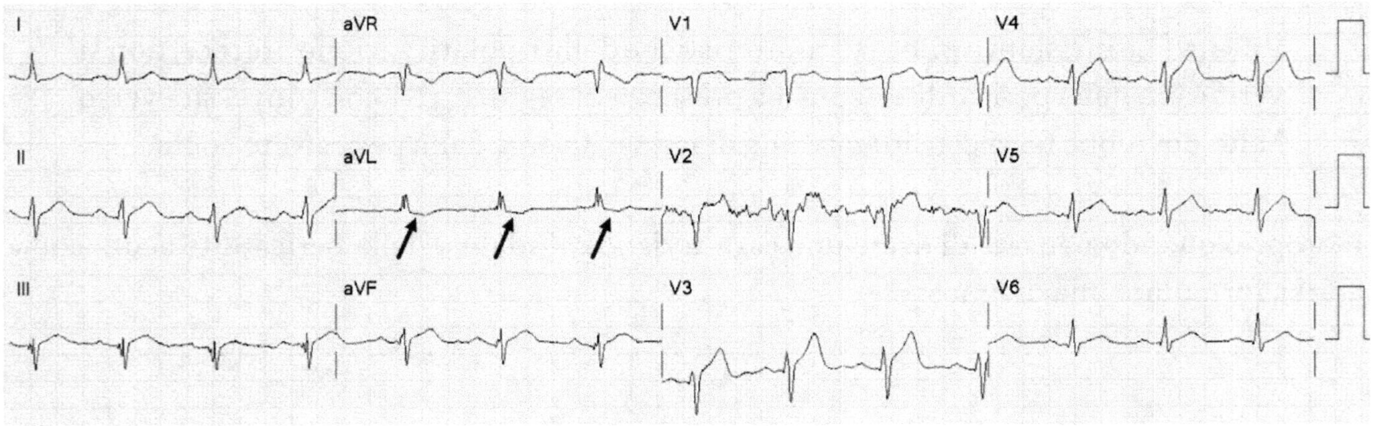

Figura 26-10

Sebbene possa essere presente sopraslivellamento del tratto ST in molte derivazioni, solo due derivazioni possono presentare sottoslivellamento del tratto ST ed essere comunque considerate tipiche di pericardite acuta: le derivazioni aVR e V1. La derivazione aVR rileva la corrente di lesione del pericardio (i sopraslivellamenti del tratto ST) come se si allontanasse dal polo positivo, quindi registra il sottoslivellamento del tratto ST. Questo è previsto durante la pericardite acuta. La derivazione V1 può – o come nell'ECG in Figura 26-10 – non rivelare alcun sottoslivellamento del tratto ST. È meglio concentrarsi sulla derivazione aVR poiché è più affidabile e prevedibile. Ma cosa vediamo nella derivazione aVL... sottoslivellamento del tratto ST! (frecce piccole) Un sottoslivellamento del tratto ST diverso da quello nelle derivazioni aVR e V1 è indicativo di una variazione reciproca che si verifica durante un'occlusione coronarica acuta (OMI). L'unica variazione reciproca consentita nella pericardite acuta è nelle derivazioni aVR e V1. A questo punto, non dobbiamo continuare a cercare segni a supporto di una diagnosi di pericardite acuta: l'abbiamo semplicemente esclusa notando il sottoslivellamento del tratto ST nella derivazione aVL! Questo è un altro utilizzo del Metodo Diagnostico di Eliminazione di Jones!

PERLA | Sebbene le derivazioni aVR e V1 possano manifestare sottoslivellamento del tratto ST durante la pericardite acuta, nessun'altra derivazione può farlo! Se è presente sottoslivellamento del tratto ST in qualsiasi derivazione diversa da aVR e V1, si presuppone che si stia osservando un'alterazione reciproca verso un'ischemia transmurale acuta localizzata altrove... escludendo così la pericardite acuta dalla diagnosi differenziale.

Alterazioni reciproche

Cercare alterazioni reciproche dei sopraslivellamenti del tratto ST. Nella pericardite postvirale acuta, non ce ne sono! Questo è un punto molto importante. Quindi, trovare un sopraslivellamento diffuso del tratto ST non coerente con la distribuzione vascolare di una singola arteria coronaria senza alterazioni reciproche indicative di ischemia acuta dovuta a un'occlusione coronarica dovrebbe semplificare la diagnosi... giusto? Osservare l'ECG (Figura 26-1) del paziente con pericardite acuta documentata e verificare se si riscontrano alterazioni reciproche dei sopraslivellamenti del tratto ST. Non lo farai perché non ci sono alterazioni reciproche (perché si tratta di pericardite acuta). Questo dimostra la diagnosi di pericardite acuta? Se pensi di sì, guarda l'ECG (Figura 26-2) con l'occlusione prossimale della discendente anteriore sinistra di tipo 3 "avvolgente". Vedi alterazioni reciproche lì? No, non le vedi. Pertanto, dovrebbe essere evidente che l'assenza di alterazioni reciproche non è affidabile al 100% dal punto di vista diagnostico. Fortunatamente, è comunque molto utile, soprattutto se combinata con altri reperti.

PERLA | Puoi sempre registrare più di 12 derivazioni! Trovare un sottoslivellamento del tratto ST reciproco nelle derivazioni V7-V9 aiuterebbe sicuramente a escludere la pericardite acuta dalla diagnosi differenziale.

Morfologia dell'onda T

Le onde T meritano di essere menzionate, sebbene di solito siano di scarso aiuto diagnostico. Il problema con le onde T è che occasionalmente possono imitare la morfologia delle onde T iperacute osservate nelle occlusioni coronariche acute. Osservate le onde T da V2 a V4 nella Figura 26-1. Sono essenzialmente indistinguibili dalle onde T iperacute. La pericardite, tuttavia, si presenta solitamente con onde T di dimensioni piuttosto normali.

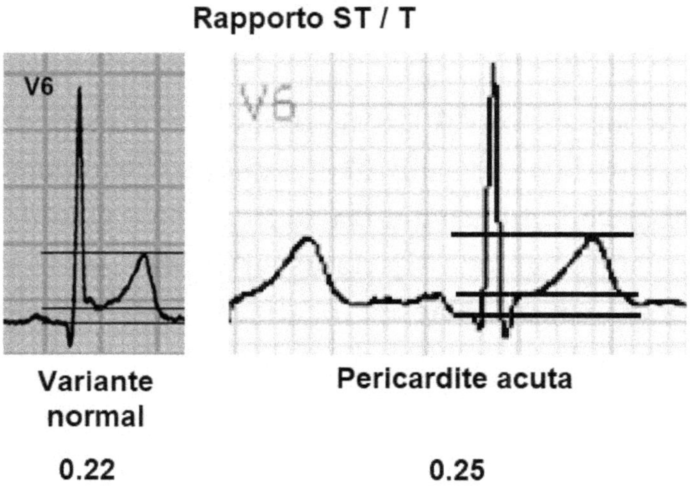

Figura 26-11

PERLA | Possiamo utilizzare l'ampiezza del sopraslivellamento del tratto ST divisa per l'ampiezza dell'onda T in derivazione V6 (Figura 26-11) come rapporto che può fornirci maggiori informazioni sulla pericardite acuta rispetto alla variante normale (ripolarizzazione precoce). Se il rapporto ST/T in V6 è ≥ 0,25, la pericardite acuta è favorita... altrimenti, se < 0,25, la variante normale è favorita. Perché? Più alta è l'onda T, maggiore è il denominatore e, quindi, minore è la frazione. Le onde T di una variante normale sono generalmente più alte di quelle della pericardite acuta.

Ci sono due cose che devi capire su questo rapporto ST/T:

1. Fai molta attenzione quando calcoli il rapporto ST/T. Le tue misurazioni devono essere esatte: non puoi misurare questi spostamenti semplicemente guardandoli. Un errore anche minimo nella misurazione può dare origine a un rapporto molto fuorviante.

2. Il rapporto distingue la pericardite acuta dalla variante normale (ripolarizzazione precoce)... ma, cosa ancora più importante, non distingue la pericardite acuta da un infarto miocardico acuto.

La maggior parte delle pericarditi è postvirale o idiopatica, ma esistono alcune altre cause che, se presenti, possono indirizzare verso la diagnosi corretta. Prestate attenzione ai pazienti con insufficienza renale terminale sottoposti a emodialisi, poiché possono certamente presentare pericardite acuta. I pazienti affetti da neoplasie maligne possono sviluppare pericardite a causa dell'infiltrazione della neoplasia stessa o della radioterapia somministrata per la neoplasia. E c'è un'altra causa di pericardite acuta che rafforza l'idea che la diagnosi possa essere molto complicata...

Infarto miocardico (sub)acuto

Dopo un infarto possono svilupparsi due tipi di pericardite:

1. la pericardite perinfartuale precoce (EPIP), precedentemente nota come pericardite regionale postinfartuale (PIRP) e

2. la sindrome postinfartuale (sindrome di Dressler).

La pericardite perinfartuale precoce (postinfarto) si manifesta in genere entro i primi 5-7 giorni successivi a un'occlusione coronarica acuta. La gravità della sindrome è correlata alle dimensioni dell'area infartuata, il che significa che è anche correlata al tempo che intercorre tra l'insorgenza dell'occlusione e le eventuali manovre di riperfusione (ovvero, minore è il ritardo fino alla riperfusione, minore è l'infarto). La maggior parte dei casi è benigna, ma questo particolare tipo di pericardite post-infartuale a volte porta a devastanti rotture del setto o della parete libera con morte improvvisa.

La sindrome di Dressler è una reazione autoimmune che si verifica a distanza di tempo – solitamente da due settimane a due mesi dopo l'occlusione coronarica acuta (anche se può verificarsi anche prima). È considerata una complicanza benigna, con un recupero completo e senza complicazioni come esito normale e atteso. Con l'avvento dell'era del "tempo è miocardio" e della riperfusione interventistica precoce, la sindrome di Dressler è praticamente scomparsa. Probabilmente è sottodiagnosticata, ma è così rara ormai che è quasi una malattia da denunciare.

Parliamo di EPIP. Questa può essere piuttosto difficile da diagnosticare perché molte delle alterazioni ECG dovute all'occlusione coronarica sono ancora presenti all'ECG. Perché si dovrebbe considerare l'EPIP come una diagnosi? Cosa potrebbe portare a sospettarla?

In primo luogo, il paziente è solitamente riperfuso, spontaneamente o, più probabilmente, a causa della somministrazione di trombolitici o di un intervento diretto con angioplastica e stent. Ora non prova più dolore. Il secondo o terzo giorno, il paziente avverte un dolore più intenso, retrosternale, che peggiora con un respiro profondo o sdraiandosi. Il paziente potrebbe voler rimanere seduto e piegarsi in avanti per alleviare il dolore. La nitroglicerina non è d'aiuto ora, mentre lo era durante l'evento iniziale. Il paziente potrebbe lamentare mancanza di respiro e/o tosse secca e riferire di avere la febbre. Cosa fare ora?

Mentre un infermiere controlla i parametri vitali e la saturazione di O2, ascolterete uno sfregamento pericardico. Dove ascoltate? Lungo il margine sternale sinistro, lungo tutto lo sterno. Lo sfregamento sarà acuto e avrà un suono simile al cigolio di un paio di scarpe nuove. Possono esserci fino a tre componenti, ma consideratevi molto fortunati se ne sentite anche solo una. Gli sfregamenti pericardici sono molto transitori e intermittenti. Potrebbe essere necessario ascoltare più volte a intervalli. Perché uno sfregamento è così importante? Perché è davvero patognomonico per la pericardite acuta, di qualsiasi tipo!

Un ecocardiogramma (ECO) è essenziale. Questo tipo di pericardite postinfartuale è soggetto a rotture del setto o della parete libera con conseguente morte improvvisa! Anche se il paziente ha avuto un buon esito dell'infarto miocardico dopo la rivascolarizzazione, potrebbe comunque morire a causa dell'EPIP. Fortunatamente, la maggior parte guarisce completamente e senza complicazioni. Come si riconosce l'EPIP sull'ECG? Due progressioni atipiche dell'onda T sono molto caratteristiche e diagnostiche:

Le onde T non si invertono come previsto dopo la riperfusione. L'area del cuore interessata dall'EPIP può essere regionale e non diffusa. Ad esempio, in caso di occlusione media di una DA "avvolgente" di tipo 3 con sopraslivellamento del tratto ST nelle derivazioni II, III e aVF e V4-V6, che viene poi riperfusa, è possibile che solo le onde T nelle derivazioni inferiori possano invertirsi dopo la riperfusione, mentre le onde T nelle derivazioni V4-V6 rimangano verticali. Questo sarebbe un indizio significativo di una pericardite regionale localizzata sulla parete apicolaterale del ventricolo sinistro.

Tutte le onde T possono invertirsi durante la riperfusione, come previsto, ma entro 5-7 giorni almeno alcune onde T subiscono una pseudonormalizzazione e tornano al loro orientamento verticale. Sebbene di solito si pensi che la pseudonormalizzazione delle onde T dopo un infarto miocardico acuto sia un segno di ischemia ricorrente, potrebbe anche suggerire una EPIP.

L'EPIP era chiamata (e viene ancora chiamata da molti) pericardite regionale postinfartuale (PIRP). Il termine regionale è molto importante in questo caso. Questo tipo di pericardite può svilupparsi solo nell'area (o in una delle aree) di infarto, rendendolo focale o regionale anziché diffuso come la più tipica pericardite acuta postvirale. Ciò significa che un'EPIP può presentarsi con sopraslivellamento del tratto ST in una particolare area vascolare all'ECG e manifestare un'appropriata variazione reciproca in una derivazione opposta. Pertanto, si unisce all'ischemia/infarto miocardico acuto e alla miocardite acuta come condizione in grado di produrre sopraslivellamento del tratto ST con una variazione reciproca.

Cosa può aiutare a distinguere questo da un infarto miocardico acuto e da una miocardite acuta? Sebbene possa assomigliare molto alla miocardite acuta, l'EPIP si verifica 5-7 giorni dopo un infarto miocardico acuto. È stata segnalata anche a seguito di interventi chirurgici addominali e invasione tumorale del pericardio (eventi estremamente rari). L'incidenza di EPIP (PIRP) sta diminuendo (fortunatamente) in quest'epoca di interventi di riperfusione rapida a seguito di occlusione coronarica acuta. Il tempo non è solo miocardio: il tempo è anche pericardio!

PERLA | Un'ECO è essenziale nel percorso diagnostico della pericardite acuta e dovrebbe essere registrata Inizialmente. Può aiutare a escludere un infarto miocardico acuto (assenza di anomalie della cinetica parietale regionale) o a rendere più probabile la diagnosi di pericardite (versamento pericardico). Ma, cosa ancora più importante, può anche rilevare un'anomalia che potrebbe non essere stata presa in considerazione.

Visita il sito "Dr. "Blog ECG di Smith" (https://hqmeded-ecg.blogspot.com/) e cerca l'articolo di venerdì 13 dicembre 2019 intitolato "La pericardite colpisce ancora". Descrive in modo molto dettagliato cosa può accadere quando ci si concentra sulla diagnosi di pericardite trascurando una condizione molto più grave. Capirete perché il Dott. Smith ammonisce i suoi lettori, dicendo: "Diagnosticate la pericardite a vostro rischio e pericolo". Scoprirete anche i vantaggi di eseguire un'ECO all'inizio del vostro iter diagnostico per la pericardite acuta!

UN'ALTRA PERLA | Ricordate: sebbene l'EPIP possa apparire esattamente come un caso di miocardite acuta o persino di infarto miocardico acuto, segue un infarto miocardico acuto di diversi giorni. La miocardite acuta non ha alcuna associazione effettiva con un infarto miocardico. Sebbene l'EPIP non determini di per sé alcuna anomalia della cinetica parietale regionale, il fatto che segua così da vicino un'OMI acuta può creare confusione a causa di eventuali alterazioni segmentarie **della cinetica parietale** residue causate dalla precedente occlusione coronarica. La miocardite acuta può manifestare o meno un'alterazione segmentaria della cinetica parietale. Può sorgere confusione anche se il paziente sopporta e sopravvive all'infarto miocardico acuto a casa senza consultare un medico (forse un infarto miocardico silente), ma si manifesta in seguito, quando il dolore pleurico dovuto all'EPIP inizia a interferire con la respirazione.

Miocardite acuta

Nella maggior parte dei casi nella civiltà occidentale, la miocardite è un'infiammazione postvirale del miocardio. La sua progressione solitamente avviene nelle seguenti tre fasi:

Invasione dei miociti da parte del virus con distruzione e morte di alcuni di essi. Questa fase è solitamente clinicamente silente perché il sistema immunitario dell'organismo entra in azione e limita i danni maggiori.

Il danno si verifica durante la Fase 2, quando lo stesso sistema immunitario che ha limitato la distruzione da parte del virus invasore diventa sensibilizzato alle proteine miocardiche rilasciate durante la Fase 1, rivoltandosi contro il miocardio e innescando un attacco autoimmune.

Il risultato finale, in molti casi, è una cardiomiopatia dilatativa non ischemica.

La miocardite rispetto all'ischemia miocardica è una delle diagnosi differenziali più difficili che qualsiasi medico dovrà mai risolvere. Vorrei iniziare spiegandovi come può presentarsi la miocardite acuta:

In primo luogo, l'insorgenza del dolore può essere improvvisa, spesso svegliando i pazienti dal sonno. Può verificarsi tipicamente a riposo, ma può verificarsi anche durante l'esercizio fisico o lo sforzo. Sebbene possa essere descritto come pleurico e di tipo posizionale, può anche essere descritto come una sensazione di pressione, di costrizione o di costrizione. Può irradiarsi al braccio, al collo o alla mandibola e il paziente può riferire nausea e diaforesi. In breve, può presentarsi esattamente come un'occlusione coronarica acuta!

In secondo luogo, il sopraslivellamento del tratto ST può essere limitato a un singolo territorio vascolare accompagnato da un'adeguata variazione reciproca. Se è coinvolto più di un territorio vascolare, potrebbe comunque essere simile alle occlusioni delle principali arterie coronarie che spesso servono più di un'area vascolare.

In terzo luogo, può esserci un aumento delle troponine cardiache. Livelli elevati di troponina si verificano in poco più del 30% dei pazienti con miocardite acuta. In alcuni casi, i livelli possono raggiungere livelli piuttosto elevati, quindi non vi è alcun vantaggio diagnostico nel rilevare il livello specifico. Livelli molto bassi difficilmente rappresenterebbero un'ischemia acuta. Tuttavia, nella miocardite acuta, i livelli di troponina non hanno alcun valore prognostico, a differenza delle sindromi coronariche acute.

In quarto luogo, l'ecocardiografia può o meno dimostrare un'anomalia della cinetica parietale regionale. Un vero infarto miocardico mostrerà sempre una RWMA, ma la miocardite può o meno mostrarla. La presenza di un'anomalia della cinetica parietale regionale non aggiunge nulla alla diagnosi. Solo in assenza di anomalie della cinetica parietale regionale all'ECO è possibile distinguere tra miocardite acuta e ischemia/infarto miocardico acuto

In quinto luogo, la miocardite acuta può progredire verso l'ipotensione e, infine, lo shock cardiogeno. Può anche essere complicata da aritmie atriali e ventricolari, tra cui fibrillazione atriale, tachicardia ventricolare e/o fibrillazione.

I pazienti con miocardite acuta che si presentano senza insufficienza cardiaca e con funzione ventricolare sinistra preservata hanno una prognosi eccellente.

Nella valutazione dell'ECG con diagnosi differenziale di pericardite acuta, miocardite acuta, infarto miocardico acuto e variante normale (ripolarizzazione precoce), è utile ricordare il *Metodo Diagnostico di Eliminazione di Jones*:

1. La presenza di un'alterazione reciproca in una derivazione diversa da aVR esclude la pericardite postvirale acuta e la variante normale.

2. Un'ECO che non dimostra un'anomalia della cinetica parietale esclude l'ischemia acuta, ma non esclude la miocardite acuta, la pericardite acuta, l'EPIP o la variante normale.

3. Un livello di troponina molto elevato esclude la pericardite acuta e la variante normale come diagnosi primaria. Sebbene i livelli di troponina nell'ischemia acuta sembrino essere più elevati rispetto alla miocardite acuta, nessuno studio specifico distingue tra le due diagnosi in base al livello di troponina. Probabilmente vi è troppa sovrapposizione per applicare la differenza ai singoli casi.

4. L'EPIP seguirà sempre, per definizione, un infarto miocardico acuto entro sette giorni, a volte anche entro 24 ore.

5. Si dice spesso che le onde Q non compaiano nella pericardite acuta o nelle varianti normali. Questa affermazione necessita di chiarimenti: le onde Q non si svilupperanno a seguito di pericardite acuta o di una variante normale, ma le onde Q possono certamente essere riscontrate in queste condizioni se erano già presenti! Nessuna regola stabilisce che una persona con un pregresso infarto miocardico non possa sviluppare pericardite postvirale acuta o avere una variante normale.

Questa non è una sezione sulla fisiopatologia, l'epidemiologia o il trattamento della miocardite acuta. Riguarda come riconoscere la miocardite acuta su un ECG a 12 derivazioni. Purtroppo, devo essere brutalmente schietto: non ci sono segni su un ECG a 12 derivazioni che indichino specificamente la miocardite acuta! È una diagnosi di esclusione. La miocardite acuta viene diagnosticata in base all'anamnesi del paziente (estremamente importante: assicuratevi di porre tutte le domande appropriate!) e alla vostra capacità di escludere altri fattori confondenti (infarto miocardico acuto, pericardite acuta, variante normale) rilevando i reperti compatibili o meno con tali diagnosi sull'ECG a 12 derivazioni. Ciò non sarà sempre possibile e spesso risulterà necessario il cateterismo cardiaco. Non scoraggiatevi se l'angiogramma riporta arterie coronarie normali. Il cateterismo è spesso l'unico modo per distinguere tra un infarto miocardico acuto e una miocardite acuta.

PERLA | La miocardite acuta è una diagnosi di esclusione. Nessun dato sull'ECG è patognomonico per questa malattia. Una risonanza magnetica cardiaca può essere l'esame non invasivo più sicuro e discriminante in presenza di risparmio subendocardico. Anche la biopsia endomiocardica (EMB), che rappresenta il "gold standard" per la diagnosi, ha una sensibilità molto bassa e un rischio maggiore.

Ecco un diagramma (Figura 26-12) che accompagna l'importantissima PEARL qui accanto:

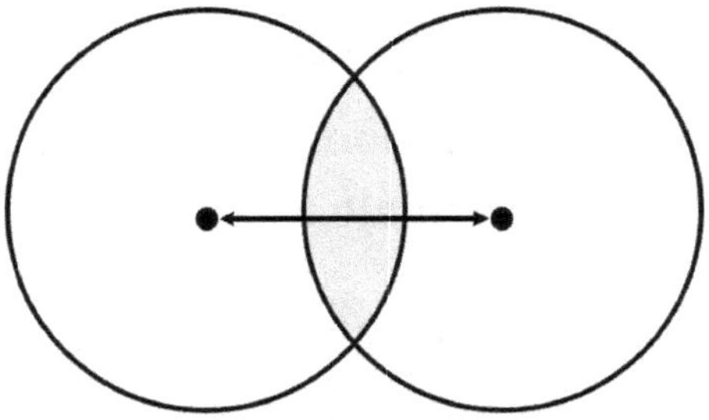

Figura 26-12

PERLA | Molti risultati statistici o misurazioni possono mostrare una differenza molto significativa nei valori medi, il che potrebbe suggerire la possibilità di differenziare facilmente due reperti ECG simili. Ad esempio, potrebbe esserci una differenza significativa nelle ampiezze medie dell'onda T nella miocardite acuta e nell'ischemia miocardica acuta. Tuttavia, è sempre importante ricordare che una differenza nei valori medi è più pertinente per accertare la presenza di due condizioni all'interno di una data popolazione, ma è molto poco utile nel singolo caso clinico. Questo perché due medie ampiamente separate con significatività statistica possono comunque presentare una notevole sovrapposizione di valori, come illustrato nella Figura 26-12.

Ecco un ECG di un paziente con miocardite acuta:

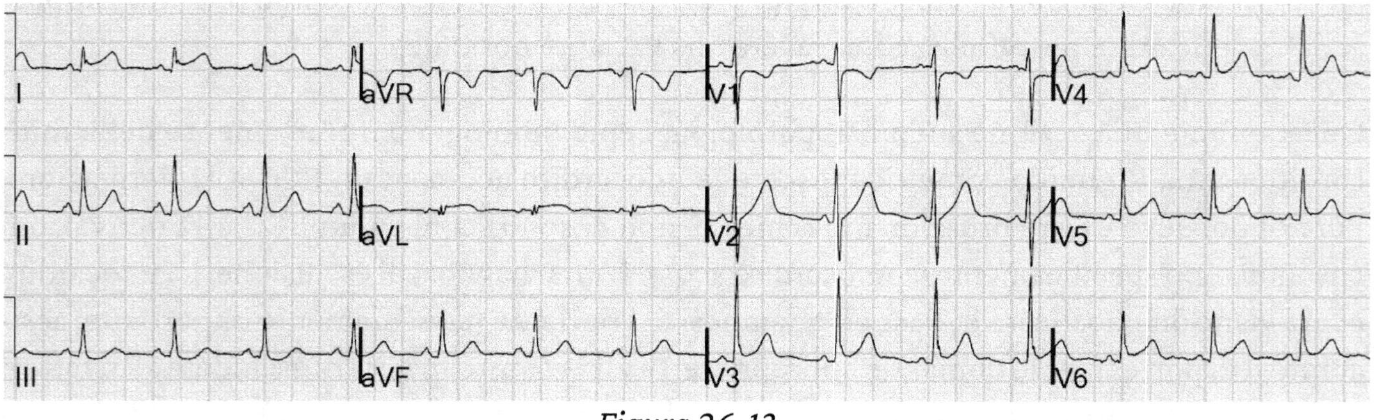

Figura 26-13

Questo è tipico dei processi decisionali da utilizzare per distinguere tra infarto miocardico acuto e miocardite acuta. Questo ECG (Figura 26-13) è stato registrato da una giovane donna sui vent'anni, accanita fumatrice, che lamentava da quattro giorni dolori toracici intermittenti (non acuti, né pleuritici), irradiati al collo e a entrambe le spalle.

È evidente un sopraslivellamento del tratto ST nelle derivazioni I e aVL con sottoslivellamento reciproco del tratto ST in derivazione III. È presente anche un sopraslivellamento del tratto ST anterolaterale nelle derivazioni V3-V6. La troponina I iniziale era di 18,9 ng/mL. Un'ECO ad alta definizione ha rivelato un'anomalia della cinetica parietale laterale.

Al momento del cateterismo, la coronarografia era completamente normale. Tutte le arterie coronarie erano completamente pervie. Tuttavia, a differenza di molti casi che si concludono con un angiogramma normale, la diagnosi è stata ulteriormente approfondita con una risonanza magnetica cardiaca (cMRI), che ha rivelato un'infiammazione miocardica della parete laterale del ventricolo sinistro con risparmio dello strato subendocardico – un reperto focale – che ha fortemente supportato la diagnosi di miocardite acuta. La miocardite tipicamente coinvolge lo strato subepicardico.

PERLA | Il risparmio del subendocardio (un endocardio senza ischemia) è un reperto molto informativo e distintivo alla cMRI. L'ischemia miocardica inizia sempre nel subendocardio, quindi, in presenza di ischemia, anche il subendocardio sarebbe coinvolto. La cMRI è diventata un metodo eccellente per rilevare l'infiammazione della miocardite acuta.

Ciò che dovresti imparare da questo caso è che la miocardite acuta può presentarsi esattamente come un infarto miocardico acuto – esattamente! Spesso, l'unico modo per distinguere le due patologie è il cateterismo cardiaco. Diamo un'occhiata più da vicino:

1. **Età del paziente** – la paziente è una donna sui vent'anni. Questo suggerisce fortemente una patologia diversa da un'occlusione coronarica acuta, ma non lasciatevi ingannare! Le occlusioni coronariche acute dovute alla rottura di placche aterosclerotiche con trombosi si verificano anche in pazienti adolescenti, ventenni e trentenni. Sì, è molto insolito, ma accade. In questa fascia d'età, si potrebbe anche prendere in considerazione un'origine anomala della discendente anteriore sinistra (DA) o una dissezione spontanea dell'arteria coronaria (SCAD). Non vorrete certo essere considerati il medico il cui giovane paziente è morto per una condizione altamente diagnosticabile e curabile perché non vi siete preoccupati di considerare tutte le possibilità.

2. **Sollevamento del tratto ST in un territorio vascolare** – il sopraslivellamento del

tratto ST nelle derivazioni I, aVL e V3-V6 è specifico per l'ischemia laterale acuta, forse anche anterolaterale. Questa non è una presentazione insolita di un infarto miocardico acuto. Sfortunatamente, non è specifica al 100%.

3. **Variazione reciproca nelle derivazioni periferiche** – È presente un sottoslivellamento del tratto ST reciproco in derivazione III. Questo è appropriato e previsto in caso di ischemia basolaterale acuta (derivazioni I e aVL). Questo esclude la pericardite postvirale e la variante normale (ripolarizzazione precoce). Non esclude la miocardite acuta o l'ischemia miocardica acuta.

4. **Troponina I elevata** – La troponina I era elevata. L'entità dell'aumento della troponina non può essere utilizzata per distinguere la miocardite acuta dall'ischemia acuta a causa della sovrapposizione dei valori (si ricordi la nostra discussione sulla Figura 26-12).

5. **Anomalie della cinetica parietale all'ECO** – Questo paziente ha riscontrato un'anomalia localizzata della cinetica parietale laterale sia all'ECO che alla ventricolografia (durante la cateterizzazione). L'assenza di anomalie della cinetica parietale avrebbe potuto escludere un infarto miocardico acuto, sebbene non avrebbe distinto la miocardite acuta da altri fattori confondenti.

Due punti che vorrei sottolineare in particolare sono:

In questo caso, l'età della paziente non era l'unico fattore che portava al sospetto di miocardite acuta; a dire il vero, il medico del pronto soccorso aveva eseguito un'ECO al letto del paziente, che non mostrava "alcuna anomalia della cinetica parietale", il che probabilmente aveva contribuito ad aumentare il sospetto di miocardite. Se la paziente avesse avuto 50 anni e al cateterismo fossero state riscontrate arterie coronarie normali, probabilmente le sarebbe stata diagnosticata una "NSTEMI" e i reperti ECG sarebbero stati attribuiti a vasospasmo coronarico o riperfusione a seguito di lisi spontanea di una trombosi.

Poiché la miocardite acuta può presentarsi esattamente come un'ischemia/infarto miocardico acuto, una visita al laboratorio di emodinamica sarà spesso inevitabile. Non basare la diagnosi su ipotesi.

PERLA | Non ci sono zebre* quando la vita di qualcuno è in pericolo imminente. Affermare che gli adolescenti (o i giovanissimi adulti) non muoiono di infarto sembra – superficialmente – abbastanza plausibile. Ma cosa succederebbe se sostituissimo la parola "adolescenti" con "adolescenti con dolore toracico e sopraslivellamento del tratto ST in derivazione I e aVL con alterazioni reciproche in derivazione III, un'anomalia della cinetica parietale laterale all'ECO e una troponina I molto elevata?". Vi sentireste ancora a vostro agio nell'affermare questa cosa? Certo, non verreste mai a conoscenza di questi reperti se non li cercaste! E, per essere chiari, le persone muoiono di miocardite acuta. Può essere una malattia letale, a breve o a lungo termine. Chi non muore durante l'evento acuto spesso sviluppa cardiomiopatie dilatative non ischemiche (DCM), che portano a insufficienza cardiaca o a trapianti di cuore.

*Il termine zebra viene spesso utilizzato per indicare una condizione o un reperto raro. Ho frequentato la facoltà di medicina a San Antonio, in Texas, e ci è stato detto: "In Texas, se sentite zoccoli, cercate i cavalli, non le zebre!" Il detto avrebbe dovuto concludersi con "...cercate prima i cavalli, poi le zebre!".

PERLA | Ogni volta che si elimina una diagnosi comune o più frequente, una rara sale in cima alla lista.

Variante Normale o Ripolarizzazione Precoce

Si potrebbe pensare che questa sia una diagnosi facile. Dovrebbe esserlo, ma la letteratura sull'argomento ha creato molte definizioni confuse. Inoltre, c'è molta disinformazione su internet e in varie pubblicazioni (reperibili anche online).

Iniziamo con la variante normale (ripolarizzazione precoce). Inizialmente era definita come sopraslivellamento del tratto ST ≥ 1 mm nelle derivazioni precordiali medie. Era considerata benigna. Potrebbe esserci o meno un'incisura nel punto J. Se ce n'è una, la diagnosi è molto più certa. Dovremmo chiamarla variante normale, poiché "ripolarizzazione precoce" non è più il termine preferito, e sì, ciò che vi ho descritto come variante normale è ancora benigno. Arriveremo alla parte sulla fibrillazione ventricolare idiopatica tra un attimo.

CONSIGLIO | "Variante normale" è il nome di uno specifico reperto elettrocardiografico, come "sopraslivellamento del tratto ST" o inversione dell'onda T. Il termine viene talvolta utilizzato in riferimento ad altri argomenti che possono creare confusione. Se usate il termine variante normale, assicuratevi che chi ascolta o legge comprenda il contesto in cui lo usate.

Ecco un esempio di ripolarizzazione precoce (variante normale). Vediamo cosa possiamo (o non possiamo) trovare su questo ECG:

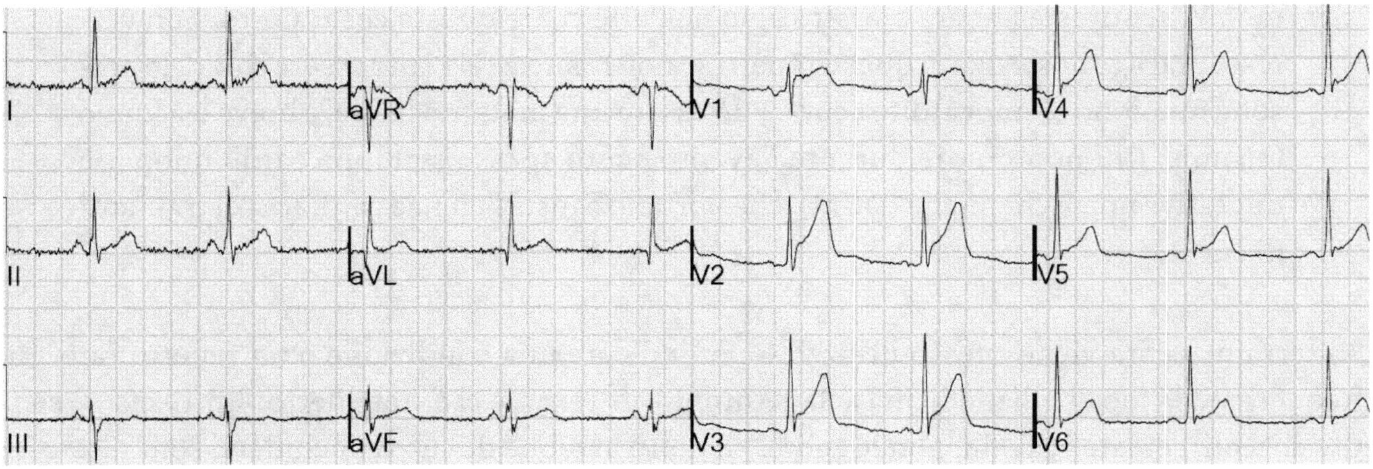

Figura 26-14

Naturalmente, iniziamo con l'ovvio: dove si trova il sopraslivellamento del tratto ST? È presente sopraslivellamento del tratto ST in tutte le derivazioni precordiali, dalle derivazioni V1 a V6. In precedenza, vi ho consigliato di cercare la variante normale nelle derivazioni precordiali medie. Definisco le derivazioni precordiali medie come le derivazioni V2 a V4. Tenete presente che questo non è un mondo perfetto e che la variante normale può comparire al di fuori di queste derivazioni (nelle derivazioni V1 o V5/V6).

LA MIA OPINIONE | Se, tuttavia, non è presente sopraslivellamento del tratto ST in nessuna delle derivazioni V2 a V4 o solo nelle derivazioni V4 a V6, allora state osservando un tipo di sopraslivellamento del tratto ST che non è una variante normale. Invece di variante normale, ricorrerei alla vecchia terminologia di ripolarizzazione precoce (anche se non di ripolarizzazione precoce benigna), oppure prenderei in considerazione una diagnosi diversa.

Abbiamo parlato di sopraslivellamento del tratto ST, ma che dire del sottoslivellamento del tratto ST? Il sottoslivellamento del tratto ST non fa mai parte di una variante normale. Ma può esserci sottoslivellamento del tratto ST in una variante normale? Beh, sì, può essere... ma in tal caso, la variante normale sarebbe una diagnosi secondaria, e sarei più preoccupato per una sindrome coronarica acuta in un paziente con una variante normale.

PERLA | Se il paziente presenta tutti i segni di una variante normale ma sono presenti sottoslivellamenti del tratto ST, considerate la variante normale una diagnosi secondaria e iniziate a cercare un'altra diagnosi che dovrebbe avere la precedenza!

Osservando più attentamente la Figura 26-14, vediamo un'incisione nel punto J nelle derivazioni V4-V6. Questa incisione è praticamente patognomonica sia per la variante normale che per la ripolarizzazione precoce. Poiché abbiamo un sopraslivellamento del tratto ST nelle derivazioni precordiali medie, possiamo comunque definirla una variante normale.

Ora, concentriamo la nostra attenzione sulle derivazioni V2 e V3. Osserviamo le onde T in queste derivazioni: sono alte e leggermente asimmetriche, e la pendenza ascendente manifesta una leggera concavità verso l'alto. Queste sono le tipiche onde T caratteristiche di una variante normale. Le onde T di una variante normale o di una ripolarizzazione precoce (di cui parleremo più avanti) sono più alte di quelle della pericardite acuta. Un metodo affidabile per distinguere tra variante normale e pericardite acuta (menzionato in precedenza nella sezione Pericardite acuta) è il rapporto tra il sopraslivellamento del tratto ST al punto J e l'ampiezza dell'onda T nella derivazione V6:

Rapporto ST/T

$\dfrac{\text{Elevazione del tratto ST (V6)}}{\text{Ampiezza dell'onda T (V6)}}$	≥ 0.25	Pericardite acuta
	< 0.25	Variante normale

Figura 26-15

Poiché le onde T in una variante normale tendono ad avere un'ampiezza maggiore rispetto alla pericardite acuta (e anche all'ischemia acuta), il denominatore sarà maggiore, risultando in una frazione (rapporto) più piccola. Pertanto, il rapporto della variante normale sarà inferiore a 0,25. Come accennato in precedenza in questo capitolo, questo rapporto distingue la variante normale dalla pericardite acuta. Esiste un'altra formula per distinguere la variante normale dall'ischemia miocardica/IM acuta.

Consideriamo i complessi QRS in questo momento. Le onde R nelle derivazioni precordiali sono alte, molto più alte di quanto ci aspettiamo nella pericardite acuta o nell'ischemia. C'è un'altra caratteristica dei complessi QRS in questo ECG (Figura 26-14): c'è una transizione precoce nelle derivazioni precordiali. Un altro modo per dirlo è che c'è una rotazione in senso antiorario. In questo ECG, la transizione avviene tra le derivazioni V1 e V2. Si tratta di una transizione brusca: nessun aumento graduale dell'ampiezza dell'onda R su tre o quattro derivazioni. La transizione da un complesso negativo a un complesso marcatamente positivo avviene in una sola derivazione!

Potreste aver letto che l'asse QRS medio sul piano frontale (QRS) è verticale nella variante normale e orizzontale nella pericardite acuta. Non ho mai trovato questo utile dal punto di vista clinico o diagnostico. Se osservate il nostro esempio di variante normale nella Figura 26-14, vedrete che il QRS è piuttosto orizzontale, anziché verticale.

Osserviamo un altro ECG prima di passare alla forma più letale di ripolarizzazione precoce:

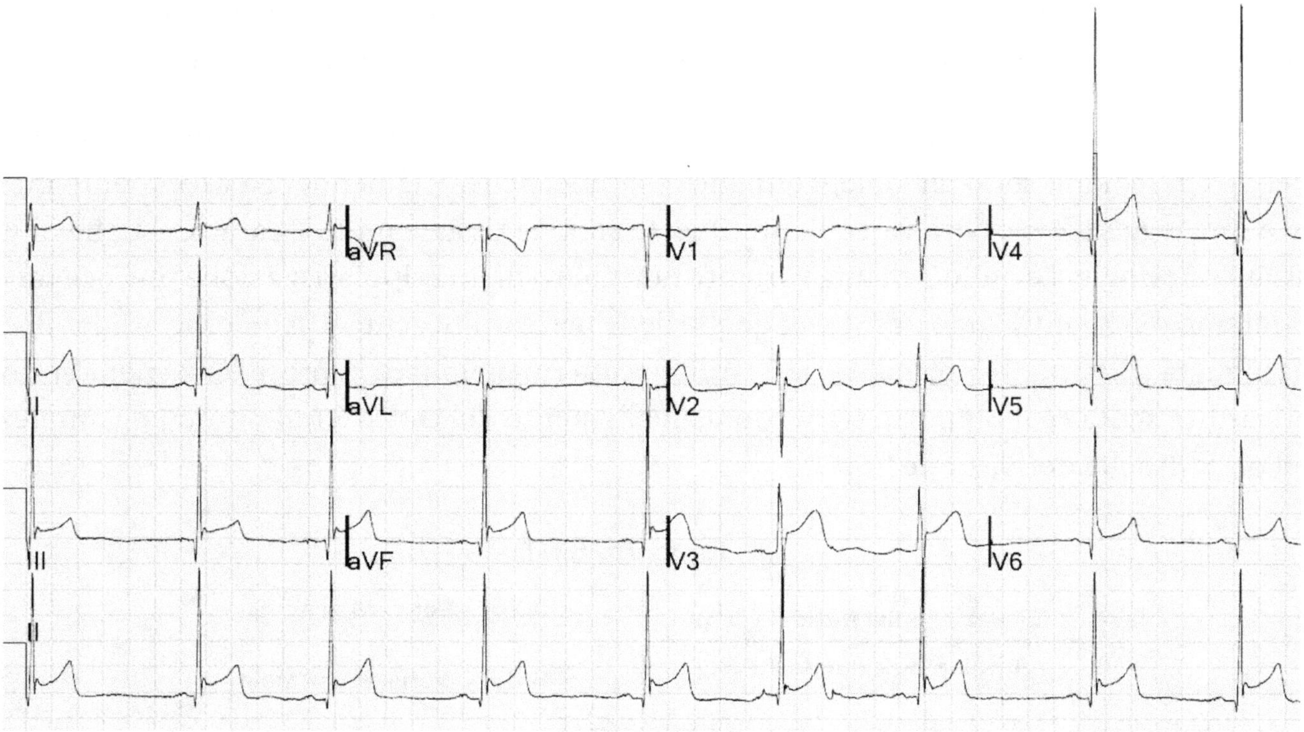

Figura 26-16

L'ECG in Figura 26-16 è stato registrato da una donna di diciotto anni con alterazioni dello stato mentale a seguito dell'uso di droghe ricreative. Negava dolore toracico (presumo dovuto a un aumento della sua attenzione). Diamo un'occhiata a ciò che abbiamo qui...

La paziente ha 18 anni. Questo rende estremamente improbabile un infarto miocardico di tipo 1 (rottura di placca con trombosi coronarica). Potrebbe comunque essere dovuto a un problema coronarico? SÌ! Non bisogna mai dimenticare un'origine anomala di un'arteria coronaria o una dissezione coronarica spontanea (SCAD) in questa fascia d'età, ma anche queste sono rare! Quindi, abbiamo eliminato una diagnosi dall'elenco, ma ne rimangono tre.

È presente un sopraslivellamento del tratto ST in più di un territorio vascolare. E allora? In che modo questo differenzia le condizioni esaminate in questo capitolo dalle altre? No! La presenza di sopraslivellamento del tratto ST in più di un territorio vascolare è molto spesso utilizzata come giustificazione per una diagnosi di pericardite acuta (spesso in modo inappropriato e scorretto). In realtà, come reperto diagnostico differenziativo, è piuttosto inutile! Nessuna diagnosi viene esclusa sulla base di questo reperto!

I complessi QRS sono molto alti. Questa è una caratteristica di una variante normale, ma non di una pericardite acuta, di una miocardite acuta o di un infarto miocardico acuto, a meno che non sia presente anche ipertrofia ventricolare sinistra (LVH). La paziente è giovane e i giovani tendono ad avere complessi QRS di ampiezza maggiore. I criteri di voltaggio precordiale per l'LVH non sono validi nemmeno sotto i 40 anni. Inoltre, la paziente ha fatto uso di droghe ricreative, che potrebbero influenzare l'ampiezza del QRS (anche se mi sarei aspettato una frequenza cardiaca più rapida se si trattasse di simpaticomimetici).

L'onda T in V3 è più ampia del previsto. Tuttavia, data l'ampiezza delle onde R nelle derivazioni V4-V6, ci si aspetterebbe di vedere onde T alte o prominenti dopo tali onde R. Ma ecco la parte importante: non confronteremo l'altezza delle onde T con l'altezza delle onde R, ma confronteremo le onde T con il sopraslivellamento del punto J nelle derivazioni V4-V6 (e in particolare nella derivazione V6)! Misuriamo il sopraslivellamento del tratto ST al punto J.

Ed è presente un'incisura del punto J. È presente in tutte le derivazioni con sopraslivellamento del tratto ST, tranne le derivazioni V3 e V6. È presente in modo molto discreto nella derivazione V5. L'incisura del punto J è patognomonica per la variante normale. L'incisura non si manifesta nella pericardite acuta, nella miocardite acuta o nell'ischemia acuta. Pertanto, l'incisura assicura la diagnosi di variante normale.

È presente un'alterazione reciproca! Probabilmente vi è stato detto che non possono esserci alterazioni reciproche in un pattern di sopraslivellamento del tratto ST normale (ripolarizzazione precoce). Questo NON è vero. Tuttavia, l'unica derivazione a cui è consentito manifestare un'alterazione reciproca con un pattern di variante normale è la derivazione aVR. La derivazione aVR può manifestare un sottoslivellamento del tratto ST reciproco durante una variante normale o una ripolarizzazione precoce. Ed eccola lì... proprio lì, nella derivazione aVR!

L'assenza di una ragionevole variazione reciproca nella derivazione aVL (la piccola inversione dell'onda T senza sottoslivellamento del tratto ST non è utile in questo caso) ci consente di escludere un'ischemia/infarto acuto dalla nostra diagnosi differenziale. Le incisioni del punto J eliminano anche la pericardite acuta e la miocardite acuta dalla diagnosi differenziale, lasciando solo la variante normale. Naturalmente, eliminerebbero anche l'ischemia/infarto acuto senza un pattern di variante normale. Questo ECG mostra un pattern di variante normale.

PERLA | Utilizzando il metodo diagnostico di Jones per l'eliminazione diagnostica, abbiamo formulato rapidamente la diagnosi corretta, non tanto cercando reperti positivi a supporto di una diagnosi, quanto piuttosto annotando i reperti incompatibili con una diagnosi specifica.

Ripolarizzazione precoce e fibrillazione ventricolare idiopatica

Nel 2008, il Dott. Michel Haïssaguerre e colleghi hanno pubblicato un articolo molto importante sul New England Journal of Medicine che ha cambiato per sempre il nostro modo di considerare la ripolarizzazione precoce. Hanno esaminato 206 persone rianimate da fibrillazione ventricolare idiopatica e le hanno confrontate con un gruppo di controllo di 412 soggetti senza cardiopatia. Hanno scoperto che coloro che avevano subito un arresto cardiaco avevano una prevalenza di ripolarizzazione precoce molto più elevata rispetto a quelli del gruppo di controllo: il 31% contro solo il 5%! Hanno definito la "ripolarizzazione precoce" come "un'elevazione della giunzione QRS-ST (punto J) in almeno due derivazioni..." "L'ampiezza dell'elevazione del punto J doveva essere almeno 1 mm (0,1 mV) al di sopra del livello basale, sia come slurring del QRS (una transizione graduale dal segmento QRS al segmento ST) sia come notching (una deflessione J positiva inscritta sull'onda S) nella derivazione inferiore [sic] (II, III e aVF), nella derivazione laterale [sic] (I, aVL e V4 – V6), o in entrambe." Le derivazioni V1 – V3 sono state escluse dall'analisi.

È stato dimostrato che lo slurring (Figura 26-17) e il notching sono fenomeni di ripolarizzazione e non si verificano durante la depolarizzazione. I soggetti interessati erano più probabilmente di sesso maschile con una storia di sincope inspiegabile o arresto cardiaco improvviso durante il sonno. (Come si può avere una storia di arresto cardiaco improvviso durante il sonno?) È importante notare che presentavano anche un intervallo QTc più breve rispetto al gruppo di controllo.

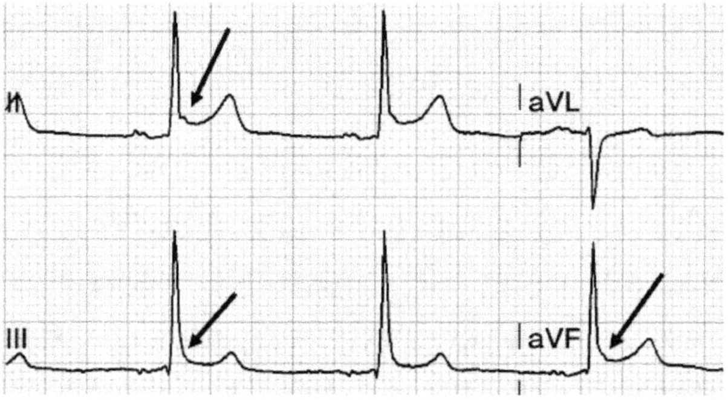

Figura 26-17 | Slurring (onda R terminale)

La letteratura indica qualcosa di diverso riguardo alla ripolarizzazione precoce descritta e valutata da Haïssaguerre et al. Inizialmente, la definizione di ripolarizzazione precoce era per lo più limitata alle derivazioni precordiali medie, senza molta attenzione alla presenza o meno di notching al punto J. L'ECG in Figura 26-16 è compatibile con la descrizione di Haïssaguerre della ripolarizzazione precoce che porta alla fibrillazione ventricolare idiopatica. Ecco il mio consiglio riguardo alla variante normale e alla ripolarizzazione precoce che può predisporre a tachidisritmie ventricolari idiopatiche (ed è rigorosamente un MIO consiglio):

In un paziente che presenta...

1. variante normale o alterazioni suggestive di ripolarizzazione precoce che possono predisporre a una tachidisritmia ventricolare,

2. che non ha una storia di sincope o di quasi-sincope frequente (personale o familiare) e

3. che non ha una storia di arresto cardiaco improvviso

...non eseguirei alcun accertamento o ulteriori accertamenti. Tuttavia, lo informerei della sua presenza di una variante normale. Fornirei anche una copia dell'ECG che evidenzia questo riscontro, che potrebbe rivelarsi molto utile ad altri medici o operatori sanitari. D'altra parte, se il paziente...

1. ha una storia recente di sincope o quasi-sincope,
2. morte cardiaca improvvisa (morte inaspettata che si verifica entro un'ora dall'insorgenza dei sintomi),
3. una storia familiare di rianimazione per arresto cardiaco improvviso o sincope, o
4. il sopraslivellamento del tratto ST interessa più delle sole derivazioni precordiali medie

...raccomanderei una consulenza cardiologica.

Ok... analizziamo un ECG:

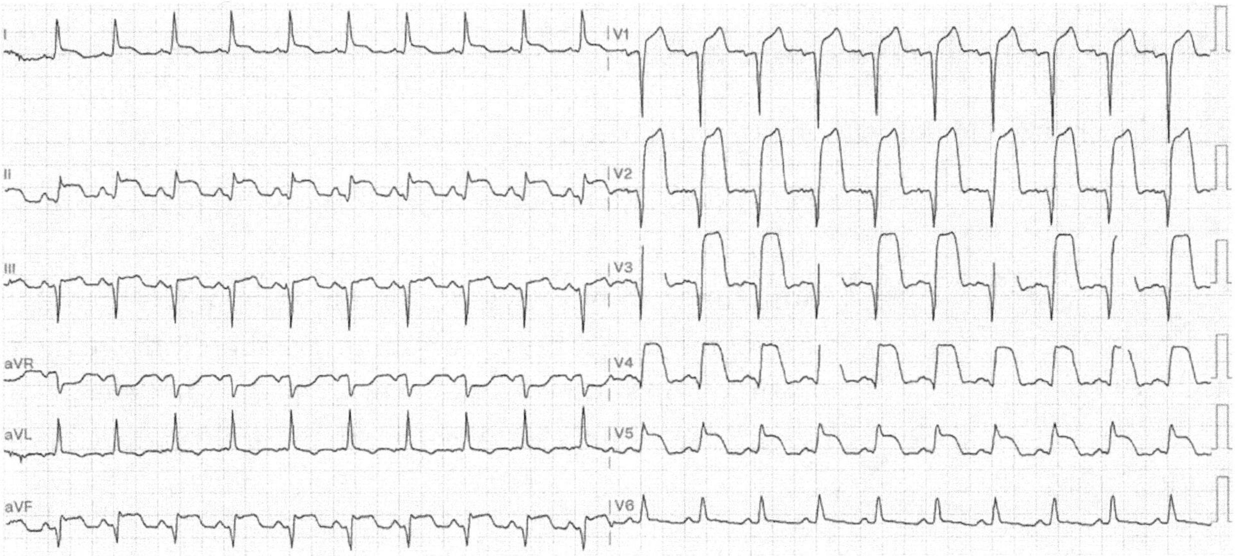

Figura 26-18

Si tratta di un uomo di 62 anni che lamenta dolore toracico retrosternale, di tipo pressorio, da due ore. È diaforetico e leggermente dispnoico. Ha avuto un infarto miocardico nove anni prima e aveva uno stent (arteria sconosciuta). Afferma che il dolore peggiora. Ha avuto un'infezione sinusale circa 10 giorni fa.

Qual è la sua diagnosi? Deve decidere se si tratta di ischemia acuta/infarto miocardico, pericardite acuta, miocardite acuta o una variante normale. Giustifichi la sua diagnosi e spieghi anche perché ha eliminato le altre diagnosi. La discussione è nelle pagine seguenti.

È presente sopraslivellamento del tratto ST in più di un territorio vascolare?

È presente sopraslivellamento del tratto ST in tutte le derivazioni, tranne che nelle derivazioni aVR e aVL. Quale delle nostre quattro opzioni viene eliminata? Esatto: NESSUNA! Tutte e quattro le diagnosi possono manifestare sopraslivellamento del tratto ST in più di un territorio vascolare. Un'occlusione prossimale di un ECG "wraparound" di tipo 3 può causare ischemia in più di un territorio vascolare. Anche un'occlusione prossimale di una LCx dominante può causare questo... e lo stesso può accadere con un'occlusione prossimale di una coronaria destra dominante. Naturalmente, la miocardite può presentarsi con sopraslivellamento del tratto ST in più di un'area vascolare. Anche la pericardite acuta e la variante normale possono causare lo stesso. Nessun aiuto in questo caso.

L'età del paziente rende certamente più probabile un infarto miocardico di tipo 1 (dovuto alla rottura di una placca con trombosi intravascolare). Tuttavia, non esclude le altre tre diagnosi. Quindi, anche in questo caso, nessun aiuto concreto.

Ci sono segmenti PR depressi in qualche derivazione o un segmento PR elevato nella derivazione aVR?

Diamo un'occhiata alla derivazione II, ingrandita:

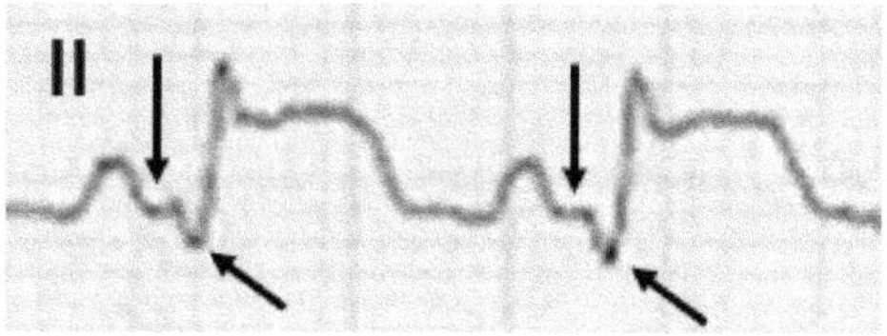

Figura 26-19

Quello che inizialmente potrebbe sembrare un segmento PR discendente è in realtà un segmento PR breve che si trova sulla linea di base seguito da un'onda q. (Non confondere un segmento PR breve con un intervallo PR breve. Le implicazioni non sono le stesse!) OK... che dire dell'elevazione del segmento PR in Lead aVR? Diamo un'occhiata più da vicino a Lead aVR...

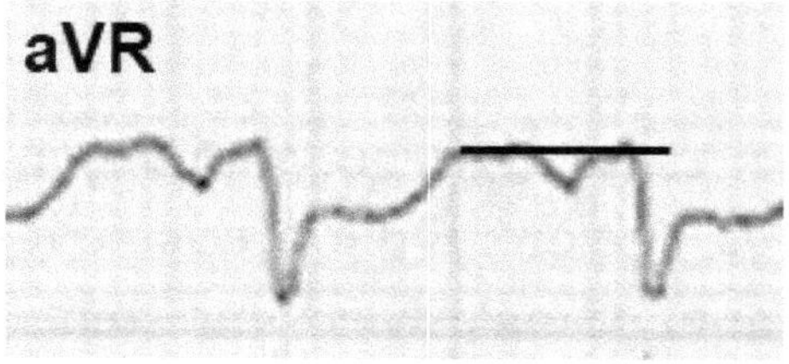

Figura 26-20

Sebbene il segmento PR ascendente in Derivazione aVR possa essere scambiato per un'elevazione del PR, uno sguardo all'altro lato dell'onda P invertita rivela che si trova allo stesso livello della linea di base e non è elevato. Pertanto, l'assenza di deviazione del segmento PR non conferma né esclude alcuna diagnosi. La deviazione del segmento PR non è un segno molto affidabile o specifico, poiché esistono altre cause piuttosto comuni per questo riscontro. Nessuna decisione ancora. Continuiamo...

Ci sono segmenti TP discendente (segno di Spodick)?

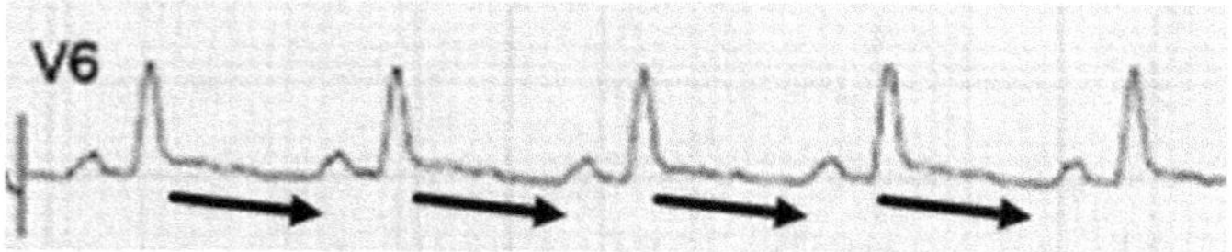

Figura 26-21A

Sì! La derivazione V6 presenta un classico segno di Spodick, ed è molto evidente. Questo non conferma una pericardite acuta? In realtà, no! Può comparire nella miocardite acuta e occasionalmente nell'ischemia/infarto acuto (Non mi credete? Ve lo dimostrerò tra un attimo!). Questo, tuttavia, è un punto a sfavore della variante normale. Il segno di Spodick non è né sensibile né specifico. È anche influenzato dalla frequenza cardiaca. All'aumentare della frequenza, il segmento T-P visibile è sempre meno. Inizialmente si segnalava che si verificasse nell'80% dei casi di pericardite acuta, ma ricerche più recenti suggeriscono che si avvicini al 30%. Inoltre, non è limitato alla pericardite, il che lo rende molto meno prezioso dal punto di vista diagnostico.

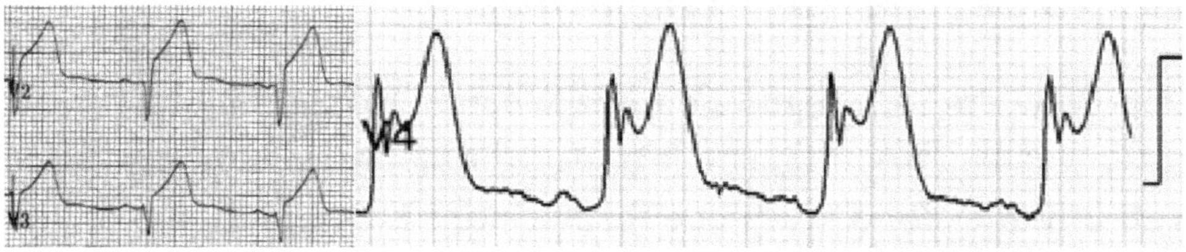

Figura 26-21B | Segno di Spodiick nell'infarto miocardico acuto

Ci sono alterazioni reciproche del sopraslivellamento del tratto ST in altre derivazioni oltre alla derivazione aVR?

Si osserva una lievissima inversione dell'onda T nella derivazione aVL, ma non si osserva depressione del punto J; pertanto, direi che non si osservano alterazioni reciproche. Questo elimina l'ischemia? No, non elimina l'ischemia né nessuna delle altre tre condizioni.

I sopraslivellamenti del tratto ST presentano una concavità verso l'alto?

Sì! I sopraslivellamenti del tratto ST nelle derivazioni V1 e V2 presentano entrambi una concavità verso l'alto. Ingrandiamo queste derivazioni per osservarle più da vicino (Figura 26-22)...

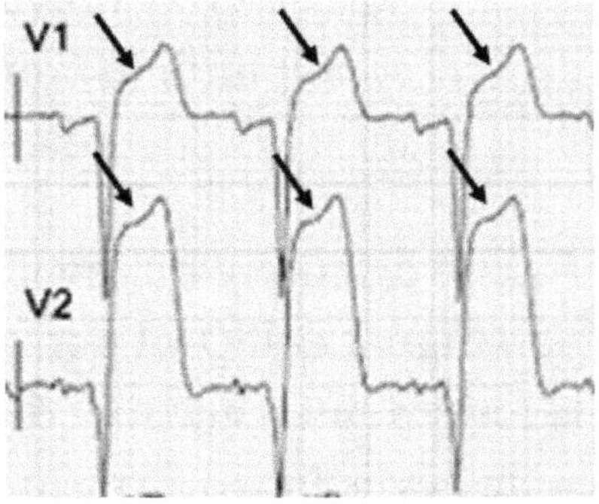

Figura 26-22

Le frecce indicano le sottili concavità verso l'alto nei tratti ST sopraslivellati. Quindi, come ci aiuta questo? Innanzitutto, la pericardite acuta e la variante normale sono note per avere tratti ST concavi verso l'alto. Ma sapevate che oltre il 40% degli infarti del miocardio anteriori presenta tratti ST sopraslivellati concavi verso l'alto? E nessuna regola stabilisce che la miocardite acuta non possa presentarsi allo stesso modo. Quindi, questo risultato non è molto utile per escludere alcuna diagnosi.

Le onde T manifestano un'ampiezza maggiore del previsto?

Sì, ma solo nelle derivazioni con i più elevati sopraslivellamenti del tratto ST. Osservate le derivazioni I, III, aVL e V6. Queste sono essenzialmente onde T normali. Delle quattro diagnosi nel nostro elenco di diagnosi differenziali, solo la variante normale è nota per le sue onde T accentuate (escludendo le onde T iperacute di un'ischemia acuta). Nel calcolo del rapporto ST/T, le onde T più elevate in una variante normale aumentano il denominatore, portando a un rapporto o frazione inferiore. Pertanto, una variante normale avrà un rapporto ST/T < 0,25. (Questo rapporto si riferisce alla variante normale rispetto alla pericardite acuta, NON all'infarto miocardico acuto!)

C'è un aumento del livello di troponina?

Sì! La prima troponina era 14,7, seguita da una seconda troponina quattro ore dopo di 88,2. Sfortunatamente, i livelli di troponina nella miocardite acuta possono occasionalmente essere piuttosto elevati e non ci sono studi che forniscano un livello di soglia discriminante tra miocardite acuta e infarto miocardico acuto. Questo, tuttavia, rende ancora più probabile l'ischemia/infarto acuto.

La diagnosi è ischemia/infarto acuto. Come l'abbiamo formulata?

1. Innanzitutto, e più ovviamente, non si vedranno "lapidi tombali" come quelle nelle derivazioni precordiali in nessuna delle diagnosi, fatta eccezione per l'ischemia/infarto acuto. Si dice (anche se non è stato dimostrato) che una variante normale non presenti un sopraslivellamento del tratto ST superiore a 5 mm in nessuna derivazione. Questo grado di sopraslivellamento del tratto ST non si osserva nella pericardite o miocardite acuta.

2. Le informazioni sul paziente e la sua anamnesi, l'ECG e i biomarcatori sarebbero sufficienti per inviare il paziente al laboratorio di emodinamica. Se le arterie coronarie sono pulite (e non lo saranno), allora si tratta di miocardite acuta. Ma le prove di un infarto miocardico acuto sono davvero schiaccianti.

Perché discutere dei livelli di troponina in un libro sull'interpretazione dell'ECG? Perché il paradigma dell'OMI non si basa solo su criteri fissi di sopraslivellamento del tratto ST. Tutte le fonti di informazioni diagnostiche vengono prese in considerazione, poiché i criteri basati sulle deviazioni del tratto ST sono stati modificati.

Questo è stato un esempio eccellente perché ha insegnato che:

1. Gli infarti miocardici possono verificarsi senza apparenti cambiamenti reciproci.

2. Il sopraslivellamento del tratto ST nelle derivazioni precordiali può manifestare una concavità verso l'alto durante un infarto miocardico acuto.

3. Il segno di Spodick può essere presente durante un'ischemia acuta. E no, non indica una pericardite concomitante.

Letture consigliate

Pericardite acuta

Alhammouri AT, Omar BA. Regional Pericarditis Mimicking Inferior Myocardial Infarction following Abdominal Surgery. Case Rep Med. 2014.

Bischof JE, Worrall C, Thompson P, Marti D, Smith SW. ST depression in lead aVL differentiates inferior ST-elevation myocardial infarction from pericarditis. Am J Emerg Med. 2016 Feb;34(2):149-54.

Ginzton, LE and Laks, MM. The differential diagnosis of acute pericarditis from the normal variant: new electrocardiographic criteria. Circulation, Volume 65, Issue 5, May 1982.

Imazio M., Gaita F., & LeWinter M. Evaluation and treatment of pericarditis: a systematic review. JAMA, 2015 Oct 13. 314 (14): 1498-506.

Miocardite acuta

Ammann P, Naegeli B, Schuiki E, et al. Long-term outcome of acute myocarditis is independent of cardiac enzyme release. Int J Cardiol 2003;89:217-22.

Aquaro, G, Perfetti, M, Camastra, G. et al. Cardiac MR With Late Gadolinium Enhancement in Acute Myocarditis With Preserved Systolic Function: ITAMY Study. JACC. 2017 Oct, 70 (16) 1977–1987.

Assomull RG, Lyne JC, Keenan N, et al. The role of cardiovascular magnetic resonance in patients presenting with chest pain, raised troponin, and unobstructed coronary arteries. Eur Heart J 2007;28:1242-9.

Fan Y, Chen M, Liu M, et al. Myocarditis with chest pain, normal heart function and extreme increased troponin. Int J Cardiol 2016;209:307-9.

Feldman AM, McNamara D. Myocarditis. N Engl J Med 2000;343:1388-98.

Massin M, Crochelet AS, Jacquemart C. Acute Myocarditis With Very High Troponin but No Ventricular Dysfunction. Clin Pediatr (Phila) 2016.

Riaz IB, Singh A, Janardhanan R. Chest pain and elevated troponins in a patient with prior coronary artery disease: a diagnostic dilemma. Am J Med 2014;127:e5-6.

Sinagra G, Anzini M, Pereira NL, et al. Myocarditis in Clinical Practice. Mayo Clin Proc 2016;91:1256-66.

Smith SC, Ladenson JH, Mason JW, et al. Elevations of cardiac troponin I associated with myocarditis. Experimental and clinical correlates. Circulation 1997;95:163-8.

Variante normale (ripolarizzazione precoce)

Haïssaguerre M, Derval N, Sacher F, Jesel L, et al. Sudden cardiac arrest associated with early repolarization. N Engl J Med. 2008 May 8;358(19):2016-23.

Heng SJ, Clark EN, Macfarlane PW. End QRS Notching or Slurring in the Electrocardiogram - Influence on the Definition of "Early Repolarization." Journal of the American College of Cardiology Vol. 60, No. 10, 2012.

Lopez, JL, Arcay, L, Acosta, J, et al. Peri-infarction Pericarditis: A Fading Complication of Myocardial Infarction. Annals of Internal Medicine: Clinical Cases. August, 2022.

Patton, KK et al. Electrocardiographic Early Repolarization. Circulation, 2016. 133:15, 1520-1529.

Rogers E, Maddrey A, Stamoolis CE, Kesselman MM. Early Repolarization vs. Acute Pericarditis Morphology: A Case Report of Electrocardiographic Mimicry. Cureus. 2019 Apr 16;11(4)

Sarda, L, Colin, P, Boccara, F. et al. Myocarditis in patients with clinical presentation of myocardial infarction and normal coronary angiograms. J Am Coll Cardiol. 2001 Mar, 37 (3) 786–792.

Ristampato dal blog ECG del Dott. Smith

I seguenti ECG sono ristampati con la gentile autorizzazione del Dott. Stephen W. Smith. Potete trovare questi e altri casi molto interessanti e istruttivi sul suo blog (blog ECG del Dott. Smith) all'indirizzo: https://hqmeded-ecg.blogspot.com/

Figura 26-13
Da: domenica 2 novembre 2014
"A Young Woman with Chest Pressure and Subtle, Focal ST Elevation/Depression"

Figura 26-14
Da: martedì 26 maggio 2020
"A middle-aged male with chest pain"

Figura 26-16
Da: venerdì 2 marzo 2018
"Scary ST Elevation. What is it?"

Altre letture
Venerdì 13 dicembre 2019
"Pericarditis strikes again."

27

Una diagnosi differenziale quando il paziente è giovane!

Il seguente ECG è stato registrato da una ragazza di 16 anni che è svenuta mentre giocava a basket.

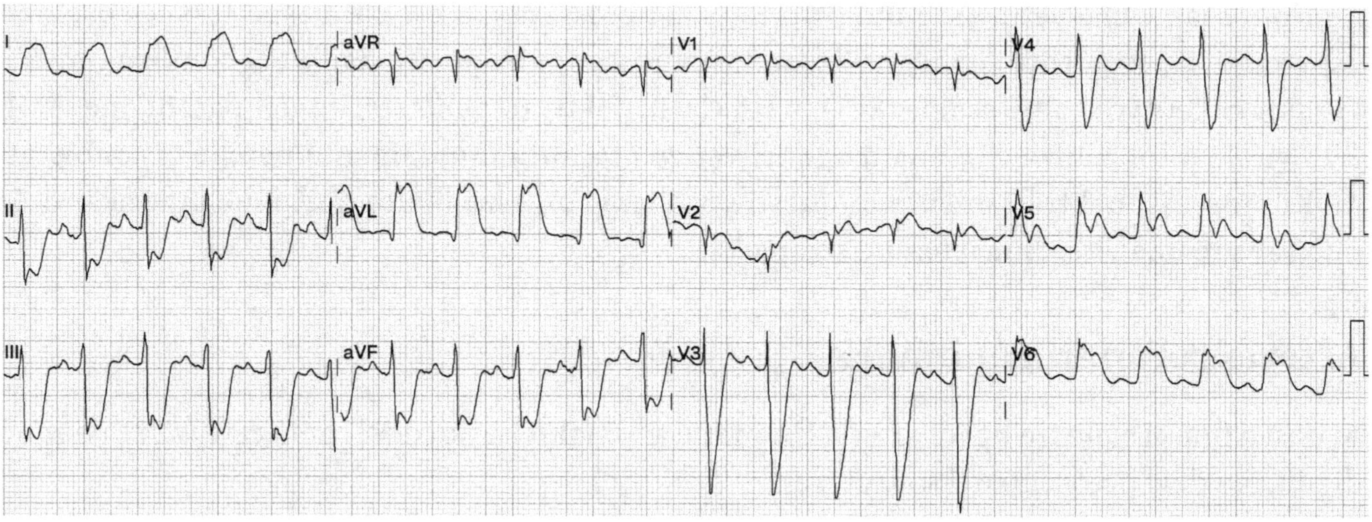

Figura 27-1

Fu portata in sala di emodinamica, dove si arrestò due volte e le fu riscontrata un'occlusione che coinvolgeva un'arteria coronaria anomala. Questo capitolo è stato scritto per ricordare che bambini e giovani adulti possono andare incontro a occlusioni miocardiche. Fortunatamente, la paziente ha avuto un esito positivo.

Quando la paziente è di mezza età o più anziana, è lecito presumere che si sia verificata un'occlusione coronarica quando presenta il classico dolore toracico e altri segni di infarto miocardico da occlusione. Sebbene altri dati derivanti dall'anamnesi e dall'esame obiettivo possano eventualmente indicare il contrario, l'occlusione coronarica acuta rimane la causa principale di infarti miocardici acuti in quella fascia d'età.

I giovani hanno certamente un pregiudizio diagnostico a loro sfavore: chi crederebbe che una persona così giovane e apparentemente in ottima salute possa avere un infarto miocardico acuto? Beh... POSSONO, e lo FANNO! E non vorrai certo essere il medico che ha sbagliato la diagnosi perché non ha preso seriamente in considerazione la possibilità! Per inciso, l'ECG in Figura 27-1 è stato inizialmente esaminato da un medico d'urgenza pediatrico che non ha riscontrato anomalie e lo ha accantonato. Un altro medico ha visto l'ECG e ha immediatamente attivato il laboratorio di emodinamica.

Esiste un pregiudizio intrinseco nei confronti di bambini e giovani adulti per quanto riguarda il dolore toracico, l'ischemia acuta e l'infarto miocardico acuto. Poiché è estremamente improbabile che una placca ateromasica rotta con trombosi rappresenti un problema per loro, tendiamo a dimenticare che esistono molte altre cause di occlusione coronarica e ischemia/infarto acuto. Eppure, giovani adulti e bambini sviluppano ischemia miocardica acuta, infarto e aritmie letali. A meno che il paziente non abbia sviluppato segni di ischemia acuta all'ECG, che – lo ammetto – sono molto rari, dovrete impiegare tutte le vostre risorse e competenze per giungere alla diagnosi corretta o per convincervi a chiamare urgentemente l'aiuto di esperti. Ho incluso questo capitolo sull'ischemia e l'infarto nei giovani adulti e nei bambini perché il primo esame che verrà eseguito è un ECG. È necessario capire cosa aspettarsi e cosa non aspettarsi, e soprattutto come utilizzare le conoscenze acquisite dall'ECG con l'anamnesi, l'esame obiettivo e altri esami (ECO, ATC, CMRI), il tutto nello spirito del paradigma OMI. È di vitale importanza che una diagnosi venga ottenuta rapidamente perché ci sono stati molti progressi nel trattamento di questi problemi con esiti molto positivi e gratificanti. Si può salvare una vita... ma il tempo stringe!

Arteria coronaria anomala

Ai nostri fini, ci sono tre tipi di arterie coronarie anomale che dovresti conoscere (sì, ce ne sono di più, ma devi preoccuparti solo di tre):

1. arterie coronarie che originano dal seno di Valsalva sbagliato
   a. un'arteria coronaria destra (RCA) che origina nel seno di Valsalva SINISTRO
   b. un'arteria discendente anteriore sinistra (LAD) che origina nel seno di Valsalva DESTRO

2. un'arteria coronaria che origina dal seno di Valsalva corretto ma viaggia intramurale all'interno della parete dell'aorta prima di uscire

3. un'arteria discendente anteriore sinistra (LAD) che origina dall'arteria polmonare

Altre anomalie includono un'arteria coronaria che origina come ramo di un'altra arteria coronaria. C'è stato un caso famoso in cui un uomo ha avuto un'improvvisa occlusione completa dell'arteria coronaria principale sinistra, ma è sopravvissuto per essere operato perché la sua LCx originava dalla coronaria coronaria anteriore destra ed entrambe fornivano collaterali alla coronaria discendente anteriore. Ma parliamo degli altri tipi di arterie coronarie anomale e di come possono influenzare l'elettrocardiogramma a 12 derivazioni.

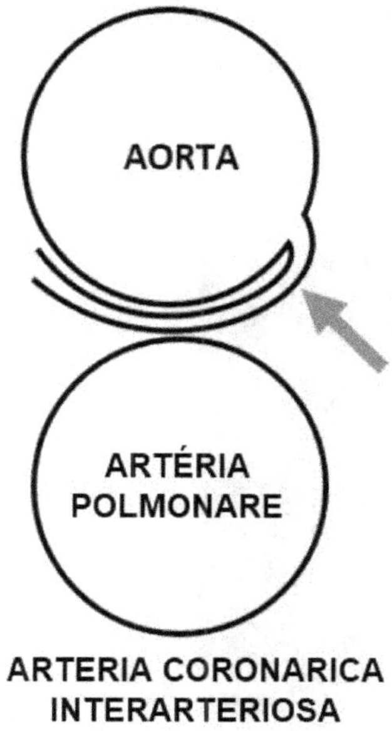

Figura 27-2

Arteria coronaria interarteriosa

Quando una delle arterie coronarie origina dal seno coronarico di Valsalva opposto, l'arteria può seguire diversi percorsi per raggiungere la sua corretta area vascolare. Può decorrere liberamente davanti o dietro entrambi i grandi vasi. Questa è solitamente considerata un'anomalia benigna che non richiede alcun trattamento poiché l'area del miocardio servita dall'arteria è ancora rifornita di sangue ossigenato senza interferenze significative. Non si noteranno alterazioni all'ECG; la sua presenza viene solitamente scoperta incidentalmente durante l'angiografia. Un'eccezione si verifica se l'origine dell'arteria anomala dall'aorta forma un angolo acuto soggetto a pieghe e ostruzioni durante la sistole.

Un problema sorge, tuttavia, quando l'arteria coronaria passa tra l'aorta e l'arteria polmonare (figura 27-2). Durante la sistole, i grandi vasi possono comprimersi e impedire il flusso verso l'area del miocardio servita dall'arteria, con conseguente ischemia.

Non diagnosticherai un'arteria coronaria anomala con un ECG a 12 derivazioni. Nella migliore delle ipotesi, troverai un indizio o un suggerimento che potrebbe confermare la tua impressione, in base all'anamnesi e all'esame obiettivo del paziente. E l'anamnesi del paziente sarà generalmente molto più utile dal punto di vista diagnostico rispetto all'ECG o all'esame obiettivo. Tuttavia, devi sapere cosa aspettarti dall'ECG, perché sarà il primo esame prescritto ed eseguito sul paziente. Esistono altri due tipi di arterie coronarie anomale che dovresti conoscere.

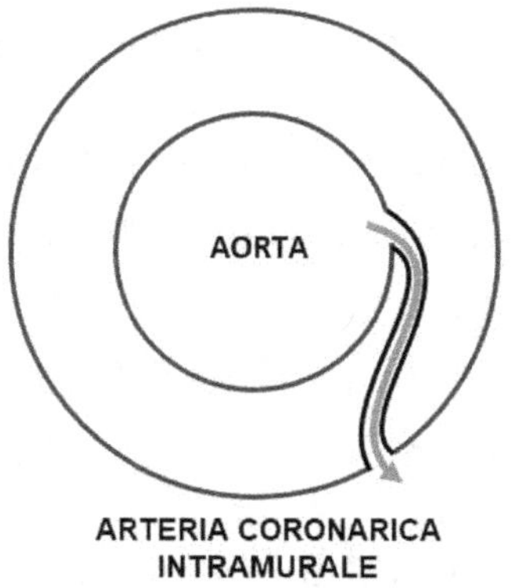

Figura 27-3

Arteria coronaria intramurale

Il tipo successivo è l'arteria coronaria intramurale (Figura 27-3). Invece di uscire direttamente dalla parete aortica per seguire un decorso epicardico, l'arteria coronaria si insinua all'interno della parete dell'aorta per distanze variabili. Questo avrà lo stesso effetto sull'arteria coronaria dell'anomalia interarteriosa: la sistole provocherà la costrizione dell'arteria e la perdita di circolazione nell'area del miocardio che serve. Il risultato sarà sincope e/o ischemia.

> **PERLA** | Prestare sempre attenzione alla sincope o alla quasi-sincope durante o subito dopo uno sforzo o un esercizio fisico in un bambino o un giovane adulto. Sebbene la maggior parte dei casi sia benigna, alcuni non lo sono! Le cause pericolose sono dovute a cardiopatie strutturali (cardiomiopatia ipertrofica, anomalie

coronariche, stenosi aortica) e aritmie (tachicardia ventricolare polimorfa catecolaminergica, tachicardia ventricolare monofasica). L'esercizio fisico o la sincope da sforzo sono sempre un campanello d'allarme per un potenziale disastro!

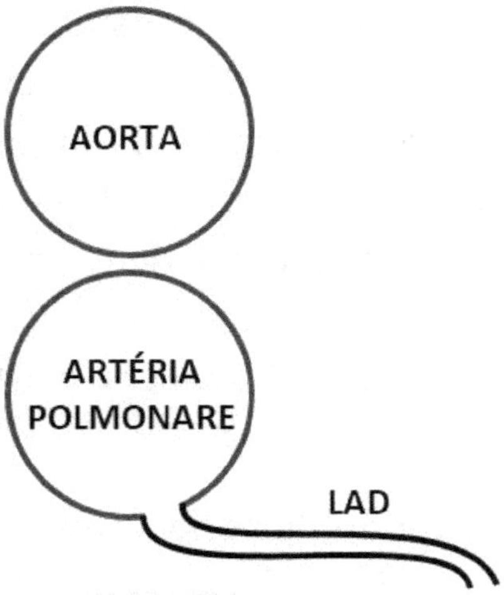

ALCAPA

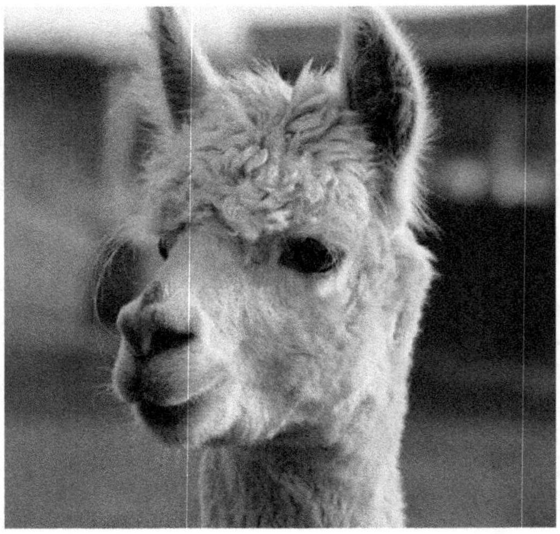

ALPACA

Figura 27-4

Arteria coronaria sinistra anomala proveniente dall'arteria polmonare (ALCAPA)

Il terzo tipo di arteria coronaria anomala è l'arteria coronaria sinistra anomala proveniente dall'arteria polmonare (ALCAPA). Non fatevi confondere: l'arteria coronaria anomala proveniente dall'arteria polmonare è un ALCAPA; il simpatico animaletto sulla destra è un ALPACA. (Non sorridete! Una volta ho assistito a una lezione di un cardiologo su quanto fossero pericolosi e letali gli "ALPACA".)

Dovrebbe essere immediatamente evidente che la discendente anteriore sinistra sta ora irrorando il ventricolo sinistro e parte del ventricolo destro con sangue venoso. Ma questo non è ancora il problema peggiore: il sangue venoso contiene una certa quantità di ossigeno. Alla nascita, la resistenza vascolare polmonare è elevata e la perfusione del miocardio continua. Sebbene la perfusione sanguigna della zona non sia ottimale, di solito è sufficiente a prevenire inizialmente i sintomi, quindi nessuno sospetta cosa sta per accadere. Tuttavia, la resistenza vascolare polmonare diminuisce significativamente intorno ai due mesi di età e una pressione molto inferiore spinge il sangue attraverso la discendente anteriore sinistra (LAD) dall'arteria polmonare. Il sangue che scorreva attraverso la discendente anteriore sinistra (LAD) viene letteralmente risucchiato nell'arteria polmonare e c'è molto meno sangue che perfonde l'area normalmente servita dalla discendente anteriore sinistra (LAD). Questo è chiamato furto coronarico. Il furto coronarico porta a ischemia miocardica – ischemia miocardica in un bambino di due mesi! In utero, un dotto arterioso ampiamente pervio equilibra la pressione nei due ventricoli e consente una normale perfusione miocardica nonostante l'anomalia. Pertanto, non vi è alcuno stimolo in utero per lo sviluppo di un'adeguata vascolarizzazione collaterale.

Sebbene la saturazione di O2 nel sangue sia diminuita dopo la nascita, la riduzione del volume dovuta al furto coronarico è responsabile della maggior parte dell'ischemia e dei sintomi.

Quindi, come si presenta clinicamente l'ischemia miocardica acuta in un bambino di due mesi? Inizialmente, sarà intermittente, manifestandosi solo quando il bambino presenta un aumento del fabbisogno di O2. Per un neonato, questo significa durante l'allattamento e il pianto. Ma l'ischemia, se non riconosciuta e trattata, continua inesorabilmente. Può verificarsi un infarto e, quando ciò accade, molto probabilmente coinvolgerà la parete anterolaterale del ventricolo sinistro.

PERLA | ALCAPA, una disfunzione discendente anteriore (LAD) con decorso intramurale e una disfunzione discendente anteriore (LAD) che origina dalla cuspide coronarica destra (seno di Valsalva destro), che poi segue un decorso interarterioso verso sinistra, manifesteranno tutte ischemia dell'area anterolaterale, se presente. I pazienti con ALCAPA di solito si manifestano nella prima infanzia, ma le altre due anomalie potrebbero non diventare sintomatiche fino alla tarda adolescenza o all'inizio dell'età adulta. Ricorda: quando si manifestano con un infarto, si tratterà di un infarto anterolaterale: le derivazioni I, aVL, V5, V6 e, occasionalmente, le derivazioni precordiali anteriori (derivazioni V1 – V4) possono mostrare anche un sopraslivellamento del tratto ST.

Insieme all'ischemia della parete ventricolare, il muscolo papillare anterolaterale diventa ischemico. Questo di solito si manifesta con insufficienza mitralica. La combinazione di disfunzione ventricolare dovuta a ischemia e insufficienza mitralica provoca insufficienza cardiaca congestizia. L'insufficienza cardiaca congestizia (ICC) può presentarsi clinicamente in un neonato con tachipnea (dispnea), difficoltà di alimentazione (impossibilità di respirare e nutrirsi contemporaneamente), irritabilità (pianto molto più frequente del normale) e diaforesi (è davvero difficile per un neonato cercare di respirare, nutrirsi e piangere contemporaneamente!).

PERLA | Il massimo che si riscontra solitamente in un ECG a 12 derivazioni in un paziente che ha iniziato a manifestare sintomi causati da un'arteria coronaria anomala è la tachicardia sinusale (l'aritmia più comune) e una possibile ischemia acuta. In genere, se l'arteria anomala è la discendente anteriore sinistra (LAD), l'ischemia sarà anterolaterale. Se l'arteria anomala è la coronaria destra, l'ischemia sarà inferiore, ma può essere accompagnata da ischemia inferobasale o ventricolare destra. Spesso si osserva una "scarsa progressione dell'onda R attraverso il precordio" e l'asse QRS medio sul piano frontale è normale. Non ci sono segni patognomonici; è necessario prestare attenzione all'anamnesi, ai sintomi e ai reperti dell'ECG.

Se non trattata, la mortalità durante il primo anno di vita è di circa il 90%. La rivascolarizzazione chirurgica ha un ottimo successo e la maggior parte dei pazienti non necessita di ulteriori procedure chirurgiche. Dopo l'intervento chirurgico, è comune che le alterazioni dell'ECG tornino alla normalità. Una diagnosi precoce è la chiave per la sopravvivenza del bambino. Poiché l'indagine inizia sempre con un ECG, è importante comprendere cosa includere nella diagnosi differenziale e cosa ricercare sull'ECG. In linea con il paradigma OMI, è necessario utilizzare tutte le risorse disponibili per giungere alla diagnosi corretta. Questa è una diagnosi che nessuno può permettersi di trascurare. Il sospetto e la consapevolezza dell'esistenza di queste anomalie dovrebbero indirizzarvi verso la scelta degli esami più appropriati.

Osservate di nuovo l'ECG nella Figura 27-1. Sappiamo che questo paziente aveva un'arteria coronaria anomala. Non abbiamo informazioni su quale anomalia vascolare sia stata riscontrata. Quale pensate sia più probabile? Poiché le arterie coronarie anomale sono presenti fin dalla nascita – e in questo caso non c'è stato alcun riconoscimento o trattamento precedente – dovrebbe trattarsi di un tipo di anomalia che potrebbe rimanere latente per anni prima di manifestarsi.

Il paziente ha 16 anni, il che rende l'ALCAPA meno probabile. Sebbene non impossibile, sarebbe molto meno probabile poiché la mortalità è del 90% già nel primo anno di vita se non trattata. Le alterazioni ischemiche acute comportano un sopraslivellamento del tratto ST nelle derivazioni I, aVL, V5 e V6. Questo è caratteristico di un'occlusione della discendente anteriore sinistra (LAD). La LCx non è una fonte significativa di anomalie coronariche potenzialmente letali. Quindi, ci sono due possibilità:

la discendente anteriore sinistra (LAD) ha avuto origine sul lato corretto dell'aorta, ma ha attraversato la parete aortica intramurale prima di uscire. La sistole causerebbe l'ostruzione del flusso sanguigno nel momento più inopportuno, oppure

la discendente anteriore sinistra (LAD) ha avuto origine nel seno di Valsalva destro, quindi ha incrociato l'aorta e l'arteria polmonare nel suo percorso per servire il lato sinistro del cuore, presentando gli stessi problemi durante la sistole della discendente anteriore sinistra intramurale.

Dissezione Coronarica Spontanea (SCAD)

La dissezione coronarica spontanea (SCAD) è una causa molto sottostimata e poco riconosciuta di ischemia miocardica acuta e infarto. Rappresenta circa il 3-4% di tutti i pazienti che presentano una sindrome coronarica acuta. La prevalenza è maggiore nelle donne. Uno studio ha rilevato che la prevalenza era di circa il 24% nelle donne di età inferiore ai 50 anni che presentavano un infarto miocardico acuto.

Manteniamo la nostra prospettiva: stiamo parlando di donne di età inferiore ai 50 anni che non ci si aspetterebbe siano suscettibili a un infarto miocardico acuto a causa dell'età e dell'assenza di fattori di rischio.

PERLA | Gli infarti acuti si verificano in persone di tutte le età. La differenza è che più giovane è l'età, minore è la probabilità che sia dovuto a malattia cardiovascolare aterosclerotica con rottura di placca e trombosi. Sarà invece dovuto a una miriade di altre possibili cause! Ed è di questo che tratta questo capitolo.

C'è un'incidenza maggiore di SCAD nelle donne in peripartum e in quelle con multiparità. L'idea classica era che una percentuale molto elevata di casi di SCAD nelle donne fosse dovuta alla condizione peripartum, ma ora sappiamo che l'incidenza è molto più bassa (circa il 2,4%). L'età media delle pazienti con SCAD è di 52,1 anni. Il 58% aveva più di 50 anni e il 62,3% era in postmenopausa. Quindi, sebbene sia una condizione prevalentemente femminile, è ormai noto che non è limitata alle donne in età fertile.

La SCAD può colpire qualsiasi arteria coronaria, ma la discendente anteriore (LAD) è la più comune. Cosa si riscontra in un ECG a 12 derivazioni? Si noteranno segni di ischemia acuta o infarto in qualsiasi delle distribuzioni delle arterie coronarie. Non ci sono caratteristiche patognomoniche o distintive della SCAD su un ECG!

Il sospetto di SCAD dipenderà dall'anamnesi e dall'esame obiettivo, non solo dalla storia della malattia attuale (HPI), ma anche dall'anamnesi sociale e dall'anamnesi patologica remota (PMH).

Che il paziente sia maschio o femmina, in genere sarà più giovane del previsto per l'ischemia miocardica acuta. Probabilmente avrà meno di 50 anni e probabilmente molto più giovane. ("Perché una persona così giovane ha una SCA?")

Non saranno presenti i consueti fattori di rischio per le malattie cardiovascolari. ("Perché un non fumatore, altrimenti in buona salute e senza anamnesi patologica remota, ha una SCA?")

Una gravidanza in corso (o relativamente recente) e l'insorgenza improvvisa di dolore toracico dovrebbero far pensare immediatamente alla SCAD. Immediatamente!

PERLA | Nessun operatore sanitario – medico, infermiere, infermiere specializzato, assistente personale o paramedico – dovrebbe cercare ragioni per dimostrare che qualcuno abbia o meno un particolare problema. Questo si chiama pregiudizio!

Esaminate i fatti del caso. Usate i fatti per giungere alla diagnosi. A volte, i fatti elimineranno automaticamente una diagnosi. Ma non avvicinatevi mai a un paziente con l'idea di dover dimostrare qualcosa!

Complicanze della malattia di Kawasaki (KD)

I pazienti dalla tarda adolescenza fino ai 30 anni possono presentare dolore toracico e successivamente riscontrare sopraslivellamenti del tratto ST in una o più aree vascolari all'ECG. Tra le cause di infarto miocardico acuto nei giovani vi sono gli aneurismi coronarici derivanti dalla malattia di Kawasaki nell'infanzia. Alcuni di questi pazienti potrebbero ricordare la malattia, ma probabilmente la maggior parte no. La malattia si manifesta nei bambini dall'infanzia (circa sei mesi) ai cinque anni; pertanto, il paziente potrebbe non ricordare nulla della malattia. Il paziente tipico è di etnia asiatica o africana, sebbene la malattia si manifesti in tutte le etnie e nazionalità. Si riscontra prevalentemente nei maschi (~75%).

La malattia di Kawasaki è una vasculite a eziologia sconosciuta che si manifesta in persone con una predisposizione genetica alla malattia. Spesso provoca aneurismi e stenosi post-aneurismatiche delle arterie coronarie. Questi aneurismi si sviluppano durante la fase acuta della malattia. Poiché l'occlusione causata da queste anomalie avviene in genere lentamente, molti pazienti sviluppano un'eccellente circolazione collaterale, che fornisce resistenza all'ischemia miocardica 20-30 anni dopo la fase acuta della malattia. A causa dell'estesa circolazione collaterale, i sintomi possono talvolta essere atipici.

PERLA | Si sente molto parlare di dolore toracico atipico e sintomi atipici, ma credo che molti abbiano un'idea sbagliata. Ho sentito il termine "dolore toracico (o sintomi) atipico" usato molto spesso in senso dispregiativo, suggerendo che il paziente sia eccessivamente drammatico o istrionico (ovvero, uno storico inaffidabile con ideazione psicosomatica). "Atipico" implica che i sintomi del paziente non siano il classico dolore retrosternale, di tipo pressorio, che si irradia al braccio, al collo o alla mandibola con nausea e diaforesi. I sintomi atipici possono comprendere, ad esempio, solo nausea e diaforesi senza dolore toracico, improvvisa debolezza o mancanza di respiro, dolore a un braccio o dolore limitato alla parte centrale della schiena o epigastrico. Ci sono ragioni per cui i sintomi ischemici di un paziente sono atipici: diabete, età avanzata, presenza di circoli collaterali e persino il sesso del paziente. Un dolore toracico atipico può indicare un problema diverso dall'ischemia: dolore toracico localizzato in una zona più eccentrica, dolore continuo per ore o che dura solo pochi secondi. Se riconoscete i sintomi classici in un paziente con dolore toracico... allora buon per voi! Tuttavia, il paziente successivo potrebbe richiedere che facciate maggiore affidamento sulla vostra conoscenza, abilità ed esperienza.

UN'ALTRA PERLA | La vostra paziente con sintomi atipici ha detto di sentirsi debole o ha detto di essere stanca o affaticata? C'è una differenza importante e potreste doverla aiutare a essere più specifica! Supponiamo che siate seduti a casa a leggere un libro e vi sentiate perfettamente normali. Lasciate cadere il libro senza preavviso perché il vostro braccio destro diventa improvvisamente troppo debole per reggerlo. Questa è debolezza, un problema neurologico (o neurovascolare) fino a prova contraria. Considerate un attacco ischemico transitorio (TIA) o un ictus. Di nuovo, siete tornati a casa a leggere il vostro libro e vi sentite bene quando improvvisamente vi sentite come se aveste appena finito una maratona. Vi sentite profondamente stanchi e affaticati, forse anche senza fiato. Questa è stanchezza, e questo è un problema cardiovascolare fino a prova contraria. Considerate l'insufficienza cardiaca sinistra improvvisa e riflettete anche su cosa potrebbe causarla in modo così precipitoso (suggerimento: qual è l'argomento di questo libro?).

Il vostro paziente adulto post-malattia di Kawasaki presenterà probabilmente i classici sintomi della sindrome coronarica acuta, sebbene possano essere un po' atipici. Registrerete immediatamente un ECG a 12 derivazioni. Se si è verificata un'occlusione, il sopraslivellamento del tratto ST potrebbe indicare QUALSIASI delle ischemie/infarti miocardici acuti di cui avete letto in questo libro, tra cui infarto miocardico del ventricolo destro, infarto miocardico inferolaterale o "wraparound" della discendente anteriore di tipo 3. L'occlusione si verifica in uno degli aneurismi che si sono sviluppati durante la malattia originale nell'infanzia. Gli aneurismi possono comparire in una o tutte le arterie coronarie. L'arteria più comune in una serie era la discendente anteriore di tipo 2 e gli aneurismi comparivano più spesso nel vaso prossimale, quindi aspettatevi un'area a rischio molto ampia. Tali occlusioni nell'arteria coronaria destra possono coinvolgere la porzione prossimale dell'arteria coronaria destra, causando un infarto del ventricolo destro con un'area a rischio molto ampia. Anche se si tratta di pazienti molto giovani, i loro infarti possono essere devastanti se non vengono riconosciuti immediatamente.

Non ci sono segni elettrocardiografici che indichino o suggeriscano la malattia di Kawasaki. Si tratta di una diagnosi clinica. Non ci sono esami del sangue diagnostici su cui fare affidamento. Quindi, quando il paziente è giovane ma ha un infarto miocardico, è necessario conoscere le domande corrette da porre su una precedente storia di malattia di Kawasaki. Innanzitutto, chiedete al paziente se ha mai avuto la malattia di Kawasaki (non date per scontato che il paziente non lo sappia). Se la risposta è "No" o "Non lo so", chiedete se il paziente, da bambino, ha mai avuto una malattia con quattro o cinque giorni di febbre alta, un'eruzione cutanea rossa diffusa, lingua rossa, gola rossa e dolorante, occhi rossi senza drenaggio o dita delle mani e dei piedi gonfie con desquamazione cutanea successiva. Se il paziente ha effettuato tutte le vaccinazioni infantili raccomandate ma afferma di aver comunque contratto il "morbillo", potreste essere legittimamente sospettosi della malattia di Kawasaki, poiché i sintomi sono molto simili a quelli del morbillo. (A proposito, la malattia di Kawasaki non è un'infezione, quindi non è contagiosa.)

Le complicazioni che si verificano in età adulta, oltre all'ischemia acuta/infarto miocardico, includono insufficienza cardiaca e aritmie ventricolari letali. La rottura o la fuoriuscita di liquido da un aneurisma possono causare morte improvvisa o, meno frequentemente, mortalità improvvisa per emopericardio con tamponamento cardiaco.

PERLA | Mi rendo conto che molti di voi non hanno mai visto un caso di morbillo in quest'epoca di vaccinazioni infantili (e questa è una buona cosa!). Quando ero piccola (ai tempi "pre-immunizzazione"), era così comune che la maggior parte dei genitori non aveva bisogno di un consulto medico. Avevano così tanta familiarità con le malattie infantili che erano in grado di diagnosticarle e curarle da soli (in modo appropriato).

Una sfortunata sottopopolazione di pazienti con malattia di Kawasaki

Gli aneurismi coronarici si sviluppano durante la fase acuta della malattia, di solito tra l'infanzia e i cinque anni di età. Mentre la maggior parte delle complicazioni si verifica da venti a trent'anni dopo la malattia acuta, l'occlusione di un aneurisma può verificarsi molto prima, anche quando il paziente è ancora un bambino piccolo. La malattia di Kawasaki è la causa più comune di ischemia/infarto miocardico nei bambini. Ma come fa un bambino con un infarto miocardico a lamentarsi del dolore? Innanzitutto, sebbene possano lamentare dolore toracico, i bambini sono più propensi a riferire il dolore a un'altra area, di solito l'addome. Possono piangere, vomitare, diventare molto irrequieti o diaforetici. Qualsiasi tentativo di attività o, nel caso dei neonati, anche solo di mangiare può esacerbare i sintomi.

PERLA | NON sentirti in colpa a prescrivere un ECG a un neonato o a un bambino piccolo! VUOI vedere un tracciato normale, anche se potrebbe essere necessario ripeterlo 20-30 minuti dopo. Preparati solo a una tachicardia sinusale molto rapida!

Lo scopo di questo capitolo è sottolineare che i giovani possono avere un infarto del miocardio. Non si tratta di specifici riscontri ECG, poiché nessuno degli ECG associati a queste patologie (ad eccezione dell'HCM) produce alterazioni caratteristiche o patognomoniche all'elettrocardiogramma. Il fatto che un numero minore di casi sia causato da malattie cardiovascolari aterosclerotiche non sminuisce il fatto che si tratti comunque di infarti del miocardio, con tutte le complicanze che si verificano nelle fasce di età più avanzate. Le restanti cause non necessitano di discussioni approfondite, ma è opportuno ricordarle in modo da poter porre le domande necessarie e pertinenti durante l'anamnesi:

1. Cardiomiopatia ipertrofica (HCM)
   Sebbene siate probabilmente molto familiari con il rischio di tachicardia/fibrillazione ventricolare in questa patologia, questi cuori possono infartuare, e non sempre a causa della rottura di placche ateromatose. A volte, l'angiografia rivela arterie coronarie normali, ma i livelli molto elevati di troponina indicano un infarto. Cocaina e metanfetamine

2. Malattie autoimmuni (LES, AR)

3. Sindrome da anticorpi antifosfolipidi

4. Fattore V di Leiden

5. Stati iperlipidemici

Letture consigliate

Bhagwat, A, Mukhedkar S, Ekbote S. Missed Kawasaki disease in childhood presenting as myocardial infarction in adults. Indian Heart Journal. 67 (2015)385-388.

Gentile F, Castiglioni V, De Caterina R. Coronary Artery Anomalies. Circulation, 2021;144:983-996.

Gräni C, Kaufmann PA, Windecker S, Buechel RR, Diagnosis and Management of Anomalous Coronary Arteries with a Malignant Course, Interventional Cardiology Review 2019;14(2):83–8.

Greet B, et al. Anomalous Right Coronary Artery and Sudden Cardiac Death. Circ Arrhythm Electrophysiol. 2012;5:e111-e112.

Lee J, et al. ST-segment elevation myocardial infarction in Kawasaki disease: A case report and review of literature. World J Clin Cases. September 16, 2022; 10(26): 9368-9377.

Sheikh AS, Hailan A, Kinnaird T, Choudhury A, Smith D. Coronary Artery Aneurysm: Evaluation, Prognosis, and Proposed Treatment Strategies. Heart Views. 2019 Jul-Sep;20(3):101-108.

Stainback RF. Apical Hypertrophic Cardiomyopathy. Texas Heart Institute Journal. Volume 39, Number 5, 2012.

Tiongson, M. et al. "Too Young to Have a Broken Heart": Spontaneous Coronary Artery Dissection Causing ST-Elevation Myocardial Infarction in a Young Adult – A Case Report. J Med Cases. 2018;9(6):164-169.

Wasfy MM, Hutter AM, Weiner RB. Sudden Cardiac Death in Athletes. Methodist Debakey Cardiovasc J. 2016 Apr-Jun;12(2):76-80. doi: 10.14797/mdcj-12-2-76. PMID: 27486488; PMCID: PMC4969030.

Yan L, Wang Z, Xu Z, Li Y, Tao Y, Fan C. Two hundred eight patients with apical hypertrophic cardiomyopathy in China: clinical feature, prognosis, and comparison of pure and mixed forms. Clin Cardiol 2012;35(2):101-6.

Ristampato dal blog ECG del Dott. Smith

I seguenti ECG sono ristampati con la gentile autorizzazione del Dott. Stephen W. Smith. Potete trovare questi e altri casi molto interessanti e istruttivi sul suo blog (blog ECG del Dott. Smith) all'indirizzo: https://hqmeded-ecg.blogspot.com/

Figura 27-1
Da: martedì 6 maggio 2014
"A 16 year old girl has syncope while playing basketball....."

28

Ecco dove si commettono gli errori...

Nei miei anni di pratica clinica e di insegnamento di elettrocardiografia, ho notato che spesso si commettono errori in queste circostanze:

Ignorare i sopraslivellamenti del tratto ST che "non soddisfano i criteri STEMI".

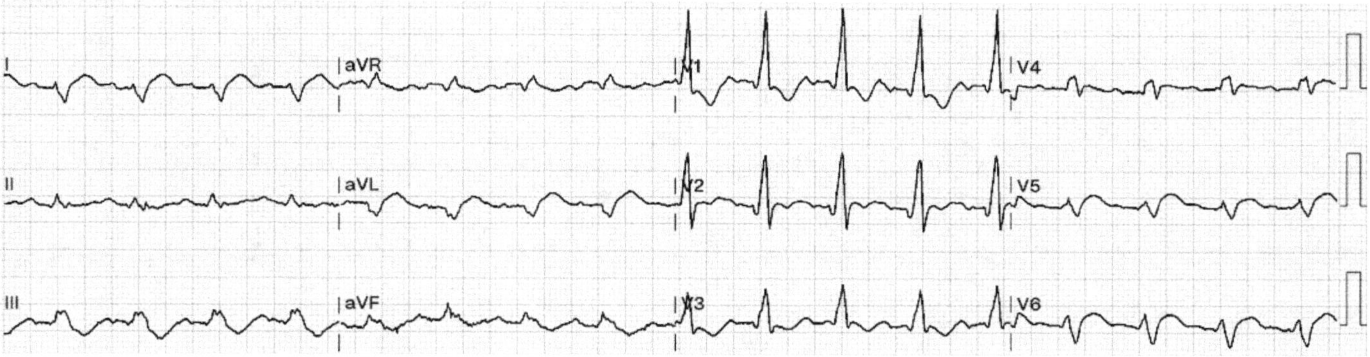

Figura 28-1

Il paziente da cui è stato registrato l'ECG in Figura 28-1 era ricoverato in ospedale quando improvvisamente ha iniziato a lamentare un dolore toracico di grado 7/10. Gli infermieri lo hanno trovato pallido e diaforetico con una pressione arteriosa sistolica di 70. Hanno immediatamente istituito un protocollo per il dolore toracico e hanno avvisato il cardiologo. Il cardiologo era riluttante a portare immediatamente il paziente in sala di emodinamica finché un'eco al letto del paziente non ha rivelato una netta anomalia della cinetica della parete anteriore. Il paziente ha riscontrato un'occlusione del 100% della discendente anteriore prossimale!

Nessun dato su questo ECG soddisfaceva il protocollo per lo STEMI. Si nota un lieve sopraslivellamento del tratto ST nelle derivazioni I, aVL, V5 e V6, e probabilmente onde T iperacute precoci in tutte queste derivazioni. Il paziente ha avuto un'improvvisa insorgenza di dolore toracico centrale, è diventato pallido e diaforetico ed è stato riscontrato un'elevata ipotensione. Ma nulla di tutto ciò ha significato nulla per i medici curanti, poiché il tratto ST non ha raggiunto 1,0 mm! Uno dei motivi principali per cui così tante occlusioni coronariche acute non vengono rilevate è l'aderenza dogmatica al paradigma STEMI. Chiunque segua il paradigma STEMI non si preoccupa della presenza di un'arteria coronaria occlusa: la sua unica preoccupazione è l'entità del sopraslivellamento del tratto ST all'ECG. Ora, se fosse stato determinato attraverso molteplici studi – e sulla base di prove angiografiche – che il 98% di tutte le arterie coronarie occluse si verificava a 1,0 mm di sopraslivellamento del tratto ST e che il 2% o meno delle occlusioni si verificava a sopraslivellamenti del tratto ST inferiori a 1,0 mm, allora potrei capire l'uso di 1,0 mm di sopraslivellamento del tratto ST come punto di cut-off. Ma NON è così che è successo. Il criterio di 1,0 mm di sopraslivellamento del tratto ST è stato determinato utilizzando i livelli di CK-MB come "prova" di occlusione (esatto – NESSUNA prova angiografica!) in UN SOLO studio! Quando è stata l'ultima volta che avete prelevato un CK-MB a un paziente? Sapete perché non usiamo più quel biomarcatore? È troppo inaffidabile rispetto alla troponina o alla troponina ipertrofica! Eppure, oggi, utilizziamo ancora il paradigma STEMI, che è stato determinato da UNO studio che ha utilizzato i livelli di CK-MB come PROVA di occlusione (o non occlusione).

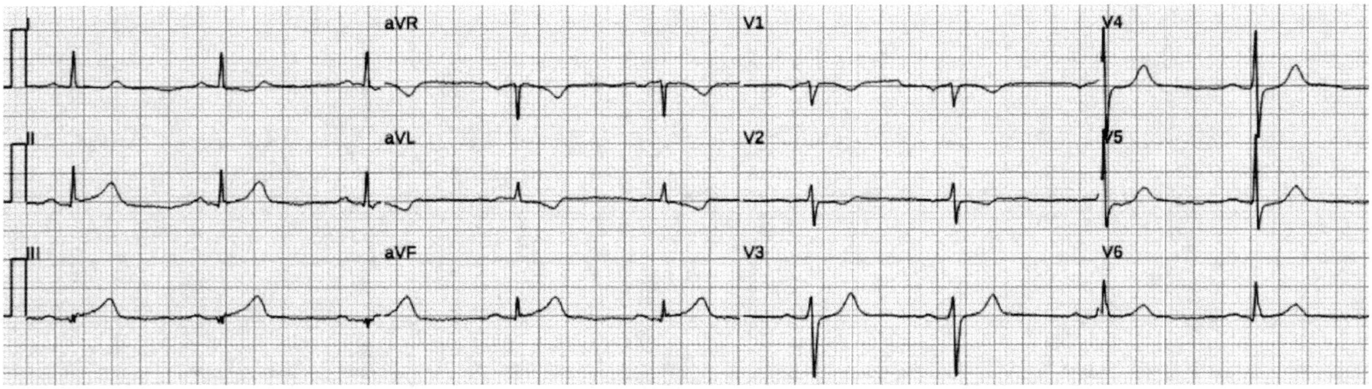

Figura 28-2

La Figura 28-2 è un altro esempio di infarto miocardico occlusivo (OMI). Nessuna deviazione del tratto ST soddisfa i criteri STEMI; pertanto, secondo il paradigma STEMI, il paziente non presenta occlusione coronarica acuta. Sono presenti onde T iperacute nelle derivazioni II, III e aVF, e sottoslivellamento del tratto ST con inversione dell'onda T nelle derivazioni I e aVL. È presente anche sottoslivellamento del tratto ST in V2. L'onda P in V1 è completamente invertita e non sono visibili onde P in V2. Ciò indica un posizionamento errato degli elettrodi per queste due derivazioni, che potrebbe influire sulla deviazione del tratto ST in V1.

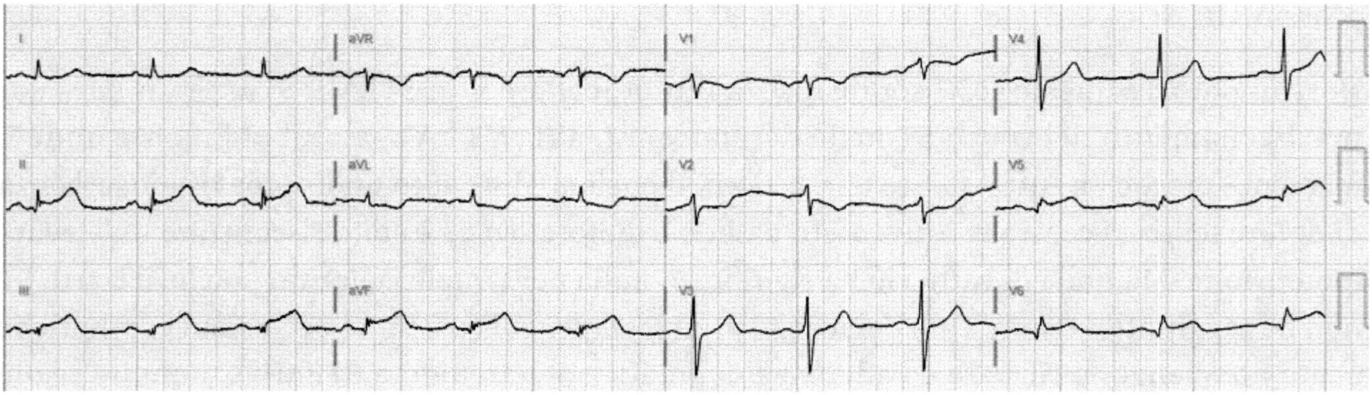

Figura 28-3

L'ECG in Figura 28-3 è dello stesso paziente della Figura 28-2, ma è stato registrato 50 minuti dopo. Come si può vedere, l'OMI è progredito e ora soddisfa i criteri STEMI. Tuttavia, aderendo dogmaticamente ai criteri STEMI, molti si sarebbero fermati al primo ECG e non avrebbero mai registrato la progressione.

Non prestare adeguata attenzione alla derivazione aVL

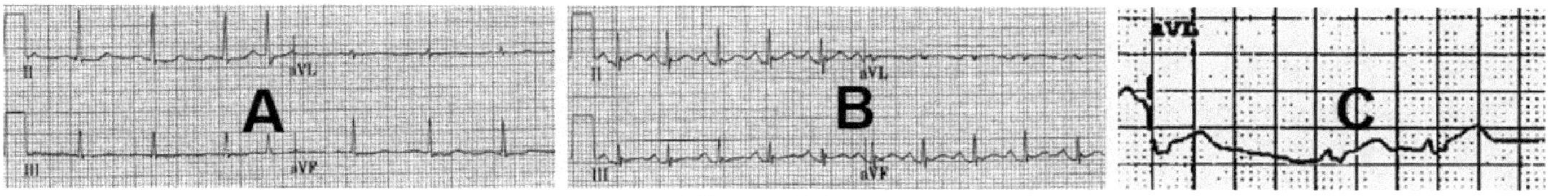

Figura 28-4

È probabile che, se non si riesce a riconoscere un infarto miocardico acuto su un ECG a 12 derivazioni, ciò riguardi la derivazione aVL. Il problema con la derivazione aVL è dovuto alla derivazione II. La maggior parte dei vettori QRS ("assi") sul piano frontale è orientata a circa +60°, che è lo stesso dell'asse della derivazione II. La derivazione aVL, essendo perpendicolare alla derivazione II, sarà molto piccola e di conseguenza difficile da interpretare. Tuttavia, dobbiamo mantenere tutto in prospettiva perché un sopraslivellamento del tratto ST pari all'altezza di quella minuscola onda R potrebbe essere difficilmente percepibile, eppure potrebbe rappresentare un'ischemia di tipo 3!

Nella Figura 28-4, il frammento A mostra le dimensioni del QRS nella derivazione aVL con cui spesso ci si troverà a che fare. Anche il frammento B mostra un QRS molto piccolo nella derivazione aVL. Il frammento C mostra come può apparire l'ischemia acuta nella derivazione aVL quando il QRS è molto piccolo. Ricorda: il frammento C è stato ingrandito molte, molte volte! Osserva sempre attentamente la derivazione aVL. Spesso, l'unico indizio di ischemia nell'area basolaterale è la variazione reciproca nelle derivazioni inferiori. Il primo corollario della Regola di Jones afferma che le variazioni reciproche possono comparire prima della variazione primaria del sopraslivellamento del tratto ST.

REGOLA DI JONES | Qualsiasi sottoslivellamento del tratto ST all'ECG di un paziente con dolore toracico compatibile con una sindrome coronarica acuta deve essere considerato una variazione reciproca di un'ischemia transmurale fino a prova contraria.

COROLLARIO N. 1 | La depressione del tratto ST di una variazione reciproca può comparire prima che il sopraslivellamento del tratto ST sia evidente.

COROLLARIO N. 2 | Anche quando sono presenti sia il sopraslivellamento che la depressione del tratto ST, la depressione del tratto ST può apparire più evidente. NON è questo il problema; è il sopraslivellamento del tratto ST il problema!

Non riconoscere le variazioni reciproche per quello che sono

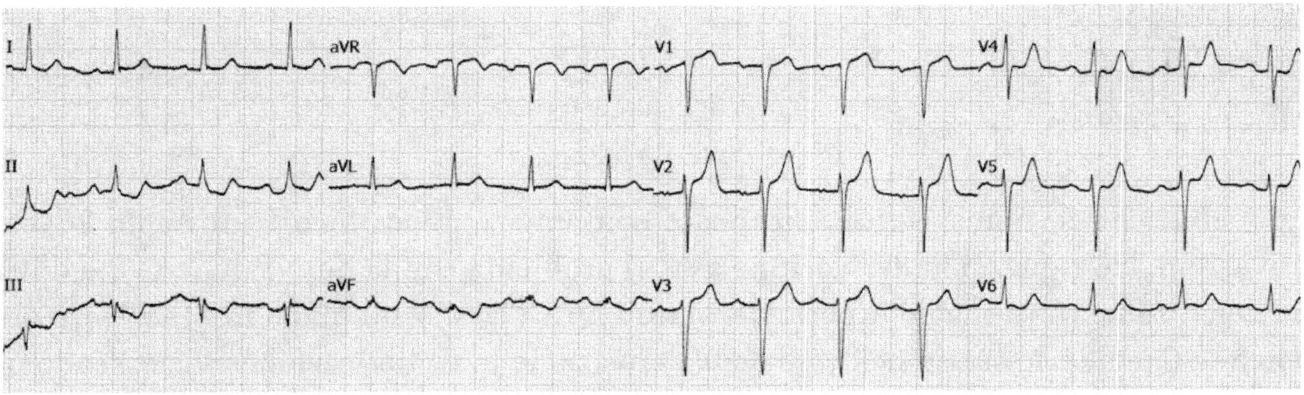

Figura 28-5

Questo ECG (Figura 28-5) proviene da un uomo di 50 anni con una lunga storia di diabete mellito di tipo II. Si presenta dopo 20 minuti di dolore toracico. È presente sopraslivellamento del tratto ST nelle derivazioni V1 e V2 con lieve sottoslivellamento del tratto ST nelle derivazioni V4-V6. È presente anche un sottoslivellamento del tratto ST molto evidente nelle derivazioni inferiori (derivazioni II, III e aVF). Vi assicuro che NON si tratta di "ischemia subendocardica inferiore". Le derivazioni II, III e aVF comprendono un'area vascolare nota. L'ischemia subendocardica non si localizza. Riformulo il concetto in modo diverso: "Il sottoslivellamento del tratto ST limitato a un'area vascolare è una modificazione reciproca di un'ischemia transmurale acuta che si verifica nelle derivazioni opposte". Questa è, in sostanza, la Regola di Jones! Il primo corollario della Regola di Jones è "modificazioni reciproche possono comparire prima del sopraslivellamento del tratto ST dell'ischemia transmurale". Non importa che le interpretazioni dell'ECG includano ancora "ischemia subendocardica inferiore", "ischemia subendocardica anteriore" o "ischemia subendocardica anterolaterale". È SBAGLIATO!

Per molti anni, quando gli studenti venivano introdotti all'interpretazione dell'ECG, veniva loro insegnato in modo uniforme che il sopraslivellamento del tratto ST significava un infarto miocardico acuto e il sottoslivellamento del tratto ST significava ischemia subendocardica. Prestate sempre particolare attenzione se un apparecchio o una persona parla di "ischemia subendocardica anteriore!". È molto più probabile che non si tratti di un'ischemia transmurale acuta della parete inferolaterale del ventricolo sinistro, in altre parole di un infarto miocardico acuto! Fate attenzione quando qualcuno menziona "ischemia subendocardica inferiore" perché non si tratta di un infarto miocardico acuto che coinvolge l'area basolaterale! (Rivedere il Capitolo 2 - Ischemia e tratto ST)

Come ormai dovreste aver capito, l'ischemia subendocardica NON si localizza. Infatti, il sottoslivellamento del tratto ST si verifica spesso in otto o più derivazioni di un ECG a 12 derivazioni. Se il sottoslivellamento del tratto ST sembra localizzato in un'area vascolare, in particolare nell'ECG di un paziente con dolore toracico, è più probabile che si osservi un cambiamento reciproco, NON un'ischemia subendocardica.

Diagnosi di IM SBAGLIATA

A volte, l'impressione che sia presente un'occlusione coronarica acuta è corretta... ma hai diagnosticato l'occlusione sbagliata! Alcune occlusioni possono sembrare molto simili ma richiedono una gestione molto diversa. Diamo un'occhiata alla figura 28-6...

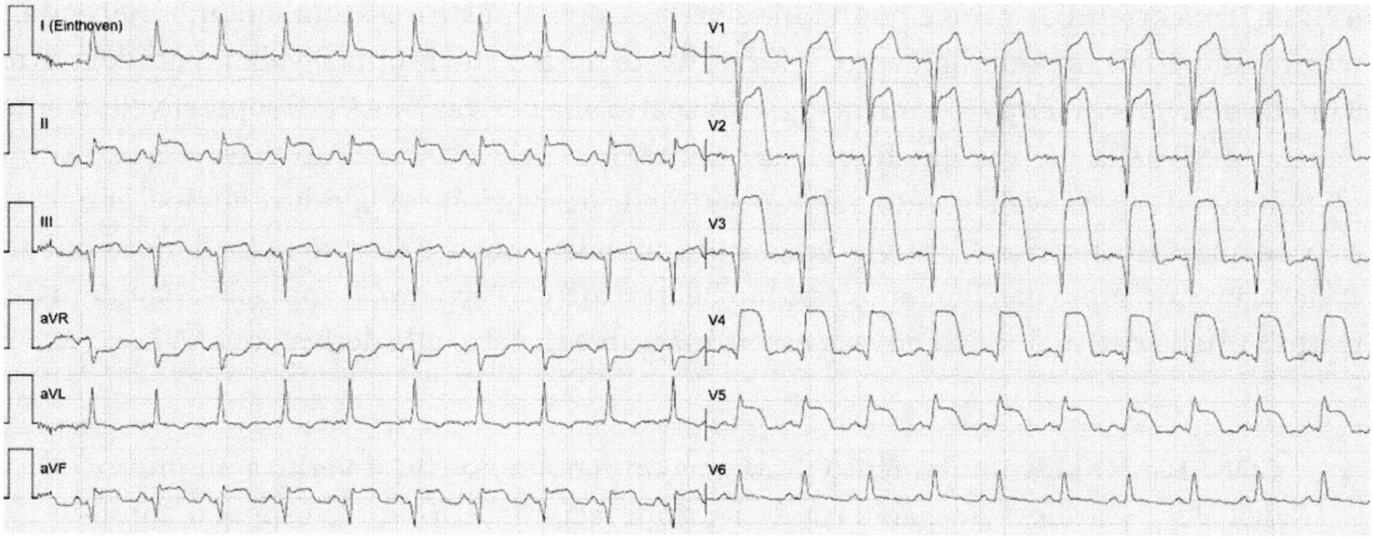

Figura 28-6

Questa (Figura 28-6) è un'occlusione massiva e devastante. È presente un marcato sopraslivellamento del tratto ST da V1 a V5 con un lieve sopraslivellamento del tratto ST in V6 sul piano orizzontale. È inoltre presente un evidente sopraslivellamento del tratto ST sul piano frontale che coinvolge le derivazioni I, II, III e aVF. Sorprendentemente, è presente un minimo sopraslivellamento del tratto ST in aVL. Perché? (Continua a leggere per la risposta!)

È presente un'ischemia acuta della parete anteriore, comprese le aree anteroapicale (precedentemente anterosettale) e apicolaterale (precedentemente laterale inferiore). E la parete basolaterale (precedentemente laterale alta)? L'ischemia della parete basolaterale del ventricolo sinistro si manifesta sul piano frontale (derivazioni periferiche), non sul piano orizzontale (derivazioni precordiali). Viene diagnosticata tramite sopraslivellamenti del tratto ST in derivazioni I e aVL. È presente un evidente sopraslivellamento del tratto ST in derivazione I, ma un minimo e lieve sopraslivellamento del tratto ST in aVL. OK... ecco la risposta alla domanda che ho posto nel paragrafo precedente:

Ci sono due esempi di annullamento di forze su questo ECG. Questo ECG indica un'occlusione di una discendente anteriore sinistra (DA) di tipo 3 ("avvolgente") prossimale a D1. Poiché il ramo di D1 fornisce circolazione all'area basolaterale, un'occlusione prossimale alla sua uscita dalla DA (o situata prossimalmente all'interno del ramo di D1 stesso) provocherà ischemia di quell'area. Se l'ischemia diventa transmurale – come in questo ECG – si verificherà un sopraslivellamento del tratto ST nelle derivazioni I e aVL. Tuttavia, il sopraslivellamento del tratto ST in aVL è minimo rispetto alla derivazione I.

Ricorda che la derivazione aVL è reciproca alla derivazione III. Quando l'ischemia acuta (sopraslivellamento del tratto ST) interessa solo UNA di queste derivazioni (Derivazione I e aVL), l'altra derivazione agirà reciprocamente (sottoslivellamento del tratto ST). Ma cosa succede quando ENTRAMBE le derivazioni manifestano ischemia acuta (sopraslivellamento del tratto ST)? Le loro correnti di lesione punteranno in direzioni opposte e si annulleranno a vicenda... ovvero, si verifica un annullamento di forze! Avete notato che i sopraslivellamenti del tratto ST nelle derivazioni II e aVF erano maggiori rispetto alla derivazione III? Il sopraslivellamento del tratto ST nella derivazione III era sufficientemente elevato da neutralizzare quasi completamente il sopraslivellamento del tratto ST nella derivazione aVL, riducendolo a una linea di base quasi isoelettrica. Tuttavia, era ancora sufficientemente elevato nella derivazione III da lasciare un "sopraslivellamento residuo del tratto ST". Pertanto, il sopraslivellamento del tratto ST nella derivazione III doveva essere maggiore rispetto alla derivazione aVL.

> **CONSIGLIO |** L'annullamento di forze è un fenomeno che si verifica all'interno dell'elettrocardiografo e solo tra derivazioni reciproche. Le forze vengono annullate matematicamente nel computer dell'elettrocardiografo: nulla viene annullato o modificato nel cuore.

L'altro esempio di annullamento di forze riguarda probabilmente le derivazioni V1 e V6. Sono sufficientemente distanti sul piano orizzontale da essere reciproche. Analogamente, se ENTRAMBE le derivazioni presentano sopraslivellamento del tratto ST, si verificherà un annullamento di forze. Bisogna fare attenzione quando si presume la reciprocità tra queste due derivazioni perché, a causa di altri fattori, non sempre agiscono reciprocamente. In questo caso, la notevole differenza nel sopraslivellamento del tratto ST tra ciascuna delle due derivazioni e la derivazione adiacente rende molto probabile un annullamento delle forze.

Esaminiamo un altro ECG con reperti simili...

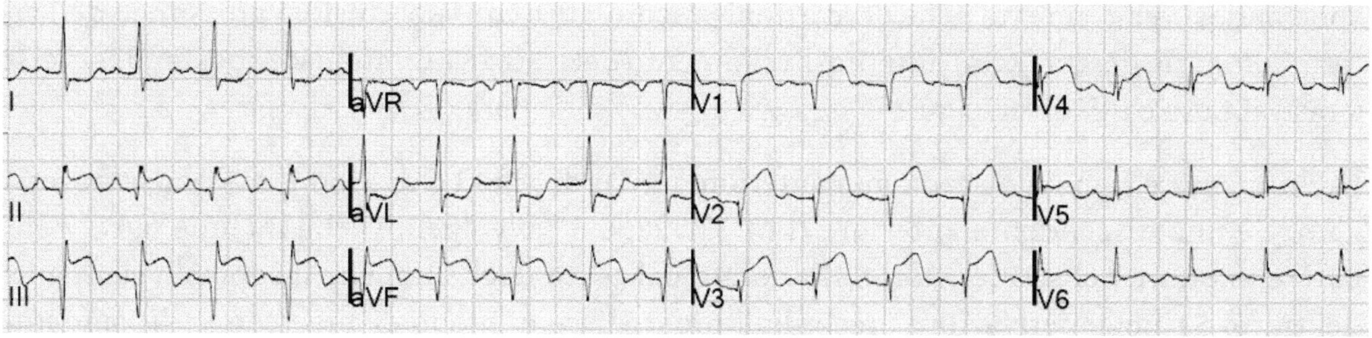

Figura 28-7

L'ECG in Figura 28-7 è molto simile. Si osserva un sopraslivellamento del tratto ST anteriore e uno della parete inferiore. Tuttavia, in questo caso, le derivazioni basolaterali (derivazioni I e aVL) possono reagire reciprocamente. Due cose mi hanno subito colpito: in primo luogo, l'entità del sopraslivellamento del tratto ST nelle derivazioni inferiori sarebbe piuttosto notevole per un'occlusione di una disfunzione diastolica anteriore (DA) di tipo 3 "avvolgente".

PERLA | Una disfunzione diastolica anteriore (DA) di tipo 3 copre solo circa un quarto della parete inferiore del ventricolo sinistro; pertanto, i sopraslivellamenti del tratto ST nelle derivazioni inferiori sono in genere lievi o moderati al massimo. Naturalmente, anche una compensazione delle forze può attenuare il sopraslivellamento del tratto ST nelle derivazioni inferiori.

In secondo luogo, il massimo sopraslivellamento del tratto ST nelle derivazioni precordiali si verifica in V2... ed è maggiore del sopraslivellamento del tratto ST in V4. In altre parole, il sopraslivellamento del tratto ST diminuisce spostandosi verso sinistra nelle derivazioni precordiali, tipico di un'ischemia/infarto del ventricolo destro. Ora, confrontiamo la derivazione V2 con la derivazione V4 nella Figura 28-6. Anche il sopraslivellamento del tratto ST nella derivazione V2 è visibilmente più alto rispetto alla derivazione V4. La Figura 28-7 mostra come il sopraslivellamento del tratto ST diminuisca spostandosi verso sinistra. Tuttavia, la Figura 28-6 NON rappresenta un'ischemia/infarto del ventricolo destro: si tratta di un'occlusione di una discendente anteriore sinistra (LAD) di tipo 3 "avvolgente"!

Entrambe sono occlusioni molto pericolose, con elevata morbilità e mortalità. Presentano inoltre le stesse complicanze comuni a praticamente tutte le occlusioni coronariche acute, ma presentano alcune caratteristiche uniche. In entrambi i casi può verificarsi un collasso cardiovascolare improvviso, ma se si verifica un'occlusione prossimale della LAD, è probabile che sia dovuto a un'insufficienza di pompa causata dall'ischemia generalizzata del ventricolo sinistro. Se l'occlusione coinvolge l'arteria coronaria destra prossimale, il collasso cardiovascolare improvviso sarà dovuto a una marcata riduzione del precarico per il ventricolo destro e, in ultima analisi, per quello sinistro. "Ma Dottor Jones", esclami eccitato. "Ci ha detto che con le occlusioni della discendente anteriore (LAD), il sopraslivellamento del tratto ST aumenta spostandosi verso sinistra nelle derivazioni precordiali, e con le occlusioni prossimali dell'arteria coronaria destra (RCA), il sopraslivellamento del tratto ST diminuisce spostandosi verso sinistra! Cosa c'è di diverso qui?"

La differenza è tra una discendente anteriore (LAD) di Tipo 1 o di Tipo 2 che non attraversa l'apice e una discendente anteriore (LAD) di Tipo 3 "avvolgente" che include parte della parete inferiore nel suo territorio. Ho notato nel corso degli anni che il sopraslivellamento del tratto ST nelle derivazioni precordiali progredisce in modo diverso con le discendente anteriore (LAD) avvolgenti. La Figura 28-6 mostra una discendente anteriore (LAD) avvolgente di Tipo 3 a causa dei sopraslivellamenti del tratto ST nelle derivazioni I e aVL (molto impercettibili nella derivazione aVL). Nessuna occlusione dell'arteria coronaria destra (RCA) produce sopraslivellamento del tratto ST in quelle derivazioni! Nessuna occlusione della LCx causa sopraslivellamento del tratto ST nelle derivazioni V1-V3! Pertanto, questa deve essere un'occlusione della discendente anteriore (LAD) – un altro esempio del Metodo Diagnostico di Eliminazione di Jones!

PERLA | Questa PERLA nasce da quasi quarant'anni di esperienza in medicina d'urgenza e medicina interna. Dopo aver registrato un ECG su un paziente con dolore toracico, se si verifica un sopraslivellamento del tratto ST o addirittura onde T iperacute nelle derivazioni inferiori, registrare immediatamente un ECG destro per verificare la presenza di un infarto ventricolare destro. In caso di sopraslivellamento del tratto ST nelle derivazioni destre (in particolare la derivazione V4), sospendere qualsiasi farmaco vasodilatatore e posizionare immediatamente due flebo di grosso calibro (cateteri di almeno 18 gauge). NON ascoltare chi dice: "Oh, non facciamolo ora. Inizieremo le flebo se necessario". Quando sarà necessario, il paziente avrà probabilmente una pressione sanguigna minima; sarà estremamente pallido, diaforetico e con vasocostrizione periferica. Ora provate a posizionare una flebo! Certo, saranno necessari un catetere venoso centrale e un accesso arterioso, ma il medico curante non si sentirebbe più in controllo con due flebo di grosso calibro già in posizione? NON cercare di sospettare un infarto ventricolare destro acuto! La mortalità ospedaliera arriva fino al 30%!

Escludere un infarto miocardico basandosi su UN ECG "normale"

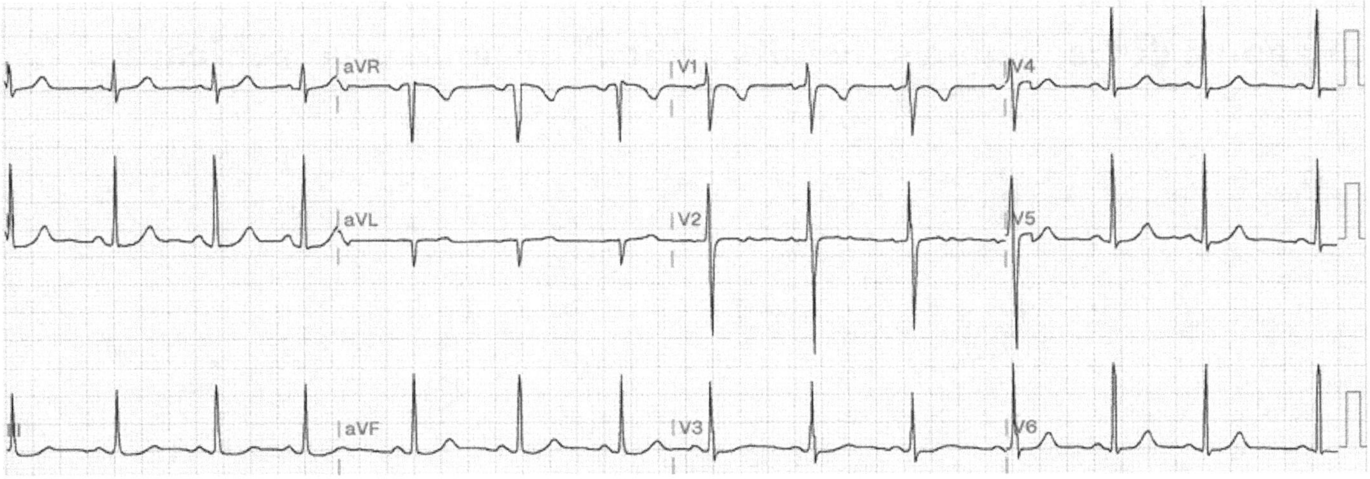

Figura 28-8

Questo ECG (Figura 28-8) proviene da un uomo di 71 anni con una storia di ipertensione, diabete mellito di tipo 1 e ipertrigliceridemia. Il suo dolore toracico è di 8/10, di tipo pressorio, e si irradia a entrambe le braccia. È diaforetico. Questo ECG è completamente normale. Può dirmi come sarà tra 30 minuti? Tra un'ora? Dovresti essere meno preoccupato se il suo dolore fosse solo di 4/10 e non diaforetico?

Una mattina, sono entrato in servizio alle 8 al pronto soccorso e il medico in congedo aveva un solo paziente da lasciarmi: un signore di 55 anni che si era presentato al pronto soccorso lamentando un dolore toracico centrale, che si irradiava a entrambe le braccia. "Non preoccuparti", mi è stato detto. "È stato ricoverato al Chest Pain Center (la nostra unità di osservazione cardiaca di 12 ore per escludere infarti). Sono un po' affollati, quindi potrebbe rimanere qui più a lungo. Il dolore si è risolto dopo un po' di nitroglicerina, e la troponina e l'ECG erano normali." "A che ora è arrivato?" ho chiesto. "Verso le 2 di notte." Erano ormai le 8:15. "Quanti ECG ha registrato?" ho chiesto. "Solo uno. Era normale." Ho registrato un altro ECG e ho chiamato il cardiologo.

Molte volte nel corso della mia carriera, ho visto pazienti con infarto miocardico acuto presentare ECG perfettamente NORMALI, per gli standard di chiunque. Non è frequente, ma succede. Ciò che è meno frequente, tuttavia, è che l'ECG rimanga normale durante un'ischemia miocardica acuta. Ecco alcuni consigli importanti...

CONSIGLI IMPORTANTI | Non escludere mai un infarto miocardico acuto basandosi su UN solo elettrocardiogramma, solo DODICI derivazioni o solo UN solo biomarcatore prelevato meno di 4-6 ore dopo l'insorgenza dei sintomi del paziente.

E NON ascoltare MAI chi ti dice che è "inutile" o "inutile" registrare derivazioni extra (derivazioni destre o posteriori)!

Diagnosi di "ischemia subendocardica" durante una tachicardia

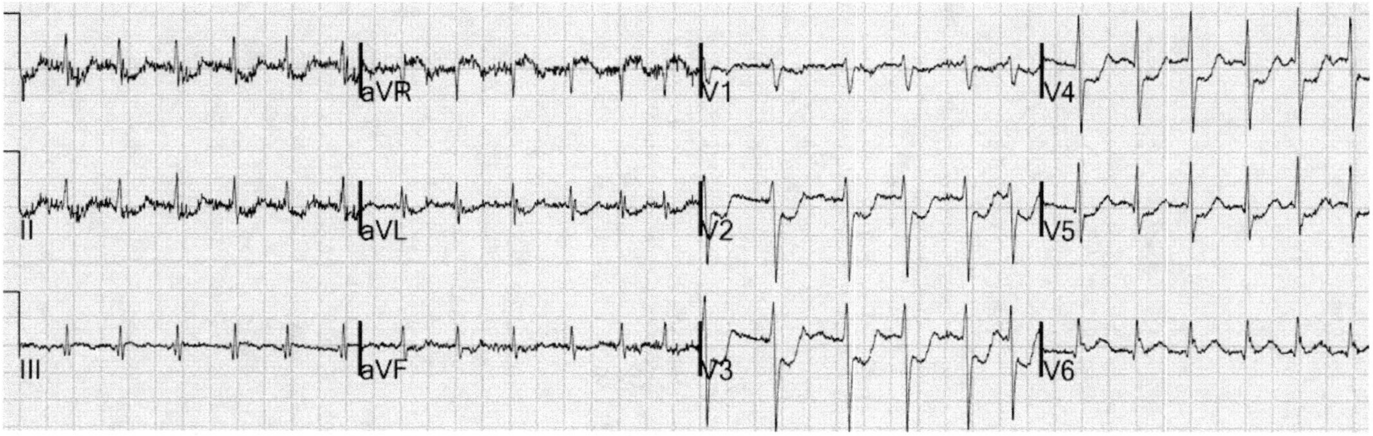

Figura 28-9

Questo ECG (Figura 28-9) è di una donna (età non specificata) che si è presentata al pronto soccorso lamentando dolore toracico lieve-moderato e palpitazioni.

Ci sono due punti che voglio sottolineare prima di iniziare:

1. Il ritmo sembra abbastanza regolare anche solo a prima vista, non è vero? Beh, NON lo è! È fibrillazione atriale! Le frequenze rapide possono apparire regolari senza un'ispezione più attenta. Del resto, anche le frequenze lente possono apparire regolari. Prestate molta attenzione agli estremi delle frequenze cardiache normali.

2. C'è un evidente sottoslivellamento del tratto ST nelle derivazioni V1-V5 e nelle derivazioni I, II, aVL e aVF. È piuttosto diffuso. E se vi dicessi che questa paziente ha dolore toracico? Qual è la vostra diagnosi? Fate molta attenzione perché vi ho fatto una domanda trabocchetto! Il sottoslivellamento del tratto ST può comparire durante una tachicardia a causa della tachicardia stessa. Il sottoslivellamento del tratto ST di una tachicardia può avere più di una causa. A volte, si tratta del sottoslivellamento del tratto ST benigno previsto che accompagna alcune tachicardie sopraventricolari (SVT), ma a volte può essere dovuto a una vera e propria ischemia subendocardica causata da un aumento della richiesta di O2 in un cuore con una significativa stenosi coronarica.

Quindi, come si distingue tra il sottoslivellamento del tratto ST benigno della tachicardia e la vera ischemia? Innanzitutto, non bisogna mai concludere che il sottoslivellamento del tratto ST osservato durante una tachicardia sia ischemico finché il paziente non torna a una frequenza e un ritmo normali. Rivalutare sempre la situazione dopo che la tachicardia è stata trattata e il paziente ha una frequenza cardiaca normale. Se il sottoslivellamento del tratto ST è benigno, causato dall'aumento della frequenza cardiaca, scomparirà entro uno o due battiti con la conversione a ritmo sinusale con una frequenza cardiaca normale. Tuttavia, se il sottoslivellamento del tratto ST persiste dopo che il paziente è tornato a una frequenza cardiaca normale, è quasi certamente di origine ischemica. Ecco l'ECG di questa paziente dopo la conversione a ritmo sinusale con una frequenza cardiaca normale:

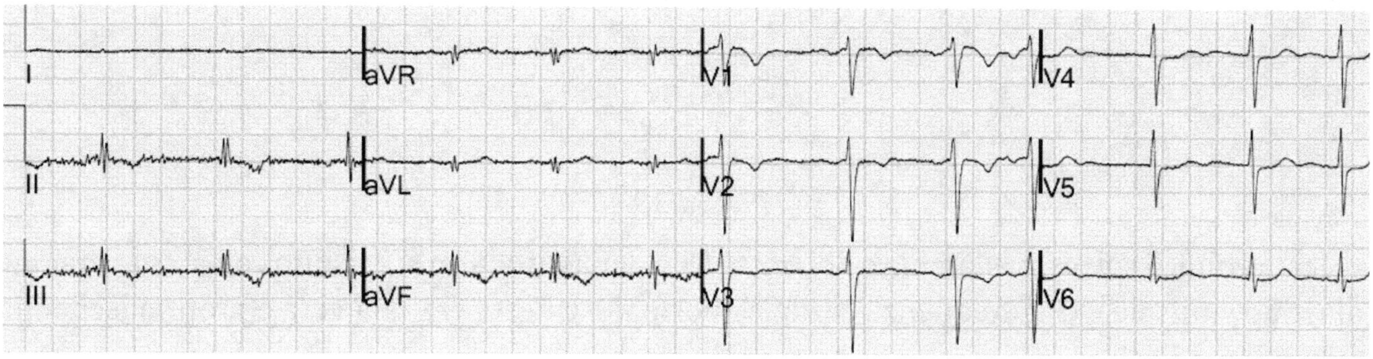

Figura 28-10

Come potete vedere, dopo la cardioversione, l'ECG (Figura 28-10) non mostra più alcun sottoslivellamento del tratto ST. Una domanda che potreste porvi è: "Dato che la paziente aveva dolore toracico durante la tachicardia (che si è rapidamente risolto dopo il ripristino del ritmo sinusale), il sottoslivellamento del tratto ST potrebbe essere stato causato da un'ischemia subendocardica correlata alla frequenza?". La mia risposta è: "Sì, è possibile. Ma il fastidio toracico, in genere lieve, è un disturbo occasionale durante le tachicardie rapide, anche in pazienti giovani, altrimenti sani e senza anamnesi di cardiopatia. Sarebbero necessari ulteriori accertamenti sulla paziente".

Pochi giorni dopo, però, la stessa paziente è tornata al pronto soccorso lamentando, questa volta, un forte dolore toracico lancinante, e le è stata riscontrata, ancora una volta, una fibrillazione atriale con frequenza ventricolare rapida. Questo è il suo ECG all'arrivo al pronto soccorso (Figura 28-11):

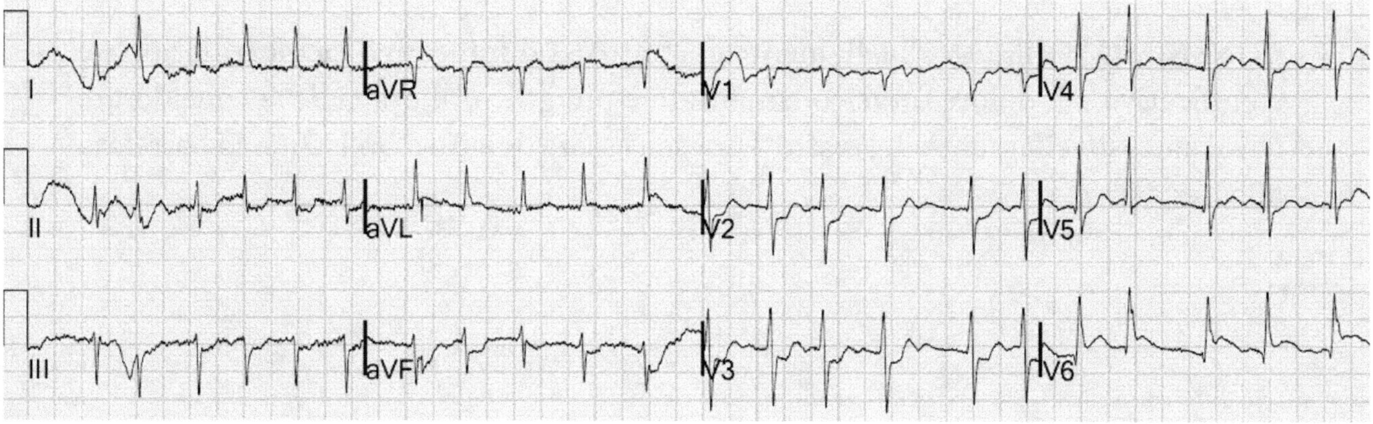

Figura 28-11

Ancora una volta, venne sottoposta a cardioversione, ma questa volta i medici sarebbero rimasti sorpresi (Figura 28-12):

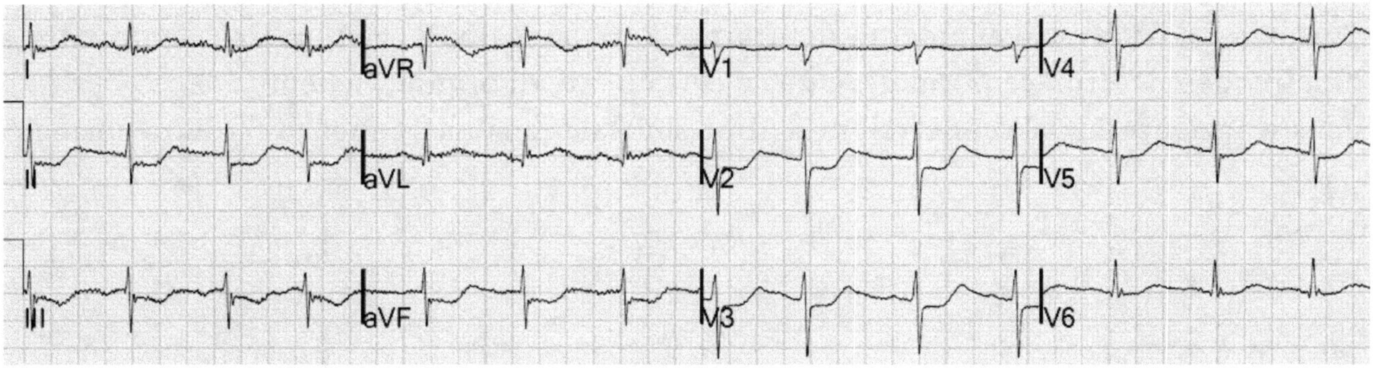

Figura 28-12

Questa volta, il sottoslivellamento del tratto ST è persistito! Non si è risolto con la conversione al ritmo sinusale e una frequenza cardiaca normale. Questa era una vera e propria ischemia subendocardica!

Si prega di notare che NON ho parlato di ischemia subendocardica inferiore, anteriore o anterolaterale, ma solo di ischemia subendocardica!

Quale lesione (o lesioni) può causare l'ischemia subendocardica?

Come si chiama questo tipo di ischemia subendocardica?

PERLE | I pazienti con AVNRT o AVRT rapida includono spesso dolore o fastidio al petto tra i loro sintomi. Il sottoslivellamento del tratto ST è in genere molto lieve e ascendente. Sia il dolore toracico che il lieve sottoslivellamento del tratto ST scompaiono quando il paziente torna al ritmo sinusale con una frequenza cardiaca normale.

CONSIGLIO | Se il sottoslivellamento del tratto ST durante una tachicardia appare significativo e il dolore toracico lamentato è più grave, allora si deve considerare che il sottoslivellamento del tratto ST possa essere dovuto a un'ischemia correlata alla frequenza.

Supponendo che la depressione del tratto ST nelle derivazioni V1 – V3 sia "ischemia subendocardica anteriore"

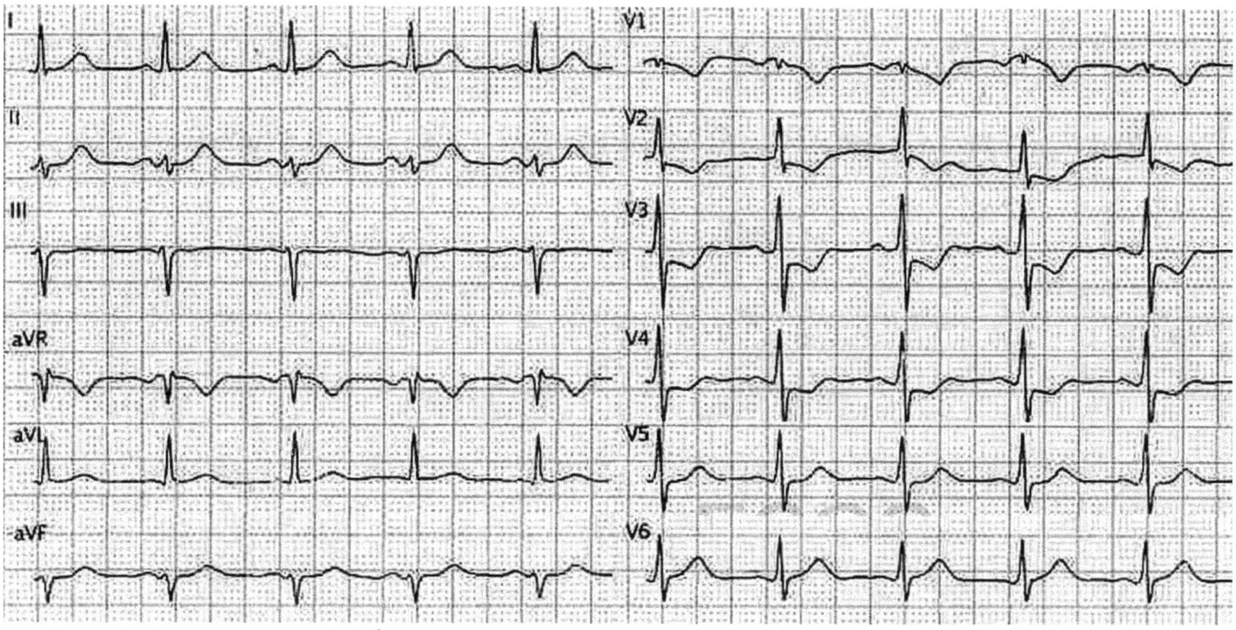

Figura 28-13 | ECG per gentile concessione di ECGGURU.COM

Come si può vedere da questo ECG (Figura 28-13), è presente un evidente sottoslivellamento del tratto ST nelle derivazioni V1-V4, con un lieve sottoslivellamento del tratto ST in V5. Sono ancora troppi tra noi che, a questo punto, direbbero "ischemia subendocardica anteriore". OK... supponiamo che il paziente sia un uomo di 58 anni che si presenta lamentando dolore toracico retrosternale irradiato al braccio sinistro e alla mandibola sinistra. La sua troponina I è quattro volte superiore al limite superiore della norma. Il medico orientato al paradigma STEMI direbbe: "Poiché non c'è sopraslivellamento del tratto ST che soddisfi i criteri STEMI, non c'è STEMI (ovvero, nessuna occlusione completa), ma la troponina I è elevata. Questo è un non-STEMI. Ricoveriamolo e gestiamolo farmacologicamente. Lo cateterizzeremo tra qualche giorno, dopo la risoluzione dei sintomi". Viene cateterizzato due giorni dopo, e viene riscontrata un'occlusione completa del LCx, a cui viene applicato uno stent. Se si segue il paradigma STEMI, non si cerca di identificare occlusioni coronariche che richiedono rivascolarizzazione, ma semplicemente di ricercare alterazioni ECG che garantiscano di non rilevare il 25% o più delle occlusioni complete effettive! Questo è stato fatto in questo paziente, che è stato esaminato in modo inadeguato e gestito in modo inappropriato! Se fossero state registrate, le derivazioni posteriori avrebbero probabilmente rivelato un sopraslivellamento del tratto ST nelle derivazioni V7-V9! Ma, come si può vedere, il problema non è mai stato stabilire se il paziente avesse effettivamente un'occlusione coronarica acuta, ma è sempre stato: "Presenta un sopraslivellamento del tratto ST che soddisfa i criteri per STEMI?".

Chiunque legga ECG dal 1964 (ovvero negli ultimi 60 anni) dovrebbe riconoscere che il sottoslivellamento del tratto ST nelle derivazioni V1-V3 dell'ECG di un paziente con dolore toracico è molto più probabilmente dovuto a un'ischemia transmurale inferolaterale (in precedenza posteriore) che a "ischemia subendocardica anteriore". Chiunque legga ECG dal 1982 (ovvero negli ultimi 42 anni) dovrebbe già sapere che il sottoslivellamento del tratto ST dell'ischemia subendocardica non specifica una particolare area del miocardio sull'ECG... in altre parole, non si localizza!

Confondere anomalie della ripolarizzazione secondaria con l'ischemia

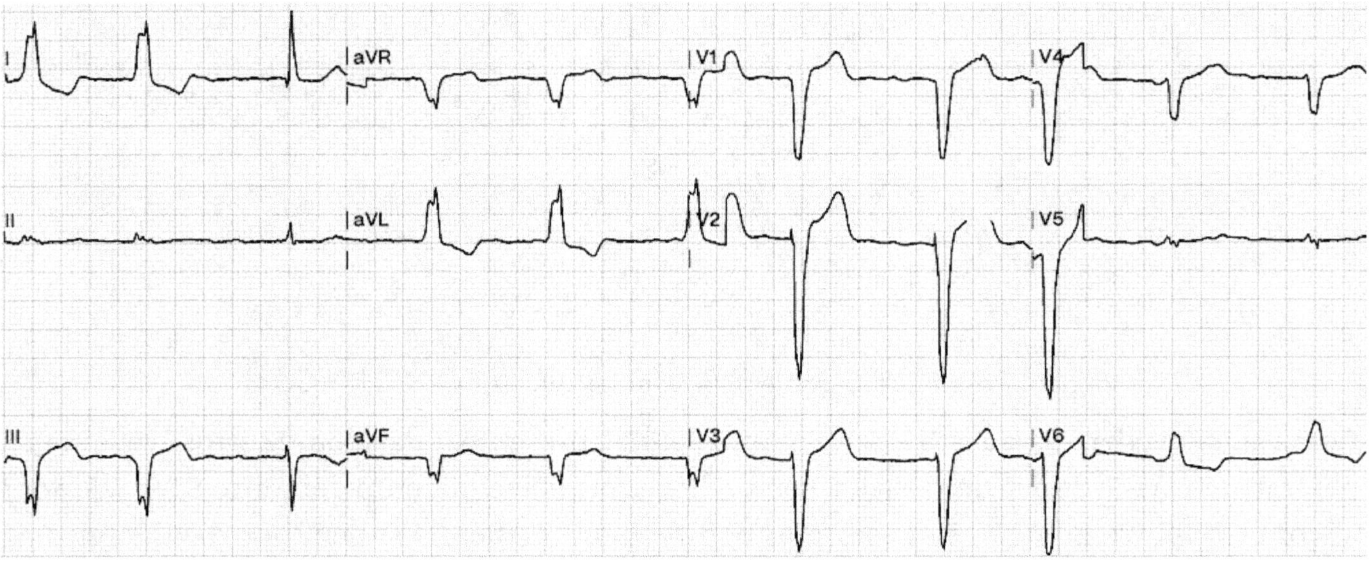

Figura 28-14

Probabilmente non esiste cardiologo vivente che non sia stato chiamato a un certo punto per un'ischemia acuta o un infarto miocardico acuto che si è rivelato essere niente più che un blocco di branca sinistra o un'ipertrofia ventricolare sinistra.

Esistono due tipi di ripolarizzazioni anomale:

1. anomalie della ripolarizzazione PRIMARIE dovute a patologie interne ai miociti stessi (ipossia, ischemia, acidosi, tossicità da farmaci, disturbi elettrolitici, ecc.) e

2. anomalie della ripolarizzazione SECONDARIE che si verificano a causa di problemi esterni alla cellula, causando ritardi e/o deviazioni della trasmissione dell'impulso (tessuto infartuato, ipertrofia, fibrosi, blocchi nei tessuti conduttori, noduli, tumori, ecc.)

La Figura 28-14 è un ECG che mostra un blocco di branca sinistra (BBS). Si tratta di un BBS accelerazione-dipendente (cioè correlato alla frequenza) perché, come si può vedere, l'intervallo R-R più lungo termina con un QRS normale e stretto. TUTTI i blocchi di branca completi – destro o sinistro – manifestano un'anomalia secondaria della ripolarizzazione... TUTTI! Se non c'è anomalia secondaria della ripolarizzazione, NON si tratta di un blocco di branca. Lo stesso vale per i complessi ventricolari prematuri (PVC). Tutti i PVC presentano un "blocco di branca obbligatorio" perché, in ogni caso, un ventricolo viene attivato prima dell'altro. Pertanto, TUTTI i PVC presenteranno anomalie secondarie della ripolarizzazione. Quando è avanzata, l'ipertrofia ventricolare – destra o sinistra – presenterà solitamente un'anomalia secondaria della ripolarizzazione (detta anche "strain pattern"). L'ipertrofia ventricolare precoce non manifesta un'anomalia della ripolarizzazione.

La cosa da ricordare è che queste alterazioni NON indicano ischemia miocardica! NON è necessario chiamare il cardiologo nel cuore della notte a causa di un'anomalia secondaria della ripolarizzazione. Inoltre, non è necessario chiamare il cardiologo nel bel mezzo del giorno per questo!

> **PERLA |** Un'anomalia della ripolarizzazione secondaria seguirà sempre una depolarizzazione anomala (QRS).

Letture consigliate

Danshi Li, Chuan Yong Li, Ah Chot Yong and David Kilpatrick. Source of Electrocardiographic ST Changes in Subendocardial Ischemia. Circulation Research. 1998;82:957-970. doi: 10.1161/01.RES.82.9.957

Fuchs RM, Achuff SC, Grunwald L, Yin FC, Griffith LS. Electrocardiographic localization of coronary artery narrowings: studies during myocardial ischemia and infarction in patients with one-vessel disease. Circulation. 1982 Dec;66(6):1168-76

Habash F, Albashaireh A, Madmani, ME, Paydak, H. ST Segment Elevation and Depressions In Supraventricular Tachycardia without Coronary Artery Disease. Case Reports in Cardiology. Volume 2018.

Kharel H, Pokhrel NB, Pokhrel B, Chapagain P, Poudel CM. Implications of Localized ST Depression in a Vascular Territory and Altered Precordial T-Wave Balance in Ischemic Heart Disease. Cureus. 2020 Jun 12;12(6):e8580.

Perloff JK. The recognition of strictly posterior myocardial infarction by conventional scalar electrocardiography. Circulation. 1964;30:706-18.

Ristampato dal blog ECG del Dr. Smith

I seguenti ECG sono ristampati con la gentile autorizzazione del Dott. Stephen W. Smith. Potete trovare questi e altri casi molto interessanti e istruttivi sul suo blog (blog ECG del Dr. Smith) all'indirizzo: https://hqmeded-ecg.blogspot.com/

Figura 28-1
Da: martedì 16 aprile 2024
"The current STEMI paradigm: Because STEMI criteria are not met, let's wait until the myocardium is dead!!"

Figure 28-2
Da: sabato 27 aprile 2024
"Two prehospital ECGs of patients with chest pain."

Figura 28-4
Da: sabato 6 giugno 2020
"50-something with STEMI and hypotension: What is the infarct artery?"

Figure da 28-6
Da: martedì 25 maggio 2021
"Atrial Fibrillation w Rapid Ventricular Response and ST Depression Maximal V1-V4: Not always subendocardial."

29

Deflessioni problematiche ("Cosa è QUESTO?")

"Gli occhi non possono vedere ciò che la mente non conosce."

A volte, le deflessioni sull'ECG ci fanno fermare a riflettere e chiederci: "Cos'è QUELLO?". In questo capitolo, analizzerò specificamente le deflessioni che spesso si verificano. Spero che vi sentirete più sicuri nelle vostre interpretazioni quando saprete cosa state vedendo.

L'onda T alla fine di una depressione piatta del tratto ST.

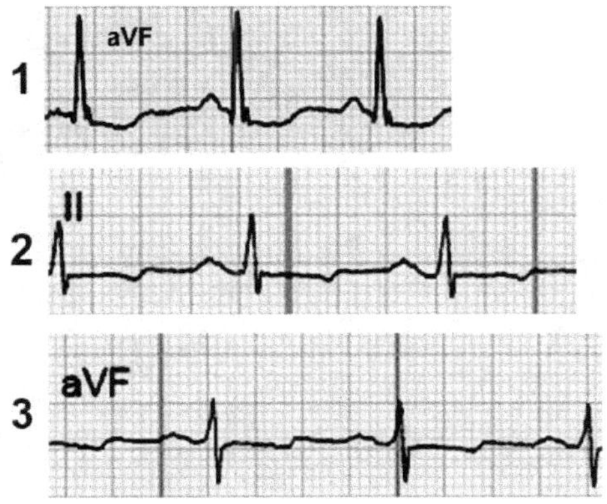

Figura 29-1

Quando il tratto ST è piatto e depresso, spesso ci chiediamo: "Quell'onda T è dritta, invertita o isoelettrica?". Diamo un'occhiata a tre esempi (Figura 29-1):

Striscia n. 1 – Il tratto ST è piatto, forse leggermente discendente. Al suo ritorno alla linea di base, l'onda T è dritta, invertita o isoelettrica? Se le onde T nelle derivazioni superiori o inferiori sono ben formate, è possibile tracciare delle linee rette dall'inizio alla fine dell'onda T e misurare dove si trova l'onda T nella derivazione incerta. In caso contrario, è necessario osservare l'onda T più attentamente. Non possiamo stabilire con certezza dove inizia né dove finisce l'onda T, ma non vedere dove finisce ci dice che la "fine" dell'onda T è isoelettrica rispetto alla linea di base. Questo rende più probabile che l'onda T sia essenzialmente isoelettrica.

Strisce n. 2 e n. 3 – Le estremità dei tratti ST in queste strisce suggeriscono una curva discendente prima di tornare alla linea di base. Dopo aver raggiunto la linea di base, si osserva un lieve innalzamento prima di tornare alla linea di base. Ciò suggerisce che queste due strisce manifestino lievi onde T bifasiche negative/positive. Tuttavia, è più probabile che rappresentino un sottoslivellamento del tratto ST seguito da un'onda T verticale. Se un'onda T è bifasica, la designiamo in base all'orientamento della porzione terminale: un'onda T bifasica discendente/ascendente sarebbe designata come positiva o verticale. Un'onda T ascendente/discendente sarebbe designata come negativa o invertita.

PERLA | Quando un'onda T è bifasica, è designata dalla seconda metà della deflessione. Sebbene negative/positive, le onde T nelle strisce n. 2 e n. 3 sarebbero designate "positive" o "verticali".

Questo sopraslivellamento del tratto ST è normale o anormale? Dovrei preoccuparmi?

La regola generalmente accettata per il sopraslivellamento massimo del tratto ST nelle derivazioni V2 e V3 è la seguente:

Uomini (≥ 40 anni): ≥ 2,0 mm

Uomini (< 40 anni): ≥ 2,5 mm

Donne (tutte le età): ≥ 1,5 mm

La derivazione V1 viene trattata come qualsiasi altra derivazione: ≥ 1,0 mm.

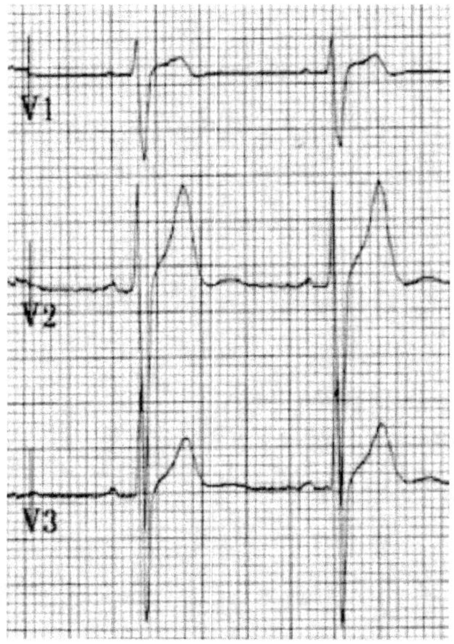

Figura 29-2

Ma c'è molto di più da considerare oltre al solo sopraslivellamento del tratto ST in queste derivazioni. Supponiamo che il paziente presenti un dolore toracico retrosternale classico con fattori di rischio, ma i sopraslivellamenti del tratto ST nelle derivazioni V1-V3 siano entro i limiti della norma. In tal caso, il sopraslivellamento effettivo del tratto ST NON SIGNIFICA NULLA! Essere "normali" non aiuta.

Inoltre, ricorda che, sebbene i limiti di sopraslivellamento del tratto ST sopraelencati sopra siano considerati nell'intervallo "normale", la maggior parte delle persone non presenterà alcun sopraslivellamento significativo del tratto ST in quelle derivazioni. Quindi il tuo paziente maschio di 38 anni ha un sopraslivellamento del tratto ST nelle derivazioni V2 e V3 di 2,0 mm. Questo ti aiuta? Puoi dirmi come apparivano i suoi tratti ST ieri? No, non puoi (a meno che tu non abbia accesso a un ECG registrato in precedenza)! Quindi, non sai ancora se è presente un sopraslivellamento acuto del tratto ST! La presenza di dolore toracico cambia tutto. Questi valori "normali" erano pensati per gli ECG registrati di routine su pazienti asintomatici o per motivi non correlati alla cardiopatia ischemica.

PERLA | Nel contesto di pazienti con dolore toracico acuto, i tratti ST nelle derivazioni V2 e V3 che sono sopraslivellati ma ancora nel "range normale" non hanno alcun significato senza il confronto con un ECG precedente registrato in assenza di dolore o angoscia o con ECG seriali ripetuti a intervalli di 20-30 minuti.

CONSIGLIO | Quando valuti il sopraslivellamento del tratto ST in pazienti di cui non sospetti la presenza di cardiopatia ischemica o sindrome coronarica acuta, considera sempre l'ampiezza del QRS, includendo sia l'onda R che l'onda S. Maggiore è l'ampiezza del QRS, maggiore è il sopraslivellamento del tratto ST "normale", o basale. Se il paziente presenta ipertrofia ventricolare sinistra, esiste una formula che può essere utilizzata per determinare se è coinvolta un'ischemia acuta (vedere Capitolo 24). A mia conoscenza, non esiste una formula per valutare il sopraslivellamento del tratto ST in pazienti senza disturbi cardiovascolari e senza ipertrofia ventricolare sinistra. Tutte le altre formule sono concepite per differenziare un infarto miocardico occlusivo (OMI) da un processo più benigno.

Complessi QRS piccoli con sopraslivellamento del tratto ST

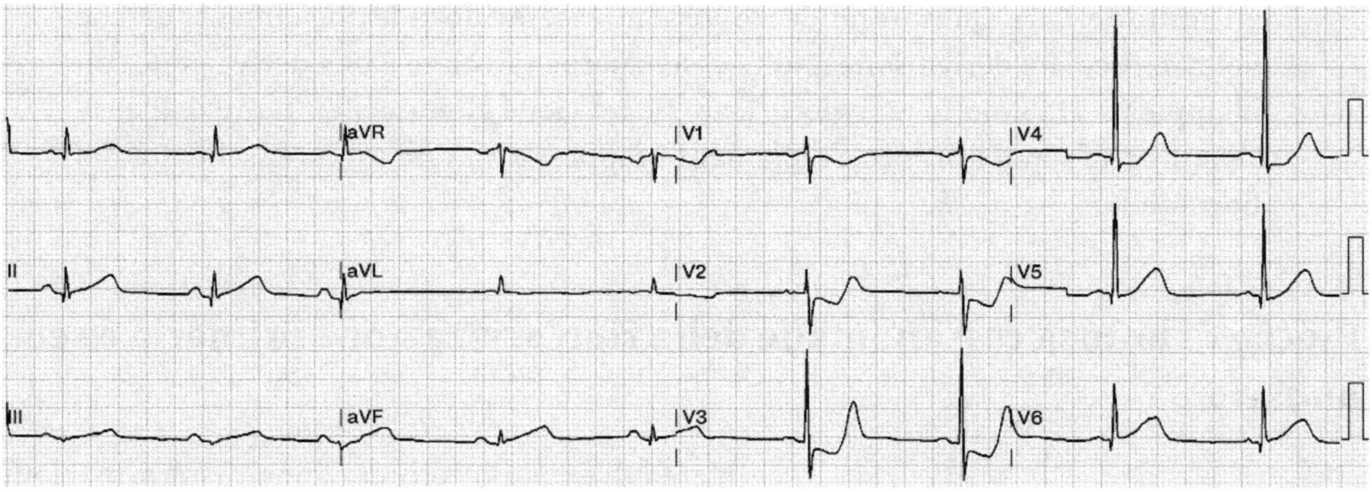

Figura 29-3

Osservando l'ECG in Figura 29-3, la vostra attenzione sarà probabilmente attirata immediatamente dalle depressioni del tratto ST nelle derivazioni V1-V3, ma soprattutto nelle derivazioni V2 e V3. A questo punto, la prima cosa a cui dovreste pensare dovrebbe essere un infarto miocardico inferolaterale (in precedenza "posteriore"). Sono certamente d'accordo con voi. Inoltre, a questo punto, dovreste aver capito che un infarto miocardico inferolaterale NON deve essere necessariamente accompagnato da un infarto miocardico della parete inferiore. Tranne in rare occasioni, l'occlusione dell'arteria coronaria destra non produce un infarto miocardico inferolaterale senza causare un infarto miocardico della parete inferiore. Un'occlusione del canale del catetere venoso centrale non dominante (e la maggior parte delle derivazioni non dominanti) può facilmente causare un infarto miocardico inferolaterale senza un infarto miocardico della parete inferiore concomitante. (Se non siete sicuri di come ciò possa accadere, consultate il Capitolo 9.)

Ma è presente un'ischemia della parete inferiore su questo ECG? È qui che eserciterete la vostra abilità nel riconoscere alterazioni anche molto impercettibili sull'ECG. Quando osservate le derivazioni inferiori, cosa vedete? Nella derivazione II, si osserva un QRS piccolo ma ben formato che si immette in un tratto ST rettilineo e inclinato verso l'alto che termina al picco dell'onda T. Nella derivazione III, si osserva un QRS isoelettrico (credetemi, non si vedono molto spesso!) con un tratto ST perfettamente rettilineo che conduce al picco dell'onda T. Nella derivazione aVF, si osserva un QRS molto piccolo (ma non isoelettrico) con un tratto ST perfettamente rettilineo che conduce al picco dell'onda T. Anche in questo caso, dovreste aver riconosciuto il segno di Jones in tutte e tre le derivazioni. Il segno di Jones indica un tratto ST a metà transizione da un normale tratto ST concavo verso l'alto a un tratto ST convesso verso l'alto, caratteristico di un infarto miocardico acuto.

> **CONSIGLIO** | Sebbene il sopraslivellamento del tratto ST dopo un QRS molto piccolo possa essere pari o inferiore a 1,0 mm, il che potrebbe escluderlo come infarto miocardico secondo i criteri STEMI, potrebbe comunque rappresentare la metà dell'entità del QRS. Queste grandezze possono essere ridotte artificialmente perché quella particolare derivazione risulta essere perpendicolare a una derivazione con un'ampiezza QRS molto maggiore. L'ampiezza viene alterata all'interno dell'elettrocardiografo, ma non necessariamente rappresenta una minore ischemia del miocardio!

Blocco di branca con anomalie della ripolarizzazione primaria e secondaria

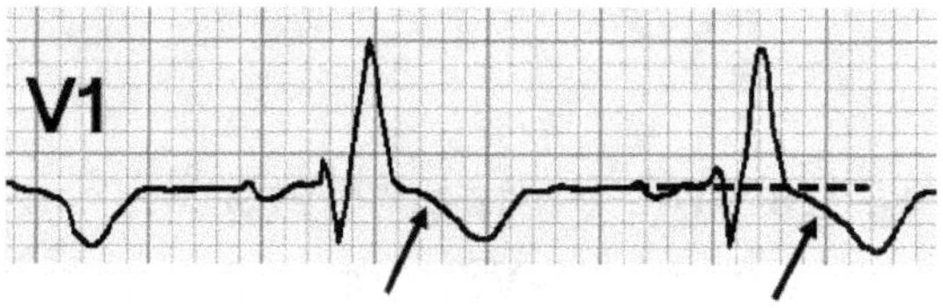

Figura 29-4

C'è un'area di errata interpretazione/disinformazione che vedo spesso... soprattutto su internet. Si tratta della mancanza di comprensione del fatto che dobbiamo attenerci alle definizioni corrette per quanto riguarda deflessioni, intervalli e altre entità sull'elettrocardiogramma. È inaccettabile ridefinire questi fatti noti per adattarli ai risultati della propria ricerca o giustificare una diagnosi discutibile. Il concetto di ripolarizzazione a seguito di blocchi di branca completi è uno di questi ambiti.

Esistono due tipi di anomalie della ripolarizzazione: primaria e secondaria. Un'anomalia della ripolarizzazione primaria si verifica a causa di un cambiamento patologico all'interno del miocita. È un problema a livello cellulare, come ischemia, ipossia, acidosi, tossicità o avvelenamento da farmaci, squilibri elettrolitici, ecc. Un'anomalia della ripolarizzazione primaria può seguire un QRS normale o un QRS anomalo.

Un'anomalia della ripolarizzazione secondaria segue un QRS anomalo. È un'anomalia, ma una che ci aspettiamo! Un'anomalia della depolarizzazione sarà seguita – invariabilmente – da un'anomalia della ripolarizzazione. Mentre le anomalie della ripolarizzazione primaria possono assumere molte forme diverse, le anomalie della ripolarizzazione secondaria sono definite in modo piuttosto rigoroso. La Figura 29-4 presenta un classico BBD completo registrato in derivazione V1 (guardiamo sempre in derivazione V1 per determinare quale blocco di branca sia presente). Osserviamo attentamente il primo intervallo QRS-T. Nota:

1. La ripolarizzazione inizia AL punto J, non DOPO il punto J.

2. Il punto J si trova solitamente sulla linea di base, ma non è obbligatorio. Può trovarsi sopra o sotto di essa. Che il punto J si trovi sulla linea di base, sopra o sotto di essa, la ripolarizzazione inizia comunque dal punto J! Per un'anomalia della ripolarizzazione secondaria, il punto J dovrebbe normalmente trovarsi sulla linea di base. Possiamo tollerare fino a 1,0 mm di depressione del punto J, ma non di più! Qualsiasi depressione più profonda diventa un'alterazione della ripolarizzazione primaria.

3. Dal punto J, la linea di base inizia immediatamente a scendere in un'onda T invertita – NON un'onda T bifasica – un'onda T invertita.

4. Osservate attentamente il tratto ST mentre scende. Vedete la sottile convessità verso l'alto a circa metà strada tra il punto J e il nadir dell'onda T (frecce)? Questa è una caratteristica importante di un'anomalia della ripolarizzazione secondaria. Non è visibile nel 100% dei casi, ma stimo che sia presente circa nel 95% dei casi. Ed è sottile – è sempre sottile.

Questa è una vera anomalia della ripolarizzazione secondaria. La vedrete con il blocco di branca destro in derivazione V1 (frequentemente in derivazione aVR e raramente in derivazione III). Nel blocco di branca sinistro, sarà presente nelle derivazioni I, aVL, V5 e V6, ma NON in V1. Nel blocco di branca sinistra, la derivazione V1 mostrerà un reciproco molto accentuato di questa anomalia della ripolarizzazione secondaria, come si manifesta nelle derivazioni V5 e V6, e includerà un punto J elevato.

Occasionalmente, un blocco di branca sarà seguito da un'anomalia della ripolarizzazione primaria. Questa può essere evidente – qualcosa di completamente diverso dall'anomalia della ripolarizzazione secondaria prevista – o molto sottile, che richiede un occhio attento. Diamo un'occhiata a un blocco di branca destra con un'anomalia della ripolarizzazione primaria evidente:

Wow! Guardate quell'onda T! Punta nella direzione sbagliata! E dov'è quel grazioso tratto ST discendente con quella leggera convessità? Questo è davvero un vero blocco di branca destro, ma non è l'anomalia della ripolarizzazione secondaria che ci aspettavamo! Questa è un'anomalia della ripolarizzazione primaria molto evidente. Molte cose possono causarla, ma in base all'argomento di questo libro, quale indovinereste? Esatto! È dovuta all'ischemia.

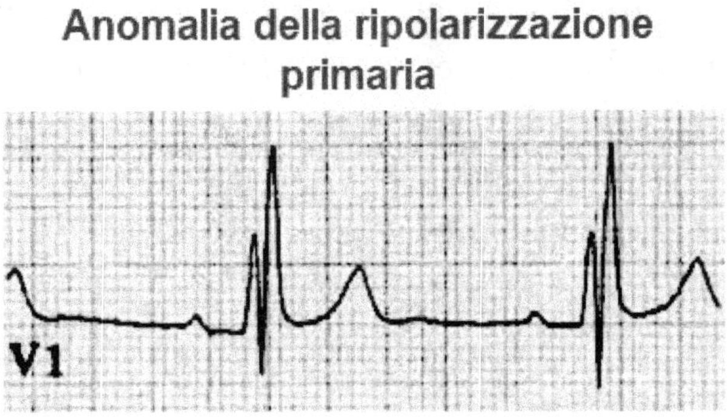

Figura 29-5

PERLA | Le anomalie della ripolarizzazione primaria possono avere molte forme, ma le anomalie della ripolarizzazione secondaria ne hanno solo UNA!

Ora diamo un'occhiata a un'anomalia della ripolarizzazione primaria molto sottile che assomiglia comunque molto a un'anomalia della ripolarizzazione secondaria (come un lupo travestito da pecora):

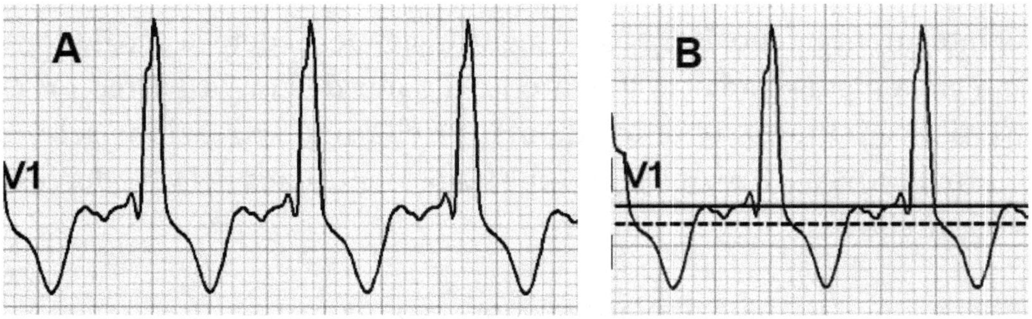

Figura 29-6

Questa (Figura 29-6) sembra proprio una normale anomalia della ripolarizzazione secondaria. Il tratto ST inizia la sua discesa nel punto J; la sottile convessità verso l'alto è presente e termina con un'onda T invertita. C'è solo un problema: il punto J si trova a più di 1,0 mm sotto la linea di base. In circostanze normali, il punto J dovrebbe trovarsi sulla linea di base e certamente non più di 1,0 mm di depressione. Nel caso di blocchi di branca, possiamo perdonare 1,0 mm di depressione, ma non di più! Questa è la forma subdola di un'anomalia della ripolarizzazione primaria. In una situazione come questa, si dovrebbe fortemente sospettare un'ischemia, almeno fino a prova contraria.

Un'altra lieve alterazione dell'anomalia della ripolarizzazione primaria:

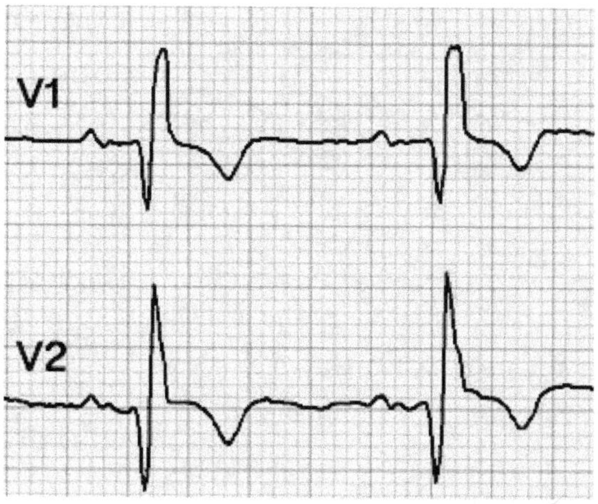

Figura 29-7

Questa (Figura 29-7) è un'altra forma subdola di anomalia della ripolarizzazione primaria: nella derivazione V1, sembra una normale anomalia della ripolarizzazione secondaria, ma c'è qualcosa che non va? C'è un plateau un po' troppo marcato tra il punto J e il punto in cui il segmento ST inizia la sua discesa nell'onda T invertita. È molto subdola, ma osservate la derivazione V2: lì non è subdola. In corrispondenza della derivazione V3, si è riscontrato un evidente sopraslivellamento del tratto ST convesso verso l'alto. Non si trattava solo di un'anomalia della ripolarizzazione secondaria. Ecco alcune altre subdole anomalie della ripolarizzazione primaria mascherate da anomalie della ripolarizzazione secondaria (Figura 29-8):

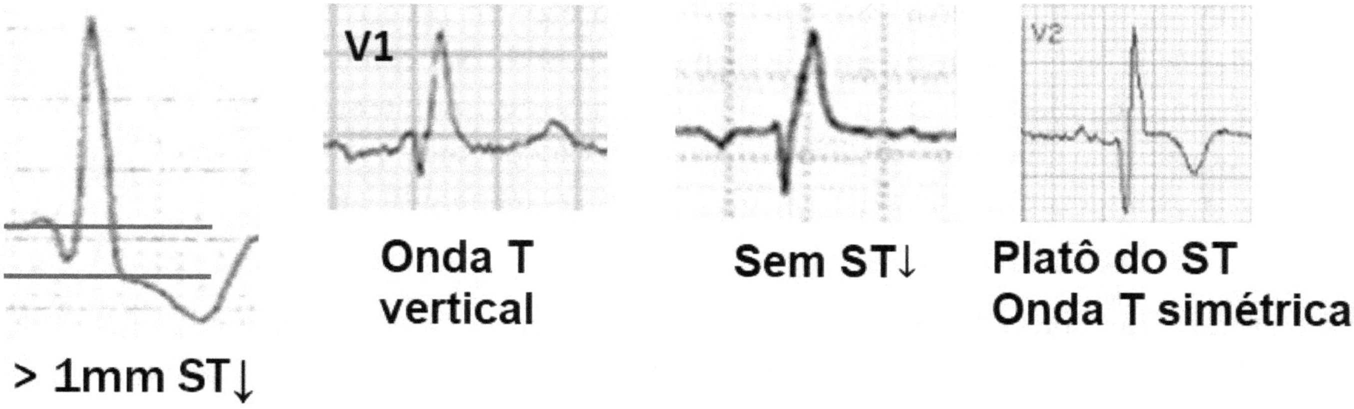

Figura 29-8

Questa onda T è IPERACUTA... o no?

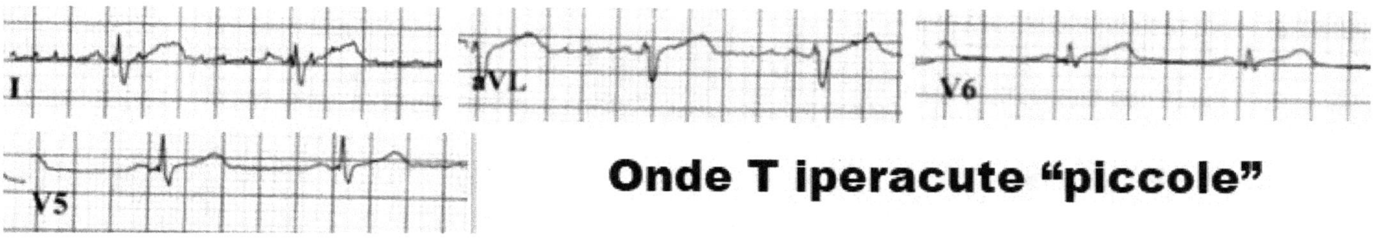

Figura 29-9A

Le onde T iperacute nella Figura 29-9A non sono poi così piccole se confrontate con il QRS precedente. Notate la larghezza rispetto all'altezza!

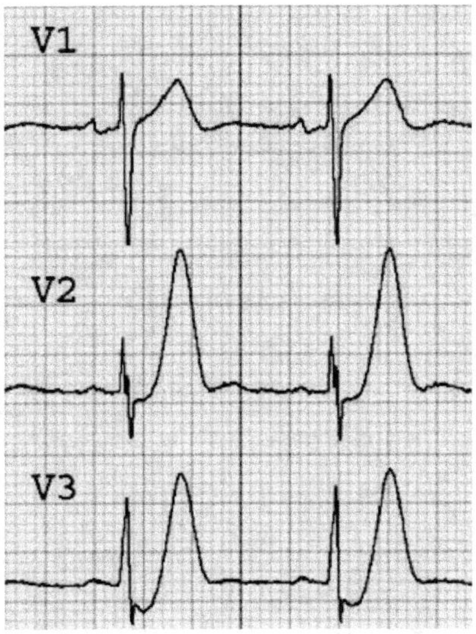

Figura 29-9B

Come molti altri, potresti aver imparato che le onde T iperacute sono onde T grandi e alte, presenti appena prima dello sviluppo del sopraslivellamento del tratto ST. Voglio disilluderti da questa idea, o almeno da metà di essa. Le onde T iperacute sono più grandi delle onde T che ci si aspetterebbe in una data derivazione in base all'ampiezza dell'intervallo QRS. Ricorda: la ripolarizzazione è sempre proporzionale alla depolarizzazione... in circostanze normali. Un QRS grande produrrà un'onda T grande; un QRS piccolo produrrà un'onda T piccola.

Con le onde T iperacute, tuttavia, c'è un'evidente sproporzione tra il QRS e l'onda T. Le onde T diventano molto più grandi del solito. Tieni presente che NON ho detto specificamente "più alte del solito". Le onde T iperacute possono essere alte... o corte, ma, in entrambi i casi, saranno sempre ampie! Nella Figura 29-9b, le derivazioni V2 e V3 manifestano le classiche onde T iperacute, alte e larghe (sì, lo so che sono onde T di Winter, ma sono comunque iperacute). Osservate quanto sono più grandi dei complessi QRS che seguono. Sono enormi! Sovrastano quegli intervalli QRS. Ora, osservate l'onda T in V1. Non è nemmeno alta quanto l'onda R settale in quella derivazione, ma osservate quanto è ampia!

PERLA | Quando vedete un'onda T più grande del previsto che sembra avere inizio nel punto J, considerate con molta attenzione che state osservando un'onda T iperacuta.

Osserviamo altre onde T iperacute:

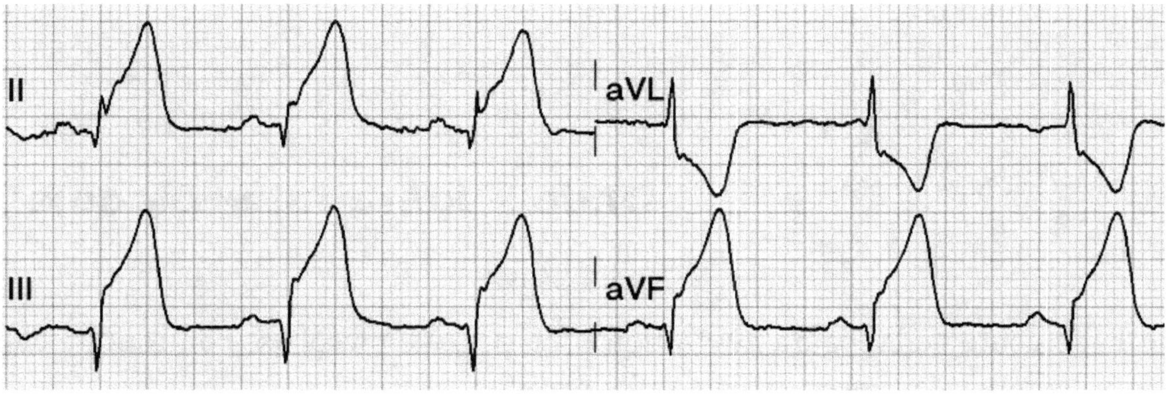

Figura 29-10

OK... stiamo osservando onde T iperacute o sopraslivellamento del tratto ST? Vedete entrambe: le onde T iperacute non durano a lungo – spesso sono già scomparse quando il paziente si presenta al pronto soccorso. L'onda T alla fine si allarga al punto che il suo ramo ascendente prossimale raggiunge il punto J e poi sembra "strisciare" lungo l'onda R. Questa è l'onda T iperacuta che esce dalla traiettoria con sopraslivellamento del tratto ST. Non scompare improvvisamente in una nuvola di fumo, con sopraslivellamento del tratto ST al suo posto.

Hai notato il reciproco delle onde T iperacute nella derivazione aVL? Le onde T iperacute con T invertita e reciproca sono piuttosto notevoli e a volte possono portarti a una diagnosi che potresti non aver sospettato. Guarda l'ECG completo da cui è stata estratta la Figura 29-10 (Figura 29-11):

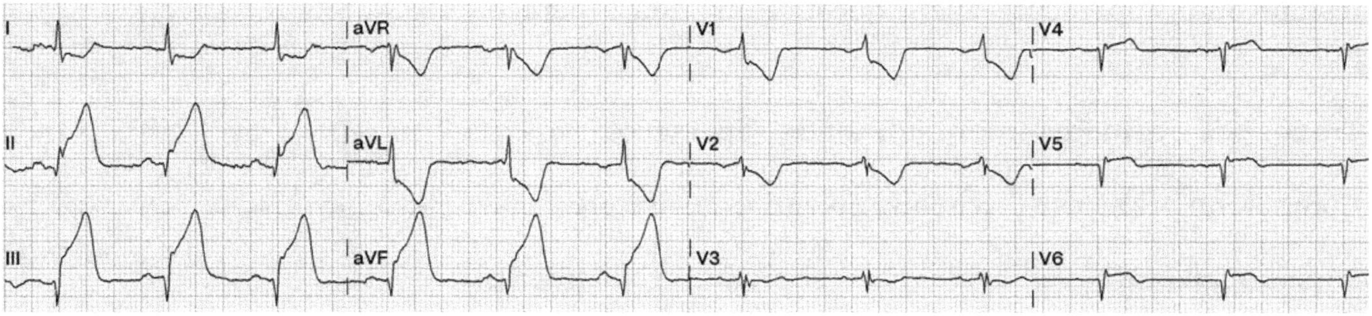

Figura 29-11

Osservate le onde T iperacute invertite nelle derivazioni V1 e V2. Qual è la ragione della loro attività reciproca? Devono esserci onde T iperacute verticali opposte a esse, nelle derivazioni V7-V9! Si può anche supporre che quelle onde T iperacute nelle derivazioni V7-V9 stiano passando a sopraslivellamento del tratto ST a causa dell'evidente depressione dei punti J nelle derivazioni V1 e V2.

PERLA | In presenza di un infarto miocardico inferolaterale, le onde T invertite nelle derivazioni V1-V3 indicano che la riperfusione non si è ancora verificata nelle derivazioni V7-V9. In caso di infarto miocardico inferolaterale, le deflessioni sono invertite nelle derivazioni precordiali destre. Un'onda T verticale in queste derivazioni (come originariamente descritto dal Dott. Perloff) indicherebbe che la riperfusione si è già verificata. Tuttavia, spesso si osserva un sottoslivellamento del tratto ST con un'onda T verticale nelle derivazioni V1-V3, mentre nessuna delle altre derivazioni (inferiore, apicolaterale) che presentano sopraslivellamento del tratto ST mostra segni di riperfusione. Non ho ancora determinato la causa di ciò...

Quando si osservano onde T profonde nelle derivazioni precordiali destre, non si deve concludere automaticamente che il paziente abbia un'embolia polmonare acuta, una cardiomiopatia aritmogena o la sindrome di Takotsubo. Potrebbe trattarsi di un'otite media inferolaterale (in precedenza posteriore).

Nella Figura 29-12, le onde T nelle derivazioni V4 e V5 sono ovviamente iperacute: alte e larghe! Ma quando osserviamo la derivazione V6, sorge spontanea la domanda: "Anche QUESTA è un'onda T iperacuta o è solo un'onda T normale? Di certo non è alta quanto l'onda R". Con l'esperienza, riconoscerete quell'onda T ovunque come un'onda T iperacuta. Ma fino ad allora, ricordate: considerate sempre la compagnia che frequenta. Mentre le altre due derivazioni manifestano onde T iperacute, anche questa è un'onda T iperacuta!

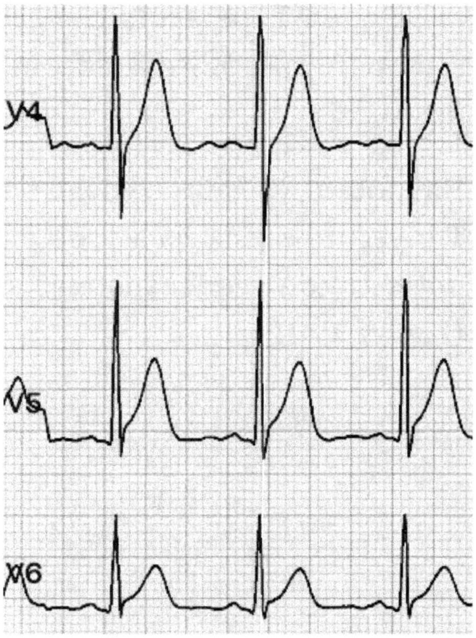

Figura 29-12

Tre cose da ricordare sempre sulle onde T iperacute:

Compaiono prima che l'ischemia diventi transmurale.

Possono iniziare sulla linea di base, sopra o sotto la linea di base. Un'origine sotto la linea di base suggerisce fortemente che la causa sia un'occlusione della discendente anteriore prossimale.

Possono avere qualsiasi altezza... ma devono essere tutte larghe!

È un'onda T di De Winter... o no?

Nella sua ormai classica Lettera all'Editore sul New England Journal of Medicine, il Dott. Robbert de Winter et al. (sì, Robbert è scritto correttamente) descrissero in dettaglio quella che oggi chiamiamo onde T di Winter o pattern di Winter. In quella famosa lettera c'era una tabella di singoli complessi QRS da otto diversi ECG. Nella Figura 29-13 sono riportati esempi di due derivazioni (dalla mia collezione) che presentano il classico pattern di onde T di Winter. L'onda T si estende dal segmento ST depresso, curvando verso l'alto in un'onda T iperacuta.

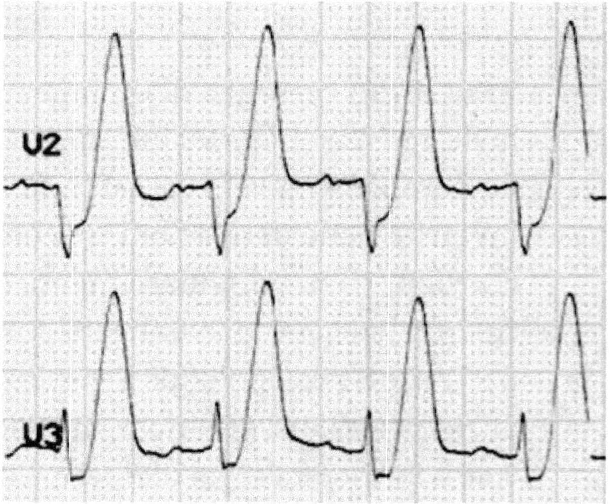

Figura 29-13

Purtroppo, per molte persone, qualsiasi onda T che segue un segmento ST depresso è ora diventata un'onda T di Winter. La seguente illustrazione è stata riportata come onde T di Winter:

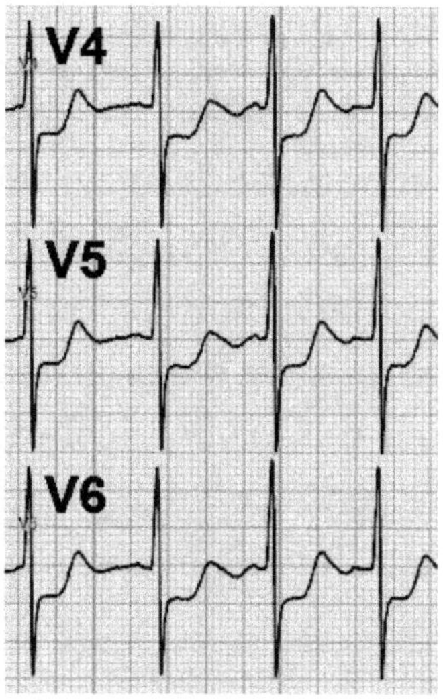

Figura 29-14

Il pattern dell'onda T di De Winter indica un'occlusione prossimale della discendente anteriore (LAD). Ora... lasciatemi svelare un piccolo segreto: le occlusioni della discendente anteriore (LAD) prossimale si verificano molto più spesso senza onde T di De Winter che con esse! Il fatto che ci sia un sottoslivellamento del tratto ST seguito da un'onda T verticale sull'ECG di un paziente con un'occlusione prossimale della discendente anteriore (LAD) NON significa – lo ripeto – NON significa che quell'onda T sia un'onda T di De Winter!

PERLA | Un'onda T di De Winter sarà iperacuta. Non sarà un'onda T verticale di dimensioni normali dopo un sottoslivellamento del tratto ST. E a proposito, il cognome del medico è "de Winter" – non "De Winter" o "DeWinter" o "deWinter". È "de Winter".

CONSIGLIO | Per rinfrescare la memoria, esistono due tipi di ischemia subendocardica: l'ischemia subendocardica circonferenziale e l'ischemia subendocardica regionale. Il tipo circonferenziale è caratterizzato da sottoslivellamento del tratto ST con onde T invertite ed è solitamente causato da stenosi o subocclusione dell'arteria coronaria sinistra (LMCA), subocclusione dell'arteria discendente anteriore prossimale (LAD) o patologia trivasale. Il tipo regionale è caratterizzato da sottoslivellamento del tratto ST seguito da un'onda T verticale, ma le onde T sono solitamente di dimensioni normali, non iperacute.

Attenzione allo SQUALO!

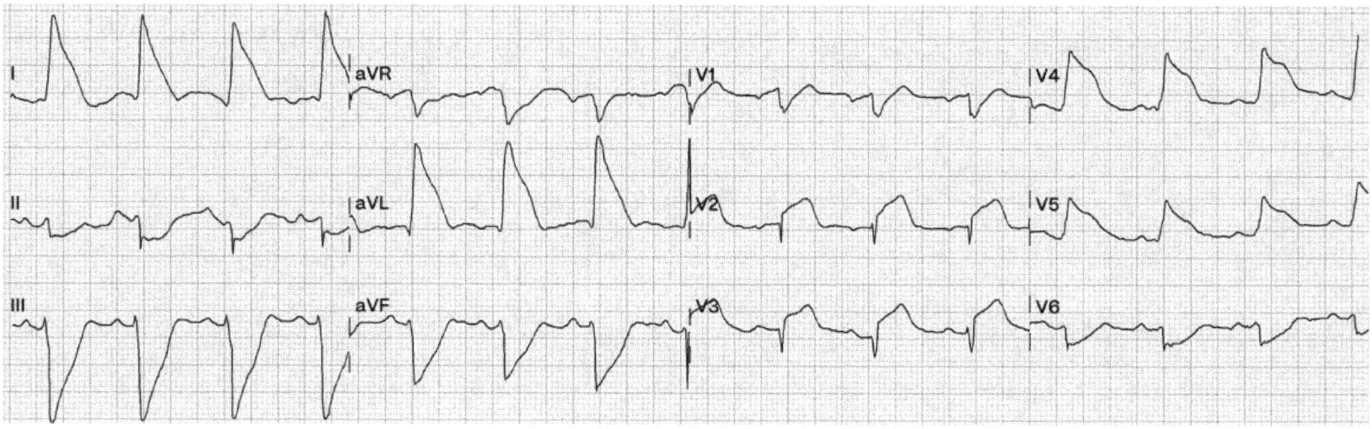

Figura 29-15

La Figura 29-15 mostra la morfologia a "pinna di squalo" dell'intervallo QRS-T. Questa deflessione è costituita dal QRS, dal tratto ST e dall'onda T collassati in un'unica deflessione. NON si tratta di un QRS allargato. Osservate attentamente le derivazioni con le "pinne di squalo". Vedete onde T separate dalla pinna di squalo?

In questo ECG, le pinne di squalo (se proprio dovete mostrarvele) si trovano nelle derivazioni I, aVL, V4 e V5. Le pinne di squalo invertite nelle derivazioni III e aVF sono reciproche alle variazioni nelle derivazioni I e aVL. Questo pattern è anche chiamato pattern lambda, dalla lettera greca (▯). La sua causa non è certa, ma sembra che la fase 2 del potenziale d'azione sia accorciata, il che riduce la refrattarietà in modo molto eterogeneo lungo le pareti ventricolari. Questo porta al rientro in fase 2 e a una propensione alla fibrillazione ventricolare. Questi pazienti non guariscono bene e la mortalità è molto elevata. Lo shock cardiogeno è comune. La prognosi è piuttosto infausta.

Non confondere questo schema con la transizione dall'onda T iperacuta al sopraslivellamento del tratto ST, come nella Figura 29-10. In questi casi, la pinna dello squalo è rivolta nella direzione sbagliata! Lo squalo dovrebbe sempre nuotare da sinistra a destra.

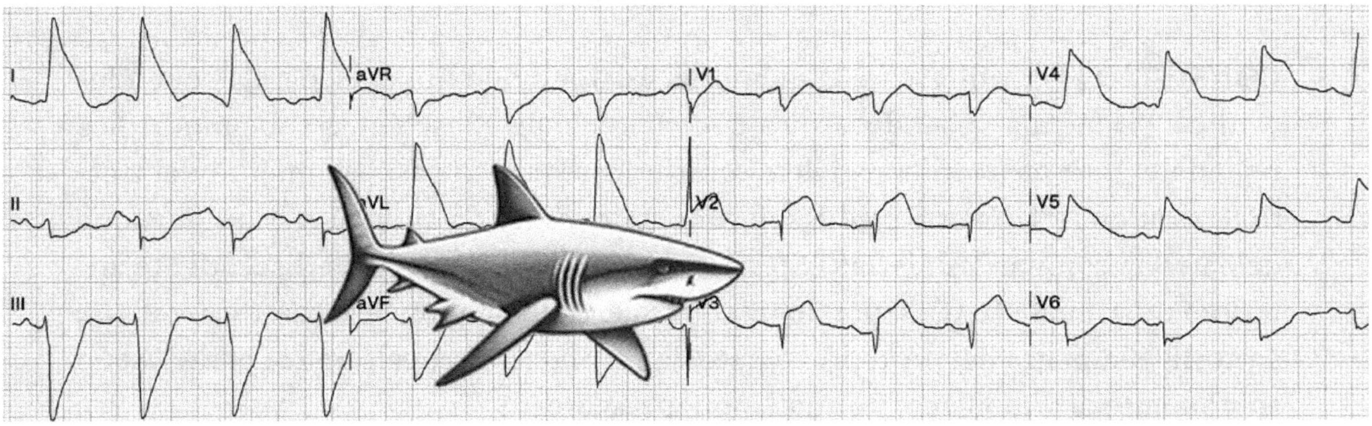

Figura 29-16

Il cartello dell'elmo chiodato (Pickelhaube)

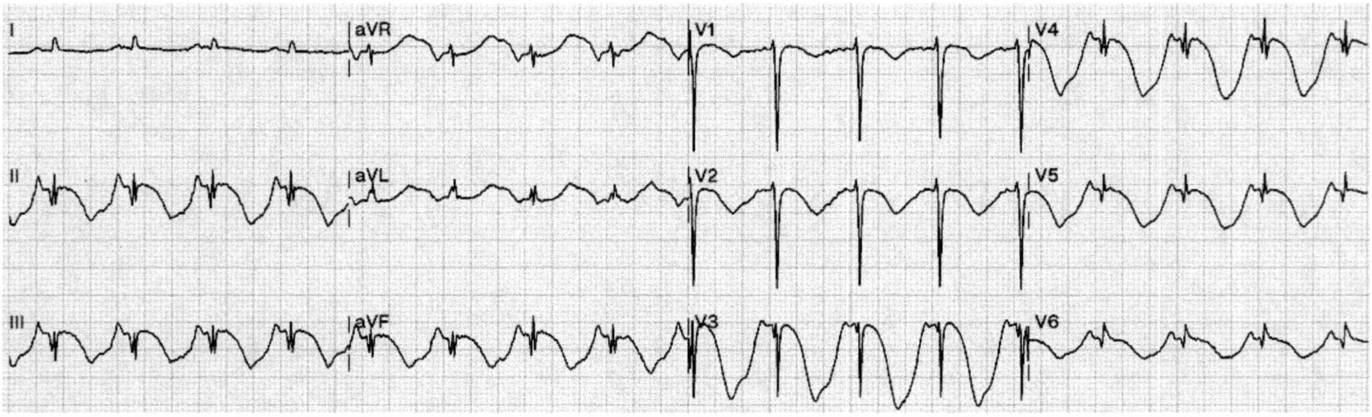

Figura 29-17

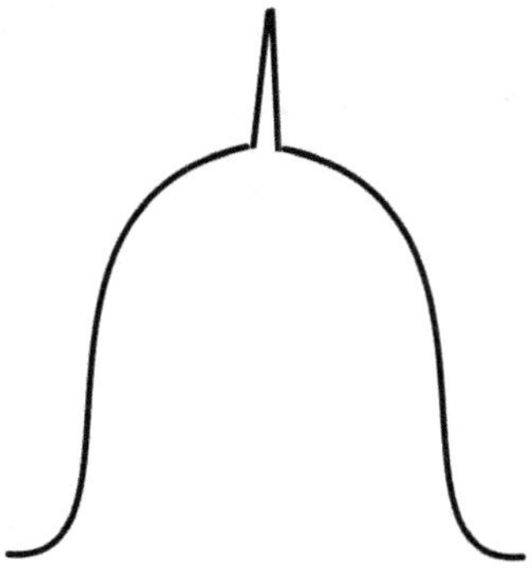

Figura 29-18 | Forma di un Pickelhaube

Il segno dell'elmetto chiodato prende il nome dal pickelhaube, l'elmetto militare tedesco chiodato utilizzato tra la fine del XIX e l'inizio del XX secolo. Il contorno dell'elmetto si presentava così (Figura 29-18):

Le deflessioni causate dal segno dell'elmetto chiodato possono essere facilmente confuse con un "artefatto da pulsazione" causato dal posizionamento di elettrodi periferici su un'arteria pulsatile, solitamente l'arteria radiale. Ecco un esempio di artefatto da pulsazione (Figura 29-19):

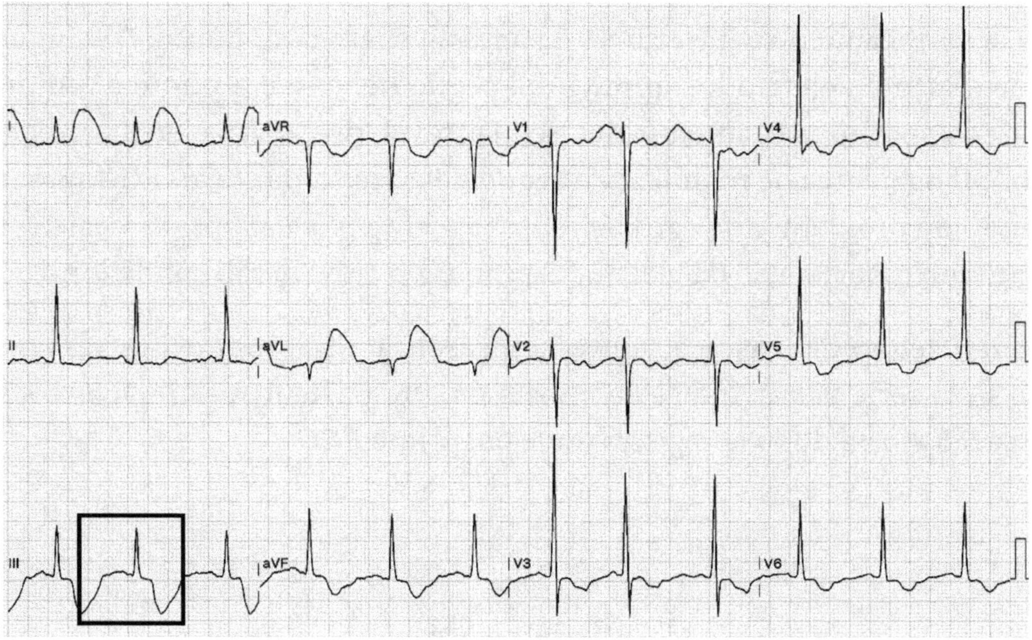

Figura 29-19

Si può osservare una sorprendente somiglianza confrontando il segno del casco a punte (Figura 29-17, Derivazioni II, III, aVF, V4 e V5) con l'artefatto da pulsazione (Figura 29-19, Derivazione III). La confusione si risolve facilmente allontanando gli elettrodi da impulsi intensi (inclusa l'area apicale del precordio). Questo artefatto si manifesta principalmente nelle derivazioni periferiche del piano frontale, le uniche che possono essere posizionate sopra un polso periferico. Teoricamente, un elettrodo precordiale posizionato direttamente sopra una pulsazione apicale molto dinamica in una persona magra potrebbe avere lo stesso effetto.

Il segno del casco a punte non è in realtà diagnostico di patologia cardiaca; è invece dovuto alla rilevazione da parte dell'elettrocardiografo di segnali provenienti da altre aree corporee interessate da una patologia grave. Originariamente era stato descritto in associazione a patologia intra-addominale e intratoracica. Nel caso indice, il segno del casco a punte si manifestava solo nelle derivazioni inferiori, il che ha portato a ipotizzare che fosse in qualche modo coinvolto il movimento del diaframma. Negli anni successivi, è stato documentato il coinvolgimento di emorragie intracraniche, sepsi e disturbi metabolici, smentendo il movimento diaframmatico come causa del segno.

Oggi sappiamo che la porzione ascendente che si verifica prima della depolarizzazione (QRS) è la ripolarizzazione tardiva del battito precedente. L'onda R si trova in cima al picco, seguita da un segmento ST discendente. Dovrebbe essere evidente che l'intervallo QT è significativamente prolungato, portando a episodi di torsione di punta – una conseguenza della patologia sottostante e di questo segno.

Osservando la Figura 29-17, si può vedere che il segno del casco a punta termina sempre con un'onda T profondamente invertita. Questo dovrebbe consentire di distinguere facilmente questo segno dal sopraslivellamento del tratto ST di un infarto miocardico acuto. L'inversione dell'onda T si verifica solo dopo la riperfusione o la risoluzione dello squilibrio domanda/offerta e NON si verifica mentre il tratto ST è sopraslivellato a tal punto. Distinguere l'aspetto ECG di un artefatto da elettrodo-tapping dal segno del casco a punte è più problematico, poiché possono apparire esattamente identici. Tuttavia, ripeto: "In elettrocardiografia, il contesto è tutto!". Il paziente che manifesta il segno del casco a punte all'ECG sarà in condizioni molto critiche, con problemi non cardiaci, spesso sottoposti a supporto vitale. È improbabile che il paziente con un artefatto da elettrodo-tapping si trovi in tali condizioni.

La presenza del segno del casco a punte rappresenta una prognosi estremamente grave. Nell'articolo sulla serie di casi indice composta da otto pazienti, sei degli otto sono deceduti in media circa 5,5 giorni dopo la registrazione del primo ECG.

Letture consigliate

Crinion D, et al. An Ominous ECG Sign in Critical Care. Circulation. 2020;141:2106–2109.

Duque-González L, et al. The U wave: an ignored wave filled with information. Cardiovascular and Metabolic Science. Vol. 32 No. 4; October-December 2021.

Xuexun L, et al. Lambda-like waveform: A new risk predictor of impending malignant arrhythmias in patients with coronary artery disease. Interv. Cardiol. (2020) 12(7), 190-196.

Ristampato dal blog ECG del Dr. Smith

I seguenti ECG sono ristampati con la gentile autorizzazione del Dott. Stephen W. Smith. Potete trovare questi e altri casi molto interessanti e istruttivi sul suo blog (blog ECG del Dr. Smith) all'indirizzo: https://hqmeded-ecg.blogspot.com/

Figura 29-15
Da: lunedì 11 giugno 2018
"Shark Fin": A Deadly ECG Sign that you Must Know!"

Figura 29-17
Da: venerdì 25 settembre 2015
"Spiked Helmet Sign"

Figura 29-19
Da: lunedì 5 dicembre 2022
"Are these Hyperacute T-waves?"

30
Metti a frutto le tue competenze!

OK... hai imparato molto. Mettiamo alla prova le tue nuove conoscenze e le tue capacità di interpretazione dell'ECG. Studia attentamente ogni ECG. Rispondi alle domande al meglio delle tue capacità, ma non preoccuparti se non conosci tutte le risposte. Alcuni scenari non portano a una diagnosi specifica. Quello che stai imparando è come usare l'ECG come strumento per formulare una diagnosi. Ma a volte serve più di un semplice ECG. Prenditi il tuo tempo, rifletti... e impara!

ECG 1

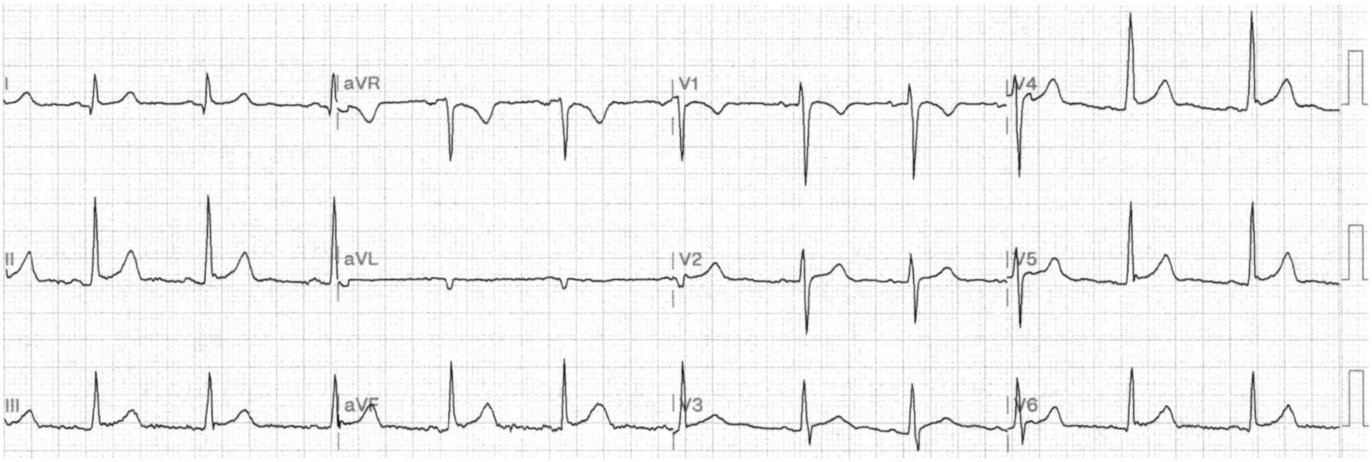

Figura 30-1

1. Il ritmo è sinusale? C'è conduzione 1:1 lungo l'ECG? Ci sono blocchi?

2. Ci sono deviazioni del tratto ST? In tal caso, cosa sospetta?

3. Ci sono sottoslivellamenti del tratto ST? In tal caso, perché sono presenti?

4. Se ci sono sopraslivellamenti del tratto ST, ci sono alterazioni reciproche che li accompagnano?

5. Qual è la sua diagnosi per questo ECG?

ECG 1 – Discussione

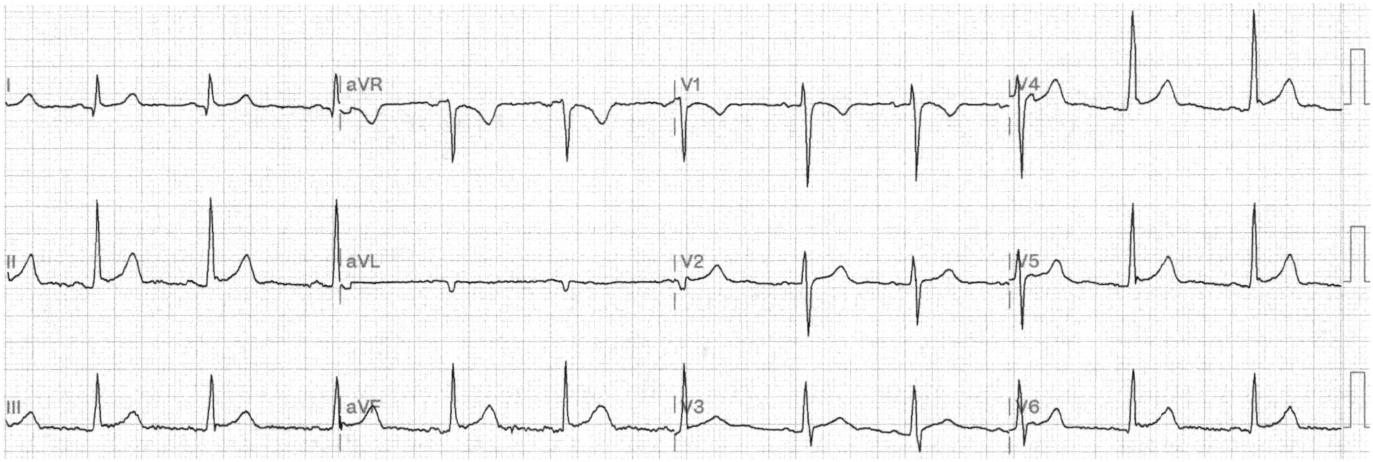

1. **Il ritmo è sinusale? C'è una conduzione 1:1 lungo l'ECG? Ci sono blocchi?**
   Il ritmo è sinusale, la conduzione è 1:1 lungo l'ECG e non ci sono blocchi (SA, AV o di branca).

2. **Ci sono sopraslivellamenti del tratto ST?**
   Sì, c'è sopraslivellamento del tratto ST nelle derivazioni II, III, aVF e V3-V6.

3. **Ci sono sottoslivellamenti del tratto ST? In tal caso, perché sono presenti?**
   C'è sottoslivellamento del tratto ST nella derivazione aVR. È probabile che sia reciproco al sopraslivellamento del tratto ST nelle derivazioni inferiori, in particolare nella derivazione II. La derivazione aVR è ugualmente reciproca con le derivazioni I e II. Di solito non pensiamo alla derivazione aVR in termini di reciprocità a causa della sua posizione. Può reagire reciprocamente a tutte le derivazioni tranne la derivazione III perché è perpendicolare a quest'ultima.

4. **Se ci sono sopraslivellamenti del tratto ST, ci sono delle variazioni reciproche che li accompagnano?**
   Sebbene sia presente un sopraslivellamento del tratto ST in derivazione III, non si osserva alcuna variazione reciproca in derivazione aVL, come ci si aspetterebbe. Vale la pena sottolinearlo e ricordarlo!

5. **Qual è la sua diagnosi per questo ECG?**
   Questo paziente presenta i classici reperti di ripolarizzazione precoce o variante normale. È presente un'incisura a punto J nelle derivazioni V4-V6. Questo è fortemente indicativo di ripolarizzazione precoce, se non diagnostico. Anche l'assenza di una variazione reciproca in derivazione aVL è altamente indicativa.

ECG 2

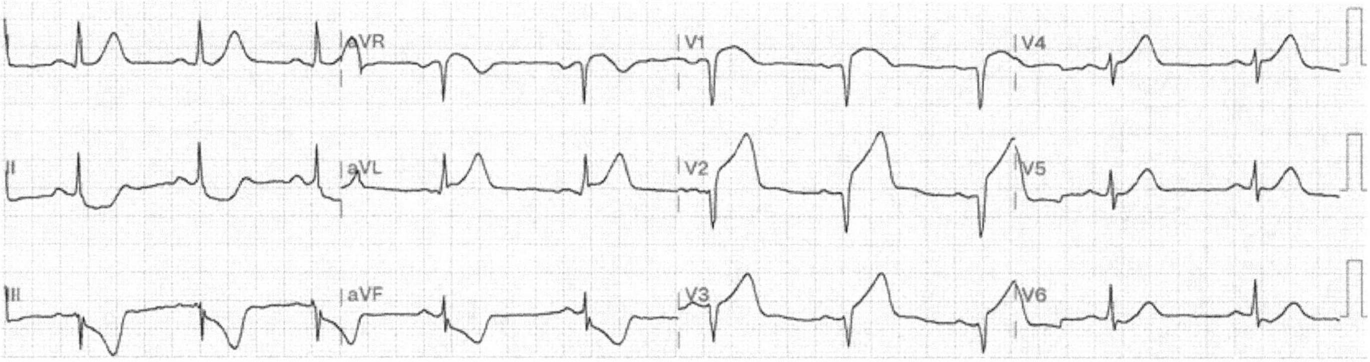

Figura 30-2

1. Se osserviamo un sopraslivellamento del tratto ST nelle derivazioni II, III e aVF, quali tipi di blocchi potremmo considerare complicanze? Quali arterie possono causare questi blocchi?

2. Se osserviamo nuovi blocchi di branca durante un'ischemia miocardica acuta con sopraslivellamento del tratto ST, un'occlusione di quale arteria è probabilmente la causa?

3. Quale vaso è occluso in questo punto?

4. In quale punto dell'arteria si trova l'occlusione?

ECG 2 – Discussione

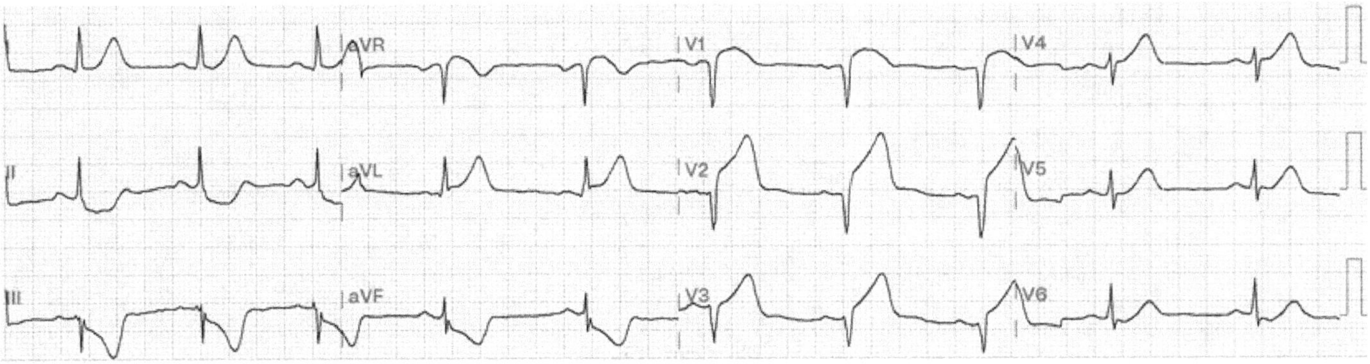

Figura 30-2

1. **Se osserviamo un sopraslivellamento del tratto ST nelle derivazioni II, III e aVF, quali tipi di blocchi potremmo considerare complicanze? Quali arterie possono causare questi blocchi?**
Solo due arterie coronarie forniscono irrorazione all'arteria del nodo senoatriale e all'arteria del nodo atrioventricolare: la coronaria coronaria destra o la coronaria coronaria sinistra (LCx). Sebbene la coronaria discendente anteriore (LAD) fornisca spesso irrorazione all'area inferoapicale, non irrora nessuno dei due nodi.

2. **Se osserviamo nuovi blocchi di branca durante un'ischemia miocardica acuta con sopraslivellamento del tratto ST, un'occlusione di quale arteria è probabilmente la causa?**
Un nuovo blocco di branca destra (BDBB) può essere causato da un'occlusione della coronaria discendente anteriore (LAD) prossimale a S1. I blocchi di branca sinistra (LAD) non sono più considerati evidenza di un'occlusione acuta della coronaria discendente anteriore (LAD).

3. **Quale vaso è occluso in questo caso?**
C'è un sopraslivellamento del tratto ST in derivazione aVL, quindi sappiamo che la coronaria coronaria destra non può produrlo. C'è un sopraslivellamento del tratto ST nelle derivazioni V1 e V2, quindi sappiamo che la coronaria coronaria destra non può causarlo. Rimane la coronaria discendente anteriore (LAD). Questa è una classica occlusione prossimale di un'arteria discendente anteriore (LAD) che NON è probabilmente un'arteria "avvolgente" di tipo 3.

4. **In quale punto dell'arteria si trova l'occlusione?**
Un sopraslivellamento del tratto ST in derivazione aVL più sopraslivellamento del tratto ST in una qualsiasi delle derivazioni V1-V3 indica che l'occlusione è prossimale alla prima branca diagonale (D1). (Vedi ECG 5 - Discussione per una spiegazione più approfondita.) Ma è anche prossimale alla prima perforante del setto (S1)? Un

sopraslivellamento del tratto ST in derivazione aVR (anche minimo) combinato con un sottoslivellamento del tratto ST in derivazione V5 o V6 indica un'occlusione prossimale a S1 – ed è questo il caso. Sebbene la specificità sia maggiore con il sottoslivellamento del tratto ST in V5, V6 è comunque accettabile.

ECG 3

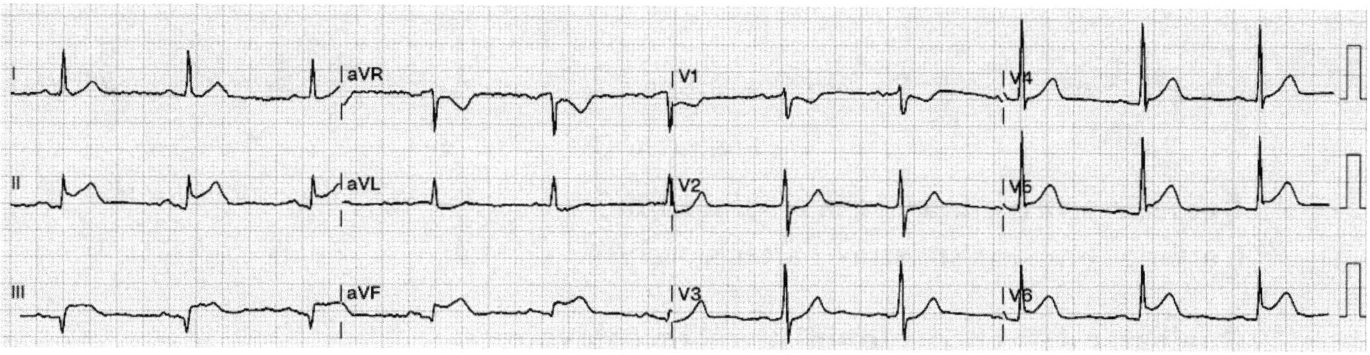

Figura 30-3

La paziente è una donna di 54 anni con dolore toracico retrosternale da due ore. È una fumatrice e ha una storia di diabete di tipo 2 e ipertensione.

1. Quale arteria coronaria è la responsabile?
2. Quali aree del ventricolo sinistro sono coinvolte?
3. Cosa indica il sopraslivellamento del tratto ST nelle derivazioni V4-V6?
4. Cosa indicano il sottoslivellamento del tratto ST e l'inversione dell'onda T nella derivazione V1?

ECG 3 – Discussione

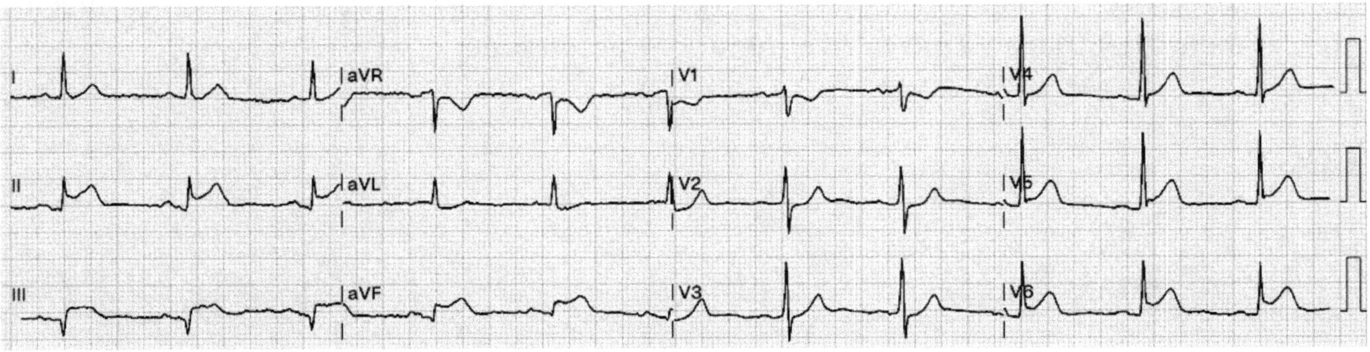

Figura 30-3

1. **Quale arteria coronaria è la responsabile?**
   L'arteria coronaria sinistra è l'arteria occlusa.

2. **Quali aree del ventricolo sinistro sono coinvolte?**
   Sono coinvolte la parete inferiore, la parete inferolaterale (precedentemente "posteriore") e la parete apicolaterale.

3. **Cosa indica il sopraslivellamento del tratto ST nelle derivazioni V4-V6?**
   Il sopraslivellamento del tratto ST nelle derivazioni V4-V6 indica la presenza di un'ampia distribuzione dell'arteria coronaria sinistra ("arteria coronaria sinistra superdominante") in cui i rami posterolaterali sono i principali fornitori di circolazione alla parete apicolaterale. Ciò suggerisce un contributo scarso o nullo a quell'area da parte della discendente anteriore sinistra, del LCx o del ramo intermedio. Ciò potrebbe essere dovuto alla discendente anteriore sinistra corta, alla presenza minima del LCx in quell'area e all'assenza di un ramo intermedio. Oppure, potrebbe essere indicativo di una patologia in quei vasi. Il sopraslivellamento del tratto ST in quelle derivazioni NON è dovuto a "alterazioni reciproche", come occasionalmente sostenuto da alcuni autori di ECG. Non può esserci una "variazione reciproca di una variazione reciproca".

4. **Cosa indicano il sottoslivellamento del tratto ST e l'inversione dell'onda T in derivazione V1?**
   Le alterazioni del tratto ST-T in derivazione V1 indicano un'ischemia/infarto acuto della parete inferolaterale del ventricolo sinistro. Quando il Dott. Perloff descrisse per la prima volta l'infarto "reale posteriore" negli anni '60, descrisse un'onda R alta con sottoslivellamento del tratto ST piatto e un'onda T verticale in derivazione V1. Ciò che stava descrivendo era un infarto completo. L'onda "R" era in realtà un'onda Q e l'onda "verticale" era un'onda T invertita post-riperfusione (come si osserverebbe nelle derivazioni posteriori). Le alterazioni della ripolarizzazione in derivazione V1 indicano un'ischemia in corso.

ECG 4

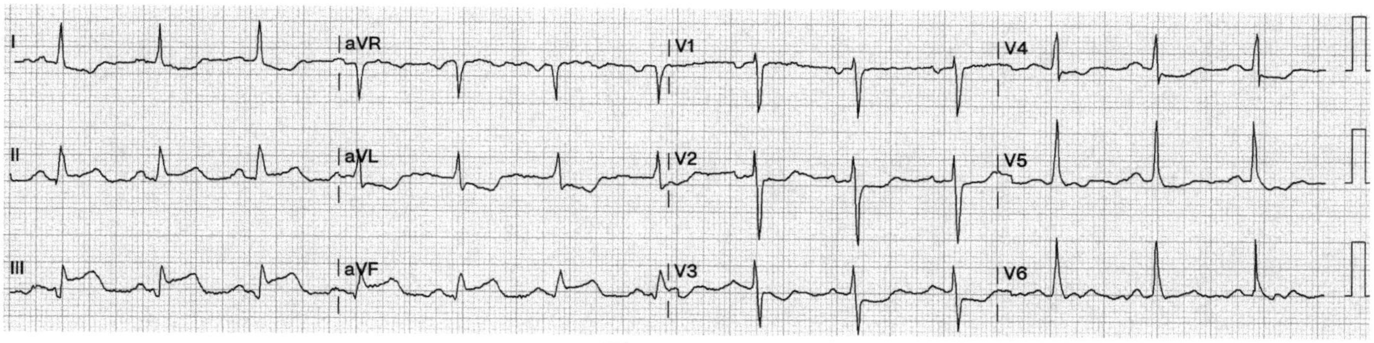

Figura 30-4

1. Quale vaso è occluso?

2. Dove è occluso?

3. Quali aree del cuore sono ischemiche (o infartuate)?

4. Quali precauzioni dovresti prendere con questo paziente?

ECG 4 – Discussione

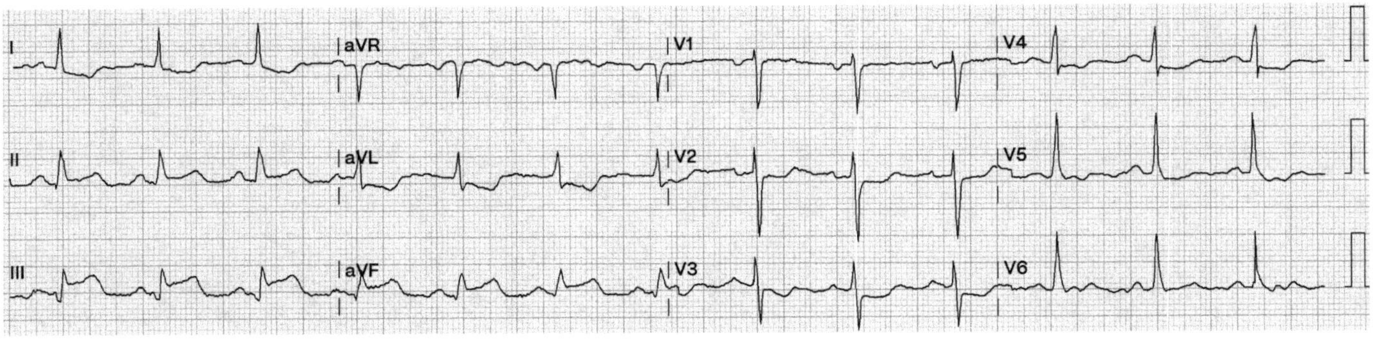

Figura 30-4

1. **Quale vaso è occluso?**
   L'arteria coronaria destra è occlusa.

2. **Dove è occlusa?**
   È occlusa prossimalmente all'arteria marginale. Si tratta di un'occlusione prossimale dell'arteria coronaria destra.

3. **Quali aree del cuore sono ischemiche (o infartuate)?**
   La parete inferiore del ventricolo sinistro, l'inferolaterale e parti del ventricolo destro sono acutamente ischemiche. La presenza di un'ischemia della parete inferiore con sottoslivellamento del tratto ST nelle derivazioni V2-V4 indica la presenza di un'ischemia inferolaterale (precedentemente "posteriore"). Il fatto che non vi sia deviazione del tratto ST nella derivazione V1 indica che il sopraslivellamento del tratto ST di un infarto miocardico ventricolare destro viene annullato o controbilanciato dal sopraslivellamento del tratto ST che osserveremmo nelle derivazioni V7-V9 se fossero state registrate.

4. **Quali precauzioni si dovrebbero prendere con questo paziente?**
   Questi pazienti sono soggetti a collasso cardiovascolare a causa della ridotta gittata cardiaca causata dall'insufficienza del ventricolo destro. Vengono trattati con boli di liquidi e devono essere posizionate due flebo di grosso calibro.

ECG 5

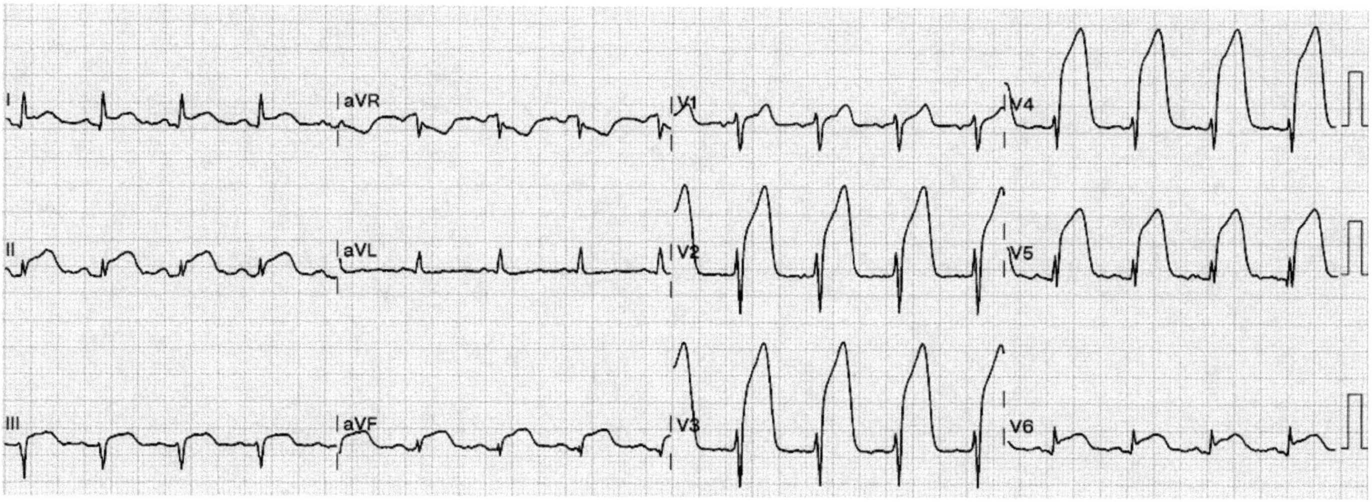

Figura 30-5

1. Quale arteria coronaria è occlusa?

2. In quale punto dell'arteria si trova l'occlusione? Come si fa a sapere dove è occlusa l'arteria?

3. Perché non c'è deviazione del tratto ST nella derivazione aVL?

4. Le onde ST-T nelle derivazioni V2-V5 sono enormi ("a forma di lapide")! Perché sono così piccole nelle derivazioni V1 e V6?

ECG 5 – Discussione

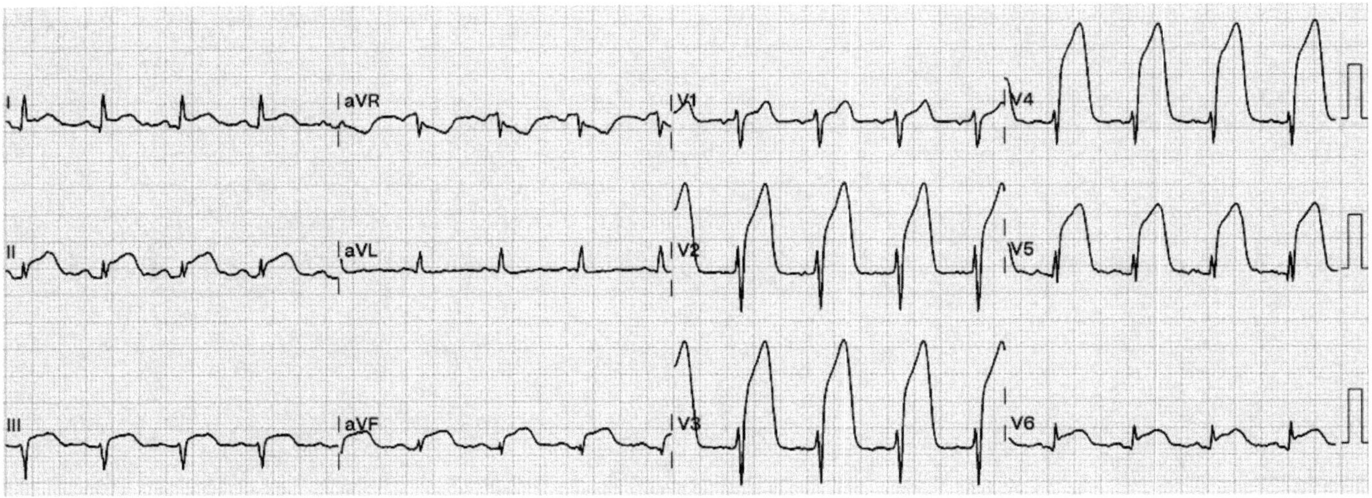

Figura 30-5

1. Quale arteria coronaria è occlusa?
   L'arteria responsabile è la discendente anteriore sinistra (LAD).

2. In quale punto dell'arteria si trova l'occlusione? Come si fa a sapere dove è occlusa l'arteria?
   Questa è una discussione complessa, quindi seguitemi attentamente. Per prima cosa determiniamo se la discendente anteriore sinistra (LAD) è occlusa prossimalmente o distalmente al primo ramo diagonale (D1). Sebbene possano esserci tre o quattro (occasionalmente di più) rami diagonali, pretendiamo che D1 sia l'unico che conta. In realtà, D1 potrebbe essere molto piccola e contribuire molto poco alla circolazione delle pareti ventricolari, mentre un secondo ramo diagonale è la principale fonte di apporto ematico, ma non ha importanza. Pensare in termini di primo ramo diagonale ci dirà cosa vogliamo sapere.

   Per determinare se l'occlusione è prossimale a D1, cerchiamo il coinvolgimento della derivazione aVL. Nello specifico, cerchiamo il sopraslivellamento del tratto ST nella derivazione che trascura l'area basolaterale (in precedenza "laterale alta") della parete ventricolare. È un inizio, ma non è sufficiente. L'occlusione prossimale del LCx può causare sopraslivellamento del tratto ST anche nella derivazione aVL – non frequentemente, ma può essere osservata occasionalmente. Quindi, per distinguere il sopraslivellamento del tratto ST nella derivazione aVL dall'occlusione della discendente anteriore (LAD) o del LCx, aggiungiamo un ulteriore requisito: sopraslivellamento del tratto ST in qualsiasi derivazione da V1 a V3. Ricorda: secondo il Metodo di Eliminazione Diagnostica di Jones, l'occlusione del LCx NON causa sopraslivellamento del tratto ST in quelle derivazioni. Pertanto, se si verifica sopraslivellamento del tratto ST nella derivazione aVL e in qualsiasi derivazione da V1 a V3, l'occlusione è nella LAD, prossimale alla prima branca diagonale, o D1.

"Ma Dottor Jones", esclami. "Un'occlusione prossimale dell'arteria coronaria destra può causare sopraslivellamento del tratto ST anche nelle derivazioni precordiali destre!" E avresti ragione, ma ancora una volta, secondo il Metodo di Eliminazione Diagnostica di Jones, l'arteria coronaria destra non causa sopraslivellamento del tratto ST in derivazione aVL. OK... era facile. Ora segui attentamente la parte successiva...

Quando cerchiamo il sopraslivellamento del tratto ST in derivazione aVL, scopriamo che la linea di base è assolutamente isoelettrica: non c'è deviazione del tratto ST in nessuna direzione. Tuttavia, possiamo ancora determinare se l'occlusione è prossimale a D1. Osserviamo la derivazione I. C'è un evidente sopraslivellamento del tratto ST. La derivazione I condivide la stessa area della parete basolaterale della derivazione aVL. Se c'è sopraslivellamento del tratto ST in derivazione I, dovrebbe esserci anche sopraslivellamento del tratto ST in derivazione aVL. Ora, concentriamoci brevemente sulle derivazioni inferiori. C'è sopraslivellamento del tratto ST in tutte le derivazioni inferiori, ma un sopraslivellamento del tratto ST inferiore in derivazione III. Questo solleva qualche campanello d'allarme: nessun sopraslivellamento del tratto ST in derivazione aVL quando dovrebbe esserci e un sopraslivellamento del tratto ST inferiore a quello che ci si aspetterebbe in derivazione III?

C'è stata una cancellazione di forze tra derivazioni III e aVL. Non sono in grado di reagire reciprocamente perché entrambe le aree sono ischemiche. Quindi, le loro forze si annullano a vicenda. Sembrerebbe che il sopraslivellamento del tratto ST in derivazione III fosse maggiore rispetto a quello in derivazione aVL, perché la cancellazione ha riportato la derivazione aVL alla linea di base, pur conservando un certo sopraslivellamento del tratto ST in derivazione III. Quindi c'è un sopraslivellamento del tratto ST in derivazione aVL, ma non possiamo vederlo a causa della cancellazione delle forze. Sebbene il sopraslivellamento del tratto ST di aVL sia stato cancellato dall'ECG, l'ischemia miocardica al di sotto della derivazione aVL è ancora presente e invariata! Pertanto, la discendente anteriore sinistra (LAD) è occlusa PROSSIMALE a D1.

Determiniamo se la discendente anteriore sinistra (LAD) è occlusa prossimalmente al primo perforante settale (S1) in presenza di sopraslivellamento del tratto ST in derivazione aVR e/o sottoslivellamento del tratto ST in derivazione V5. Se non in derivazione V5, allora in derivazione V6. Un nuovo pattern di blocco di branca destro completo in derivazione V1 indica anche un'occlusione prossimale a S1. Nessuno di questi segni è presente su questo ECG.

3. Perché non c'è deviazione del tratto ST in derivazione aVL?
   Annullamento delle forze con derivazione III.

4. Le onde ST-T nelle derivazioni V2-V5 sono enormi ("lapidi tombali")! Perché sono così piccole nelle derivazioni V1 e V6?
   Le derivazioni V1 e V6 possono agire reciprocamente come le derivazioni III e aVL, oppure possono subire un annullamento di forze, sempre come le derivazioni III e aVL. In questo caso, è probabile che abbiano subito un annullamento di forze.

ECG 6

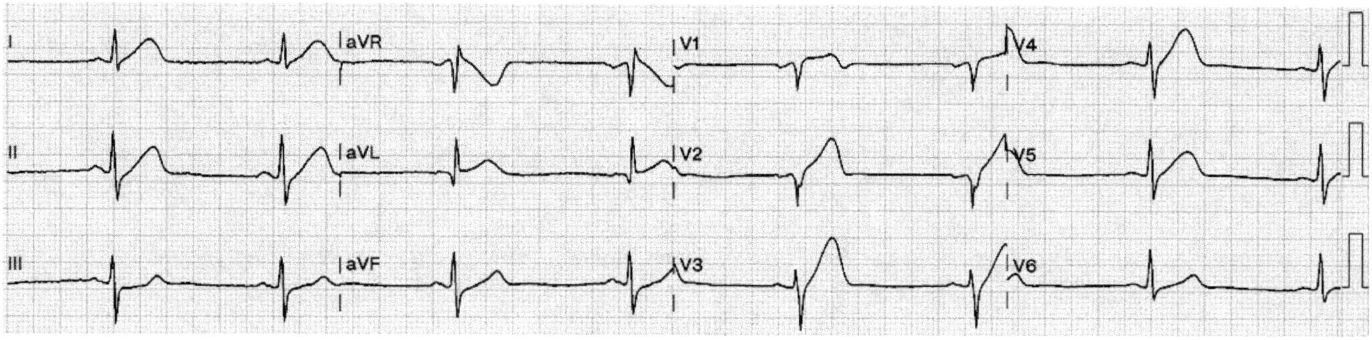

Figura 30-6

1. Quale vaso è occluso e dov'è il sito dell'occlusione?

2. Quali derivazioni presentano onde T iperacute?

3. Perché è presente un'onda T iperacuta in derivazione II quando le derivazioni III e aVF presentano sottoslivellamento del tratto ST?

4. Oltre alla loro entità (ampiezza), cos'altro si nota nelle onde T iperacute?

5. Le derivazioni V1 e V2 presentano complessi QS. Quell'area è già infartuata? E quale area queste derivazioni trascurano?

ECG 6 – Discussione

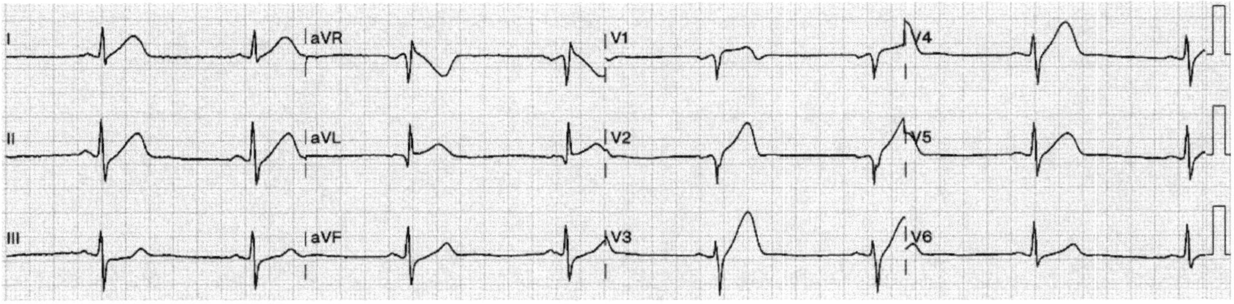

Figura 30-6

1. **Quale vaso è occluso e dov'è il sito dell'occlusione?**
   C'è un'occlusione della discendente anteriore prossimale a D1 ma distale a S1.

2. **Quali derivazioni presentano onde T iperacute?**
   Derivazioni I, II, aVR (non dimenticare: le onde T iperacute possono anche essere invertite), V2-V5.

3. **Perché è presente un'onda T iperacute in II derivazione quando le derivazioni III e aVF manifestano sottoslivellamento del tratto ST?**
   Anche la derivazione II è una derivazione sinistra come le derivazioni I, aVL, V5 e V6.

4. **Oltre alla loro entità (ampiezza), cos'altro si nota nelle onde T iperacute?**
   Iniziano tutte nel punto J. Non c'è praticamente alcun tratto ST.

5. **Le derivazioni V1 e V2 presentano complessi QS. Quell'area è già infartuata? E quale area non è presente in queste derivazioni?**
   Le onde Q patologiche non si sviluppano mentre l'ischemia è ancora in fase iperacuta. Le onde Q possono svilupparsi molto precocemente, ma non sono onde Q da infarto. Sono dovute alla lenta conduzione attraverso il miocardio ischemico. Sospetto che gli elettrodi per le derivazioni V1 e V2 siano stati posizionati troppo in alto perché entrambe le onde P sono completamente negative. Potrebbe esserci un pregresso infarto miocardico settale? Un infarto miocardico settale sarebbe molto improbabile. I complessi QS nelle derivazioni V1 e V2 sono stati studiati nel 2004 presso l'UCLA Medical Center e si è scoperto che l'infarto miocardico era raramente coinvolto e, nei pochissimi casi in cui lo era, si presentava come un infarto anteriore o apicale, non settale. Poiché l'impulso di depolarizzazione inizia nel setto inferiore, le variazioni nelle derivazioni V1 e V2 rifletteranno la parete anteriore e l'area apicale più che il setto. Il setto superiore non viene registrato sull'ECG perché viene attivato a più di 40 msec dall'inizio del QRS. Un infarto del setto non si presenterebbe come onde Q nelle derivazioni V1 e V2. Le derivazioni V1 e V2 non interessano il ventricolo destro.

ECG 7

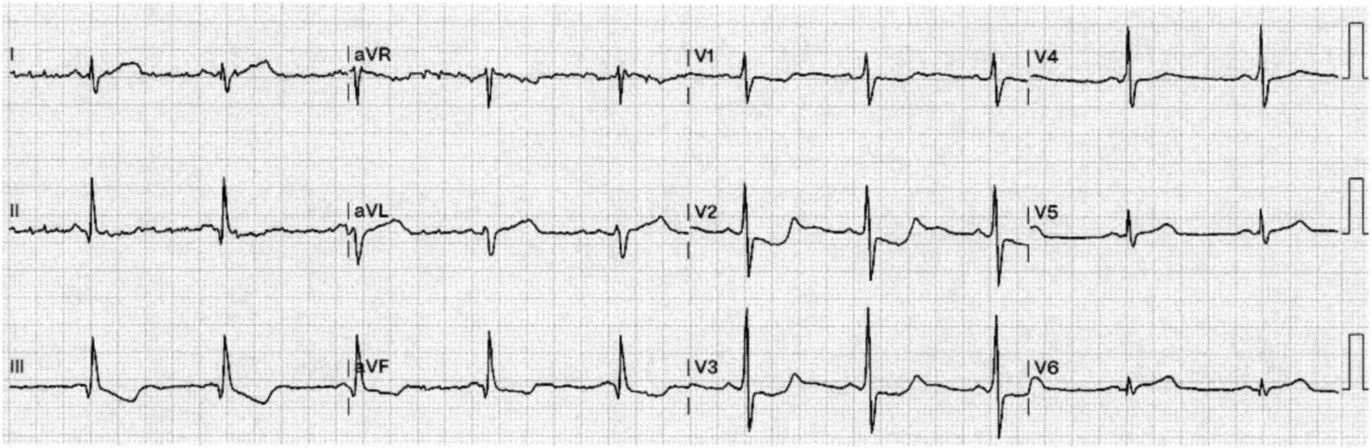

30-7

1. Quale arteria coronaria è la responsabile?

2. In quale punto dell'arteria si trova l'occlusione?

3. Questa arteria è dominante o non dominante? Come lo sai?

4. Un'occlusione di questa arteria potrebbe causare un problema al nodo del seno e/o al nodo AV? In tal caso, quale?

ECG 7 – Discussione

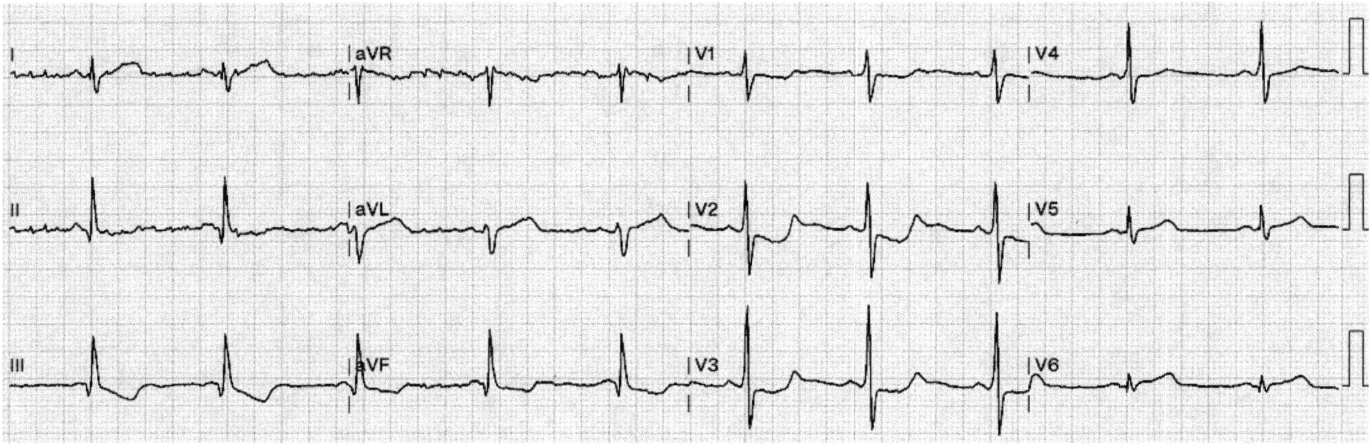

Figura 30-7

1. Quale arteria coronaria è la responsabile?
   L'arteria circonflessa sinistra (LCx) è la responsabile.

2. In quale punto dell'arteria si trova l'occlusione?
   L'occlusione è prossimale all'arteria marginale ottusa (o ramo). Poiché il ramo dell'arteria circonflessa sinistra (OM) copre all'incirca lo stesso territorio della prima diagonale (D1) della discendente anteriore sinistra (LAD), la sua occlusione (o un'occlusione prossimale alla sua origine dalla LCx) provocherà ischemia dell'area basolaterale con sopraslivellamento del tratto ST nelle derivazioni I e aVL.

3. Quest'arteria è dominante o non dominante? Come lo sai?
   Questa è una LCx non dominante perché un'occlusione prossimale ha provocato ischemia in un'area coperta dal suo ramo posterolaterale senza causare sopraslivellamento del tratto ST nelle derivazioni II, III o aVF. Poiché il ramo posterolaterale esce dalla LCx prima di terminare come arteria discendente posteriore (PDA), la perdita della PDA nella sua forma non dominante non influisce sul ramo posterolaterale. Pertanto, l'occlusione di una LCx non dominante può produrre ischemia nell'area inferolaterale senza causare ischemia nei campi non controllati dalle derivazioni II, III e aVF.

4. Un'occlusione di questa arteria potrebbe causare un problema al nodo del seno e/o al nodo AV? In caso affermativo, quale?
   Quando non dominante, la LCx non fornisce alcun flusso sanguigno al nodo AV; tuttavia, fornisce flusso sanguigno al nodo SA e all'atrio destro nel 45% dei casi, il che non ha nulla a che fare con la dominanza.

ECG 8

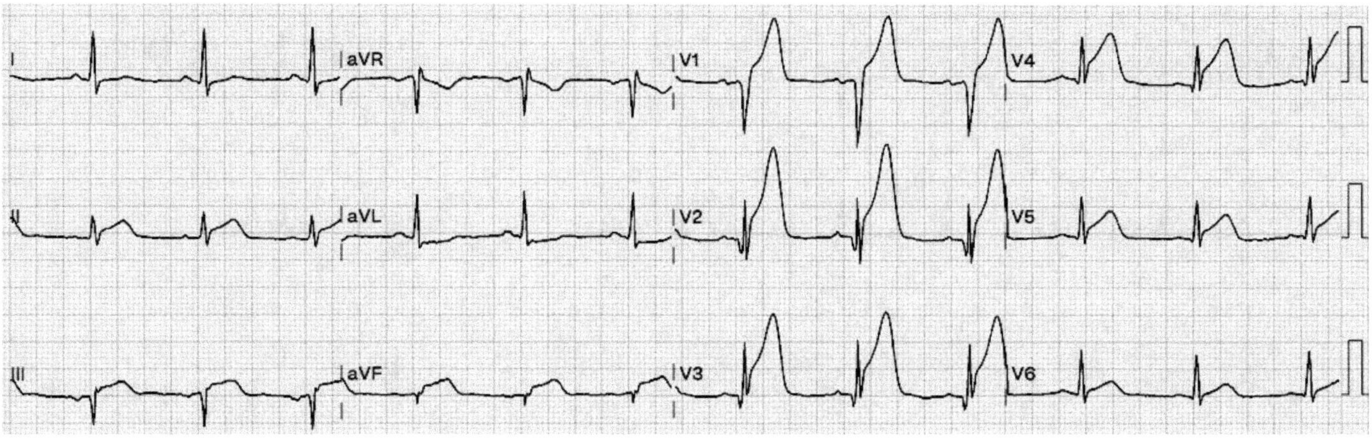

Figura 30-8

1. Quale arteria coronaria è l'arteria responsabile?

2. Dove si trova l'occlusione in questa arteria? Come lo sai?

3. È presente un significativo sopraslivellamento del tratto ST e un'onda T iperacuta di grandi dimensioni in V1. Questo indica un'occlusione prossimale alla prima perforante del setto (S1)?

4. Di che grado di ischemia si tratta e cosa ti dice di questo evento cardiaco?

ECG 8 – Discussione

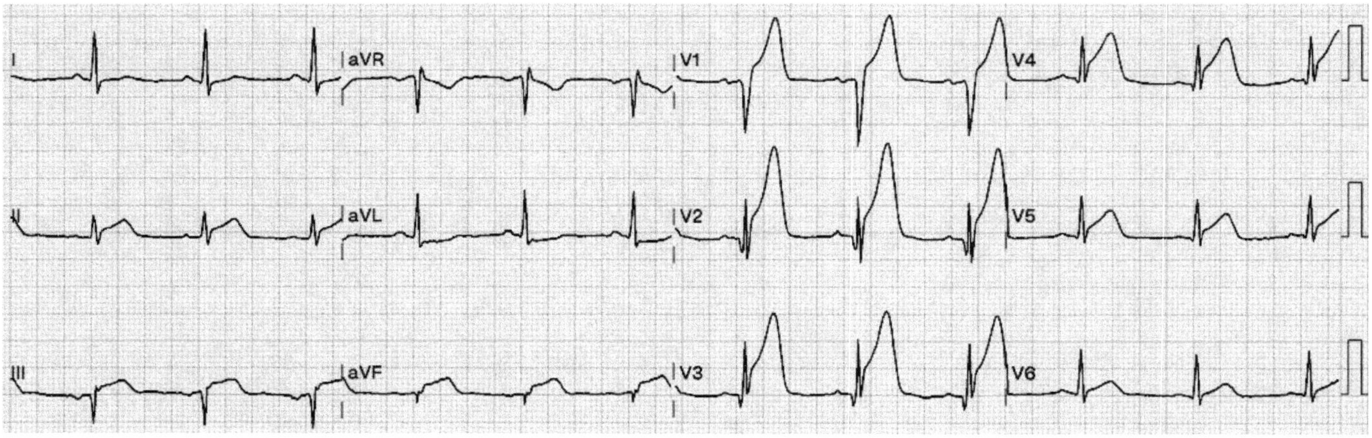

Figura 30-8

1. **Quale arteria coronaria è l'arteria responsabile?**
   L'arteria responsabile è la discendente anteriore sinistra (LAD). Questa discendente anteriore sinistra è una discendente anteriore sinistra di tipo 3 "avvolgente" che perfonde almeno il 25% della parete inferiore del ventricolo sinistro. Circa il 75-80% delle persone ha una discendente anteriore sinistra di tipo 3 (io ne ho una!).

2. **Dove si trova l'occlusione in questa arteria? Come lo sai?**
   L'occlusione è DISTALE rispetto a D1 perché non c'è sopraslivellamento del tratto ST nella derivazione aVL. La derivazione aVL è in grado di reagire reciprocamente alle variazioni nelle derivazioni inferiori, in particolare nella derivazione III. Un'area vascolare deve essere non ischemica per reagire reciprocamente su un ECG a 12 derivazioni.

3. **Sono presenti sopraslivellamento del tratto ST e un'onda T iperacuta di grandi dimensioni nella derivazione V1. Questo indica un'occlusione prossimale alla prima perforante del setto (S1)?**
   Le variazioni nella derivazione V1 riflettono ciò che avviene nel setto interventricolare, circa a metà strada tra la base e l'apice. La prima depolarizzazione ventricolare si verifica lì, ed è tutto ciò che la derivazione V1 può registrare. Il setto più prossimale non può essere visualizzato direttamente su un ECG se non come una tacca nel QRS delle derivazioni V3 o V4. Questo perché l'onda di depolarizzazione non raggiunge il setto basilare (prossimale) prima dei primi 0,04 secondi di attivazione.

4. **Di quale grado di ischemia si tratta e cosa ci dice di questo evento cardiaco?**
   Osservando le derivazioni V2, V3 e probabilmente V4, si può osservare una perdita molto evidente dell'onda S nelle derivazioni in cui ci si aspetterebbe un'onda S significativa. Questo si qualifica come ischemia di Grado III di Birnbaum-Sclarovsky. È

il peggiore! Questo cuore non aveva assolutamente alcuna protezione: nessun circolo collaterale e nessun precondizionamento ischemico. Ci sarà una perdita significativa di miocardio. Stabilire almeno una minima riperfusione sarà difficile, se non impossibile. Una prognosi pessima!

ECG 9

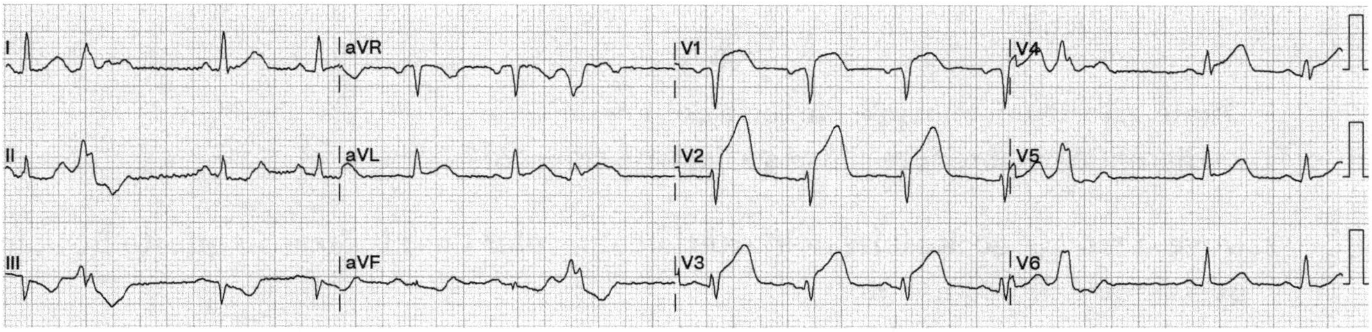

Figura 30-9

1. Quale arteria coronaria è l'arteria colpevole?
2. Dove si trova l'occlusione nell'arteria colpevole? Cosa, in questo ECG, indica la posizione dell'occlusione?
3. Due reperti in questo ECG eliminerebbero immediatamente due delle tre arterie coronarie come colpevoli. Quali sono?
4. Sono presenti pause nel ritmo. L'infarto miocardico sta causando un blocco nel nodo AV?

ECG 9 – Discussione

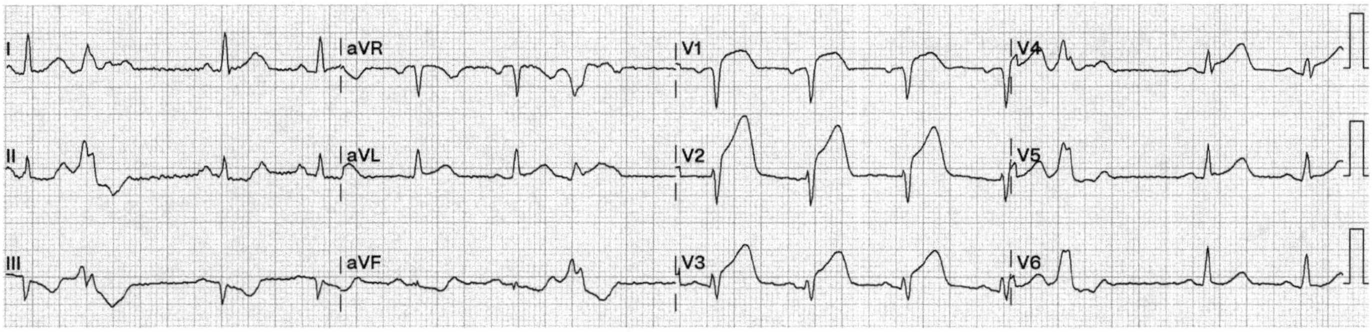

Figura 30-9

1. **Quale arteria coronaria è l'arteria colpevole?**
   La discendente anteriore sinistra è l'arteria colpevole.

2. **Dove si trova l'occlusione nell'arteria colpevole? Cosa indica, su questo ECG, la posizione dell'occlusione?**
   L'occlusione è prossimale a D1 ma distale a S1. La combinazione di sopraslivellamento del tratto ST in derivazione aVL con sopraslivellamento del tratto ST in qualsiasi derivazione precordiale destra (derivazioni V1-V3) indica un'occlusione prossimale a D1. L'occlusione prossimale a S1 è indicata da sopraslivellamento del tratto ST (anche di lieve entità) in derivazione aVR e/o sottoslivellamento del tratto ST in derivazione V5. Se non presente in derivazione V5, allora in derivazione V6. Potrebbe anche manifestarsi con un nuovo blocco di branca destro completo. Nessuno di questi è presente su questo ECG. Pertanto, l'occlusione è prossimale solo a D1.

3. **Due reperti su questo ECG eliminerebbero immediatamente due delle tre arterie coronarie come colpevoli. Quali sono?**
   Il sopraslivellamento del tratto ST nella derivazione aVL esclude la causa principale, mentre il sopraslivellamento del tratto ST in una qualsiasi delle derivazioni V1-V3 esclude la causa principale, ovvero la LCx.

4. **Sono presenti pause nel ritmo. L'infarto miocardico sta causando un blocco nel nodo AV?**
   Le occlusioni della discendente anteriore non causano blocchi nei nodi SA o AV. Si tratta probabilmente di pause compensatorie (anziché non compensatorie) successive ai battiti ectopici ventricolari.

ECG 10

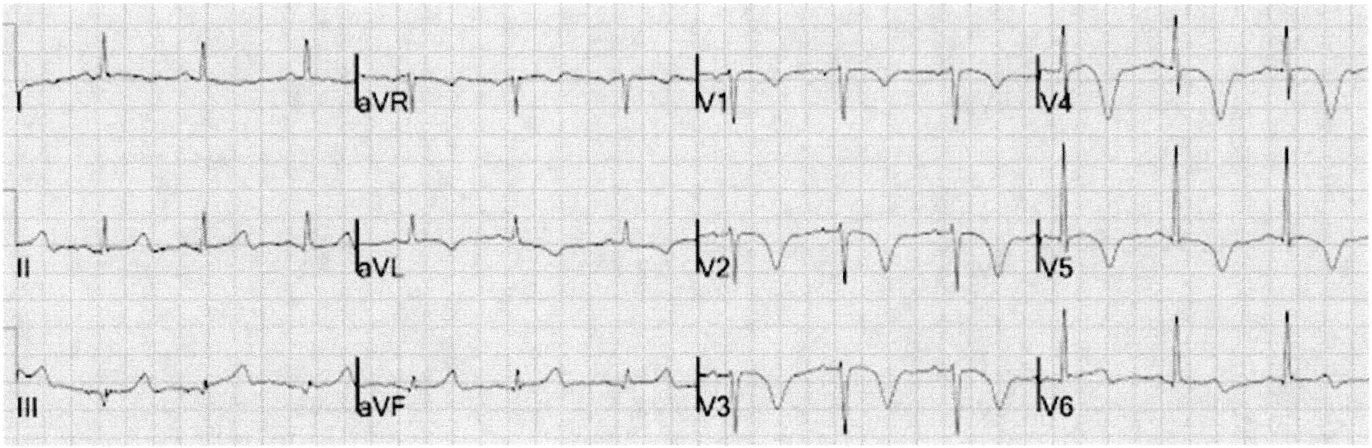

Figura 30-10

Questo ECG è stato registrato su un uomo di 48 anni arrivato al pronto soccorso dopo aver accusato dolore toracico durante la corsa. I paramedici gli hanno somministrato NTG e ora non ha più alcun dolore. Chiede di tornare a casa.

1. Qual è la sua diagnosi?
2. Cosa è successo esattamente?
3. Questo paziente è ancora a rischio?
4. Come definirebbe le onde T su questo ECG? Sono rassicuranti?

ECG 10 – Discussione

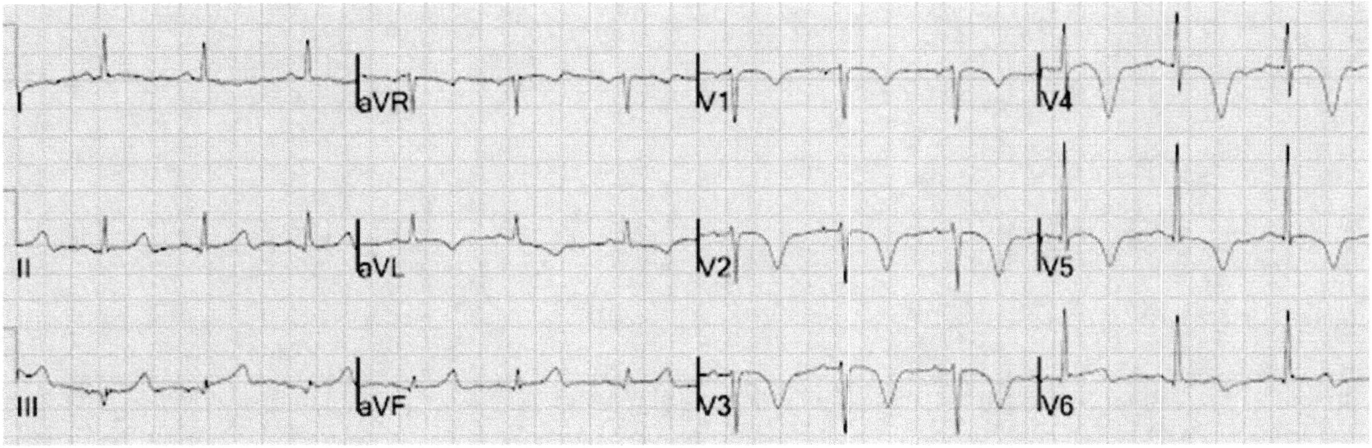

Figura 30-10

Questo ECG è stato registrato su un uomo di 48 anni arrivato al pronto soccorso dopo aver accusato dolore toracico durante la corsa. I paramedici gli hanno somministrato NTG e ora non ha più alcun dolore. Chiede di tornare a casa.

1. **Qual è la sua diagnosi?**
   Sindrome di Wellens.

2. **Cos'è successo esattamente?**
   Il paziente ha avuto un'occlusione momentanea della discendente anteriore prossimale che si è riperfusa spontaneamente.

3. **Questo paziente è ancora a rischio?**
   Assolutamente sì! La placca rotta che ha causato l'occlusione coronarica prossimale iniziale è ancora presente e potrebbe occludersi nuovamente in qualsiasi momento.

4. **Come definirebbe le onde T su questo ECG? Sono rassicuranti?**
   Queste sono onde T di riperfusione e sono rassicuranti solo per il momento. Resta il fatto che questo paziente potrebbe occludersi nuovamente in qualsiasi momento.

ECG 11

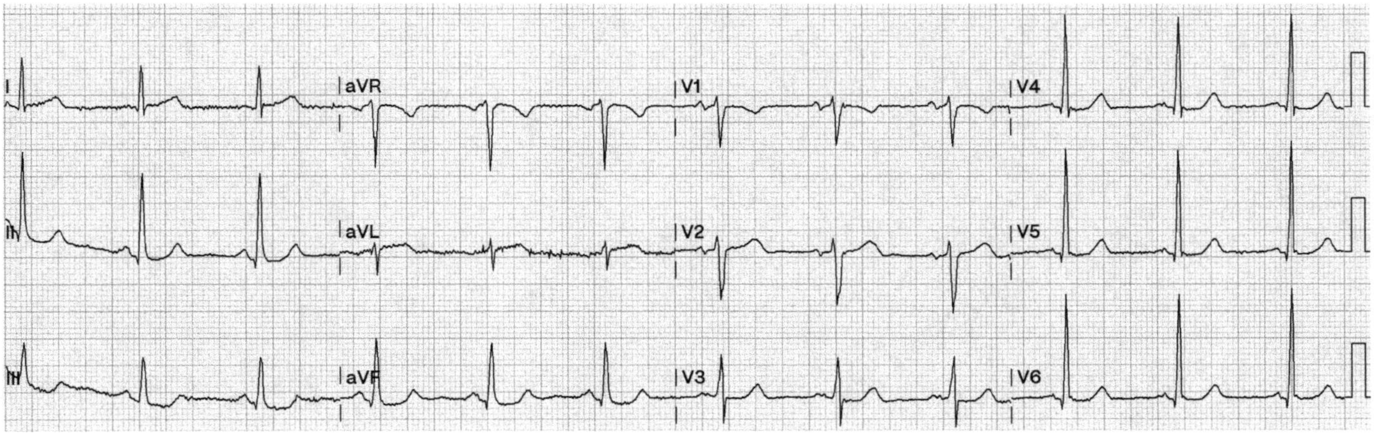

Figura 30-11

Questo ECG proviene da una donna di 61 anni che, dopo una passeggiata al parco, ha sviluppato senso di costrizione toracica e lieve dispnea.

1. Si tratta di a) un infarto miocardico con sopraslivellamento del tratto ST (STEMI), b) un'ischemia subendocardica generalizzata, c) un ECG normale o d) un'infarto miocardico acuto (OMI)?

2. Spiega e giustifica la tua scelta.

3. Elettrodi aggiuntivi, oltre alle 12 derivazioni mostrate, avrebbero aiutato a formulare una diagnosi?

4. È presente qualche segno indicativo di ischemia epicardica acuta?

ECG 11 – Discussione

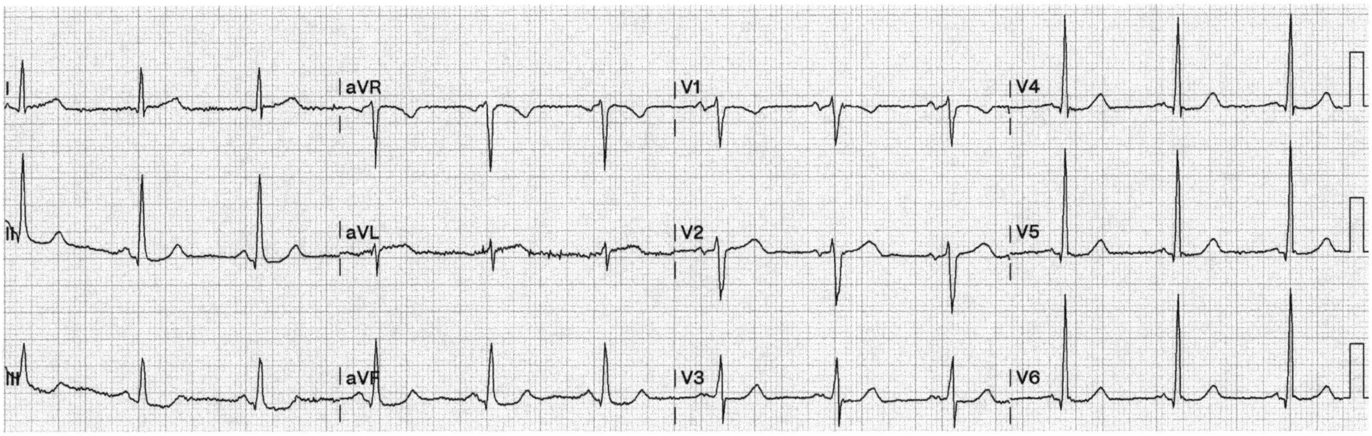

Figura 30-11

Questo ECG proviene da una donna di 61 anni che, dopo una passeggiata al parco, ha sviluppato senso di costrizione toracica e lieve dispnea.

1. **Si tratta di a) uno STEMI, b) un'ischemia subendocardica generalizzata, c) un ECG normale o d) un OMI?**
   Questo non soddisfa i criteri per uno "STEMI", quindi non possiamo definirlo uno "STEMI". Non c'è ischemia subendocardica generalizzata. Non si tratta assolutamente di un ECG normale. Vi è evidenza ECG di un infarto miocardico occlusivo (OMI). Nella gestione di questo paziente, si farebbe affidamento anche su ECG seriali, troponine seriali ed ecocardiogramma.

2. **Spiega e giustifica la tua scelta.**
   È presente un lieve sopraslivellamento del tratto ST nelle derivazioni I e aVL con un sottoslivellamento reciproco più evidente nelle derivazioni inferiori. Ricorda la Regola di Jones: qualsiasi sottoslivellamento del tratto ST sull'ECG di un paziente con dolore toracico credibile è un'alterazione reciproca fino a prova contraria.

3. **Derivazioni aggiuntive, oltre alle 12 mostrate, avrebbero aiutato a formulare una diagnosi?**
   Probabilmente no. Non c'è nulla di male nel registrare derivazioni aggiuntive (ECG destro o derivazioni posteriori), ma non credo che sarebbero state utili in questo caso.

4. **È presente qualche segno indicativo di ischemia epicardica acuta?**
   La derivazione aVL presenta un classico segno di Jones con un segmento ST che inizia nel punto J e si sviluppa in linea retta fino al picco dell'onda T. Questo suggerisce fortemente un segmento ST in movimento verso un sopraslivellamento del tratto ST convesso verso l'alto. Il segno di Jones viene utilizzato solo nel contesto di un paziente con sintomi compatibili con una sindrome coronarica acuta.

ECG 12

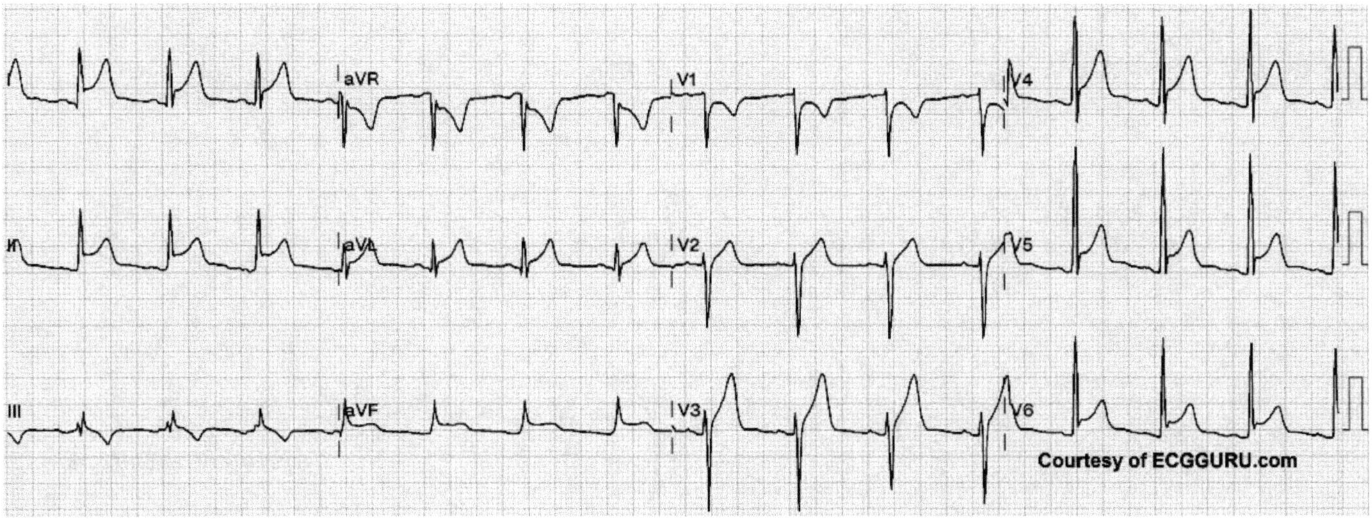

Figura 30-12

Il paziente è un uomo di 33 anni che ha sviluppato forti dolori toracici retrosternali, che peggioravano tossendo o sdraiandosi. Ha avuto vomito e diarrea, durati 2-3 giorni circa una settimana e mezza prima dell'insorgenza del dolore toracico.

1. Qual è la sua diagnosi?

2. A quali reperti di questo ECG attribuisce la sua diagnosi?

3. Quale segno è evidente nelle derivazioni I, II, aVF, V4-V6?

4. Questo segno è patognomonico per questa condizione?

ECG 12 – -Discussione

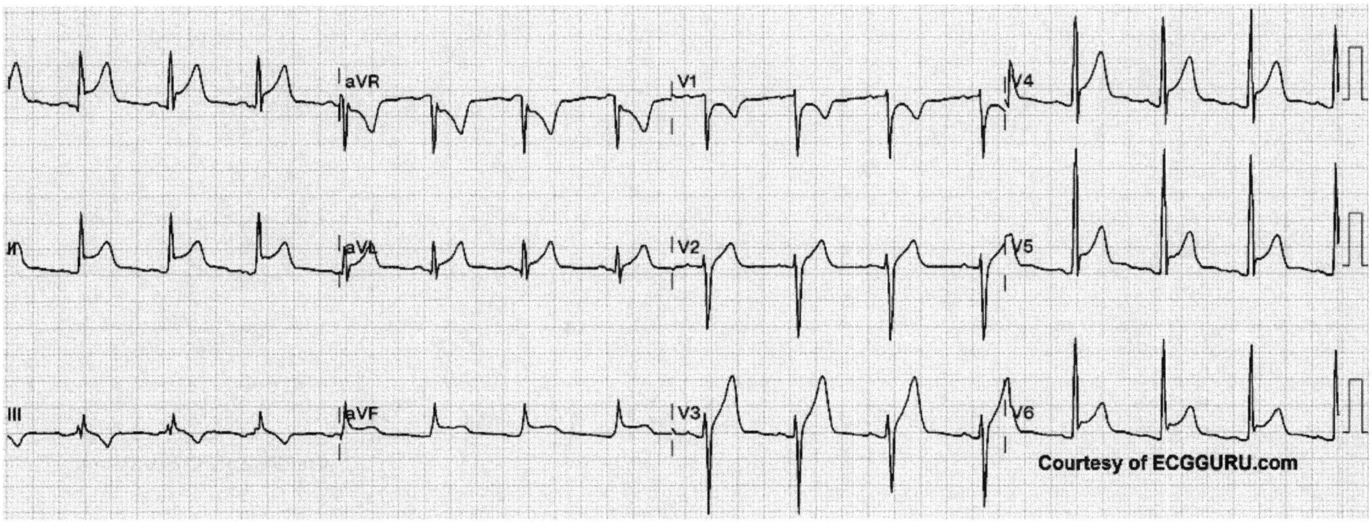

Figura 30-12

Il paziente è un uomo di 33 anni che ha sviluppato forti dolori toracici retrosternali, che peggioravano tossendo o sdraiandosi. Ha avuto vomito e diarrea, durati 2-3 giorni circa una settimana e mezza prima dell'insorgenza del dolore toracico.

Qual è la sua diagnosi?
Pericardite acuta.

A quali reperti di questo ECG attribuisce la sua diagnosi?
1) Sopraslivellamento generalizzato del tratto ST che attraversa i confini vascolari, 2) depressione del tratto PR (sopraslivellamento in derivazione aVR), 3) concavità ascendente dei tratti ST, 4) inclinazione discendente dei tratti T-P (segno di Spodick) e 5) onde T prominenti. E... ho auscultato il suo torace e ho sentito uno sfregamento!

Quale segno è evidente nelle derivazioni I, II, aVF, V4-V6?
Segno di Spodick.

Questo segno è patognomonico per questa condizione?
Nessuno dei reperti menzionati per la pericardite acuta è patognomonico per tale condizione, ad eccezione di uno sfregamento pericardico. Il sopraslivellamento del tratto ST in diverse aree vascolari può verificarsi con occlusioni prossimali di una qualsiasi delle tre arterie coronarie. La depressione e il sopraslivellamento del segmento PR possono verificarsi in caso di ischemia/infarto atriale. La concavità verso l'alto di un sopraslivellamento del tratto ST può verificarsi in caso di ripolarizzazione precoce e infarto miocardico acuto. Il segno di Spodick può verificarsi in caso di infarto miocardico acuto (ne avete visto un esempio). Onde T prominenti si verificano in molte condizioni e persino in persone sane. Come dice il Dott. Stephen Smith: "Diagnosticate la pericardite a vostro rischio e pericolo!". Non è una diagnosi da fare da

inesperti. Le conseguenze di una diagnosi errata e della conseguente cattiva gestione possono essere devastanti!

ECG 13

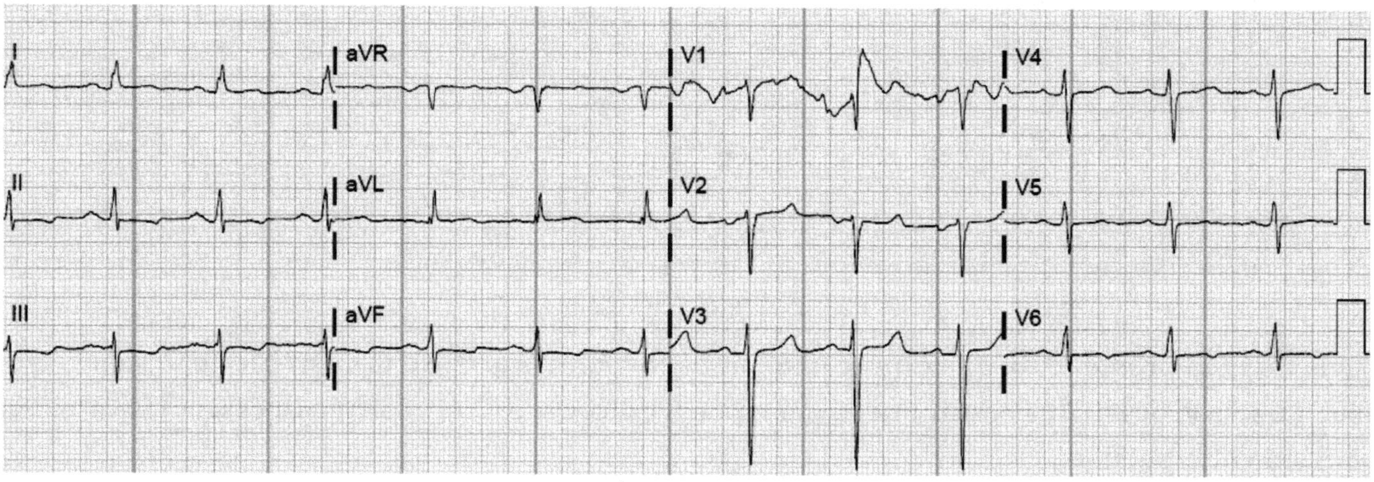

Figura 30-13

Questo ECG proviene da una donna di 62 anni che lamenta senso di costrizione toracica. È la sua quarta visita in due settimane. Ogni volta, il dolore si risolveva prima di essere visitato, ma questa volta persiste.

1. Nota qualcosa che la preoccupa in questo ECG?
2. C'è qualcosa che spiega i suoi sintomi?
3. Ci sono reperti che soddisfano i requisiti per STEMI?
4. Ci sono reperti compatibili con il paradigma OMI?

ECG 13 – Discussione

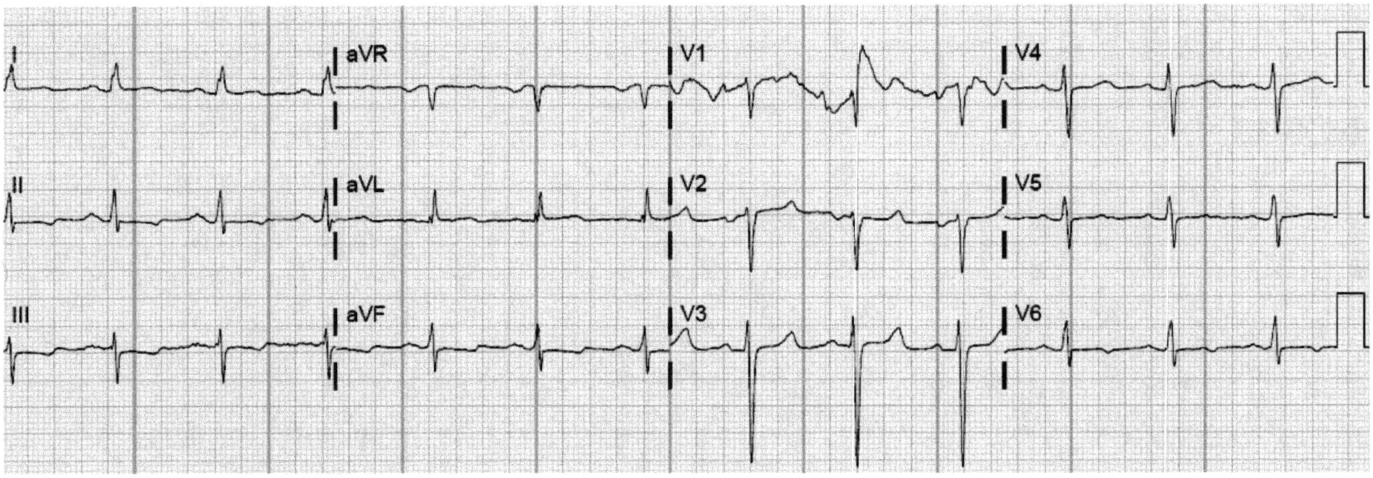

Figura 30-13

Questo ECG proviene da una donna di 62 anni che lamenta senso di costrizione toracica. È la sua quarta visita in due settimane. Ogni volta, il dolore si è risolto prima di essere visitato, ma questa volta persiste.

1. **Nota qualcosa che la preoccupa in questo ECG?**
   C'è un sottoslivellamento del tratto ST molto lieve nelle derivazioni II, III e aVF. Altrimenti, si osservano generalmente tratti ST piatti con la possibilità di un sopraslivellamento del tratto ST molto lieve in derivazione aVL. Generalmente, questi reperti sarebbero definiti alterazioni aspecifiche del tratto ST-T. Tuttavia, hanno un significato nel paradigma OMI.

2. **C'è qualcosa che spiega i suoi sintomi?**
   Anche se non si osserva il lieve sopraslivellamento del tratto ST in derivazione aVL, si ricordi la Regola di Jones: qualsiasi sottoslivellamento del tratto ST sull'ECG di un paziente con dolore toracico credibile è un'alterazione reciproca fino a prova contraria. Inoltre, si ricordi il primo corollario: l'alterazione reciproca può comparire prima della variazione primaria del sopraslivellamento del tratto ST.

3. **Ci sono reperti che soddisfano i requisiti per STEMI?**
   No. Ma non dovresti lasciarti turbare da questo.

4. **Ci sono reperti compatibili con il paradigma OMI?**
   L'anamnesi del paziente e il sottoslivellamento del tratto ST nelle derivazioni inferiori. Tuttavia, il paradigma OMI non dipende solo dall'ECG: anche l'anamnesi del paziente, l'esame obiettivo, gli ECG seriali, i dosaggi seriali della troponina e l'ECO al letto del paziente svolgono un ruolo importante. Il concetto del paradigma OMI è determinare se si è verificata o meno un'occlusione di un'arteria coronaria, non perdere tempo

a misurare i tratti ST e a prendere decisioni basate su dati, test e metodi da tempo considerati inaccettabili per un uso continuato.

ECG 14

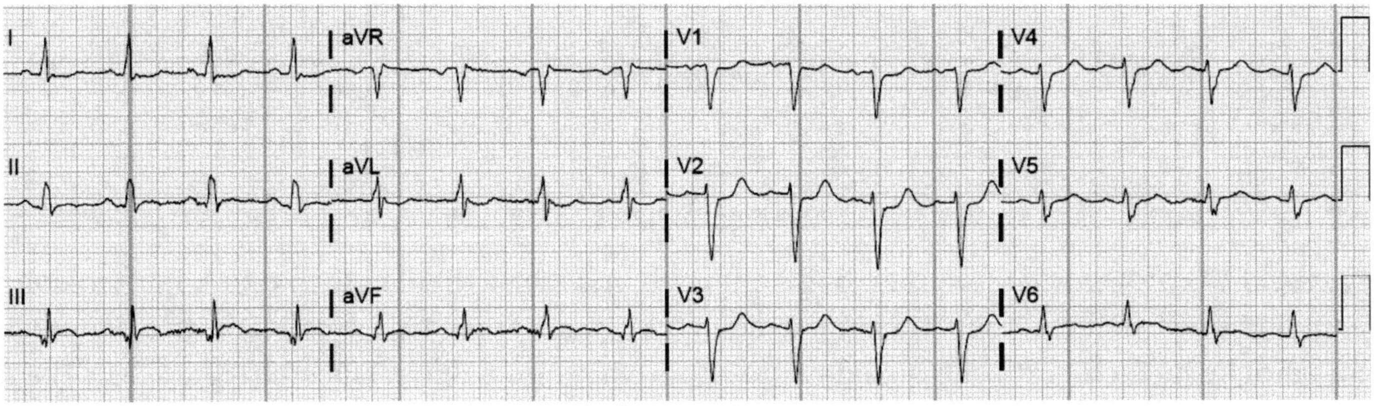

Figura 30-14

Questo ECG proviene da un uomo di 48 anni con una storia di diabete di tipo 1, ipertensione e un'anamnesi di forte fumo. Ha iniziato ad avere bruciore epigastrico con nausea e diaforesi. Sua moglie ha dichiarato che inizialmente appariva molto pallido. Questo (Figura 30-14) è il suo primo ECG all'arrivo al pronto soccorso.

1. Quale vaso è il responsabile?

2. In quale punto del vaso si trova l'occlusione?

3. Quante aree vascolari sono coinvolte?

4. Questo ECG è classificabile come STEMI? Quali sono le implicazioni?

ECG 14 – Discussione

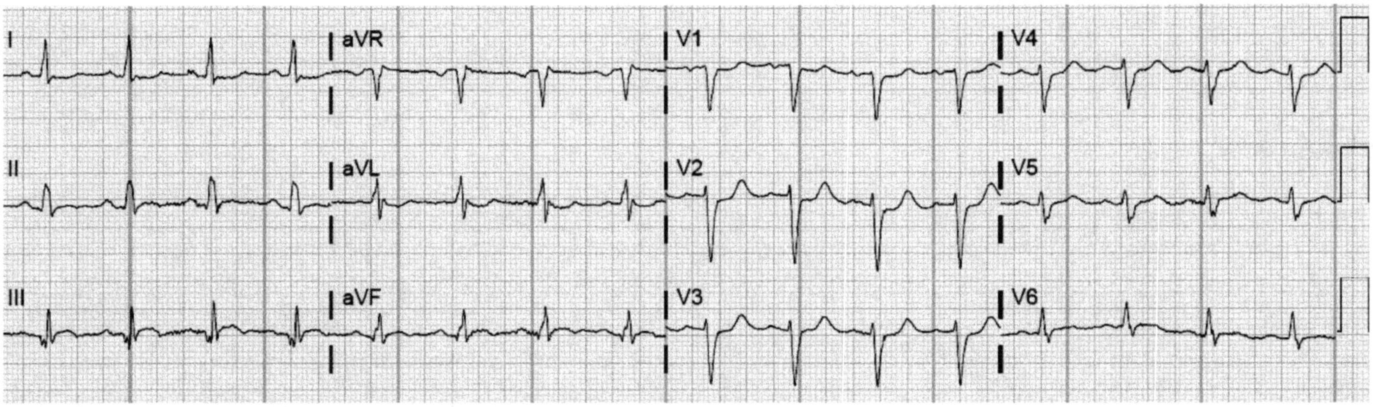

Figura 30-14

Questo ECG proviene da un uomo di 48 anni con una storia di diabete di tipo 1, ipertensione e un'anamnesi di forte fumo. Ha iniziato ad avere bruciore epigastrico con nausea e diaforesi. Sua moglie ha dichiarato che inizialmente appariva molto pallido. Questo (Figura 30-14) è il suo primo ECG all'arrivo in pronto soccorso.

1. **Quale vaso è il responsabile?**
   L'arteria coronaria destra, non la clavicola coronarica! Il sopraslivellamento del tratto ST in derivazione III è più alto del sopraslivellamento del tratto ST in derivazione II.

2. **In quale punto del vaso si trova l'occlusione?**
   L'occlusione è distale all'arteria marginale destra (ramo) dell'arteria coronaria destra. Non vi è evidenza di infarto ventricolare destro (è presente un sottoslivellamento del tratto ST in derivazione V1), quindi l'occlusione è distale all'arteria marginale.

3. **Quante aree vascolari sono coinvolte?**
   La parete inferiore e la parete inferolaterale (precedentemente "posteriore").

4. **Questo ECG è classificabile come STEMI?**
   In base alle mie misurazioni, c'è almeno 1 mm di sopraslivellamento del tratto ST nelle derivazioni II e III. I criteri per lo STEMI richiedono un sopraslivellamento del tratto ST in due derivazioni adiacenti, e le derivazioni II e III NON sono certamente adiacenti: sono separate dalla derivazione aVF. Tuttavia, appartengono allo stesso gruppo vascolare, il che di solito lo rende accettabile. Le derivazioni da V1 a V3 sembrano tutte presentare almeno 1 mm di sottoslivellamento del tratto ST. La risposta è "Sì. Questo ECG si qualifica come STEMI in base alle derivazioni II e III".

ECG 15

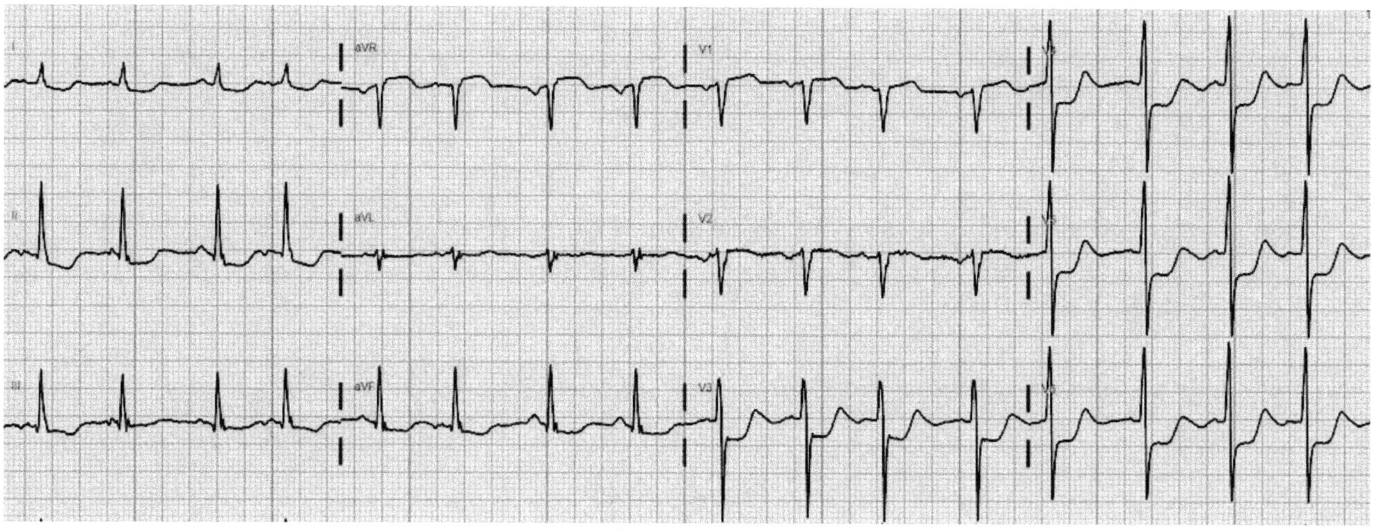

Figura 30-15

1. Cosa sta succedendo qui? Che tipo di ischemia è questa?

2. Quale/i vaso/i potrebbe/possono causare questo ECG?

3. Quelle onde T di De Winter sono nelle derivazioni V4-V6? Giustifica la tua risposta.

4. Quali sono alcuni scenari prospettici che potrebbero causare un ECG come questo, ovvero quale evento produce un ECG come questo?

ECG 15 – Discussione

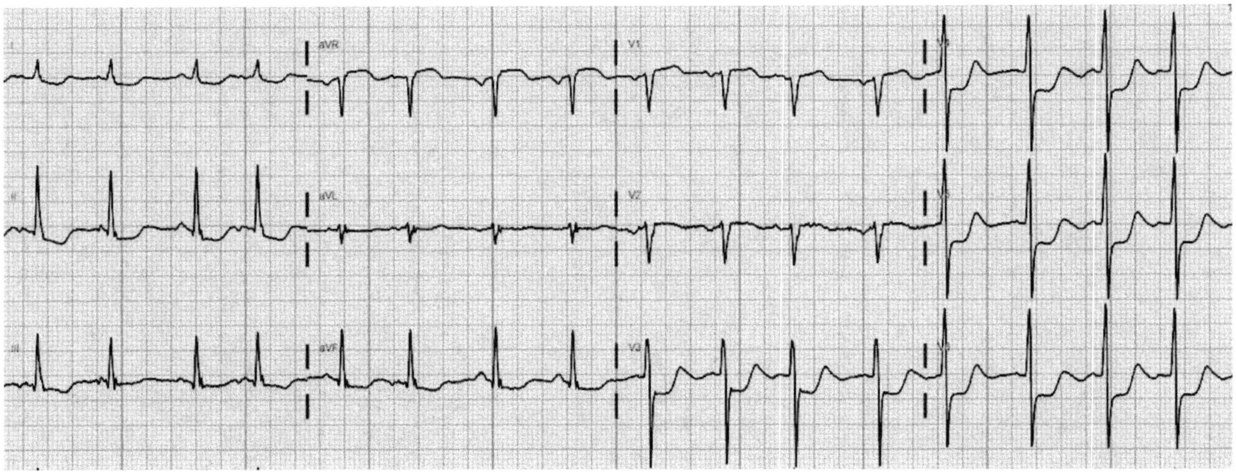

Figura 30-15

1. **Cosa sta succedendo qui? Che tipo di ischemia è questa?**
Si tratta di un mix di ischemia subendocardica regionale e ischemia subendocardica circonferenziale. Non è insolito osservare entrambi i tipi di ischemia sullo stesso ECG.

2. **Quale/i vaso/i potrebbe/possono causare questo ECG?**
È probabile che tutto ciò sia dovuto a un'occlusione parziale dell'arteria coronaria mediale sinistra (LMCA) o a una patologia trivascolare prossimale. Non sembra trattarsi di un'occlusione completa acuta. È presente un sottoslivellamento del tratto ST in otto, forse nove, derivazioni.

3. **Sono onde T di de Winter nelle derivazioni V4-V6? Giustifica la tua risposta.**
No. In entrambi i casi è presente un plateau del sottoslivellamento del tratto ST prima che ritorni alla linea di base. Le onde T di de Winter sono anche onde T iperacute. NON ci sono onde T iperacute su questo ECG. L'ischemia non si sta avvicinando alla superficie epicardica.

4. **Quali sono alcuni scenari prospettici che potrebbero dare origine a un ECG come questo, ovvero quale evento produce un ECG come questo?**
È probabile che vi sia un'ostruzione fissa al flusso in uno o più vasi che, sebbene non completamente occlusi, non riescono a fornire al cuore sangue a sufficienza quando necessario. Questo tipo di situazioni può causare un infarto miocardico di tipo II, ovvero un infarto dovuto a un apporto insufficiente di sangue ossigenato rispetto a una maggiore richiesta, senza che si verifichi un'occlusione acuta di un'arteria coronaria. Una perdita di sangue acuta, l'anemia, l'ipossia dovuta a sedazione eccessiva (farmaci, farmaci, alcol) o lo sforzo potrebbero scatenare una situazione che dà origine a un ECG come questo.

ECG 16

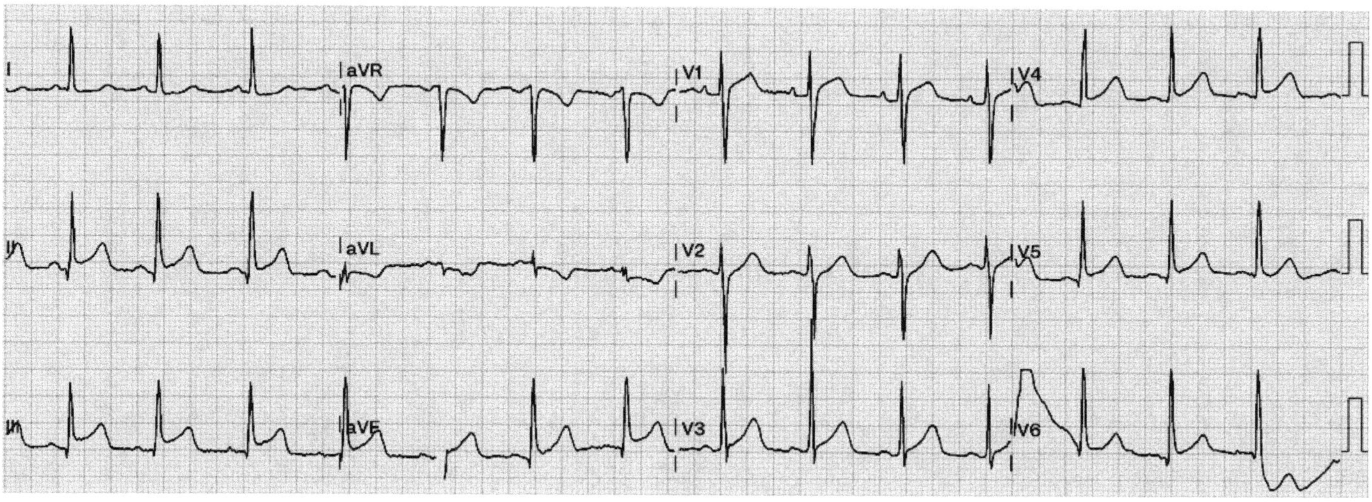

Figura 30-16

Questo ECG è stato registrato su una donna di 24 anni che lamentava dolore toracico dopo una notte di forti bevute. Non presentava altri fattori di rischio.

1. Considerando l'anamnesi, l'ECG e l'età della paziente, qual è la diagnosi più probabile?

2. Giustifica la tua diagnosi.

ECG 16 – Discussione

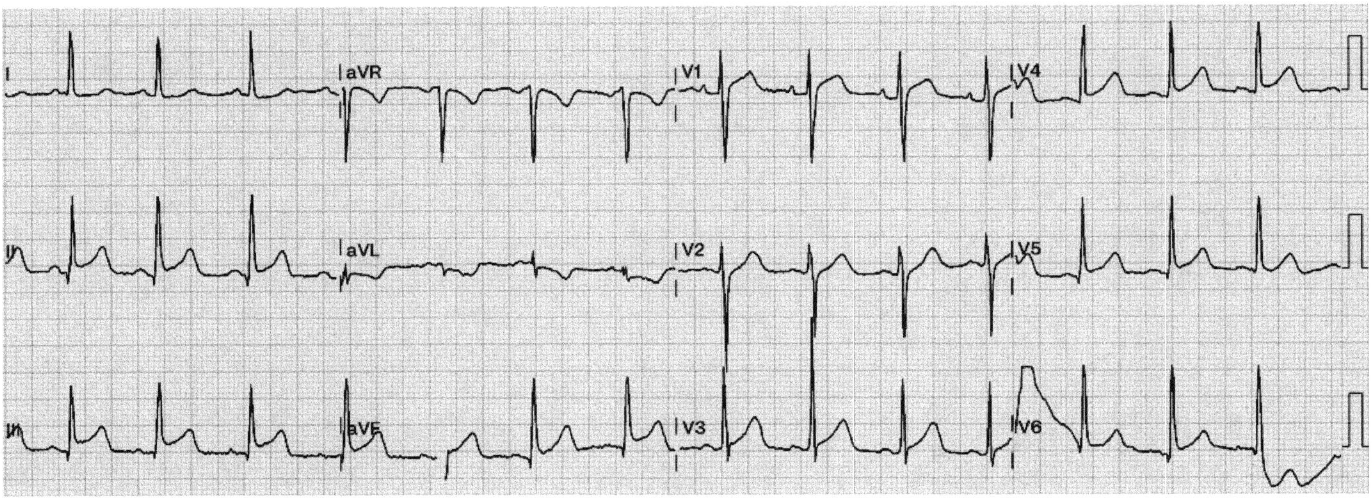

Figura 30-16

Questo ECG è stato registrato su una donna di 24 anni che lamentava dolore toracico dopo una notte di forti bevute. Non presentava altri fattori di rischio.

1. **Considerata l'anamnesi, l'ECG e l'età della paziente, qual è la diagnosi più probabile?**
   La diagnosi più probabile è un infarto miocardico acuto, in base al fatto che lamenta dolore toracico con sopraslivellamento del tratto ST nelle derivazioni inferiori e una variazione reciproca nella derivazione aVL. Non si tratta di riscontri discreti!

2. **Giustifica la tua diagnosi.**
   L'ho appena fatto!

Lo scopo di questo ECG è ricordarti quanto segue:

1. I giovani possono avere veri e propri infarti miocardici acuti senza aver fatto uso di cocaina o altre droghe e senza aver subito traumi.

2. I giovani ubriachi possono avere infarti miocardici acuti.

3. Le giovani donne possono avere infarti miocardici acuti non associati a dissezione coronarica spontanea o gravidanza.

4. Lascia la diagnosi di pericardite acuta a chi ha più esperienza (se non sei tu). Chiunque abbia una ragionevole esperienza e competenza considererà QUELLA diagnosi come una diagnosi di esclusione. Eppure, ho visto così tanti casi in cui la prima parola pronunciata da un giovane medico è stata "PERICARDITE!".

ECG 17

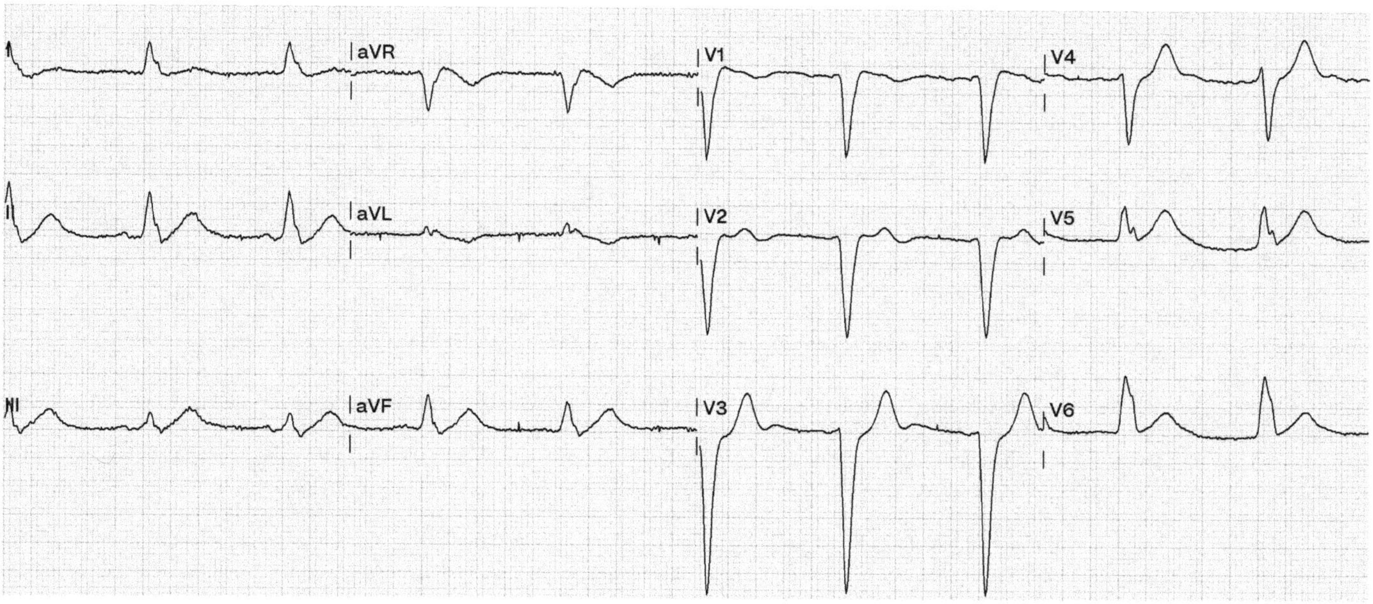

Figura 30-17

1. Cosa sta succedendo qui? (I risultati sono molto sottili. Dimenticate i criteri STEMI e usate un occhio critico e le vostre conoscenze acquisite.)

2. C'è un'occlusione manifestata su questo ECG?

3. Motivate la vostra risposta.

4. Come posso evitare di non notare questi risultati?

ECG 17 – Discussione

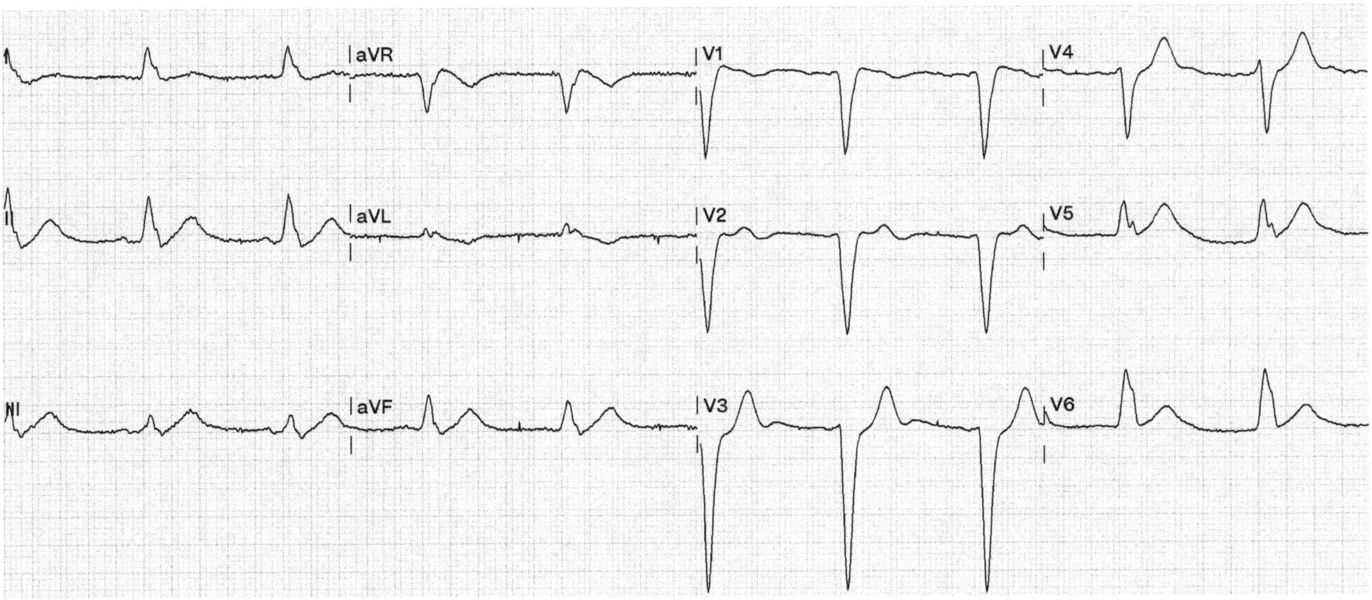

Figura 30-17

1. **Cosa sta succedendo qui? (I risultati sono molto sfumati. Dimenticate i criteri per lo STEMI e usate un occhio critico e le vostre conoscenze acquisite.)**
   È presente un blocco di branca sinistra (QS profondo in V1 e onde R monofasiche larghe con slargamento nelle derivazioni I, V5 e V6).

2. **Si manifesta un'occlusione su questo ECG?**
   Sì, anche se non soddisfa il protocollo per lo STEMI. Il riconoscimento si basa sulla capacità di notare il lieve sottoslivellamento del tratto ST in V3 e le lievi onde T iperacute nelle derivazioni II, III, aVF, V5, V6 e (probabilmente) V4.

3. **Giustificate la vostra risposta.**
   Il sottoslivellamento del tratto ST in V3 è di 1,0 mm ed è concordante con la polarità dell'intervallo QRS. Questo è diagnostico per un infarto miocardico acuto in presenza di blocco di branca sinistra secondo i criteri di Sgarbossa / modifica di Smith. Poiché le onde T nelle derivazioni inferiori iniziano al di sotto della linea di base, un autore ritiene che si possano definire onde T di De Winter. Sebbene le onde T di De Winter siano state originariamente segnalate come prova di un'occlusione della discendente anteriore prossimale, sono state segnalate anche nelle derivazioni inferiori.

4. **Come posso evitare di non notare questi risultati?**
   Acuisci la tua acuità visiva per riconoscere deviazioni del tratto ST anche di soli 0,5 mm. Tali deviazioni (sopraslivellamento o sottoslivellamento del tratto ST) sono molto significative nel paradigma OMI. Dimentica il paradigma STEMI! Renditi conto che se hai sempre cercato onde T alte che rappresentano onde T iperacute, ti sono

sfuggite molte onde T iperacute. Cinque derivazioni presentano onde T iperacute e NESSUNA di esse è alta!

ECG 18

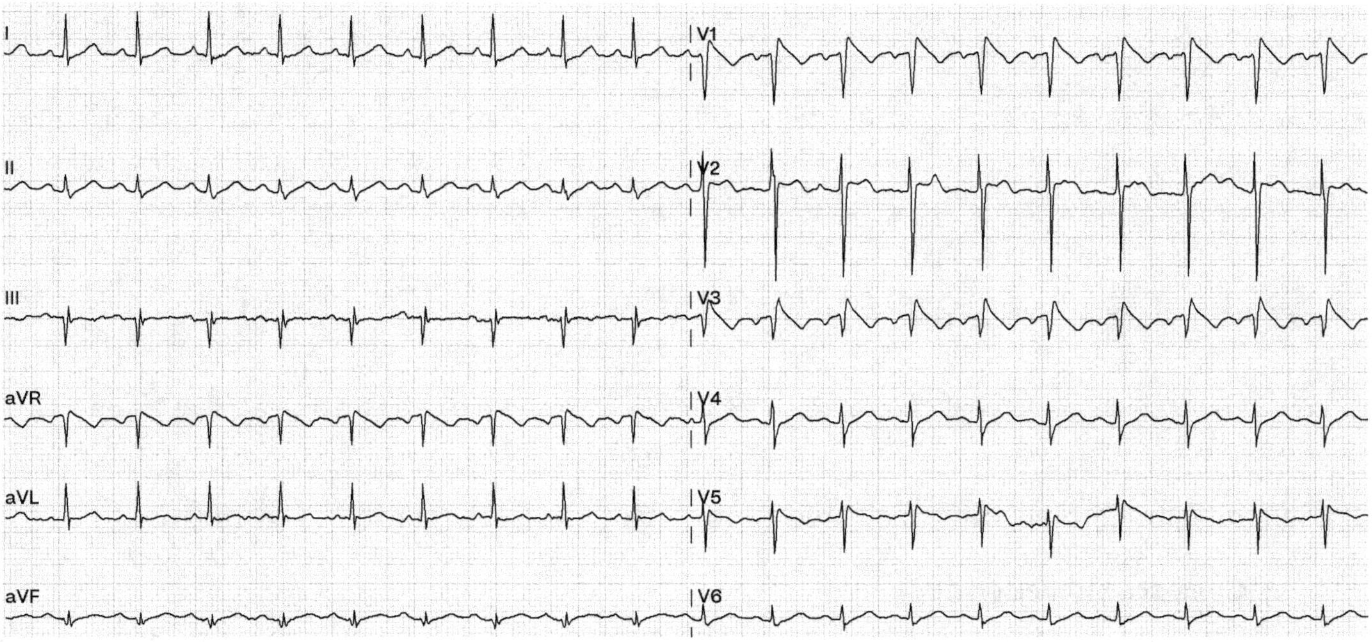

Figura 30-18

Il paziente è un uomo bianco di 32 anni senza fattori di rischio cardiaco significativi.

1. Cosa sta succedendo?
2. Cosa c'è di insolito in questo reperto?
3. Qual era probabilmente il problema lamentato dal paziente?
4. Se visitasse questo paziente al pronto soccorso, lo dimetterebbe e lo farebbe tornare a casa?

ECG 18 – Discussione

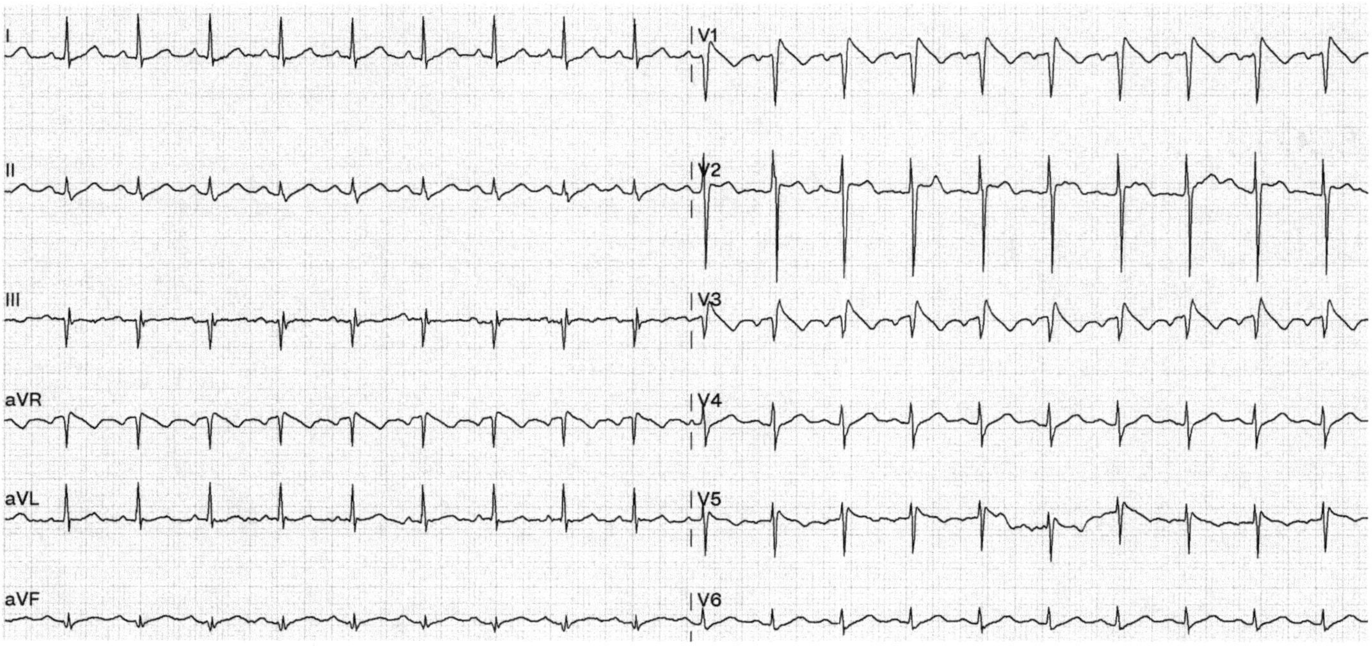

Figura 30-18

Il paziente è un uomo bianco di 32 anni senza fattori di rischio cardiaco significativi.

1. **Cosa sta succedendo?**
   Questo paziente presenta un quadro clinico tipico della sindrome di Brugada di tipo 1. NON si tratta del sopraslivellamento del tratto ST tipico di ischemia acuta o iperkaliemia.

2. **Cosa c'è di insolito in questo reperto**?
   È presente un quadro clinico di tipo 1 (diagnostico della sindrome) in derivazione V1, un quadro clinico di tipo 2 (suggestivo, ma non diagnostico) in derivazione V2 e un altro quadro clinico di tipo 1 in derivazioni V3 e aVR.

3. **Qual è stato il probabile disturbo lamentato dal paziente?**
   Vertigini o sincope. Il dolore toracico sarebbe improbabile data l'età e l'assenza di fattori di rischio. La sindrome di Brugada non si presenta con dolore toracico.

4. **Se visitasse questo paziente al pronto soccorso, lo dimetterebbe e lo farebbe tornare a casa?**
   Richiederei una visita cardiologica prima delle dimissioni. Il paziente ha una comprovata sindrome di Brugada e molto probabilmente ha avuto un evento cardiaco avverso. Non dovrebbe essere dimesso senza una visita cardiologica.

ECG 19

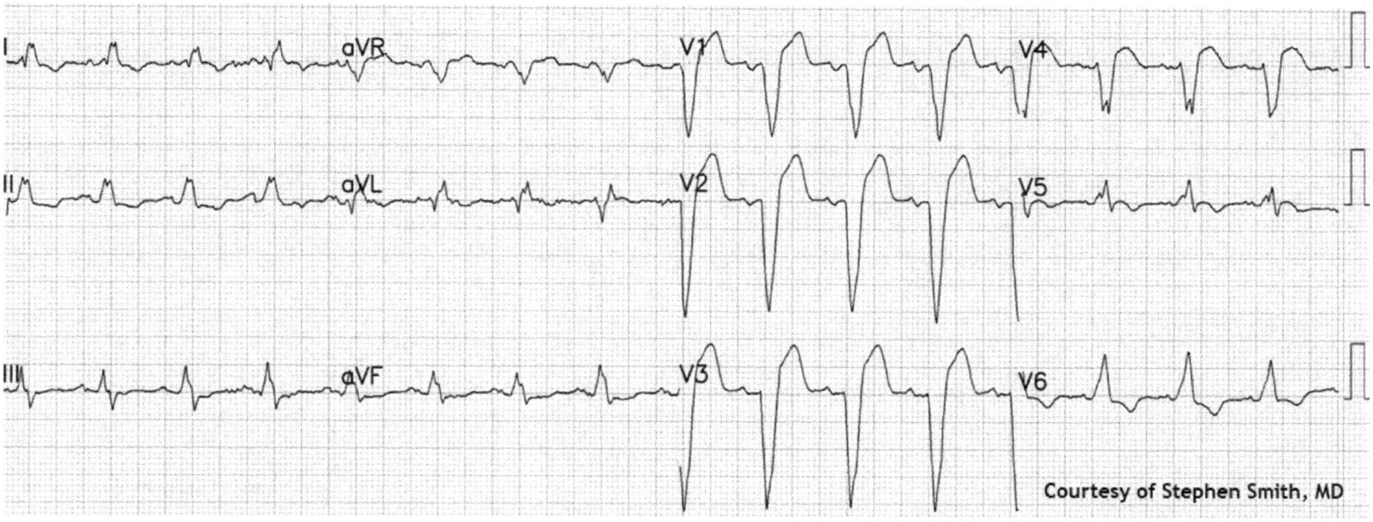

Figura 30-19

Questo è l'ECG registrato da un uomo di 67 anni con una storia di ipertensione e angina. Presenta dolore toracico retrosternale.

1. Qual è la causa dei complessi QRS larghi? Indica un'acutezza?
2. È presente un sopraslivellamento del tratto ST nelle derivazioni V1-V4. È un valore accettabile dovuto al blocco di branca sinistra?
3. È possibile determinare la presenza di un infarto miocardico antero-apicale (precedentemente "anterosettale")?
4. Quali informazioni erano necessarie per la diagnosi?

ECG 19 – Discussione

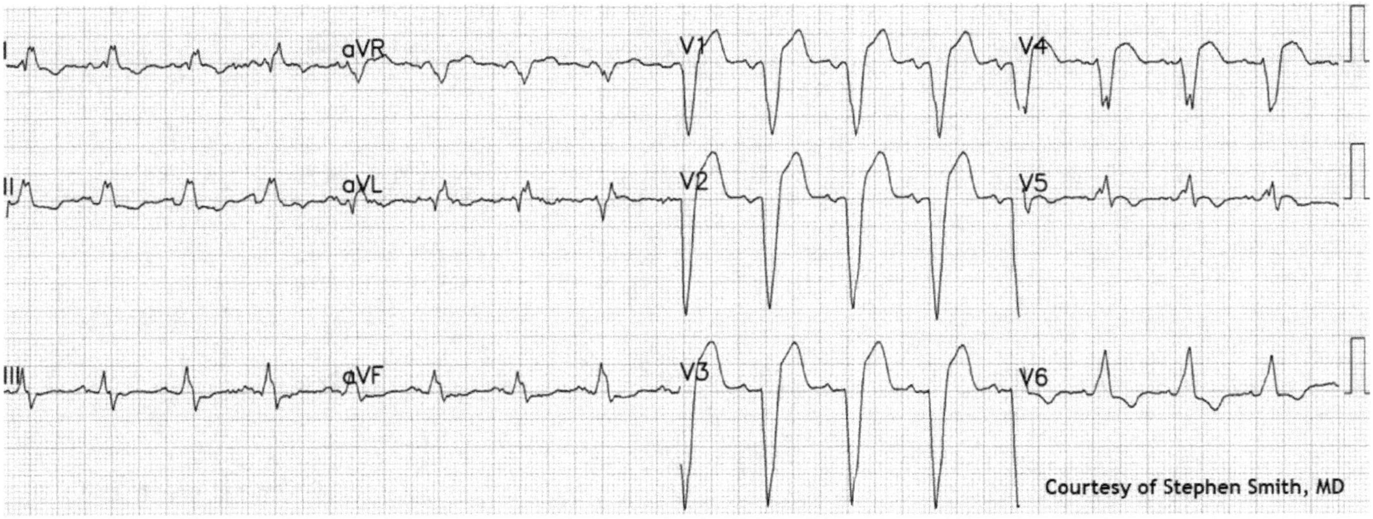

Questo è l'ECG registrato da un uomo di 67 anni con una storia di ipertensione e angina. Presenta dolore toracico retrosternale.

1. **Qual è la causa dei complessi QRS larghi? Indica acuità?**
   Blocco di branca sinistra completo (BBS o cBBS). NON indica acuità.

2. **È presente un sopraslivellamento del tratto ST nelle derivazioni V1-V4. È un valore accettabile dovuto al BBS?**
   È presente un sopraslivellamento del tratto ST di almeno 5 mm nelle derivazioni V2 e V3, ma le onde S sono molto profonde, conferendo un'ampiezza notevole ai complessi QRS. L'entità del sopraslivellamento del tratto ST nel cBBS è proporzionale all'ampiezza del QRS, ma potrebbe essere leggermente eccessiva.

3. **È possibile determinare se è presente un infarto miocardico antero-apicale (precedentemente "anterosettale")?**
   Sì! Il problema è se vediamo un infarto miocardico acuto nascosto in un blocco di branca sinistra o solo un BBS completo. Il Dott. Stephen Smith ha migliorato i famosi criteri di Sgarbossa per la diagnosi di infarto miocardico acuto in presenza di blocco di branca sinistra. La modifica di Smith ha modificato due aspetti: il terzo criterio (sopraslivellamento eccessivo del tratto ST nelle derivazioni V1-V3 ≥ 5 mm) è stato modificato in un rapporto ST/S (derivazioni V1-V3) ≥ 0,25, e il sistema basato sui punti è stato omesso: uno qualsiasi dei tre criteri qualificherebbe l'ECG come positivo per infarto miocardico in presenza di blocco di branca sinistra.

4. **Quali informazioni erano necessarie per effettuare la diagnosi?**
   Abbiamo bisogno dell'entità del sopraslivellamento del tratto ST misurato rispetto alla linea di base e della profondità dell'onda S misurata rispetto alla linea di base.

Iniziamo con la derivazione che sembra avere il sopraslivellamento del tratto ST maggiore, la derivazione V3, che presenta 5,0 mm di sopraslivellamento del tratto ST. La profondità dell'onda S nella stessa derivazione è di 21,0 mm. Calcolo che il rapporto sia 0,24 (in realtà 0,238). Non c'è infarto miocardico... ma non siamo limitati a un solo tentativo in una sola derivazione. Proviamo tutti i complessi QRS nelle derivazioni V1-V3...

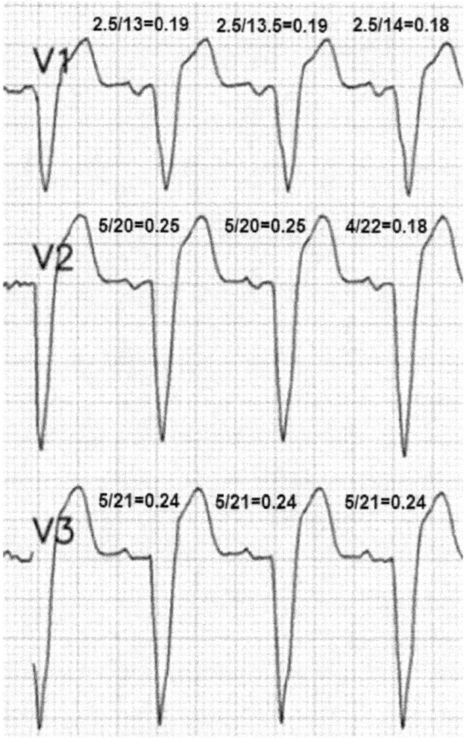

Figura 30-20

Ho calcolato il rapporto ST/S per nove complessi QRS nelle derivazioni V1-V3. Dobbiamo avere un rapporto ≥ 0,25 per qualificarci come infarto miocardico acuto + blocco di branca sinistra. Due dei nove complessi QRS misurati avevano un rapporto di esattamente 0,25. Ti senti a tuo agio nel definirlo un infarto miocardico acuto? In teoria, potremmo... ma personalmente non mi sentirei a mio agio a chiamare l'équipe di cateterismo nel cuore della notte senza prove migliori di queste. Dovremmo ottenere un livello di troponina e un ecocardiogramma immediato. Se il primo risultato della troponina non è positivo, sarà necessario un secondo. Qualsiasi troponina prelevata meno di quattro ore dopo l'insorgenza dei sintomi potrebbe essere un falso negativo. In caso di anomalia della cinetica parietale regionale, consulterei il cardiologo.

E ricorda sempre: due situazioni richiedono una visita in sala di emodinamica nonostante i criteri per STEMI:

1. se il paziente non riesce a guarire dal dolore nonostante la terapia medica e
2. se il paziente diventa emodinamicamente o elettricamente instabile.

Questa pagina è stata lasciata intenzionalmente vuota.

ECG 20

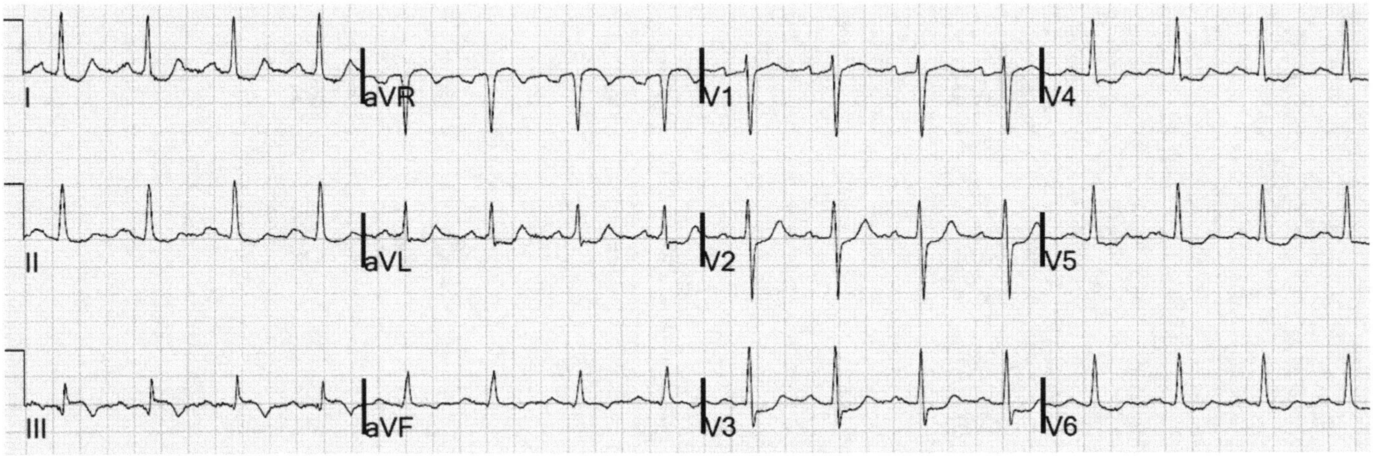

Figura 30-21

1. Cosa sta succedendo?
2. C'è un sopraslivellamento del tratto ST pari o superiore a 1,0 mm in almeno due derivazioni contigue?
3. Questo ECG è classificabile come infarto miocardico secondo i criteri STEMI?
4. Come si spiega il sopraslivellamento isolato del tratto ST nella derivazione III e cosa significa?

ECG 20 – Discussione

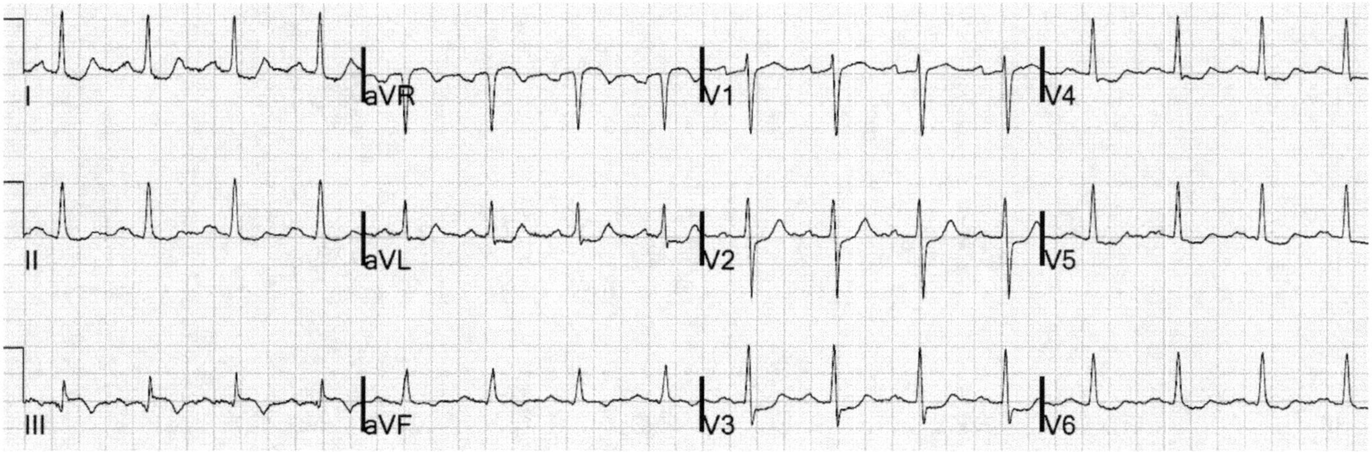

Figura 30-21

1. **Cosa sta succedendo qui?**
   È presente un infarto miocardico acuto molto pericoloso, che presenta il "pattern di Aslanger".

2. **È presente un sopraslivellamento del tratto ST pari o superiore a 1,0 mm in almeno due derivazioni contigue?**
   No... ed è per questo che questo pattern viene così facilmente ignorato!

3. **Questo ECG si qualifica come infarto miocardico secondo i criteri STEMI?**
   No.

4. **Come si spiega il sopraslivellamento isolato del tratto ST in derivazione III e cosa significa?**
   L'area ischemica è molto spostata a destra. In questo caso, coinvolge solo una parte sufficiente della parete inferiore del ventricolo sinistro per manifestare un sopraslivellamento del tratto ST in derivazione III. Ma se si osserva attentamente, si notano tre segnali molto preoccupanti: 1) sottoslivellamento del tratto ST nelle derivazioni I e aVL, 2) segmento ST isoelettrico (normale) in V1 seguito da sottoslivellamento del tratto ST nelle derivazioni V2 e V3 – molto indicativo di un infarto miocardico inferolaterale e di un infarto miocardico ventricolare destro, e 3) sopraslivellamento del tratto ST in aVR. Si tratta di un ECG molto pericoloso, con elevata morbilità e mortalità! L'aderenza al paradigma STEMI comporterà il trattamento come "non-STEMI" e il paziente dovrà essere immediatamente portato in sala di emodinamica. In teoria, se la terapia medica non fosse riuscita a controllare il dolore toracico del paziente (una possibilità certa) o se il paziente dovesse diventare emodinamicamente o elettricamente instabile (una possibilità ancora maggiore!), il paziente dovrebbe recarsi direttamente in sala di emodinamica. Tuttavia, l'esperienza pratica ha dimostrato che

questo non sempre accade se il paziente non soddisfa i criteri per STEMI. Ecco un diagramma che illustra la posizione dell'area interessata sulla griglia di riferimento esassiale:

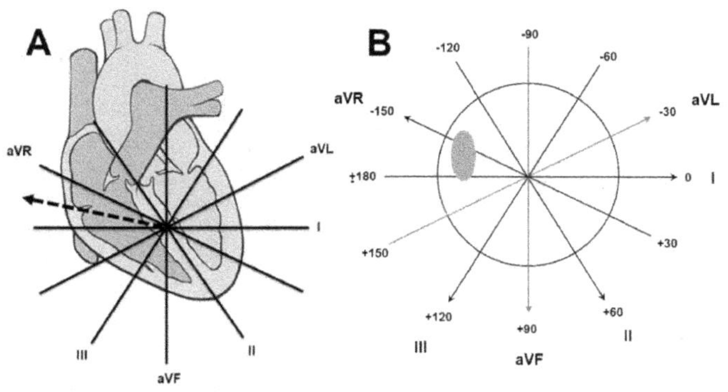

Figura 30-22

La freccia tratteggiata rappresenta il vettore di lesione (corrente di lesione). Si noti che punta quasi direttamente al polo positivo della derivazione aVR. Questo dovrebbe comportare un sopraslivellamento del tratto ST nella derivazione aVR. Osservando nuovamente l'ECG, notiamo un sopraslivellamento del tratto ST nella derivazione aVR.

Osserviamo più da vicino il polo positivo della derivazione III. Partendo da lì, seguiamo la griglia esassiale in senso orario fino al polo positivo della derivazione aVL. In quella grande estensione della griglia di riferimento esassiale, la derivazione aVR è l'unica derivazione con un polo positivo. Questo include 210° su 360°. Non c'è da stupirsi che molti infarti del miocardio acuti non manifestino alcuna anomalia all'ECG?

ECG 21

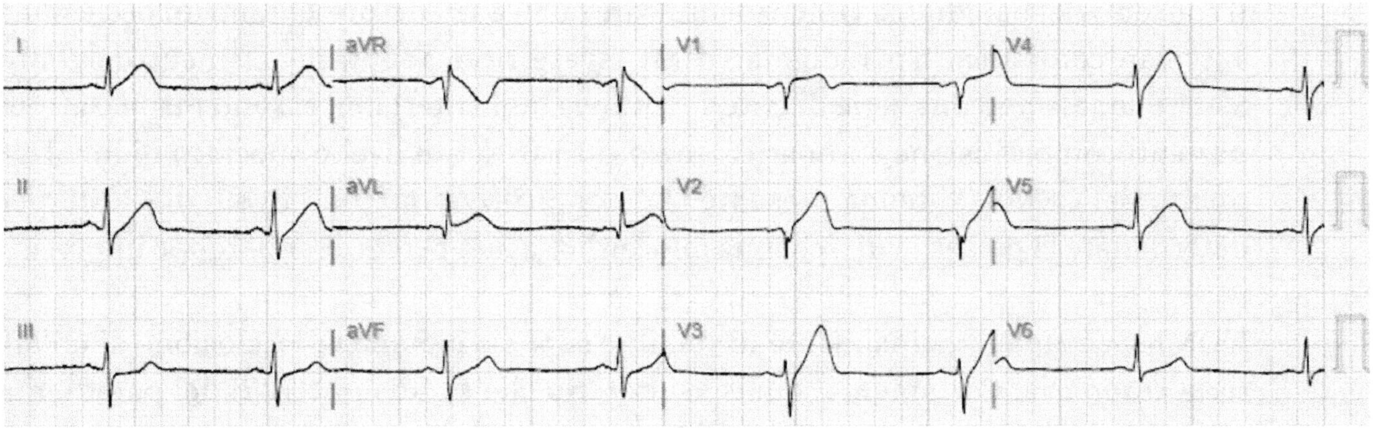

Figura 30-23

ECG di un uomo di 58 anni, fumatore accanito, iperteso, ipertrigliceridemico, che lamenta dolore toracico simile a pressione retrosternale.

1. In questo ECG si riscontra un infarto miocardico da occlusione (OMI)?
2. Come può trattarsi di un OMI senza sopraslivellamento del tratto ST?
3. Quale arteria coronaria è coinvolta?
4. Quali altri esami dovrebbero essere eseguiti durante lo studio di questo ECG?

ECG 21 – Discussione

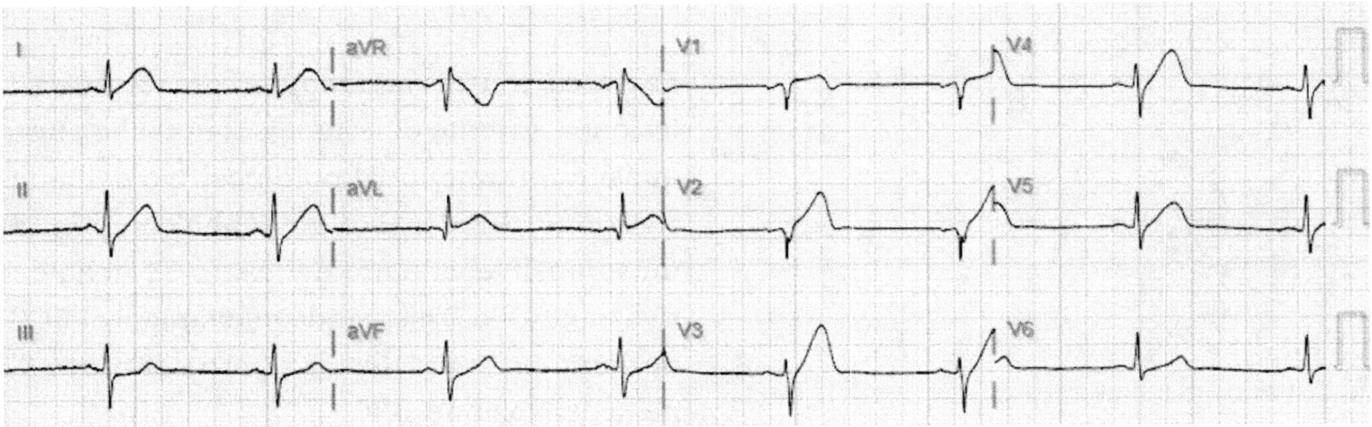

Figura 30-23

ECG di un uomo di 58 anni, fumatore accanito, iperteso e ipertrigliceridemico, che lamenta dolore toracico simile a pressione retrosternale.

1. **In questo ECG si riscontra un infarto miocardico occlusivo (OMI)?**
   Sì. I sintomi, l'età e i fattori di rischio del paziente, oltre alla distribuzione vascolare delle onde T iperacute, indicano un OMI.

2. **Come può trattarsi di un OMI senza alcun sopraslivellamento del tratto ST?**
   Il concetto del paradigma OMI è identificare quali pazienti presentano un'occlusione vascolare coronarica. Il paradigma STEMI, invece, ricerca sopraslivellamenti del tratto ST che soddisfano una serie di criteri. Tuttavia, tali criteri non si sono mai basati sui pazienti con occlusione coronarica, ma piuttosto su un livello specifico di innalzamento del CKMB. Si tenga presente che non utilizziamo più i livelli di CKMB per determinare la presenza di ischemia miocardica acuta perché erano troppo imprecisi.

   L'OMI si occupa principalmente di stabilire se vi sia o meno un'occlusione di un'arteria coronaria. Certamente, qualsiasi criterio che soddisfi i criteri del paradigma STEMI soddisferà anche i criteri dell'OMI, ma il paradigma OMI considera molto di più: anamnesi, esame obiettivo, esami di laboratorio ed ecocardiografia, oltre all'ECG a 12 derivazioni. Un paziente con diversi fattori di rischio, dolore toracico classico, troponine elevate e l'ECG in Figura 30-23 non si recherebbe in sala di emodinamica in base ai criteri STEMI. Anche un ecocardiogramma che dimostri un'anomalia della cinetica parietale regionale potrebbe non fare alcuna differenza in alcuni casi.

   Date queste informazioni, è facile capire perché l'utilizzo del paradigma STEMI comporti la mancata individuazione del 25% o più di tutte le occlusioni vascolari coronariche complete che avrebbero beneficiato di una rivascolarizzazione d'urgenza.

3. **Quale arteria coronaria è coinvolta?**
La discendente anteriore sinistra è l'arteria responsabile. Sono presenti onde T iperacute nelle derivazioni V2-V5, I, II e aVL. La derivazione aVL presenta un sopraslivellamento del tratto ST molto lieve, a indicare che l'onda T iperacuta sta passando al sopraslivellamento del tratto ST. Sono presenti alterazioni reciproche nelle derivazioni III e aVF. La presenza di alterazioni reciproche prima dell'insorgenza del sopraslivellamento del tratto ST non è insolita e non deve essere interpretata come "ischemia subendocardica".

Confrontare l'onda T iperacuta in aVL con le onde T nelle derivazioni aVF e V6. La differenza è sottile. Non è necessario riconoscerla immediatamente, ma dovrebbe sempre far sospettare fortemente l'iperacuità.

4. **Quali altri esami dovrebbero essere eseguiti durante lo studio di questo ECG?**
Dosaggio della troponina ed ecocardiogramma al letto del paziente.

ECG 22

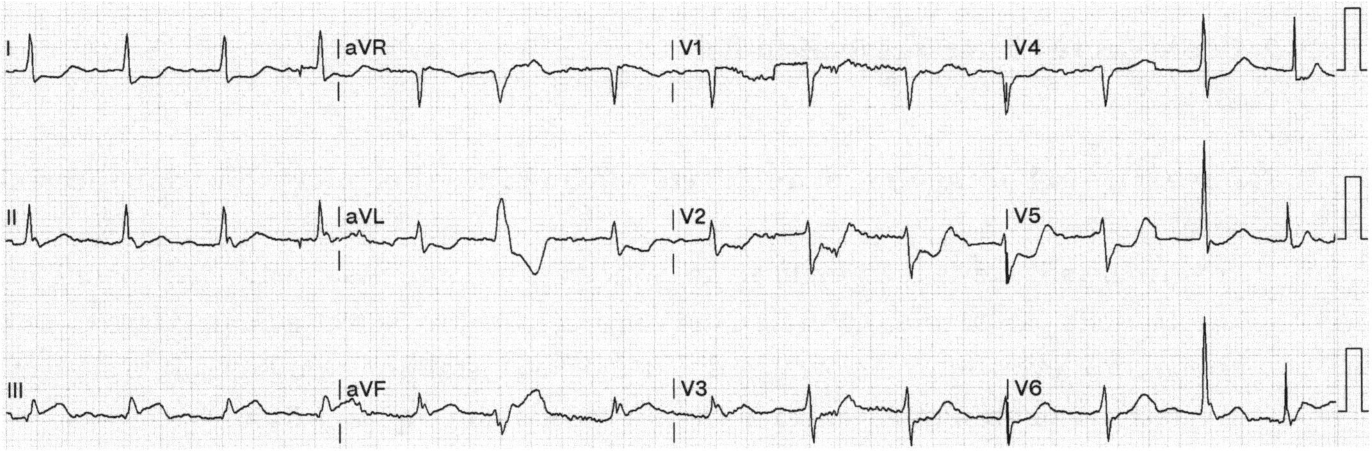

Figura 30-24

ECG di un uomo di 61 anni con dolore retrosternale compressivo che si irradia al braccio sinistro e alla mandibola. Fumatore, diabetico di tipo 1, iperteso.

1. Questo ECG evidenzia un infarto miocardico acuto?

2. Qual è l'arteria responsabile?

3. Dove si trova l'occlusione in quell'arteria?

4. L'ECG di questo paziente suggerisce possibili complicazioni nell'immediato futuro?

ECG 22 – Discussione

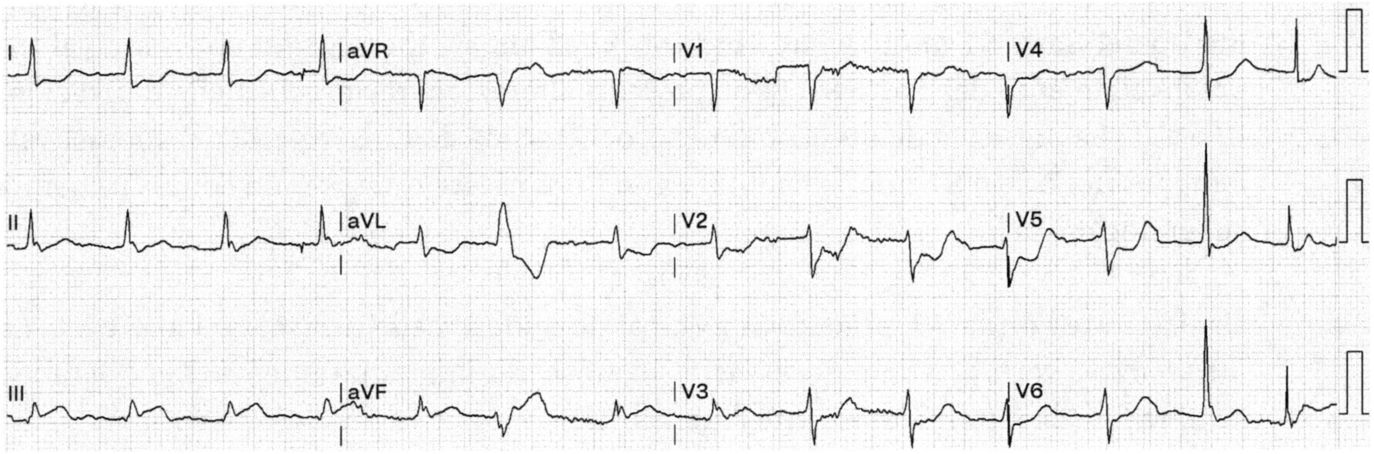

Figura 30-24

ECG di un uomo di 61 anni con dolore retrosternale di tipo pressorio che si irradia al braccio sinistro e alla mandibola. Fumatore, diabetico di tipo 1, ipertensione.

1. **Questo ECG evidenzia un infarto miocardico acuto?**
   Sì!

2. **Quale vaso è l'arteria responsabile?**
   RCA.

3. **Dove si trova l'occlusione in quell'arteria? Quali aree del miocardio sono interessate?**
   Prossimale all'arteria marginale acuta. Sono presenti interessamento della parete inferiore, della parete inferolaterale e del ventricolo destro. Si tratta di un infarto molto esteso con elevata morbilità e mortalità. Qualsiasi instabilità emodinamica o elettrica in questo paziente aumenterà la mortalità ospedaliera a quasi il 30%.

4. **L'ECG di questo paziente suggerisce possibili complicazioni nell'immediato futuro?**
   In un paziente con un infarto miocardico così esteso (e di questo tipo), l'ectopia ventricolare deve essere presa molto seriamente. Il collasso cardiovascolare improvviso rimane una seria possibilità. E ricordate: può verificarsi anche senza che il paziente abbia assunto nitroglicerina o altri farmaci che potrebbero aumentare la capacità venosa o ridurre la resistenza periferica.

ECG 23

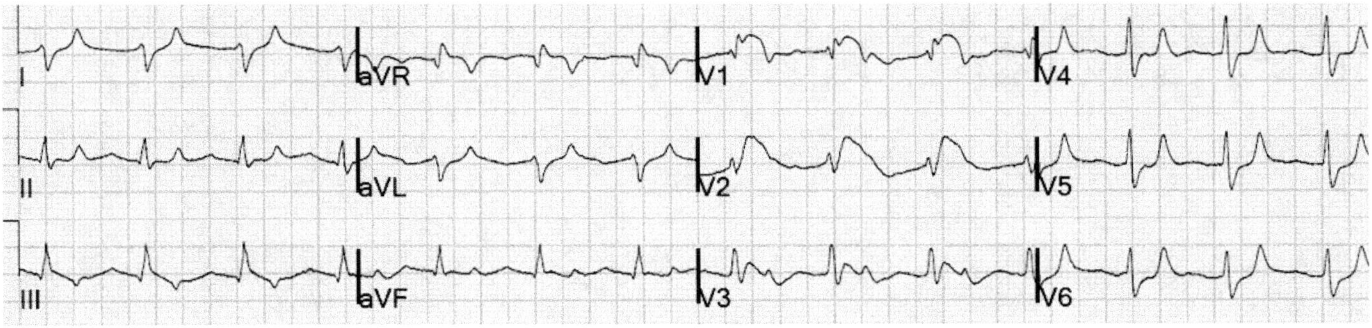

Figura 30-25

1. Cosa sta succedendo? Si tratta di un'otomia?

2. Il sopraslivellamento del tratto ST nelle derivazioni aVR e V2 ti ricorda qualcosa?

3. Ci sono reperti in questo ECG a 12 derivazioni che suggeriscono o sono diagnostici per qualcosa?

4. Quale trattamento dovrebbe essere iniziato immediatamente per questo paziente?

ECG 23 – Discussione

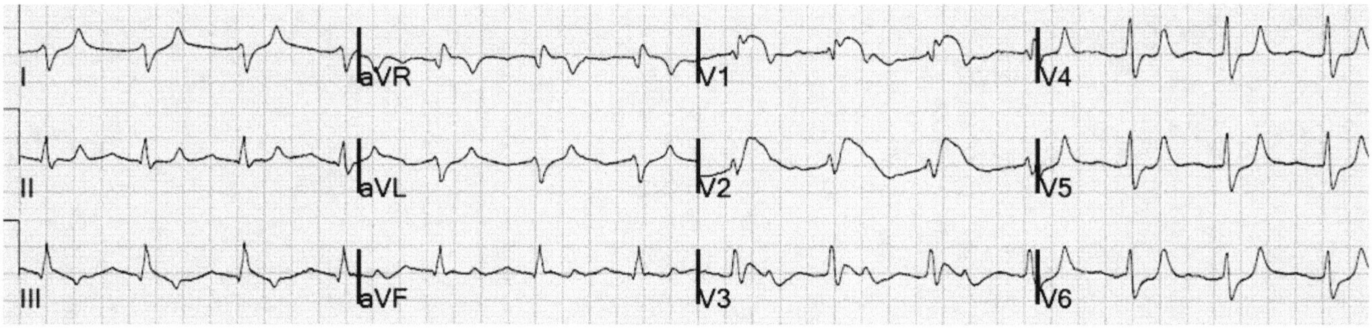

Figura 30-25

1. **Cosa sta succedendo? Si tratta di un'otomia ostruttiva (OMI)?**
   Si tratta di iperkaliemia, una delle forme simili allo STEMI. Questo non deve essere interpretato come un'otomia ostruttiva (OMI). Sebbene sia possibile sopravvivere a un'otomia ostruttiva (OMI) senza trattamento, NON è possibile sopravvivere all'iperkaliemia senza trattamento.

2. **Il sopraslivellamento del tratto ST nelle derivazioni aVR e V2 vi ricorda qualcosa?**
   Il sopraslivellamento del tratto ST nelle derivazioni aVR e V2 ha l'aspetto di una sindrome di Brugada, rendendole fenocopie di Brugada.

3. **Ci sono reperti su questo ECG a 12 derivazioni che suggeriscono o diagnosticano qualcosa?**
   Sì! 1) Allargamento dell'intervallo QRS, 2) allargamento e appiattimento delle onde P, 3) aumento dell'intervallo PR, 4) onde T simmetriche e leggermente acuminate e 5) il classico sopraslivellamento del tratto ST nelle derivazioni V1 e V2 che si presenta come una fenocopia di Brugada. Le onde T non sono così alte o acuminate come le classiche onde T iperkaliemiche. Le classiche onde T iperkaliemiche sono presenti solo nel 22% dei casi di iperkaliemia, il che significa che non saranno presenti come segno di aumento del K+ extracellulare nel 78% dei casi! Alla fine, le onde P diventano isoelettriche quando il miocardio atriale non risponde più ai potenziali d'azione. Tuttavia, gli impulsi sinusali continueranno a condurre normalmente, dando origine a un ritmo sinusale senza onde P. Questa viene chiamata conduzione senoventricolare, che si verifica solo nell'iperkaliemia. Viene spesso interpretata come un ritmo giunzionale se i complessi QRS sono ancora stretti (il che è del tutto possibile) o come un ritmo idioventricolare se gli intervalli QRS sono ampi. I segni che segnalano l'iperkaliemia sono quelli menzionati sopra (ad eccezione del punto 2).

4. **Quale trattamento deve essere iniziato immediatamente in questo paziente?**

Una o due fiale di cloruro di calcio devono essere somministrate immediatamente tramite una flebo di grosso calibro posizionata in modo sicuro in una vena di grosso calibro. Questo dovrebbe aiutare molto rapidamente, ma l'effetto potrebbe non durare più di 30-45 minuti.

ECG 24

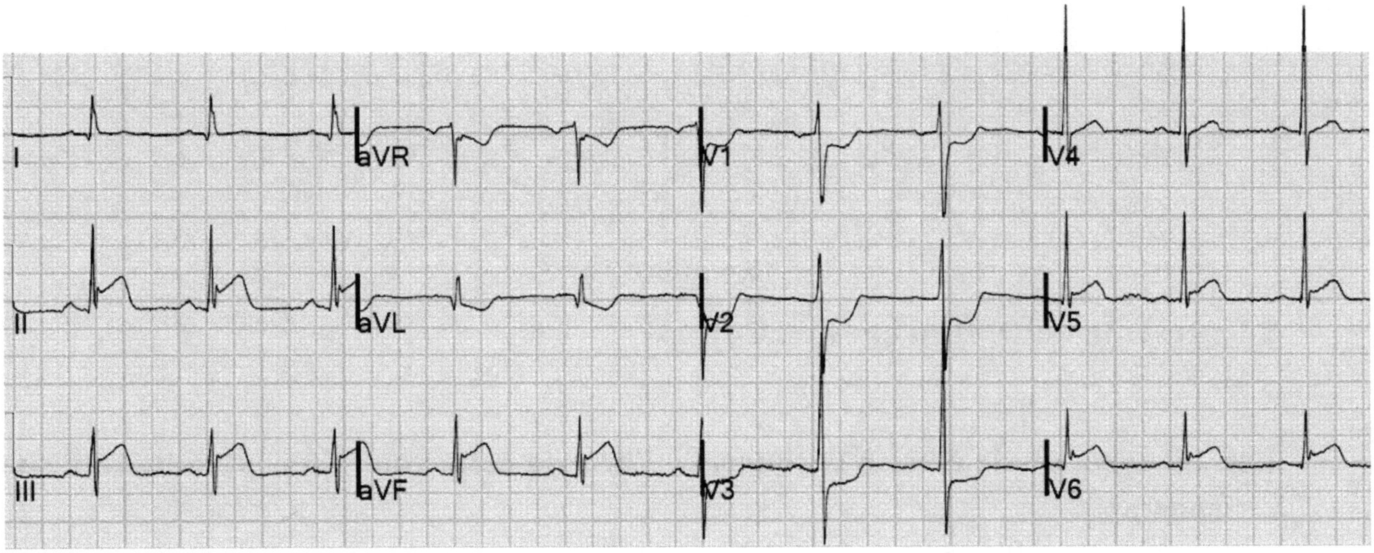

Figura 30-26

1. È presente un'otomia ostruttiva (OMI) su questo ECG?

2. In tal caso, quale arteria coronaria è l'arteria responsabile? Su cosa si basa la risposta?

3. Dove si trova la lesione nell'arteria responsabile?

4. A quali altri problemi o complicazioni si dovrebbe prestare attenzione?

ECG 24 – Discussione

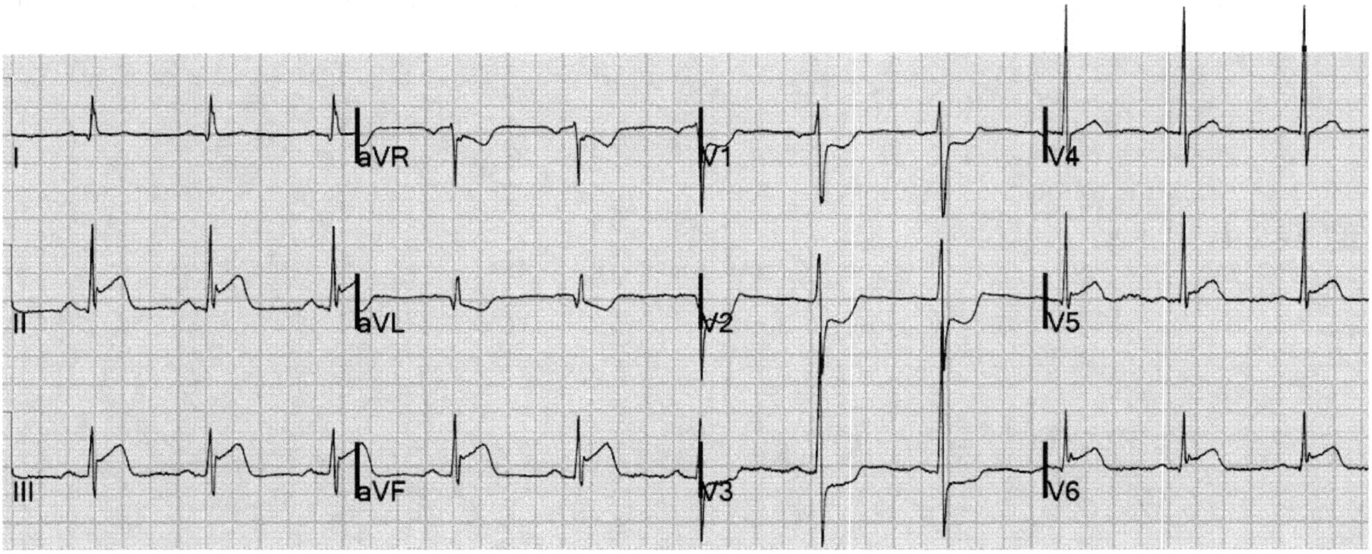

Figura 30-26

1. **È presente un'OMI su questo ECG?**
   Sì.

2. **In tal caso, quale arteria coronaria è l'arteria colpevole? Su cosa si basa la sua risposta?**
   L'arteria circonflessa sinistra (LCx) è l'arteria colpevole. Confrontando i sopraslivellamenti del tratto ST nelle derivazioni II e III, trovo che siano entrambi di 3,0 mm. Se il sopraslivellamento del tratto ST in derivazione III è maggiore, è probabile che l'arteria coronaria destra sia l'arteria colpevole; quando il sopraslivellamento del tratto ST in derivazione II è maggiore, è probabile che l'arteria colpevole sia la LCx. Tuttavia, quando i sopraslivellamenti del tratto ST sono uguali, l'LCx è considerata l'arteria colpevole.

3. **Dove si trova la lesione nell'arteria colpevole?**
   Il ramo marginale ottuso (OM) dell'LCx fornisce circolazione alla parete basolaterale del ventricolo sinistro. Se la lesione è prossimale all'OM, si avrà un sopraslivellamento del tratto ST in derivazione aVL quando l'LCx è non dominante. Se il LCx è dominante, il sopraslivellamento del tratto ST in aVL annullerà tutto o parte del sopraslivellamento del tratto ST in derivazione III. Quando il LCx è dominante, si verificherà anche ischemia nelle derivazioni inferiori. Se l'occlusione è distale all'OM, la parete basolaterale sarà non ischemica, consentendo alla derivazione aVL di reagire reciprocamente all'ischemia nelle derivazioni inferiori, in particolare in derivazione III.

   Poiché la derivazione aVL è in grado di reagire reciprocamente alla derivazione III, l'occlusione si trova distalmente al ramo marginale ottuso.

4. **A quali altri problemi o complicazioni è opportuno prestare attenzione?**
Quando il LCx è occluso, possono verificarsi diverse possibili complicazioni: 1) irregolarità del ritmo sinusale, inclusa la fibrillazione atriale (se l'occlusione è molto prossimale). Il LCx fornisce circolazione al nodo del seno e all'atrio destro nel 45% dei casi, sia in posizione dominante che non dominante. 2) Quando è dominante, il LCx è l'unica fonte di circolazione al muscolo papillare posteriore. La rottura del muscolo papillare può causare un massiccio reflusso di sangue nell'atrio sinistro durante la sistole, con la comparsa improvvisa di un edema polmonare acuto profondo. Ascoltare sempre la presenza di un nuovo soffio da rigurgito apicale (soffio olosistolico all'apice), che potrebbe preannunciare una catastrofe imminente. 3) Quando dominante, il LCx fornisce anche circolazione al nodo AV, quindi prestare attenzione al blocco AV di primo grado, Mobitz I e terzo grado. I blocchi AV di Mobitz II sono infranodali, quindi non saranno visibili durante l'occlusione del LCx o dell'arteria coronaria destra.

Poiché l'arteria che porta al nodo SA è situata molto prossimalmente sul tronco principale del LCx e l'occlusione è distale all'arteria coronaria sinistra, non dovrebbero esserci problemi a livello del nodo atriale o del seno. Gli intervalli PR sono normali e stabili, quindi è probabile che non vi sia stato alcun coinvolgimento dell'arteria che porta al nodo AV.

Pagina lasciata intenzionalmente vuota.

ECG 25

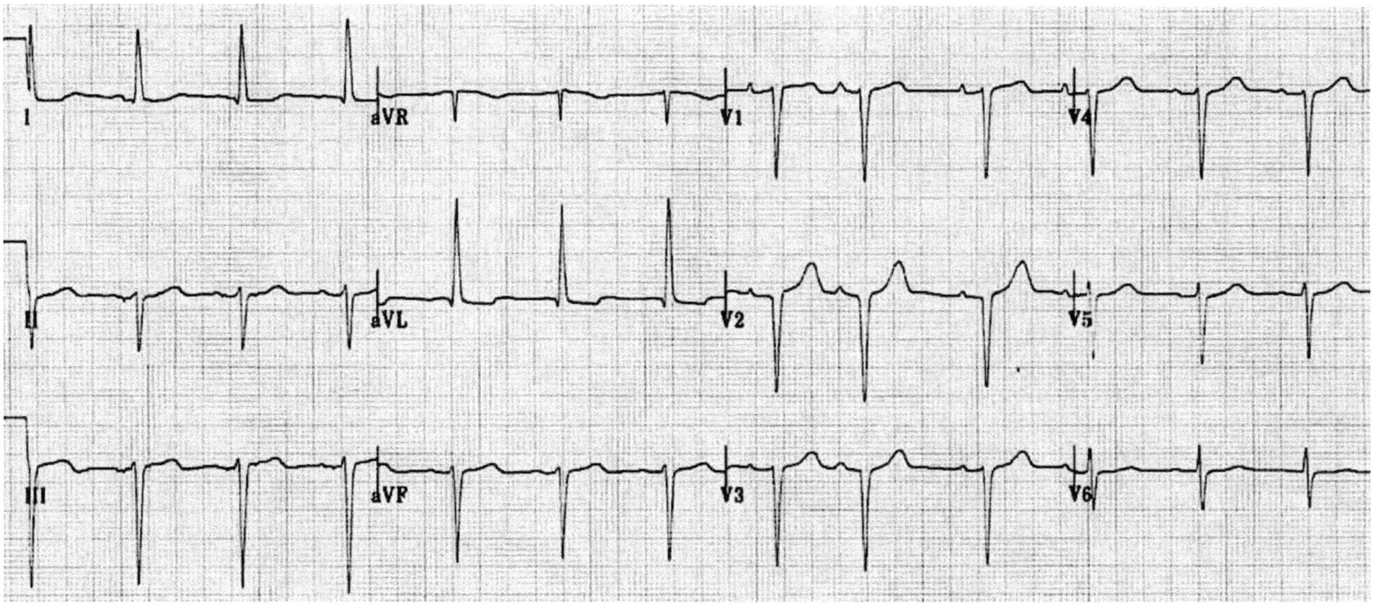

Figura 30-27

ECG di una donna di 69 anni con anamnesi di fumo, diabete di tipo 2 e ipertensione. Lamenta l'improvvisa insorgenza di dispnea e profonda stanchezza per due ore. Nega dolore toracico, ma ammette una lieve nausea.

1. C'è un'otite media (OMI) su questo ECG?
2. L'assenza di dolore toracico vi dice qualcosa su questa paziente?
3. Cosa sta succedendo su questo ECG?
4. La sua prima troponina è al di sotto del limite superiore della norma. Non c'è sopraslivellamento del tratto ST su questo ECG che sia idoneo per il protocollo STEMI. Questo significa che non si sta verificando un'occlusione coronarica acuta?

ECG 25 – Discussione

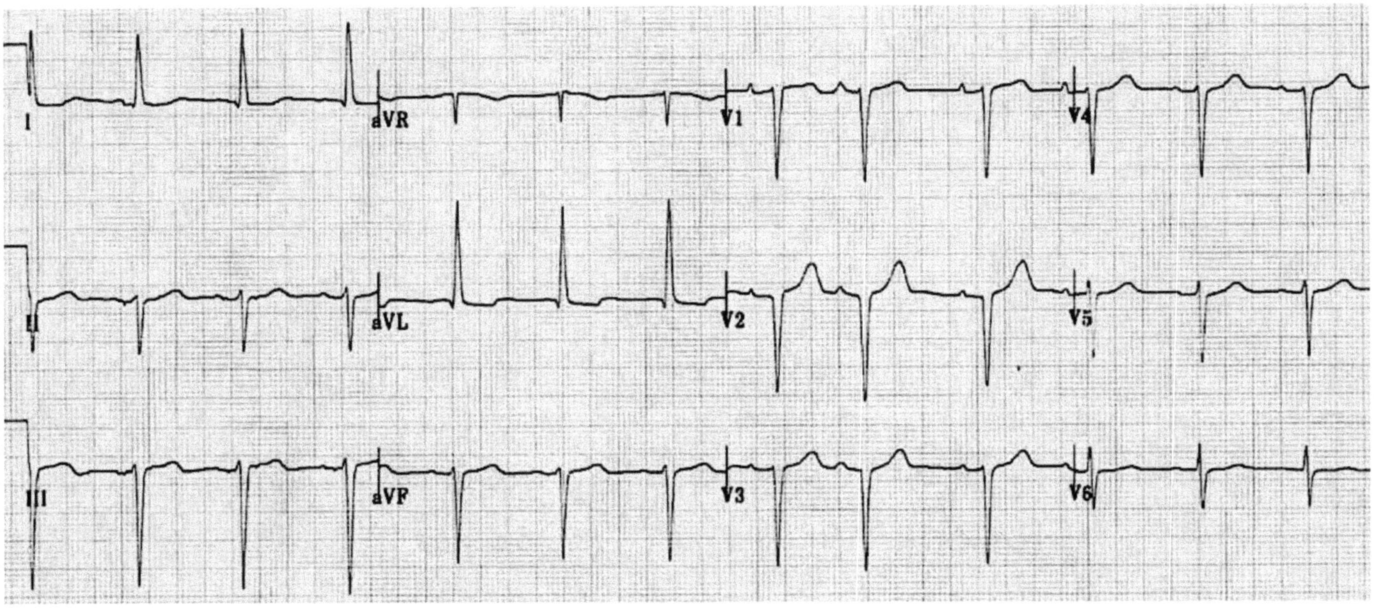

Figura 30-27

ECG di una donna di 69 anni con anamnesi di fumo, diabete di tipo 2 e ipertensione. Lamenta l'improvvisa insorgenza di dispnea e profonda stanchezza per due ore. Nega dolore toracico, ma ammette una lieve nausea.

1. **C'è un'otomia su questo ECG?**
   Al momento no.

2. **L'assenza di dolore toracico le dice qualcosa su questa paziente?**
   Sì... mi dice che non ha alcun dolore toracico. Pazienti anziani, diabetici e donne di qualsiasi età presentano occasionalmente sintomi atipici (ovvero sintomi diversi dal dolore toracico che si irradiano al braccio, al collo o alla mandibola).

3. **Cosa sta succedendo su questo ECG?**
   È presente ipertrofia ventricolare sinistra. L'onda R in derivazione aVL è fino a 18 mm e, utilizzando il metodo Peguero-LoPresti, un'onda S in derivazione V4 più un'onda S in derivazione III sono maggiori di 30 mm, il che indica ipertrofia ventricolare sinistra, in questo caso sia per gli uomini che per le donne. Onda R in derivazione I + onda S in derivazione III > 24 mm, che si qualifica anche come ipertrofia ventricolare sinistra. L'ipertrofia ventricolare sinistra è una delle più comuni simulazioni di ischemia/infarto miocardico acuto e una causa occasionale di false attivazioni del laboratorio di emodinamica.

4. La sua prima troponina è al di sotto del limite superiore della norma. Non c'è sopraslivellamento del tratto ST su questo ECG che sia idoneo per il protocollo STEMI.

Questo significa che non si sta verificando un'occlusione coronarica acuta?
La mancanza di criteri per un infarto miocardico acuto su questo ECG non lo esclude! È necessario registrare ECG seriali, valutare gli enzimi cardiaci e prescrivere una radiografia del torace e un ecocardiogramma. Se la paziente non migliora con il trattamento medico, è necessario consultare un cardiologo. La paziente nega dolore toracico, ma il sesso, l'età e i fattori di rischio potrebbero essere la causa di sintomi atipici. Fate molta attenzione con questo.

ECG BONUS!

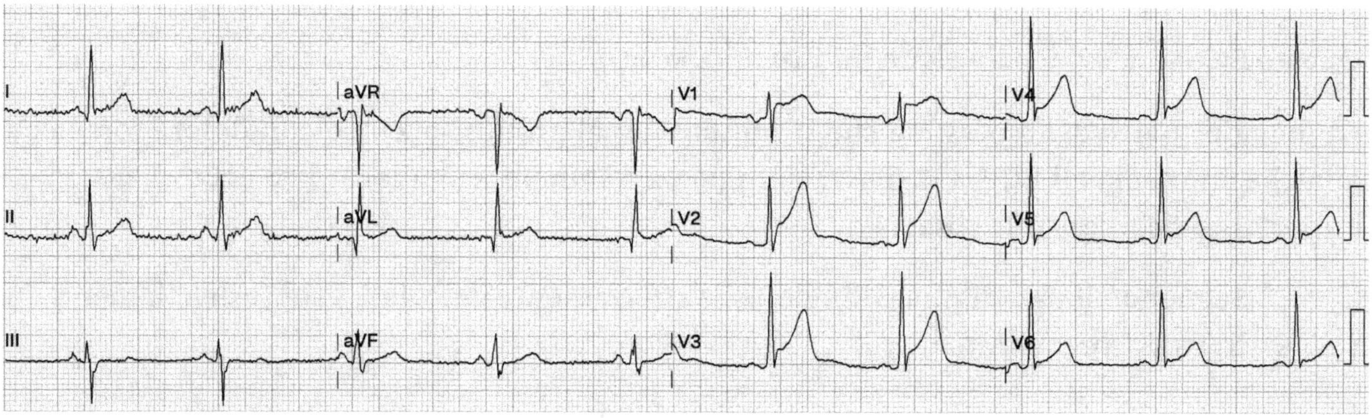

Figura 30-28

Uomo di 42 anni con dolore toracico retrosternale, stimato in 6/10, in calo rispetto a 7/10 dopo una singola somministrazione di nitroglicerina sublinguale. Nessun problema cardiaco pregresso.

Una semplice domanda...

1. C'è un infarto miocardico occlusivo su questo ECG?
2. Se la risposta è "SÌ!", giustificatela.
3. Se la risposta è "NO!", giustificatela.

ECG BONUS! – Discussione

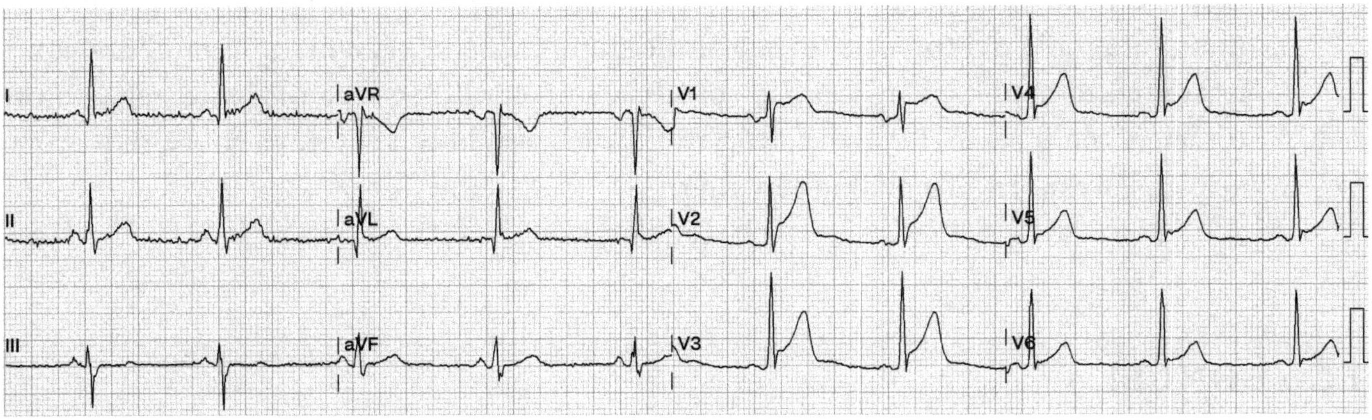

Figura 30-28

Questo ECG non evidenzia alcun infarto miocardico.

La maggior parte delle persone che si presentano al pronto soccorso con dolore toracico e qualche anomalia all'ECG a 12 derivazioni non avrà un infarto miocardico acuto. Tuttavia, è importante ricordare due cose...

1. Seguendo il paradigma OMI, non si è strettamente vincolati a sopraslivellamenti del tratto ST predefiniti.

2. Nessun ECG esclude mai un infarto miocardico acuto!

Non basare prematuramente la diagnosi su un singolo ECG apparentemente anomalo. Rifletti prima...

È presente un sopraslivellamento del tratto ST nelle derivazioni da V1 a V6, evidente nelle derivazioni da V1 a V4, ma più lieve nelle derivazioni V5 e V6. È presente anche un sopraslivellamento del tratto ST nelle derivazioni I e aVL, ma entrambe sono molto lievi.

Non si manifesta alcuna variazione reciproca nelle derivazioni inferiori. Mentre le variazioni reciproche possono comparire prima della variazione indicativa del sopraslivellamento del tratto ST, in genere non avviene il contrario. Il sopraslivellamento del tratto ST non compare prima della variazione reciproca. In caso di ischemia nella zona basolaterale, le derivazioni inferiori, e in particolare la derivazione III, la rileverebbero reciprocamente quasi immediatamente. Non può esserci ischemia anterolaterale da V1 a V6 senza il coinvolgimento della regione basolaterale (derivazioni I e aVL).

Tutti i sopraslivellamenti del tratto ST presentano una concavità verso l'alto, il che rende meno probabile un infarto miocardico acuto.

La domanda è: "Si tratta davvero di un'occlusione della discendente anteriore (LAD)?"

Il sopraslivellamento del tratto ST in aVL esclude la coronarografia destra (RCA) dal calcolo. Il sopraslivellamento del tratto ST nelle derivazioni V1-V3 esclude la LCx dal calcolo.

Ma che dire della discendente anteriore (LAD)? Anche questa presenta dei problemi. Se l'occlusione fosse prossimale a D1, dovrebbe esserci un sottoslivellamento del tratto ST reciproco nelle derivazioni inferiori. In realtà, il sottoslivellamento del tratto ST in queste derivazioni è segno di occlusione prossimale a D1. Pertanto, un sopraslivellamento del tratto ST in aVL senza variazione reciproca in derivazione III è incompatibile con un'occlusione della discendente anteriore (LAD) prossimale. Se si trattasse di un'occlusione della discendente anteriore sinistra (LAD) medio-distale, in circa l'80% dei casi si verificherebbe probabilmente un sottoslivellamento del tratto ST nella derivazione aVL a causa di un'ischemia inferiore causata da una discendente anteriore sinistra (LAD) di tipo 3.

Le derivazioni V2 e V3 sembrano presentare ischemia di grado 3 per perdita dell'onda S. Ma si tratta davvero di ischemia di grado 3 o solo di un fenomeno simile? Diamo un'occhiata più da vicino alla vera ischemia di grado 3...

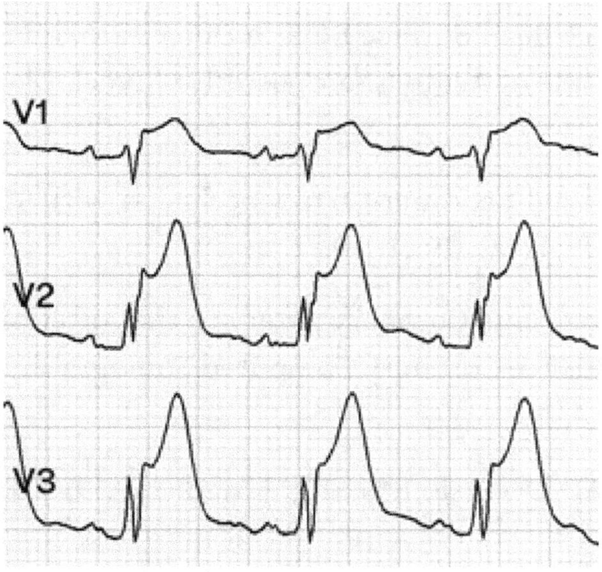

Figura 30-29 | Ischemia di grado 3

Confrontate questo esempio di ischemia di Grado 3 reale (Figura 30-29) con le derivazioni V2 e V3 nella Figura 30-28. Che differenza notate? Osservate l'altezza delle onde R nella Figura 30-28 e confrontatele con la Figura 30-29. L'altezza marcata delle onde R con onde S ridotte nella Figura 30-28 è dovuta a una transizione precoce, nota anche come rotazione antioraria. Non c'è rotazione in questo frammento di ECG (Figura 30-29).

PERLA | Sul piano frontale determiniamo l'asse QRS medio (ÂQRS), mentre sul piano orizzontale (o trasversale) determiniamo la transizione, o rotazione.

Prima di giungere a una diagnosi di pericardite acuta, notate altri segni di pericardite su questo ECG? Dovreste chiedere al paziente informazioni più approfondite sulla qualità del dolore toracico: cosa lo peggiora, cosa lo allevia? C'era una recente patologia delle vie respiratorie superiori o gastrointestinale? Vedete un "uncino" nel punto J in V4 o V5? Cosa indicherebbe? Questo esclude un'otite mediale intracranica (OMI)?

Letture consigliate

Birnbaum Y, et al. Acute myocardial infarction entailing ST-segment elevation in lead aVL: Electrocardiographic differentiation among occlusion of the left anterior descending, first diagonal, and first obtuse marginal coronary arteries. American Heart Journal. Volume 131, Number 1;January 1996: 38-42.

Birnbaum Y, et al. Common pitfalls in the interpretation of electrocardiograms from patients with acute coronary syndromes with narrow QRS: a consensus report. Journal of Electrocardiology 45 (2012) 463–475.

Birnbaum Y, Solodky A, Herz I, Kusniec J, Rechavia E, Sulkes J, Sclarovsky S: Implications of ST-segment depression in anterior acute myocardial infarction: Electrocardiographic and angiographic correlation. Arn Heart J. 1994;127: 1467-1473.

Fiol M, et al. New Criteria Based on ST Changes in 12-Lead Surface ECG to Detect Proximal versus Distal Right Coronary Artery Occlusion in a Case of Acute Inferoposterior Myocardial Infarction. A. N. E. 2004;9(4):383-388.

Garcia-Niebla J, Goldwasser D, de Luna AB. Proximal right coronary artery occlusion with ST elevation in all precordial leads. J Electrocardiol. 2009;42(2):119.e1-119.e2.

de Agustín, JA, et al. Collateral Circulation From the Conus Coronary Artery to the Anterior Descending Coronary Artery: Assessment Using Multislice Coronary Computed Tomography. Rev Esp Cardiol. 2010;63(3):347-51.

de Winter, RJ, et al. A New ECG Sign of Proximal LAD Occlusion. N Engl J Med. 359:19, Nov 2008.

Engelen, D, Gorgels, A, Cheriex, E. et al. Value of the electrocardiogram in localizing the occlusion site in the left anterior descending coronary artery in acute anterior myocardial infarction. J Am Coll Cardiol. 1999 Aug, 34 (2) 389–395.

MacAlpin RN. Clinical Significance of QS Complexes in V1 and V2 without Other Electrocardiographic Abnormality. A.N.E. 2004;9(1):39-47.

Nair R, Glancy DL. ECG Discrimination Between Right and Left Circumflex Coronary Arterial Occlusion in Patients With Acute Inferior Myocardial Infarction - Value of Old Criteria and Use of Lead aVR. CHEST 2002; 122:134–139.

Ristampato dal blog ECG del Dott. Smith

I seguenti ECG sono ristampati con la gentile autorizzazione del Dott. Stephen W. Smith. Potete trovare questi e altri casi molto interessanti e istruttivi sul suo blog (blog ECG del Dott. Smith) all'indirizzo: https://hqmeded-ecg.blogspot.com/

Figura 30-16
Da: giovedì 23 maggio 2013
"24 yo woman with chest pain the morning after binge drinking: Is it Pericarditis?"

Figura 30-17
Da: martedì 19 marzo 2024
"An 80 year old woman with Left Bundle Branch Block (LBBB) and pleuritic chest pain"

Figura 30-19
Domenica 11 settembre 2022
"A man in his 60s with chest pain and LBBB"

Figura 30-22
Da: domenica 19 gennaio 2020
"A woman in her 70s with bradycardia and hypotension."

Figura 30-27
Da: domenica 6 maggio 2018
"Is There a Delayed Activation Wave???"

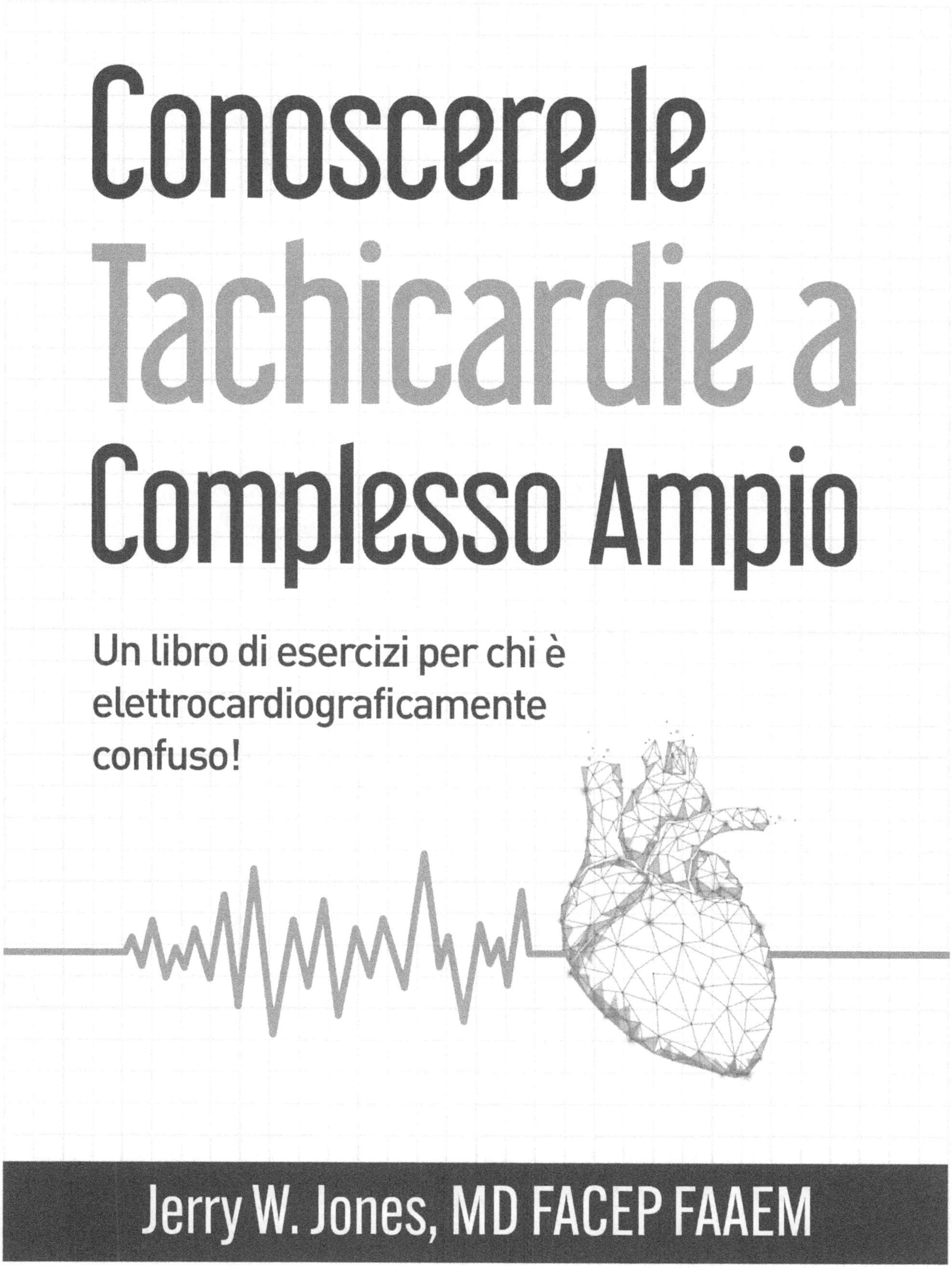

Disponibile su amazon.com e amazon.it.

www.ingramcontent.com/pod-product-compliance
Lightning Source LLC
LaVergne TN
LVHW082025051026
849532LV00011B/3266
* 9 7 9 8 9 9 4 2 3 1 7 2 2 *